U0189657

Family Therapy: An Overview

(Ninth Edition)

家庭治疗概论

（原著第九版）

艾琳·戈登堡（Irene Goldenberg）

［美］马克·斯坦顿（Mark Stanton）　　　　著

赫伯特·戈登堡（Herbert Goldenberg）

王雨吟　译

中国轻工业出版社

图书在版编目（CIP）数据

家庭治疗概论：原著第九版／（美）艾琳·戈登堡（Irene Goldenberg），（美）马克·斯坦顿（Mark Stanton），（美）赫伯特·戈登堡（Herbert Goldenberg）著；王雨吟译. —北京：中国轻工业出版社，2022.3（2025.1重印）

ISBN 978-7-5184-3290-5

Ⅰ. ①家… Ⅱ. ①艾… ②马… ③赫… ④王… Ⅲ. ①精神疗法－教材 Ⅳ. ①R749.055

中国版本图书馆CIP数据核字（2020）第234194号

责任编辑：孙蔚雯　　责任终审：腾炎福
策划编辑：孙蔚雯　　责任校对：刘志颖　　责任监印：吴维斌

出版发行：中国轻工业出版社（北京鲁谷东街5号，邮编：100040）
印　　刷：三河市鑫金马印装有限公司
经　　销：各地新华书店
版　　次：2025年1月第1版第3次印刷
开　　本：850×1092　1/16　印张：35
字　　数：490千字
书　　号：ISBN 978-7-5184-3290-5　　定价：138.00元
读者热线：010-65181109
发行电话：010-85119832　　010-85119912
网　　址：http://www.chlip.com.cn　http://www.wqedu.com
电子信箱：1012305542@qq.com
版权所有　侵权必究
如发现图书残缺请拨打读者热线联系调换
241855Y2C103ZYW

译 者 序

与本书结缘可以追溯到2014年，当时，我给中山大学心理学系的研究生开设的"家庭治疗"课程需要选择一本教材。我系对专业课教材的选择有很高的要求，需要以科学研究为基础，能够反映国际上该领域的前沿知识，权威且全面。《家庭治疗概论》（*Family Therapy: An Overview*）正是一本能够满足这些要求的专业教材。当时，本书中译版仍是某社以原著第六版为蓝本翻译的。于是，在得知国内心理学图书知名品牌"万千心理"将引进该书的最新版（原著第九版）时，虽然我感觉工作已经极度繁忙，但最终还是决定接下这本书的翻译工作。

家庭对个体健康成长的作用不言自明。多数以个体治疗为主的治疗师也不可否认家庭在各类心理障碍和适应不良问题的形成过程中的重要影响。然而，家庭治疗作为独立的治疗形式的兴起较晚——始于20世纪50年代（详见本书第五章）。尽管其历史并不长，却取得了长足的发展。从早期的系统理论、精神分裂症研究、婚姻和婚前咨询、儿童指导运动，到之后新认识论的兴起、多元文化主义，再到折中、整合以及如今强调循证实践和核心胜任力，家庭治疗领域的工作者不断探索、创新、自我审查，促进了整个领域的繁盛发展。因此，越来越多的心理健康工作者选择投身家庭治疗的实践领域。一本优秀的概论性教材能够起到为新手指路的作用。本书原著已经再版到第九版，这不仅说明本书深受读者喜爱，也代表作者与时俱进、始终提供前沿内容的努力。

要对家庭治疗相关的理论进行概述，并不是一件容易的事情。家庭治疗涉及的理论来源繁复，经历了多次认识论的转变，所服务的人群也非常多样化。要做到在对这些材料进行有序介绍的同时，让读者不觉得枯燥庞杂，作者必须对家庭治疗有全面的把握和清晰的写作思路。可以说，本书实现了这个目标。本书从家庭心理学的基本知识入手，先引导读者对家庭相关知识及系统理论有较为清晰的认识，接着介绍家庭治疗的历史来源和职业因素，逐步将读者带入家庭治疗的专业领域。之后，作者逐一介绍了家庭治疗的各个学派，从经典家庭治疗学派，到后现代的新方向。读者不仅能够学习各个流派的基本概念和知识，也能够看到家庭治疗理论的发展沿革，跟随书本的各个章节领略这一领域一路以来的探索和收获。最后，作者还介绍了临床研究以及各个流派之间的比较。让读者拥有全盘的视野，以及基于实证的临床实践能力。作为一本内容全面的教科书，本书能够很好地起到领路人的作用，带领读者了解家庭和家庭治疗的全貌。

在每一章的具体内容的阐述上，作者运用了各类专栏，来丰富和延展正文中的知识阐释。作者期待使用这些专栏来反映家庭治疗中的重要因素和新发展，而我还在其中看到了作者深厚的理论和实践功底。"个案研究""临床笔记""治疗性碰撞"等专栏将理论与实践相结合，有助于读者更好地理解理论的意义。"像临床工作者一样思考""家庭多样性"等专栏则能够促使读者进行有深度的思考和反思。

本书所涵盖的内容十分丰富，翻译的过程也是一次再学习、再思考的过程。在"万千心理"的编辑戴婕老师联系我翻译本书前，我刚完成《家庭治疗技术》（原著第三版）的翻译工作，正暗下决心短期内不再做翻译工作。然而，在了解到是要对这本书的新版进行翻译后，我最终还是决定接受这个工作。在此，我要感谢我的研究生李燕娟（现于北京大学心理与认知科学学院攻读博士）和王小雅，她们帮助我完成了部分章节的初译工作，让我能够在她们的译稿的基础上进行加工和审校，这大大缓解了我的工作压力。在翻译过程中，我们努力将本书翻译好，但其中一定还存有不足的地方，敬请读者批评指正。

王雨吟
中山大学心理学系

献给赫布·戈登堡（Herb Goldenberg，1926—2008）

感谢赫布，他的同情心、正直和智慧以及他坚定的支持滋养了我们的关系，使这本书成为可能。感谢你带给我的生活、爱和家庭。

——艾琳·戈登堡（Irene Goldenberg）

无论是对我们个人来说，还是在专业上，迈克尔·怀特永远在我们心中有着特殊的位置。我们深切地怀念他。

——艾琳·戈登堡

序

本书的出版标志着艾琳·戈登堡和赫伯特·戈登堡（Herbert Goldenberg）卓越的成就和非凡的视野，他们把近50年来家庭治疗领域的理论和实践的发展整合到一起。非凡的视野，体现在作者不满足于仅仅整合主要的发展。在这一本书中，两位作者还追踪了家庭治疗的主流思想和实践所衍生的许多支流。

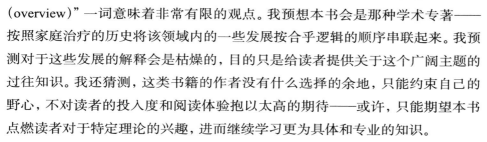

在阅读本书之前，我对它怀有许多揣测。家庭治疗是一个不存在什么正统、反而拥有很大多样性的领域，想要阐述这样一个领域的发展历史必然需要巨大篇幅。在我看来，本书书名中的"概论（overview）"一词意味着非常有限的观点。我预想本书会是那种学术专著——按照家庭治疗的历史将该领域内的一些发展按合乎逻辑的顺序串联起来。我预测对于这些发展的解释会是枯燥的，目的只是给读者提供关于这个广阔主题的过往知识。我还猜测，这类书籍的作者没有什么选择的余地，只能约束自己的野心，不对读者的投入度和阅读体验抱以太高的期待——或许，只能期望本书点燃读者对于特定理论的兴趣，进而继续学习更为具体和专业的知识。

但阅读了这本书后，我发现并非如此！赫伯特和艾琳并不满足于为读者提供有关这个领域的发展的简单介绍。尽管受制于篇幅等外部因素，本书的作者仍然创作了一部非常引人入胜的作品，不仅为读者介绍了家庭治疗的主要思想和实践的深刻意蕴，还呈现了与这些思想和实践相关的复杂性，以便读者理解。这本书不仅让读者熟悉过去的知识，它还将读者带到了一个有利的位置，得以近距离地看到这个领域的全貌。

这是怎么达成的呢？本书并没有将自己打造成"博览会"。相反，它非常鲜活地讲述了家庭治疗历史上最初的探险和之后的旅程。读者可以感受到作者在这些探险和旅程中最为切身的体验，感受到他们对于许多进入新思想和实践领域的探险者是非常熟悉的。在阅读本书的过程中，没有人会质疑，赫伯特和艾琳当时就身处其中，积极地参与了探索新的追寻人生本质的过程。通过本书的再次讲述，作者成功唤起了这些人类探索发展的初心和灵感，这是无数努力的结果，超越了对人们的日常生活和人类关系的思考。作者更是成功地向读者传递了这些先驱在探险和旅途中真实感受到的兴奋感。

作者用亲切的写作方式深深地吸引了读者，并为理解本书内容构建了脚手架。全书的内容使用鲜明扼要的标题和副标题进行组织，所有的主题被分为六大部分："家庭治疗的基础""家庭治疗的发展和实践""成形的家庭治疗流派""家庭治疗的新方向""临床研究：科学和实践的协同合作""家庭理论和家庭治疗：比较评价"。每一章的内容都经过深思熟虑地组织，并配有丰富的有益而简洁的总结以及推荐阅读材料。亲切的写作方式还体现在对于表格、插图以及经典引用的有效运用上。最为重要的是，赫伯特和艾琳用无偏的、尊重的方式呈现了家庭治疗史上的各种发展，以及对于这些发展的评价。这种公正的开放性态度激励着读者全情投入，既能激发读者的思考，又能激发读者的兴趣。

我相信，每个人都能在本书中找到自己想要的内容。对于刚接触家庭治疗的人而言，本书扣人心弦地讲述了家庭治疗领域的发展历程、其中的延续性和断续性，以及发展背景和历史性影响因素。对于另一部分读者而言，家庭治疗中的某些理念符合他们的想法，也存在于他们的思想之中，本书能为这些理念提供参考，并且激发更为深入的探索。对其他具有家庭治疗实践经验的读者而言，本书能够激发新的反思，也能够促使他们形成对于自身工作的历史传统的深入理解。

上述评论均是关于当你打开本书时会看到的内容的，除此以外，我还想在这里说一些对于作者的评论。对于这两位作者在家庭治疗的发展史上做出的重要贡献，我有非常多的话想说，然而在这里，我最想说的是赫伯特和艾琳的人格魅力，因为我希望让大家看到我眼中的他们。

尽管我原本以为本书只能对家庭治疗领域发展史上相对有限的内容进行总结，然而当我发现实际情况与我的预期不相符合时，我并不感到多么意外。在过去这些年里，我在多种场合见过赫伯特和艾琳，尤其是在我于洛杉矶举办的工作坊中。我第一次注意到他们在我的工作坊里是在多年以前。我记得，那是一场培训快结束的时候，有人——正是他们俩——问了我一些特别有启发性和探寻性的问题，是关于我正在讲述的理论和实践的。在这场工作坊中，这些问题为澄清一些理论和实践之间的相似和区别之处提供了对话的基础。

在工作坊结束时，我特意接触了这两个人，想要做一些自我引见。在这次以及之后的接触中，我钦佩于赫伯特和艾琳的知识的广度、经验的深度以及他们不断思考的能力。这些特质在本书中展露无遗。然而，他们对于家庭治疗领域的贡献不限于此。我还十分钦佩他们在个人生活和专业领域展现出来的强烈的社会责任感和慷慨的精神。赫伯特和艾琳总是能够快速发现对于公平、平等和正义原则的侵犯，而他们在面对这些侵犯时从不退缩。他们也会快速地为那些遭遇了不公平、不平等和不正义的人提供支持。并且，通过不断挑战这些问题，赫伯特和艾琳坚守住了自己理解并欣赏差异性和多样性的处世原则。基于此，他们得以帮助人们在各自的生活和工作领域找到新的立足之地。每当我与赫伯特和艾琳相处时，我都知道自己身边有良伴。

迈克尔·怀特（Michael White，1948—2008）
澳大利亚达利奇中心（Dulwich Centre）联席主任

前　言

每次推出新一版的《家庭治疗概论》时，我们都再一次有机会为大家介绍专业领域内发生的新故事。即便至今第八版才出版了4年，但家庭治疗领域的理论和临床实践已经在很多方面发生了深远变化，影响着该领域内的每一个人。家庭治疗领域的学生、研究者、学者以及临床工作者都不应满足于知晓家庭治疗的起源和历史，更应了解最新的进展对于家庭治疗师而言意味着什么。变化可以源自该领域内，同时也源于对于社会大环境下的压力和其他影响因素的响应。在第九版中，我们试图在重视过去的同时做到理解和阐述当下的发展。

撰写《家庭治疗概论》是我们的使命

我们写这本书的目的是向新老读者传递这个领域在不断的发展中所取得的令人兴奋的成果。我们也希望向读者传递一种对于理论和临床实践的开放态度，赞赏过去、当下以及未来的发展。我们感到，在与来访者工作时，或是在工作中思考不同的理论流派时，不断挑战自身的偏差是非常重要的。正因如此，相比于先前的版本，在第九版中，我们对于整合不同理论的临床价值进行了更为深入的思考。其价值不仅体现在拓宽个人的边界上，更体现在对于来访者人群的多样性有更深入的认识，因为各不相同的来访者总是在提示我们：没有任何一个流派有应对所有故事的最佳工作方式。后现代主义不断提醒着：关于我们的理论和实践，并不存在最终的真理。作为临床工作者，我们必须持续挑战自我，接受并庆祝新发现的知识。我们永远无法得知全部，但我们可以不断学习。第九版《家庭治疗概论》就是在这持续一生的个人和专业成长之路上用来助我们一臂之力的。正是如此，我们修订此书的意愿也恰恰反映了我们持续开放、挑战自我偏差并且乐于改变的决心。

传统和当下的发展

革命性地强调系统式思考以及搜索可识别的重复的家庭模式的家庭治疗，最早出现于20世纪50年代。直至20世纪70年代，在弗吉尼娅·萨提亚（Virginia Satir）、萨尔瓦多·米纽钦（Salvador Minuchin）、杰伊·黑利（Jay Haley）以及卡尔·惠特克（Carl Whitaker）等先驱的启发下，许多原先习惯于个体治疗的临床工作者"抓到了漏洞"——开始确信在家庭系统的背景下理解个体行为所具有的治疗性意义。随着我们了解得越多，越是能够领悟大系统（种族、社会阶层、性别、民族、性取向）对家庭功能以及个体成员的影响。后现代的思想更是让我们看到了语言和信念系统在理解人们如何构建其现实观中所起的重要作用。

从第一版起，本书就试图成为一本全面的教材，对整个领域进行概述——并非为了吸引临床工作者的注意而侧重于对某些特定模型的有偏描述。这种设定基于一个假设，客观公正的介绍能够为有兴趣进入家庭治疗领域的人提供有用的指引。正如出版于1980年的第一版《家庭治疗概论》所述，本书的目标在于为读者均衡地呈现本领域内的主要理论模型和临床实践。我们当时即已承诺，不仅会提供对于家庭治疗发展进程中的观点、看法、价值观、治疗技术以及目标的概览，还会不断更新本领域内的临床和研究发展。这一承诺在这本最新的第九版中依然有效。

第九版中的新内容

第九版新增了以下内容来反映家庭治疗中的重要因素和领域内的新发展。

- **用于强调家庭治疗关键主题的材料。** 配以特殊标识的专栏将贯穿全书来阐述特定的主题。
  - **"家庭多样性"专栏。** 全书将使用该专栏强调与该章内容相关的个体和群体多样性方面的观点、议题和研究，学生需要据此思考如何将这些材料和不同的人群联系起来。
  - **"像临床工作者一样思考"专栏。** 其中有许多新增的和经过修订的内容，给读者呈现了可能遇到的临床困境，以及从中学习的机遇。希望读者能用不同的理论观点处理这些临床情境——许多是从真实的治疗情境中采集而来的。该专栏旨在提升在对不同模型的个人思考、感受和经验上的自我探索。

"**循证实践**"**专栏**。该专栏总结了与该章内容和家庭治疗实践相关的近期研究。

"**个案研究**"**专栏**。该专栏呈现了反映该章内容的治疗案例，来帮助学生将理论应用于家庭治疗实践之中。

"**临床笔记**"**专栏**。该专栏记录了如何将该章内容用在家庭治疗中的简要信息或建议。

"**治疗性碰撞**"**专栏**。该专栏会展示临床片段和对话，用于理解理念在来访者和治疗师的语言中如何得以实现。

- **囊括开展家庭治疗的所有专业**。全书的例子和素材反映了家庭治疗师可以来自多个专业，包括社会工作、婚姻与家庭治疗、心理学以及教育咨询。

- **更新了参考文献和引用材料**。本版中的每一章都包括了最新的参考文献，并且呈现了对于各个问题最新的思考。各个来源的材料（例如，家庭治疗的模型，或者对图和模型的描述，以及直接引用）都已更新到最新版。

- **学习目标**。每一章开头所列的学习目标都与该章的内容相符。每个目标所对应的内容都能在正文中找到。

- **更为关注性少数（LGBTQ[1]）家庭**。在整本书中增加了对于性少数群体的关注，包括在章节内容和学生练习部分。一部分"像临床工作者一样思考"专栏呈现了性少数家庭所面对的真实生活问题。

- **内容更为简练**。我们精练了全书体量，提供有价值的信息，并配以相应的阅读材料。

- **新的推荐阅读材料**。许多章节在最后的推荐阅读部分呈现了新的或更新后的材料。这些能够帮助教师和学生参考有关各章节内容的原始材料。

艾琳·戈登堡
赫伯特·戈登堡

---

[1] LGBTQ是女同性恋者（lesbians）、男同性恋者（gays）、双性恋者（bisexuals）、跨性别者（transgenders）以及酷儿（queers）和/或对其性别认同感到疑惑的人（questionings）的英文首字母缩写。——译者注

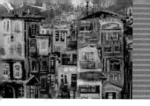

目　录

第三章　家庭功能的多样性 / 65

第四章　系统理论与系统式思考 / 91

第二部分　家庭治疗的发展和实践 / 117

第五章　家庭治疗的起源和发展 / 119

第六章　职业因素和伦理实践 / 151

第三部分　成形的家庭治疗流派 / 173

第七章　心理动力学模型 / 175

第四部分　家庭治疗的新方向 / 377

第五部分　临床研究：科学和实践的协同合作 / 459

第六部分　家庭理论和家庭治疗：比较评价 / 491

术语表 / 521

参考文献 / 535

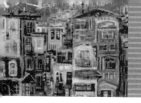

第一部分

家庭治疗的基础

第一章
采用家庭关系框架

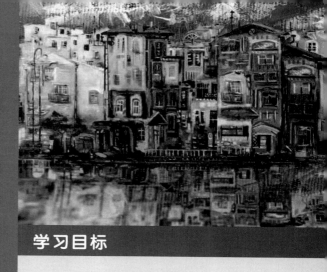

家庭远不只是一个彼此分享着特定的物理和心理空间的多个个体的集合。尽管在当今这个快速变化的社会，家庭会以不同的形式呈现，具有文化多样性和复杂性；但是每一个家庭都可以被看作一个自然的、可持续的社会**系统（system）**。其具有以下属性：

● 有一套自己发展出来的规则。

● 成员有很多被分配和认定的角色。

● 是一个有组织的权力结构。

● 外显或内隐的复杂沟通形式。

● 有许多协商和解决问题的方式，使得家庭可以有效地完成各种任务。

处于这种微文化之中的成员之间的关系是深刻的和多层次的。他们的关系在很大程度上建立在共享的历史、内化观念、对世界的假设及目标感之上。在这一系统中，个体之间被强有力的、持久的、交互的和多代的情绪依恋及忠诚感联结在一起。成员之间的情绪依恋和忠诚可能在强度和心理距离上随时间波动，但是仍会持续存在于家庭的生命全程。

每一个家庭系统本身都嵌套于社区以及整个社会。它形成于历史上某个特定的地点和时间，并进一步被各种相互关联的现象塑造着，如民族、种族、社会经济地位、家庭生命周期阶段、在该国的代际、移民身份、性取向、宗教信仰、成员的身心健康、受教育水平以及家庭价值观和信仰体系。

所有这些因素和许多其他因素会影响系统的发展、信念、可接受行为的标准、应对正常的发展性挑战和意外危机时的灵活程度，以及一般的跨时间的适应性和稳定性。

在开始讨论这些影响之前，我们需要检视几个描述大多数家庭系统的基本观点。

家庭系统：基本概念

所有的家庭都会创造新成员并使他们社会化。尽管大多数家庭最终会给这些成员自主权，也不期望他们直到成年还住在同一个屋檐下，但是他们一生都是这个家庭的成员。家庭的力量在于，即便由于距离的隔绝甚至是死亡，家庭成员之间可能会分离，但是家庭的影响仍然存在（Kaye，1985）。即使是某个家庭成员短暂地或长久地感受到了对家庭的疏离感，他也不能真正地舍弃自己作为家庭成员的身份。就算父母离婚了，他们也可能继续抚养孩子，所以前一段婚姻依然获得承认，被称为"前配偶"（McGoldrick & Shibusawa，2012）。对于大多数人来说，我们和兄弟姐妹的关系可能是最长久的承诺关系（Cicirelli，1995）。

正如麦戈德里克、卡特和加西亚－普雷托（McGoldrick，Carter，& Garcia-Preto，2010）所指出的，家庭服从于特定的限制。一家公司可能会开除一个被认为无能的员工，一个员工也可能会因为不喜欢公司的结构或价值观而辞职。但来自家庭成员身份的压力几乎不会允许这样的情况发生，即便是对于那些移居到离原生家庭很远的地方的成员来说也是如此。此外，非家庭系统的成员离开的时候一般能被取代，但家庭成员是不可取代的。比如，假设一个家长离开了或去世了，另一个人被带进这个家庭填补家长的角色，但是这个替代者不管付出了多少卓有成效的努力，也永远不可能完全代替离开的家长与其他成员之间个人的和情感的联结。

家庭的成长与改变，以及组成家庭的个体的成长与改变，是同时发生的。理解家庭成员的互动对于任何修复性或预防性工作都是十分重要的（Nichols & Pace-Nichols，2000）。在成长的过程中，家庭成员发展个体同一性，但是仍保持对家庭集体的依附。这反过来让家庭自身保持一种发展的同一性或集体意象。这些家庭成员不会孤立地生存，而是彼此依赖——不仅仅是为了金钱、食物、衣物和住所，还为了爱、情感、相互的承诺、陪伴、社会化、对长久关系的期待和其他无形的需求的满足。他们通过一代代讲述和重述家庭"故事"来延续其历史，以此来确保家庭的延续感并塑造成员对未来的期待。为了让家庭成功发挥其功能，家庭成员需要适应各个家庭成员不断变化的需求和需要，以及来自更广的亲属网络、社区和社会不断变化的期待（DeGenova，Stinnett，& Stinnett，2011）。

除了作为一个系统而生存，一个功能良好的家庭会鼓励每个成员实现其个体的潜能——允许他们自由地探索和自我发现，与此同时还会保护他们，让他们获得安全感。

Constantine（1986）区分了两类家庭系统，分别称为"有能力的"和"无能力的"。前者能够平衡作为一个家庭单元的系统需求，以及同时促进所有成员的个体利益。有能力的家庭会创造一些流程来满足成员之间相冲突的利益。Constantine认为，如果一个家庭什么都不做，或者以牺牲特定成员的利益为代价，它就是无能力的，通常表现出不稳定的、僵化的或混乱的家庭模式。

不幸的是，一些家庭会因为外部或内部的压力（贫穷、移居到未掌握语言技能或未能理解不熟悉的习俗的国家、严重的健康问题、法律问题、无法预见的事故）而枯竭，以致可能需要社区支持。特别是那些接受社会援助的低保家庭和低收入家庭，在接受社区支持后，他们或许可以增加成功和自给自足的机会。Pigott和Monaco（2004）是加拿大多伦多的一个综合服务中心的社区工作者。他们描述了贫穷和居住在不安全的社区、面积不足的房子里会使人衰弱的现象。这些家庭通常由一个独身的家长带领，或者有两个长期离家或者需要工作很长时间的家长，兄弟姐妹很少，和祖父母的联系也少，家庭会感到被孤立或被挫败。他们需要社会网络（卫生医疗设施、课后辅导、娱乐中心、图书馆、社区机构）。如果这些家庭能够参与这样的社会系统，他们的孤独感会减少，也更有可能进行有效的自我照料，过上质量更高的生活。

当代家庭：多元视角   学习目标1

在传统上，进入一个家庭系统的入口只会在出生、收养或结婚的时候开启。但是除了法律上已婚的异性恋伴侣及其孩子，当今的家庭形式还包括其他承诺关系的家庭类型（McGoldrick & Carter，2010）。在每一类型的家庭结构内，还可以进一步划分，也更复杂，包括早婚或晚婚、异族通婚、寄养家庭、非正式亲属收养、社会阶级地位等。总的来说，在21世纪，我们在全面定义家庭时必须抛开传统思维，纳入那些即便没有法律许可或者没有血缘关系，但是选择以亲属关系共度余生的人。

谈论典型的美国家庭已不再现实，因为当代生活充满了有不同居住安排、生活方式和组织模式的家庭。正如戈登堡夫妇（Goldenberg & Goldenberg, 2002）所观察到的，

> 一幅理想的、怀旧的美国核心家庭画像描绘了一个无忧无虑的白人家庭。这一家庭住在郊区，父亲是唯一的经济来源，有一份朝九晚五的工作，母亲全职在家——当孩子从学校回来的时候，母亲总是有空的。父母双方都致力于抚养孩子，共度余生。孩子在附近的学校上学，周日和他们的父母一起去教堂。祖父母健在，有很多的钱，也很支持他们。（p.10）

如今，大多数人不仅不熟悉这种对于完整（中产阶级）家庭生活的描述，甚至怀疑它是否存在过（Coontz, 1992）。在过去，尽管离婚并不常见，但是家庭通常会由于其中一位家长的早逝或被挣钱养家的人所抛弃而瓦解。随之而来的就会是再婚、将孩子放到亲戚处、寄养照顾和变成孤儿等变化。因此，尽管有关于家庭生活的理想画面，但是有一段时间，美国人的生活也存在不能在完整家庭中成长的风险（Walsh, 2012b）。

正如Coontz（2005）所观察到的，婚姻和完整的家庭生活或许可以被视为由社会创造出来的。其最早的形式产生于早期社会的男女劳动分工，而后起了确保家庭生存并有效运转的作用，因为男女被分配了具有合作性和互补性不同的角色。而今天的职业机会、女性权利的发展、婚姻作为两人永久结合更具弹性的承诺，以及对于婚姻中的爱和亲密感的更高期待，已经改变了人们对于婚姻的期待。现在，我们对于家庭生活的看法得到极大扩展，这主要源于工作的母亲、单亲家庭、双职工家庭、长期未婚同居伴侣、有孩子的未婚伴侣、重组家庭、领养家庭以及有或没有孩子一起生活的同性伴侣所带来的可见的影响。近年来，就连我们对于亲属关系本身的感觉，也已经变得越来越多样了，正如高离婚率和高再婚率所提示的那样（Diderich, 2008）。

正如我们对于家庭如何形成的观点已经发生了变化，我们对于家庭生活结构的理解也发生了变化。现在，我们将转而讨论家庭的结构。

家庭结构

家庭通常会发展出特定的基本结构特征和互动模式，用于对内部和外部的压力做出反应。这些基于共同的假设和家庭叙事，并决定了家庭适应及应对生活改变和挑战的方式。

基本结构特征

不管是传统的还是新型的，适应良好的还是适应不良的，有效组织的还是混乱组织的，已婚的还是承诺的人生伴侣（有孩子或没有孩子）；不管成功与否，家庭都会试图尽最大可能将自己组织成一个功能良好或有能力的集体。该集体可以满足家庭共同的需求和目标，但又不会持续地或从系统上阻止某个成员去满足其个人的需求和目标（Kantor & Lehr，1975）。为了促进这一凝聚过程的发生，一个家庭通常会发展出用于规划和分配成员的角色和功能的规则。那些一起住了一段时间的家庭成员，无论时间长短，都会发展出可重复的和他们喜欢的协商及安排生活的模式。

即便处于家庭危机中或成员间有严重的冲突，家庭通常也会抗拒改变，并会陷入集体性的努力，来重建熟悉的互动模式。无论以何种组成形式［如**核心家庭（nuclear family）**或**重组家庭（step family）**］以及最终是否能成功，所有家庭都应致力于促进家庭成员间的积极关系，关注家庭成员的个人需求，并做好充分的准备以应对发展性的或成熟所伴随的改变（如孩子离开家庭），以及计划外的或未预期的危机（调职或失业、离婚、关键成员离世、突如其来的急性病）。有时候，家庭会重新组织以发展出自身特殊的方式来适应生活的挑战。

家庭互动模式

家庭通常会表现出稳定的、协作的、有目的的和重复出现的互动序列模式。这些模式多半不会被外人注意到，通常很少明说，也不是总能得到家庭成员的理解。特别是家庭成员之间的非言语交互模式代表了一些微妙的、间接互动过程。这种互动传递了家庭的规则和功能，监管着能被家庭所接受和容忍的行为范围（比如，儿子不在父亲说话前说话，而父亲只有在母亲说话后才轮到他说话）。这样模式化的互动是大家共同参与的、高度可预测的交互模式，由所有家庭成员在那个当下共同做出。然而在这个互动中，每个参与者都感到自己不得不扮演一个已精心排练过的角色，不管其是否喜欢。

米纽钦等人（Minuchin，Lee，& Simon，1996）用以下这个易于理解的例子来解释这一点。

> 家庭成员之间互补性的结构的形成需要经过长期协商、妥协、重新安排和竞争。这些互动通常是看不见的，不仅因为环境和主题是不断变化的，还因为它们通常是一些细枝末节的事情。谁来递糖？谁用地图查看方向？谁选择电影和换频道？谁该给出回应、在什么时间、以什么方式？这是家庭巩固其关系的黏合剂。（p.30）

共享的家庭仪式——节假日庆祝活动、施洗礼仪式、坚信礼、受戒仪式、毕业典礼、婚礼、葬礼、守夜——都是正在进行的家庭互动模式的组成部分，能帮助确保家庭的认同和延续性。仪式是象征性的行动，能帮助家庭适应变化，而不会在应对生活转折的时候反抗它，这样能再次确认团体的整体性。这些仪式将家庭成员带到过去，提供家庭的历史感和根基感，同时提示着未来的家庭互动。参与仪式不仅将成员与家庭系统相连接，也将其与更广的社区和文化相连接（Imber-Black，2010）。

家庭叙事和假设

家庭是意义的创造者（Constantine，1986），而我们每个人对于现实由什么构成的判断也与家庭（及文化）传递经验时的信念和故事有关（Becvar，2000）。在其发展的整个过程中，家庭塑造并帮助个体建立对于其所生活的世界的基本而持久的假设。因此，我们对于所遭遇的事件和情况赋予的意义和理解都植根于家庭所在的社会、文化和过往经历（Anderson，Burney，& Levin，1999）。专栏1.1旨在帮助你理解治疗师可能会如何开始思考家庭叙事的重要性。

家庭所叙述的故事有助于解释其结构及互动模式，或者表明其结构和互动模式的合理性。不管家庭成员间有什么差异或不一致，成为其成员的核心在于对一系列长久的假设或共享的对于家庭本身及其与社会环境关系的建构的接纳和信念。这些建构通常受限于对该社会阶层的期待和限制，影响隶属于该阶层的成员思考在他们的一生中什么是可能的、可接受的、可想象的或可获得的。因此，语言和对话在人类如何认识世界以及他们如何解释或理解其后续经历中扮演着至关重要的角色。

专栏1.1　像临床工作者一样思考

重视家庭叙事

　　警醒的治疗师会特别关注一起工作的家庭所展开的叙事。为了积累倾听叙事发展的经验，请你在思考自己的家庭叙事的同时，对以下问题做出回应。

有哪些记忆碎片或故事将你的家庭和上一代联系起来？	
你的家庭如何表达遇到的问题或限制（通过愤怒、攻击外部世界、从外部世界中撤出等）？	
你的家庭分别给成员分配了哪些角色（比如"哥哥是聪明人""姐姐是运动员"或"父亲是一个抑郁的人"等）？你可以讨论一下自己的角色吗？	
是否有任何丧失（失去住所、失业、由于死亡失去家庭成员等）影响你的家庭看待自身价值的方式？	
你的家庭是否强烈认同某一种族、民族或宗教的传承？	
你的家庭是否世代维持了其社会经济地位？	
在你的家庭叙事中，性别或性取向问题是否重要（同性恋父母、跨性别家庭成员等）？请加以描述。	
教育在你的家庭中扮演怎样的角色？	
成就（金钱、社会阶层、教育、体育运动等）作为一种价值，对于你的家庭来说有多重要？	
描述一个重要的家庭仪式，并解释它是如何影响家庭对于自身的欣赏和理解的。	

　　一些家庭通常会将世界看作值得信任的、有序的、可预测的和可控的；他们可能会将自己看作有竞争力的，会鼓励成员提出个人意见，并对于作为一个团体来应对生活感到自在，可能还会感到挑战也是令人享受的。其他家庭会将它们的环境知觉为有威胁的、不稳定的，也因此是不可预测的和有潜在危险的。在他们的观念里，外部世界看起来令人困惑，有时是混乱的，所以他们会绑定到一起，坚持得到所有成员对于所有问题的一致看法，以此保护他们免受侵犯或威胁。因此，家庭所发展出的关于自己的叙事在很大程度上来源于其从上一代传到下一代的历史，受到社会阶层期待的影响，并且会对其功能运转有强大的影响。

　　个体及其家庭应对生活的特殊方式不是基于一些对于现实的客观或"真

实"的看法，而是基于家庭的社会建构——个体在与他人的对话中创造并延续了那些无法被挑战的对现实的看法，而且可能会一代代传递下去。这些看法可能会成为障碍物或限制——家庭出于其信念和价值观而安置在自己身上的限制——阻止成员看到生活的其他方面或者看到其他的行为选择。这些家庭的成员通常会构建一些理念来解释为什么不喜欢的行为能得以持续，以及他们为什么没有其他选择而只能带着它继续生活（Atwood，1997）。

在**后现代（postmodern）**的观点中，"真实"的现实是不存在的，被家庭称为现实的东西，是经由家庭成员集体认同的、通过基于关系和可生成的语言和知识而创造出来的一套建构。正如我们会在本书中阐述的，后现代的观点强烈影响着许多家庭治疗师如何看待家庭生活（获取知识的社会基础），以及这些治疗师如何与家庭合作来产生新的可能且共同构建其他的叙事（Gerson，2010；White，2007）。

学习目标3　家庭心理弹性

家庭的一个方面是其**心理弹性（resiliency）**，即在困境中仍能发展和维持相对稳定的心理和生理功能的能力。所有家庭在其整个生命周期中，都会面临挑战和动荡，无论是在其结构内的还是结构外的。一些是能预料到的压力（由一些潜在的危机带来，如退休、离婚或再婚），另一些是突如其来的（不可预见的失业；家庭核心成员或家庭好友的突然离世；被抢劫、强奸或遭遇其他的暴力的和威胁生命的经历；遭遇地震或洪涝灾害）。但是，面对这些潜在的、令人不安的和破坏性事件，不是所有家庭都会做出一致的反应。一些家庭可能会经历持久的痛苦，似乎再也不能从中恢复；而另一些家庭所体验的痛苦强度更低，持续时间更短。对于一些家庭来说，他们看起来似乎很快就恢复了，但是之后突然开始出现健康问题，或是不知道为何不能再像以前那样享受生活。然而，有许多家庭都能够成功应对短期的动荡或丧失，触底反弹，继续推进生活，迎接下一个挑战。这种在经历极端困境之后，仍能茁壮成长并维持相对稳定的心理和生理功能，仅经历微小而短暂的紊乱的能力，极大地反映了一个家庭的心理弹性（Bonanno，2004）。专栏1.2呈现了这样一个例子。

几乎没有家庭可以在其生命周期的任一时刻都做到避免暴露在压力、丧失或潜在的创伤性事件中。同时，正如专栏1.2所示，家庭在面对痛苦、威胁、创伤或危机时有成长和修复的潜能，变得比以前更强大、更有资源（Walsh，2012a）。家庭作为一个整体，或者其中一个或多个的成员，可能会在持续性压力

专栏1.2　个案研究

一个从突发危机中复原的创伤家庭

2005年，卡特里娜飓风席卷美国新奥尔良市，成千上万人的生活遭到破坏。人们失去了家园、财产和工作，随之而来的洪水甚至令一些人痛失所爱。保尔和玛格丽特都刚三十几岁，他们3年前来到新奥尔良，职业生涯也刚刚开始。保尔是一个建筑师，而玛格丽特是一个房地产经纪人。当被迫离开刚买就被飓风毁于一旦的房子时，他们带不走任何文书或财产。他们只能这样计划突遭破坏的未来：先带着1岁的女儿克里斯汀逃上车，开往西海岸，搬去和保尔的父母一起住一段时间，具体住多久还不确定。

尽管他们的婚姻已经相对稳定，但是现在突然要同时面临许多危机：如何谋生？在哪住？如何安排对孩子的照顾？如何恢复社交生活？等等。和保尔的父母一起住也问题多多，因为住得很拥挤，保尔的母亲又有病在身，保尔的父亲则因为小宝宝的到来而感到不快。保尔和玛格丽特也感觉自己年纪大了，不能总跟父母一起住，也不能在很大程度上靠父母救济自己。家庭成员之间发生了很多争执，总体来说，家里充斥着两对伴侣之间的紧张气氛。

尽管他们的关系因为压力而出现了一些问题，但是保尔和玛格丽特都取得过个人和职业上的成就，所以最终他们相信两人在一起是能应对挑战的。经过一段短暂的让两人均感到沮丧和失望的时间之后，保尔拜访了一个高中时期的老朋友，并且最终凭借他的建筑技术在一家建筑公司找到了工作。由于承担不起聘请保姆的费用，玛格丽特不得不承担了全职妈妈的责任，但是她逐渐体验到了做一个全职妈妈所带来的满足感，这在过去是她从没想过的。他们别无选择，必须决定在哪里以及以何种方式生活。为此，他们评估了生活的优先级，认识到一家人待在一起对他们来说有多重要，并且认可了自己是有资源、可以学会适应的年轻人。

在来到这个新环境的最初几个月中，他们是迷茫和绝望的。但渐渐地，他们意识到必须重组自己的生活来面对新的挑战。虽然新的环境并非他们所喜欢的，但是他们有彼此、有孩子、有对关系的信任。结交新的朋友，保持幽默感，将面临的危机当作挑战而不是失败，这些都有所帮助。当他们搬到新的小公寓时，已经重拾尽快回到新奥尔良的梦想，并且此时的他们能作为一家人为应对未来的挫折做更好的准备。

下表现出功能失调的行为，但是家庭过程可能会对个体的恢复过程起中介作用，使家庭系统得以回复，缓冲压力，减少功能失调，并且支持最佳的适应方式。

相比将心理弹性看作一组稀罕的或特殊的特质，有的家庭有而有的家庭没有，Mastern（2001）认为这种恢复技能是普遍的，其通过日常适应性过程在人的发展过程中被大多数孩子成功掌握。她还认为有一套为数不多的共同因素能够提升儿童的心理弹性：与家庭和社区中有胜任力的和有爱心的成人保持联结、认知和自我调节技巧、积极的自我观和在所处环境中变得富有成效的动机。将视角从寻找家庭中的缺陷或异常状态转到寻找其能量与潜力——家庭心理弹性——是积极心理学崛起运动的一部分（Seligman & Csikszentmihalyi, 2000；Sheldon & King, 2001）。在积极心理学中，研究者和治疗师开始研究个体和家庭有效运转和适应的本质，关注人类的能力及适应系统。

Walsh（2012a）识别了家庭心理弹性中的一些关键家庭过程：（1）持久的和积极的信念系统，提供共享的价值观和假设，从而为意义建构和未来的行动提供指引（如将扰乱看作共享的人生之路上的里程碑，不需要被谴责，并将危机改写为可以应对的挑战）；（2）家庭的组织过程（在组织资源上多有效）在面对压力时可作为"减震器"（如维持灵活性、以开放的态度面对变化、与彼此保持联结）；（3）一组清晰的、一致的和合适的家庭沟通/问题解决过程，营造了相互信任的氛围，允许成员间的坦然表达（维持共享的感受、共享的决定和创造性的头脑风暴）。Boyd-Franklin（2010）指出，对处于创伤中的少数民族家庭进行工作时需要开展文化敏感性干预（见专栏1.3）。

虽然一些家庭可能会（短暂地）遭到危机的破坏，但另一些家庭会变得更强大且更能随机应变。如今的观点不再将一个有某种症状的家庭成员看作脆弱的受害者，从而将该家庭归于病态，而是认为虽然家庭内可能确实存在问题，但家庭总是具有一定的能力来促进自我纠正式改变。心理弹性不应该被看作一组静止的力量或品质，而应被看作一个对于每个家庭来说都独特的发展过程，让家庭可以创造出对于压力的适应性反应。在一些情况下，心理弹性也可以让家庭经过对压力源的反应而获得发展和成长（Hawley, 2000）。在我们与家庭工作时，想要采取一种基于心理弹性的方法，就需要先识别和增强那些让家庭经得起破坏性挑战并从中复原的关键互动过程。

一个家庭如何组织自己，如何保持其凝聚力，在交流及一起解决问题以应对威胁时有多开放，在很大程度上能预测其恢复能力。一个已被确定的信念系统有助于促进这一过程的发生。来自朋友、扩展家庭、牧师、邻居、雇主和同事及可用社区资源的支持网络通常有助于家庭的恢复。专栏1.3也讨论了家庭内得到确认的信念系统起到的精神引领作用。

正如Karpel（1986）所强调的，即使是混乱的、无组织的、虐待的和多问题的家庭，也拥有资源。在这里，他所指的是一个家庭可以提供的根基感、亲密感、支持感和意义感。特别是在贫穷的家庭中，成员需要感受到他们的自我价值、尊严和目标。当他们能够体验到对生活的控制感，而非将自己看作一个身处冷漠社会中的无助受害者时，他们的心理弹性会更强大（Aponte, 1994,

专栏1.3　家庭多样性

对于经历灾难的少数民族家庭的治疗

Boyd-Franklin（2010）探索了非裔美国家庭如何适应卡特里娜飓风，旨在为服务经历灾难的少数民族家庭的家庭治疗师提供信息。她的主要观点包括：

● 面对灾难时，需要具有文化敏感性和尊重态度的治疗，理解各种文化和族群的不同观点。比如，许多非裔美国人相信种族是导致政府在灾难事件中响应缓慢的原因，但很少有白人认同这一理念。

● 对于所知觉到的种族歧视，治疗师若不敏感，可能会加剧非裔美国家庭的创伤。

● 家庭治疗师需要认识到对于所知觉到的种族歧视的外显愤怒可能是一种健康的反应，有助于应对灾难。

● 导致家庭需要搬迁的灾难可能会破坏集体主义文化中的亲缘网络，打乱家庭通常会使用的支持机制。

● 少数民族的儿童、青少年和老人可能在经历创伤后有特殊的需求，治疗师必须注意到这些问题。

● 精神世界和宗教对于一些少数民族家庭来说可能是应对灾难时十分重要的因素。

● 家庭系统治疗对于集体主义少数民族家庭来说是适宜的，因为它本身就基于力量并重视激发心理弹性。

● 家庭系统流派认识到灾后需要协助家庭与各种机构和组织的接触。

1999）。

总的来说，哪些因素能够增加家庭具有更高心理弹性的可能性呢？戈登堡夫妇（Goldenberg & Goldenberg，2002）提出了以下因素，

所有家庭都有心理弹性所需要的资源，因而也就具有复原的潜能。传统家庭通常会根据某种形式的代际层级来组织自己。心理弹性更高的家庭能够平衡代际的延续性和变化性，维持与过去、现在和未来之间的联结，不会陷于过去或与过去一刀两断。这样的家庭的交流也是清晰和简单的，家庭内已经形成了一组对于角色和关系的清楚的期待。不管家庭形式是哪一种类型——无论是由未婚妈妈、继父、双职工父母还是由祖父母主导的——心理弹性强的家庭都会尊重个体差异和家庭成员各自的需求。这些家庭已经掌握了有效的问题解决策略，通过开发修复性的、有助于弹性的过程，增强忍耐力并促进生存。

（p.12）

心理弹性的概念对家庭治疗师发出了挑战，与聚焦缺陷的模型旨在探测家庭出现的问题相反，其关注家庭中可以调动并用于应对当前危机或逆境的资源。这一方法具有赋权或赋能效果，因为它鼓励家庭寻找心理弹性，包括处于关系网络内、先前未被使用的资源。共同成功管控住一次危机能够深化家庭纽带，强化其预防或处理未来困境的能力的信心。

学习目标4 性别、种族、民族和家庭治疗

在对心理弹性的讨论中，我们注意到家庭的压力通常出现在家庭系统外部。确实，而且在更大程度上，一个家庭的结构、互动模式、叙事和假设都会受到外部世界的烦杂影响。正如我们在全书中所指出的，家庭与家庭所处的社会世界之间有一种相互影响的、复杂的和不断变化的关系。在对家庭的建立、发展和意义构建方面产生影响的社会因素中，影响最大的两个就是性别和文化多样性。这也是我们接下来会讨论的内容。

性别角色和性别意识形态

通常，家庭对于个体基于社会性别角色行为的灌输在男女生命早期就已开始。虽然生物因素无可置疑地在性别差异中扮演着重要角色，但是大多数差异（价值体系、人格特征、角色、问题解决技巧、对性的态度等）都来自学习，这些都是经由社会强化并且实现了跨代际传递的内容（Philpot，2000）。由于男女的社会化经历不同，也受到一般社会（和特定文化）的刻板印象鼓励，每种性别的成员基本上会发展出不同的行为期待，且被赋予不同的机会和特权。男女在成长过程中的权利意识通常是不同的，最终行使着不同的权力，有不同的生活经历。

性别塑造了我们每个人的身份认同和期待、家庭内的角色和地位、开放给我们的真实的和感知到的生活选择（Haddock，Zimmerman，& Lyness，2003）。男性通常在许多异性恋家庭中扮演更有力量的角色：男性的工作变动和个人利益更容易被放在首位；对男性完成家务的期待更低；其空闲时间和可自由支配的开支受到主要的关注；男性也被预期在家庭关系中有更少的情绪投入。

但是，社会近年来意识到性别角色所起到的关键作用——作为个人的身份认同、社会文化特权或压迫的决定因素——在逐年增强，这大部分是由于有更多的女性就业以及女权运动推动，社会也认识到了需要克服性别不平等和刻板印象对两性心理功能的限制（见第三章），以及需要让男女一起构建新的互动

模式（Avis，1996）。因此，近几十年来，性别角色的变化对家庭结构和功能产生了强有力的影响。随着有工作的女性比例的上升，伴侣需要重新界定男女在家中的责任。总的来说，与性别相关的行为模式，以及家庭对生理性别决定的角色的期待与态度，已经开始发生变化。想更多地了解当代双职工家庭和性别意识形态如何相互影响，请参见专栏1.4。如今，男性和女性角色之间的差异越来越不清晰，因为许多家庭，特别是那些由更年轻的一代主导的家庭，正努力寻找更为灵活的生活模式（可能还没有完全找到），来实现双职工家庭模式的和谐生活。时间压力、如何更好地兼顾工作和家庭责任、由谁从工作中挪出时间来照顾生病的孩子——这些是双职工家庭通常会遇到的问题。在工薪阶层父母双方都要挣钱的情况下，如果两人的工作都不允许请假，孩子生病可能会演变成家庭危机。

 专栏1.4　循证实践

双职工家庭

当今普通的美国家庭倾向于让两个成人都工作，且家庭的经济依赖父母双方的收入。通常，他们会面临的一个主要挑战是决定如何更好地平衡工作和非工作任务（Barnett & Hyde，2001）。相比30年前，现在受雇用的已婚妇女会花更少时间照顾孩子和做家务。相应地，受雇用的丈夫会花更多时间在那些以家庭为主的活动中。这一转变不可避免地导致男女关系发生了明显的变化。在许多情况下，当伴侣试图处理两人在性别角色意识形态上的不同时（他们在多大程度上持有关于男女社会角色的传统或非传统观点），这些变化会导致家庭的不稳定。Fraenkel和Capstick（2012）探究了双职工家庭在平衡工作和家庭责任上的困难，并认识到种族、民族、移民状态、性别身份认同、性取向和社会阶级在双职工家庭如何更好地应对中扮演了决定性角色。在单亲家庭中，唯一的家长基本上是肯定要在外工作的（Galinsky，1999）。

Barnett和Hyde（2001）提出，由于妻子上班时间的原因，导致一个父亲需要长时间地照顾他的孩子时，他可能会因为认为照顾孩子是"女人的工作"而讨厌照顾孩子。因此，他可能不怎么能从新的父亲角色中获益。同样的，如果一个妻子要在外工作，但她其实更想待在家里，因为她认为做全职妈妈是女人的责任，那么她可能也无法从新的工作角色中获益。经过社会化，男性通常相信自己应该通过工作来承担家庭的责任，而职业女性有时候会担心她们不是一个好妈妈（Coltrane，1998）。一般来说，相较于性别角色意识形态更传统的人，持有更强的平等主义态度的人更能从家庭与工作角色的结合中获益。

文化多样性和家庭

过去，文化因素在很大程度上会被忽视，而它现在在理解家庭生活中扮演着重要角色。越来越多的移民，特别是在过去20年里——美国历史上人口流入最多的20年——已经让我们看到了文化多样性在社会中的重要性。若想提供无偏的、全面的家庭评估和有效的咨询，价值观、仪式、日常的互动模式、沟通方式，甚至是不同文化对于"家庭"的基本定义，都需要得到检验（Aponte & Wohl，2000）。亲缘关系网络的重要性、大家庭成员的角色、对于男性和女性行为模式的期待、文化适应和种族认同水平以及社会经济力量的强弱，都会因群体的不同而不同，并且影响家庭如何运转以及运转得多好。

比如，欧裔美国人对于家庭的传统主流定义通常指的是完整的核心家庭，而意大利人则倾向于将家庭看作一个整体的由姨母、叔叔、同辈表亲和祖父母组成的网络——所有人都有可能参与家庭决策。非裔美国人则倾向于将家庭看作一个广阔的由亲属加上好朋友和其他社区成员组成的网络。对于中国人来说，家庭包括所有祖先和后代（Hines，Garcia-Preto，McGoldrick，Almeida，& Weltman，1999）。

在《种族和家庭治疗》（*Ethnicity and Family Therapy*）一书中，麦戈德里克等人（McGoldrick，Giordano，& Pearce，2005）呈现了来自40多个不同种族群体的家庭的常见结构模式，突出了来自任一群体的家庭治疗来访者可能会对治疗过程有不同的假设，强调不同的家庭问题对于他们的重要性不同，并且介绍了在处理这些问题上可以使用的不同的问题解决工具和资源。Boyd-Franklin（2003a）详细描述了非裔美国人的生活经历，Hayden（2001）则描述了爱尔兰裔美国人的生活，Falicov（2013）所提供的是与拉美裔家庭工作时需要考虑的文化背景指引。

麦戈德里克等人（McGoldrick & Ashton，2012）强调临床工作者需要检视自身身份认同的不同层面，自身的**种族**（ethnicity）和文化遗产——以及能够意识到自己的文化偏差和偏见——从而提高他们在这个多元文化社会与可能遇到的来访者工作时的灵活性和胜任力。正如他们所提到的，

> 文化胜任力需要的不是一种关于文化差异的"食谱"法，而是需要充分认识我们的心理、精神和生理自我中通常会有隐藏的文化部分，对于我们自身文化观点的局限性的由衷尊重，以及带着敬意与那

些和我们有不同价值观的人相处的能力。(p.239)

社会阶层的差异也会增加家庭间的多样性，造就了家庭成员的资源、期待、机会、特权和选择(Kliman, 2010)。在很大程度上，根据个体所处的社会阶级，工作可能是让人觉得有意义的或使人灰心丧气的，也可能是一种达成社会阶层向上流动或使家庭陷入绝境的途径；可能是令人满意的或无聊的；甚至在社会底层，可能根本就没有工作(Wilson, 1996)。

Kliman 和 Madsen(1999)强调，对于阶层的界定不止涉及家庭收入，种族、宗教和教育水平的相互作用都会影响所知觉的社会地位。正如他们所说，

> 相比同等收入的承包商，一位教授会被认为处于更高的阶层——除非该教授是一位拉美裔单亲母亲，而承包商是一位来自"历史悠久的家族"的英裔美国人。离婚后，女性和孩子的阶层会骤然下跌。在呼叫出租车、加入乡村俱乐部、买一栋美丽的房子或是确保孩子的阶层稳定性上，一个非裔经理所处的阶层可能还没有其欧裔下属有用。在餐厅和酒店里，欧裔人可能会叫他来为自己服务。(p.89)

Boyd-Franklin 和 Karger(2012)关注民族和社会阶级的复杂的相互作用。除了简单地将欧裔人等同于中产阶级，将非裔人等同于是贫困阶级外，每一个群体内也有相当大的变异。比如，他们注意到一个由于收入低而被分类为贫困阶级的非裔家庭可能有中产阶级的价值观、抱负和对于孩子的期待。

在描述种族、社会阶级和性别的复杂交互作用时，Sarmiento 和 Cardenal(2009)指出在抑郁和糟糕的家庭功能之间的关系上，拉美裔男性和女性的差异极大。非拉美裔的治疗师需要理解许多不同的因素，才能成功地与这一群体的成员工作(详见第三章)。

最近，社会阶层和家庭的社会经济地位才得到学术界的持续关注。除了物质财富或缺乏物质财富对家庭的影响，阶级歧视(对于与自己阶级不同的人的偏见)可能也会对家庭功能产生影响。Liu(2010)指出，社会阶级和阶级歧视对不同种族、民族和社会各界人士的心理健康功能都会产生影响。他主张，在尝试理解个体的过程中，都应当包括对于经济问题如何影响个体所经历的困难的理解。与其他偏见类型一样，治疗师需要探索自身在与不同于自己的社会阶级及经济地位的人工作时的反应。

最容易陷入贫穷的群体是非欧裔少数民族、单亲妈妈、小于18岁的孩子以

及老人（Lott & Bullock，2001）。正如本书中所贯穿描述的家庭行为模式，我们需要牢记来访者的生活如何受限于基于民族、文化、性和阶级等强大的力量所带来的不平等（McGoldrick & Hardy，2008）。除了这些方面的影响，我们可能要加上宗教、性取向、性别、移民状态上的差异所带来的影响。确实，在与人们进行治疗性工作时，将这些方面割裂开来单独考虑各自的影响是不合理的。它们都会交织在一起影响治疗情境，治疗师或许可以从中理解来访者和他们自己（Rastogi & Thomas，2009）。

性别和文化影响力对治疗师及治疗的影响

正如我们在本章一直强调并且会贯穿本书的，治疗师需要用拓展的视角看待家庭生活，这有助于拓宽治疗师对于与自己背景可能相当不同的人的生活状况的理解。具有文化胜任力的治疗师会不断地审查他们对于他人的想法和感受（Ponterotto，Casas，Suzuki，& Alexander，2010）。

比如，治疗师需要考虑性别如何影响他们的个人发展。例如，Knudson-Martin 和 Laughlin（2005）提到，异性恋治疗师在对同性伴侣所主导的家庭进行工作时容易出现无意的偏见。他们指出，秉持着生理性别和认同性别的家庭治疗创造了一种自己和他人二元对立的感觉（治疗师和同性恋个体），在这里，"他人"变成了一种"类型"，而不是一个有生命、在呼吸的人。他们注意到，无意的类别创造可能限制共同工作时的灵活性，因此他们倡导一种"后性别"的关系组织模型——基于平等而非性别。另外，一夫多妻、多伴侣的家庭形式（成人公开同意与多于一个人建立亲密关系）的出现对于认同一夫一妻制的家庭治疗师来说可能是一个挑战（Anapol，2010）。

治疗师也需要考量自己的性别是否会影响治疗性结果。来访者会基于许多标准来选择治疗师，如治疗师的年龄、种族、宗教及性取向。当然，在选择治疗师时，性别也是一个会被考虑的因素。在家庭治疗中，治疗师的性别可能会带来问题。比如，父亲坚持见男性治疗师，而他的妻子和女儿更想见女性治疗师。虽然性别选择可能会影响治疗的开始，但是研究者表示治疗师的性别似乎不会影响临床结果，除了在一些包含青少年的案例中。但是，其他的标准可能会调节或中介性别的影响（Blow，Timm，& Cox，2008）。

这一自我发现过程的另一元素是让治疗师了解其所感知的对与自己背景不同的人的偏见可能会如何影响治疗。即使是出于好意的治疗师，当意料之外的偏见发生时，其有效的工作可能也会遇到问题。专栏 1.5 能帮助你探索自己

专栏1.5 像临床工作者一样思考

评估自身可能存在的偏见

想象下面的来访者来到你的治疗室。尝试想象每一个人进来的画面,然后写下你对于这个人的任何想法和感受。这一练习是私人的,不需要和任何人分享,所以请尽可能地对你自己诚实。是否有什么反应让你感到惊讶? 来访者以何种方式让你感到惊讶? 有什么反应会阻碍你与来访者工作的能力吗? 如果会,是怎么阻碍的?

- 一个15岁的体重非常轻的女孩。
- 一个手臂上有裸女文身的父亲。
- 一个化了眼妆和唇妆的男孩。
- 12岁男孩的父母,已经60多岁了。

- (如果你是异性恋)一对女同性恋伴侣刚坐下来就亲了对方。
- (如果你是同性恋)一对异性恋伴侣刚坐下来就亲了对方。
- 一个有7个孩子的家庭。
- 一个非裔美国人和他的欧裔女朋友。
- 一个在考虑性相关手术的跨性别个体。
- 一个严重超重的男孩在吃一个冰激凌甜筒。
- 一个明显喝醉了的孕妇。
- 一个明显比你有钱或贫穷的来访者。

可能有的偏见。

种族、民族、性别、性取向和社会经济地位等方面对来访者和治疗师的认同感发展的影响太重要了,因此我们会在第三章进行更详细的说明。

家庭治疗视角的转变

科学模型有助于形成学科之间的边界,并且设定重要的研究议题以及在探寻答案的过程中所遵循的方法学。当一组态度、哲学、观点、流程或方法学占据了科学思维的主流,即**范式**(paradigm),就会在这一思想流派的观点中寻求解决问题的方法。然而,万一出现严重的问题,并且盛行的范式不能解释该问题,那么科学界通常会努力尝试提出一种更合适的理论来取代已有的系统。

范式转变:从个体心理到家庭系统

在20世纪上半叶,心理治疗,多数是弗洛伊德或经典的精神分析的形式,通常关注个体的内部世界——**内在心理**(intrapsychic)世界,而家庭关系则被看成会影响内部世界的因素。尽管弗洛伊德写了大量关于家庭对个体人格影响的文章,但是他一般都提倡在治疗他的病人时不纳入家庭成员(第七章),反而更喜欢探索病人无意识的奇幻世界。但在当时,一些治疗师和理论家开始认为要想理解或治疗个体的问题,单单关注其无意识生活有时是不够的。旧的思想体系逐渐开始转向新的体系,会考虑实际的家庭关系,而不是在治疗过程中幻想的家庭关系。

一旦旧的思想体系被取代,观点就会转换,以往的事件也有了新的含义(Stanton,2009)。根据Capra(2002),这带来的范式转变构成了科学革命。准确地说,许多心理治疗师的这场思想革命发生在20世纪50年代,这段时间也被认为是家庭治疗的开始阶段(Goldenberg,Goldenberg,& Goldenberg Pelavin,2014)。

家庭治疗的起源:一种新的范式开始成形

家庭治疗不仅是一种新的治疗方法,还代表了一种"对人类的问题进行概念化,理解行为、症状发展及其解决办法的全新方式"(Sluzki,1978,p.366)。家庭治疗的观点呈现了一种范式的转变,需要一套新的收集和解释家庭资料的前提和方法。除了关心个人的人格特征或重复的行为模式,甚至是除了关心发生在人与人之间的事情外(此时,个体依然是研究的单位),这一种概念上的跳跃性发展将注意力放在作为主体的家庭上。它认为家庭才是一个正在运转的交互作用系统,其本身就是一个整体,而不仅仅是成员输入的总和,这为理解个体的功能提供了背景。

家庭治疗将系统理论带到对家庭的研究之中,代表了行为科学上的一次重大的认识论革命。简单来说,**认识论(epistemology)**指的是一个人如何获得关于世界的知识并得出结论。家庭治疗师通常用这一术语来指代某个概念框架或信念系统。认识论指的是用于理解经验的规则和用于解释进入脑海的信息的描述性语言。这些规则不一定会被有意识地说出来,但决定了当我们试图理解周围所发生的事情以及如何带来改变时,作为治疗师和理论家对日常行为做出的潜在假设。

我们不需要否认个体内在心理的动力,如今对于人类问题更广的视角关注个体当前发生(而不是回忆过去)的行为所处的家庭背景。我们要记住,个体的行为会通过复杂的方式作用于互动过程,这一**个体间(interpersonal)**视角(和个体内在心理视角相反)将所有行为看作正在发生的、互动的、递归的或重复出现的序列的一部分,没有明显的开始或结束。家庭关系观点将临床医生的注意从个体转向当前家庭内正在发生的互动模式,不再试图通过探寻每一个家庭成员的过去,以找出一些事情为什么会发生的答案。

　　人和事件被假定为存在于相互影响和互动的背景中，因为参与者共享彼此的命运。在这一框架内，所有的家庭成员都处于关系网络中，并帮助家庭改变它们的结构、典型的互动模式或信念系统，从而改变每个个体的行为。持有系统观的临床工作者关注的是理解正在发生的是什么（比如，一对问题伴侣之间的冲突），它是如何发生的（观察它当前的重复模式），以及它什么时候会发生（任何与权力和控制相关的问题发生的时候），而不是探寻它为什么会发生。也就是说，系统取向的临床医生更关心他们在伴侣互动中所观察到的过程，而不是这些互动的内容。比如，一个治疗师在和一对因花钱而争吵的伴侣工作时，他更可能将这对伴侣的注意力转移到他们做决策时所面临的问题上，而不是特别关注财务状况。家庭的权力和控制是如何分布的，谁感到或没有感到自己的想法被伴侣听见了，什么性别角色在影响他们的观点，这些差异转移到了关系中的哪些领域，过去什么样的怨恨损害了他们作为伴侣解决问题的能力——对于这些问题的回答，相比有关花钱的特定问题，更多地反映了他们是如何与另一半相关联的。专栏 1.6 阐述了这一情况。

 专栏1.6　个案研究

处于冲突中的伴侣因金钱问题来寻求帮助

　　在鲍勃和苔丝联系家庭治疗师的时候，他们已经结婚 10 年了，并且育有两个孩子，一个 8 岁的男孩和一个 6 岁的女孩。在第一次会谈的时候，他们几乎很快就互相发起了攻击，吼着彼此的名字，并威胁要离婚。苔丝说她再也受不了丈夫的"吝啬"了——他会检查她买回家的日用品，看她是否买了他认为不必要的东西；如果看到她给孩子买了玩具或者计划了"昂贵的"生日聚会，他就会大呼小叫；会因为费用的原因拒绝将孩子送去参加课后活动。

　　鲍勃有他的委屈。他争辩说，自己为了挣钱而辛苦工作，而她看起来从来都不知足。尽管他声称自己每个月都给了她一大笔钱，但她总有办法把钱花光。随后，她就会透支信用卡，付不了账，每个月又会去找他拿额外的现金来"保释"

自己。根据鲍勃的说法，如果苔丝想给孩子办特别的活动，他不会不同意，但是她要放弃其他东西，在预算额度之内过日子。不用说，他们对于这个预算应该是多少的意见并不一致。他坚持认为控制预算没有错，因为他是男人，也是挣钱养家的人。

　　在他们谈论自己的时候，治疗师注意到苔丝来自一个中产阶级家庭，她的父亲经历过几次破产，而鲍勃是在一个工薪阶级的家庭长大的，他在家学会的是要省吃俭用和注意花销。他们在一起后的早些年，在孩子出生之前，苔丝是一位办公室职员，会将她的收入和鲍勃的收入区分开，然后用她自己的钱来买她所需要的东西。那时的冲突很少。他们没有想过要把收入放到一起，也没有看到有这样做的需要，因为当时的两人系统是能正常运行的，看起来也不需要修正。他们相处得很好，性关系很和谐，会花时间在更大的社交圈子上，并认为自己有理由感到满意，也在用心经营着伴侣关系。

在孩子出生后，他们的这种相处很快就变了。鲍勃抱怨妻子缺少性方面的兴趣，而且他认为她是因为孩子才拒绝他的。他斥责她"挥金如土"的花钱方式，且对于她用"东西"宠溺孩子感到非常愤怒。苔丝则抱怨他不愿意帮忙照顾孩子，特别是在他下班回到家后，他会一个人坐在电视机前吃东西。很快，他们睡到不同的房间了——苔丝睡在他们的床上（孩子经常和她一起睡），而鲍勃睡在客厅的沙发上，因为他会在深夜看电视的时候睡着。每个人都开始跟孩子抱怨对方，试图得到孩子的帮助来改变对方的行为，也防止他们走向离婚。

治疗师提醒，他们曾经是能够一起解决问题的，所以想知道两人若要再次共同解决问题，各自所需要的是什么。他重新指引他们去思考以往对于权力和控制的争夺，并让他们意识到这是他们从未直面过并始终悬而未决的问题。当夫妻受到鼓励从而一起考虑预算问题时——关于他们需要一起考虑"家庭收入"和支出——治疗的主要焦点转向了帮助他们对于两人之间正在发生的过程获得觉察。他们开始审视自己是如何伤害对方的情感的，寻求和孩子建立联盟有怎样的破坏性，他们之间性生活的僵局如何反映了没有解决的权力问题，如果他们不想让婚姻自我毁灭，他们有多需要成为合作的伙伴。鲍勃开始理解苔丝独自抚养孩子的疲惫感和孤独，而苔丝也尝试去理解鲍勃的无力感以及无法让她听到他的观点时的绝望感。在听对方说话、争吵、捍卫自己的过程中，他们慢慢开始理解对方的观点，而不再认为自己是受害方。接着，治疗师根据他们之前能够一起努力并获得成功的经历，强调他们具有心理弹性。

鲍勃回到他们的床上睡了，努力在孩子有课后活动的日子早点下班回家，并提出他愿意——虽然不是那么热切——给家里更多的钱，同时不去控制苔丝在具体事情上的花销。而反过来，苔丝也提出会更精打细算，在他们共同决定的预算内生活。苔丝对他们的经济情况有了更多的理解，而鲍勃开始意识到钱是属于他们两个人的，两人一起商量可以更好地决定如何花销最好。当他们感到被彼此支持时，他们就可以放弃隐性的权力争夺，抵制性别刻板印象的复燃。

重新将个体放回更大的系统单元中，比如家庭[1]，让我们可以探寻这个人可能卷入的重复的互动模式。当我们将注意力转向个体运转所在的更广阔背景时，我们对于这个人做了什么、如此做的动机以及该行为可以如何改变的概念

---

[1] 反过来，家庭本身是更大系统的组成部分。而它的经历，除了能反映特定家庭文化背景、种族、民族和社会阶级等方面的影响外，通常还会受到工作场所、学校系统、医疗保健系统和司法系统等的复合影响。在评估和治疗时，**生态系统方法** （ecosystemic approach； McDaniel， Lusterman， & Philpot， 2001）考虑了家庭所在的多个系统。我们会在第四章详述一些系统嵌套的问题。

化会有新的理解角度。从这一新的更广阔的视角，心理病理或功能失调的行为会更多地被重新界定为个体间抗争的产物，而不仅仅是每个人内在相反驱力的作用结果。

这一观点的转变带来了许多治疗性的后续影响。当病理焦点被界定为内部的、单个个体或**单元（monad）**的属性时，治疗师关注的是个体的过程和行为模式。如果功能失调的行为被看作**二元（dyad）**或**三元（triad）**系统内成员间有不良关系的反映，那么治疗所关注的中心和干预策略的靶点就变成了关系。治疗师的角色是在伴侣或整个家庭改变他们的互动模式时，作为合作者，取代治疗师，而成为心理侦探，试图揭露和破译个体内心发生了什么。

如果成功了，家庭治疗会改变系统，帮助家庭改变他们先前有缺陷的和自我挫败的重复性互动模式，或通过思考新的选择或信念，开启跨代际的、新的沟通风格和沟通方式。家庭背景得以改变，人际技巧得到丰富，沟通能力得到提升，问题解决能力得到增强，这些都会带来更为有益的人际体验，在大多数情况下能够拓展到家庭之外。

控制论：范式转变仍在继续

学习目标5

随着从关注个体转变到关注家庭系统，许多新的认识论方法被应用到理论和临床实践中。控制论就是对家庭治疗历史产生重要影响的一个理论。系统观关注模式和过程，提出了**控制论（cybernetic）**的认识论方法，作为我们习惯性的认识和思维方式的另一选择。在历史上，控制论科学诞生于20世纪40年代早期，当时在纽约市举行了一系列战时交叉学科会议。这些会议由梅西基金会（Josiah Macy, Jr. Foundation）赞助，有来自各个学科的一流科学家、工程师、数学家和社会科学家参加。与会者讨论的议题之一是通过**反馈（feedback）**机制的运作来进行调节和控制的通信研究（如战时的导弹和火箭问题）。

Norbert Wiener（1948）是一位数学家，他提出了控制论这一术语，并成为计算机发展的主要推动者。他对于信息加工以及反馈机制在控制简单和复杂系统时如何运行十分感兴趣。Wiener从意为"舵手"的希腊单词中选择了控制论这一术语，表示通过反馈循环来指挥或驾驶轮船的一个全方位的调节或组织系统。对于Wiener来说，控制论表示人类及机器的通信和控制科学。

梅西基金会所组织的这些会议取得了重大突破，提出了一种新的、令人激动的认识论——一种新的范式——来对"系统如何通过将过去表现的结果重新插入当前的运行，来进行自我调节以保持稳定"的议题进行概念化。更为重要的或许是，一种通过调整反馈信息来改变未来表现模式的方式就此得以现世。来自物理学和社会科学领域的研究者开始探索如何将这些系统或控制论观点应用到不同的领域。在这些领域中，生命体和非生命体都可以由自我调节反馈回路调节。当需要纠正系统中的错误或偏离时，这些自我调节反馈回路可以被激活，从而恢复在达到预先设定的目标的过程中的稳定性。

因此，我们现在所熟悉的简单的或**初级控制论**（first-order cybernetics）产生于通信工程和计算机科学，作为一种理解所有种类的系统如何自我调节进而保持稳定的一般原理的方法。我们的注意直接指向结构——组织模式——和经由反馈循环的控制。我们想要探寻普适的法则或原理，来解释是什么控制了所有系统。它进一步假定，被观察的系统和观察者是相互分离的，观察者可以客观地研究系统，并对系统实施改变，同时仍保持在系统之外。

将这些会议中的数学和工程学概念带走并应用到社会和行为科学上的是一位出生在英国的人类学家和民族学家。第二次世界大战（此后简称"二战"）时，他在位于印度的美国战略情报局工作。随着越来越关注认识论的问题，格雷戈里·贝特森（Bateson，1972）认识到，基于其对于自我纠正的反馈机制的重视，控制论指出了稳定和变化之间不可分割的关系，之后他提出，

> 所有的变化都可以被理解为在努力维持一定的稳定性，而所有的稳定性都可以被理解为是通过变化维持的。（p.381）

尽管Wiener本人已经开始用信息加工的术语重新表述心理学构念（如弗洛伊德的无意识观点），但贝特森（Bateson，1972）依然值得被赞誉的地方在于，他看到了如何将控制论的原则应用到人类沟通的过程中，包括那些和心理病理有关的过程。他试图理解不同文化下的家庭是如何维持稳定的，并提出了将家庭与控制论系统类比的理念，都是使用自我调节反馈机制来维持平衡和稳定的。虽然贝特森本人仍身处家庭治疗领域外，但是他的控制论观点一般被认为是家庭治疗的思想基础。

之后，贝特森（Bateson，1956）大胆地提出了精神分裂症的**双重束缚**（double-bind）理论，将精神分裂症看作一种关系现象，而不是一种内在心理症状。他使用交互通信术语来描述一个重要的精神病理实体，特别是将大众的注意力集中到赋予症状含义的家庭背景之上，这是具有里程碑意义的。尽管这一关于精神分裂症病因的理论后来被证实即便不是不准确的，也是不完

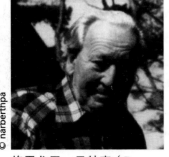

格雷戈里·贝特森（Gregory Bateson），哲学博士

整的，但是其跨过有症状的个体而看到家庭互动的努力，也是具有突破性的。因为它指引研究者检验：在家庭里，在人与人的信息交换过程和关系过程中，究竟发生了什么。我们将会在第五章回到贝特森的"双重束缚"理论上。

交互决定论

采用关系的视角会无可避免地将注意力由内容转移到过程。不同于盘桓在过去的事件上来解释当下的问题（菲利西特："我们的问题开始于我的丈夫恩里克失业，而我们的儿子乔治开始工作"），这一新的视角关注控制论家庭系统内部相关联的沟通交流序列（"恩里克失业后，我们的儿子乔治为家里贡献了更多钱，而且似乎开始主导我们；我越来越顺从于乔治的需求，然后我猜恩里克是充满怨气的"）。请注意，后一种陈述如何将注意从个体线性的行为序列转移到个体间的交互作用上。这个案例中的"事实"（内容）是静态的，不如家庭互动模式（过程）及其文化背景那么具有临床启发性。

内容是**线性因果（linear causality）**的语言——认为一件事情以单方向的刺激—反应方式导致下一件事情的发生。虽然这一观点在理解简单的机械状况时或许是合适的（在这种情况下，机器没有太多的零件，而零件之间也没有太多的互动），但令人遗憾，这一观点不足以应对呈现出组织复杂性的情形，比如家庭内部发生了什么。

从控制论的或系统的观点来看（关注整体），那种精确地一部分一部分地分析（比如寻找特定的童年创伤事件，作为当前成人问题的起因）会被认为是太过还原论和推断性的，以至没有太大的解释价值。而线性思维的反对者认为，要更好地理解部分，则需要理解其在整体中所行使的功能。

在物理世界，即牛顿的世界里，用线性术语来讨论因果关系是有一定道理的：A导致B，B对C起作用，C再导致D。但在人类关系中，这一"台球"模型认为，力仅会在一个方向上移动，并且会影响该路径上的物体，很少（如果有的话）能用得上。结果是，寻求任一关系事件"真正的"或最终的原因的任何尝试，都是毫无意义的。A不导致B，B也不导致A；两者互为因果。在部分行动中是找不到解释的，但是我们能够在作为整体的系统中——交流模式、复杂关系和相互影响——找到它。

如果内容是线性因果的语言，那么过程就是**循环因果（circular causality）**的语言。这里的重点是力会同时向许多方向移动，而不仅仅是一个事件受到前一个事件的影响。在家庭内，一个成员的任何行动都会影响所有其他成员，而其他成员进一步的反应会激起其他反应，如此类推。这一回声效应会反过来以一系列持续的循环回路或影响的再生链条影响第一个人。

这一观点认为，问题不是由过去的情况导致的，而是由正在发生的、互动性的和相互影响的家庭过程导致的。如果家长问正在吵架的孩子："是谁先开始吵的？"最可能听见的回答是，"他先开始的，我只是反击"。两个孩子都是对的，也都是错；这完全取决于家长开始调查时的交流回路所处的位置。参与的人数也不限于两个人。比如，在一个大家庭内，会存在许多这样的链条。通常不太可能找出到底是从谁开始的，而且这在解决人际冲突上也不重要。交互论是所有关系的基本原理。变化需要改变过程，而不仅是找到罪魁祸首。比较线性因果论和循环因果论的例子见专栏1.7。

 专栏1.7　临床笔记

比较线性和循环因果论

注意下述线性和循环因果论的陈述的对比。

线性因果论：一个混乱的妈妈养出混乱的孩子。

含义：妈妈的情绪问题导致其他家庭成员出现类似的问题。

循环因果论：一个中年妇女在和她认为毫不关心家庭的丈夫争斗时，和他20岁的儿子形成联盟，较少关注她处于青春期的女儿。女儿感到被拒绝，转向寻求同伴的关注，开始行为放荡、卖弄风情。父母为此感到极度苦恼。儿子没有做好独立的准备，感到自己必须待在家里，因为妈妈需要他的关心。妈妈将自身的问题归咎于丈夫的疏远。而丈夫反过来感觉自己被指责，被排斥在家庭之外。为了保护自己，他进一步疏远妻子，于是他们的性生活受到影响。对于父母之间的关系冷漠，孩子以不同的方式做出反应：儿子进一步从朋友群体中撤出，尽可能地留在家陪伴妈妈，女儿则疏远家庭，亲近叛逆的同伴群体，将他们看作榜样。

含义：行为至少和互动发生的背景有一定的关系。在该背景下，行为和任何一个人的内部心理过程或情绪问题都是一起发生的。

在这个例子中，我们可以清晰地看到家庭过程对个体行为的影响，而家庭系统内的个体会以一种递归的方式影响家庭过程。在家庭背景内，每一个行为都会引发一个循环序列，反过来改变最初的行为。将叛逆的青少年带来治疗的家庭不明白为什么治疗师要见所有的家庭成员。他们需要了解的是，治疗师认为所有成员都应将家庭背景视为问题的中心。指出某个成员是家庭痛苦的根源，就是在忽略成员间使问题得以持续的功能失调模式。

次级控制论和后现代主义

从线性或因果论到控制论或循环认识论的理论发展受到了后现代主义的影响。如今，后现代主义的观点在家庭治疗师中越来越流行。后现代主义是一种哲学观，它拒绝承认存在一个可以被客观科学发现都是客观的、可知的宇宙。相反，它认为，关于现实存在多种观点，并不受普适法则的管控。家庭治疗的后现代主义代表的是与基于初级控制论的理念的分离，抱持对于症状性行为所承载的含义的怀疑。后现代主义拒绝家庭成员的问题必定反映潜在家庭冲突的理念。根据他们**建构主义者（constructivist）**[1] 的观点，家庭会讲述自己的故事（叙事）并发展关于自己的信念。反过来，这些建构会组织他们的体验，并在塑造他们的生活上扮演强有力的角色。在一些情况下，这些故事会代表主流的和烦冗的叙述，使他们相信只有有限的选择，并且注定重复他们自我毁灭的行为。

后现代主义观点的临床观要求创造这样一个治疗环境：在这个环境中，治疗师和家庭成员可以一起分享每个人对于家庭经历的主观想法、观点、信念和解释。在其成员探索新信息的过程中，家庭可以自由地创建新的对于现实的知觉，允许自己试验不同的家庭叙事。后现代家庭治疗师，比如社会工作者林恩·霍夫曼（Lynn Hoffman，2012），是**次级控制论（second-order cybernetics）**的倡导者。次级控制论是对于控制论的后系统式重评，其坚信没有系统外部的、独立的观察者，因为任何尝试观察和改变系统的人，从定义上看，就是同时影响该系统和反过来受到系统影响的人。（相反，初级控制论范式认为有两个分离的系统：治疗师系统和有问题的来访家庭系统。在其中，治疗师仍是一个外部观察者，一个尝试通过外界干预引发改变的专家。）

主张次级控制论的人认为，在做家庭治疗时，治疗师必须意识到有多个个体在场，且每个人都有自己对于现实的看法以及对于家庭的描述。因此，这些控制论者强调客观性本身是不存在的；而对于家庭所谓的客观描述仅仅是一种

---

[1] 建构主义及其相关的后现代理论社会建构主义（Becvar，2000）提供了崭新的、具有影响力的认识论视角，用于解释我们如何知道我们所知道的。前者认为我们的任一知觉都不是对于世界的精准复制，而是透过受限的透镜所看到的观点，而透镜是由我们对人所做的假设构成的。后者则认为，我们不能知觉到真实的、客观的现实，并补充称我们每个人所建构的现实都受到语言的中介，且经由我们与他人的关系以及文化共享的一套假设的社会因素所决定。也就是说，我们对于现实的体验嵌于语言中，并经由语言来实现，而语言是我们对于所处社会的预先设定的想法。

社会建构，或许能更多地说明描述者自己而非家庭本身。与其说家庭的"现实"是通过所谓的客观方式被发现的，不如说这不过是大家通过家庭成员之间的社会互动而达成的共识（Real，1990）。

根据这一新的观点，家庭是由不同的观点（多个现实）构成的，治疗师不再被看作问题情况的外部观察者（或专家），而是参与了正被观察的现实的构建过程。治疗师进行工作时，不认为他或任何一个家庭成员能够揭露关于家庭或其问题的"真相"。与其他参与者一样，治疗师所能看到的家庭中的存在是他对于家庭及其问题所持有的一套特定假设的产物。对于每个家庭，都有多种"真相"，而不是只有一个普适的"真相"。治疗师不能再将任一成员的观点视为对于正确解读的歪曲，而所谓的正确解读是对于只有治疗师（或特定家庭成员）才能看到的现实的解读。

根据这一观点，人类被视为一个个观察系统，通过语言来描述、鉴别和解释事物。但是由于我们看到的都不是客观的宇宙，每个家庭对于现实的解读都受限于成员告诉自己的关于他们作为个体或作为家庭的"故事"。这些"故事"不仅反映了家庭的经历，更重要的是定义和赋予家庭经历以意义。从这层含义来说，家庭是自我延续的。这一观点的倡导者不讨论家庭的"现实检验"，而是认为我们应该谈论"共识检验"。后现代的家庭治疗变成了一场治疗师受邀参与的家庭"谈话"。治疗师和家庭一起产生新的叙事，致力于改变将家庭带来进行治疗的病态化故事（Doherty，1991）。根据 Weingarten（1998）所述，为了能够从展开的谈话或叙事中获益，治疗师和家庭成员应该注意在会谈过程中出现的"小而普通的"互动。通过注意特定的词语、姿势、细微的旁白、琐碎的行动等，家庭成员获得了新的创造新意义的机会。

自20世纪70年代末起，一些支持贝特森（Bateson，1972）的控制论观点的家庭治疗师开始关注智利生物学家 Humberto Maturana（1978）、认知科学家 Francisco Varela（1979）、控制论学家 Heinz von Foerster（191）和认知心理学家 Ernst von Glaserfeld（1987）的理论。这些人都迫切认为应抛弃简单的控制论理念，即认为生物系统可以被观察、被客观研究并从外部进行改变。相反，他们将观察者放在被观察的位置。家庭治疗师，如霍夫曼（Hoffman，1990），将其中的许多观点应用到工作中，采用次级控制论模型——在这一模型中，观察家庭的治疗师也是被观察的家庭系统整合和递归的一个部分，与家庭成员一起共同建构他们生活的意义。治疗师和家庭成员一起寻求意义，置身于"重写"生活和关系的过程中，而不是给家庭的问题提供答案。

虽然初级控制论的主要焦点与许多治疗师一样，依然是将家庭系统类比于机械系统，但是这些次级控制论学家认为生物系统不应该被看成可以从外部进行编码的物体，而是自我创造的、独立的实体。Slovik 和 Griffith（1992）认为，后一个团队的努力是对批评者认为的控制、操纵和独裁干预招数和策略的潜在危险的强烈抵制。正如霍夫曼（Hoffman，1990）所说，

> 家庭治疗中初级控制论的观点会假定可以通过使用这样或那样的技术来影响另一个人或家庭：我编排你；我教会你；我指导你。而次级控制论的观点是，治疗师将自己也包括进去，作为必须被改变的一部分；他们不能置身事外。（p.5）

所以，关于如何帮助一个有问题的和功能失调的家庭才是最好的，仍存在大量争议。家庭治疗师是作为一个外部的专家，一个强有力的、负责的改变代理人，进入家庭观察、破坏其惯常的互动模式，然后设计策略来改变家庭中自我毁灭的和重复出现的模式的吗？还是说家庭治疗师作为改变过程的必要组成部分，带着自己的"现实"，通过治疗性谈话和对话创造改变的背景，希望能够通过改变家庭的前提和假设来引出新的意义？家庭治疗师应该是行动导向的，推动行为改变，还是应该关注语言是如何创造人类现实的呢？米纽钦（Minuchin，1991）曾质疑建构主义能在多大程度上认识到制度和社会经济地位对于人类生活的影响，例如，生活困苦的家庭已被剥夺了书写自身故事的大部分权力。

从不同的家庭治疗观点来看索引病人

在家庭治疗中，带有主诉问题或症状的家庭成员被称为**索引病人**（identified patient，IP）。家庭治疗师首先认识到当 IP 来寻求帮助时，他的整个家庭都是受伤的，需要帮助。正如我们已经看到的，不同的家庭治疗观点会以不同的方式"看待"IP。比如，早期经典精神分析治疗师可能会将 IP 的症状理解为源于家庭动力的内部冲突的表达，并会以一对一的治疗方式与他工作。家庭成员基本不会被包含在治疗中。

早期家庭治疗师开始从系统的观点来理解 IP 的症状。比如，家庭治疗的先驱弗吉尼娅·萨提亚（Satir，1964）认为，IP 是在表达家庭的失衡，或者用她的术语来说是家庭的"痛苦"。或许 IP 是在表达其他家庭成员想到或感受到却无法（或害怕）承认的东西，抑或 IP 的症状性行为（药物成瘾、无法离家出门、脾

气暴躁、辍学）将注意力从其他家庭问题中转移了？治疗师的任务就在于重新聚焦注意，不允许症状性行为掩饰家庭内部的其他冲突。

另一个早期的主题是，症状是有功能的：它们代表了一种信号，标志着家庭已经变得不稳定并且正在尝试重新建立稳态。症状有保护性目的、帮助家庭维持稳态的这一观点——实际上，功能失调的家庭需要一个"生病的"成员，那个愿意为了家庭的幸福而牺牲自己的人——最初是许多家庭治疗创始者的理论基础。他们认为 IP 的症状表征的是稳定装置，用来帮助缓解家庭压力，并将家庭带回其惯常行为的正常范围。从这个角度看，IP 的行动可能基于一个愿望，即"帮助"其他家庭成员，尽管这通常不是计划好的或有预谋的。例如，黑利（Haley，1979）将那些不能离家的紊乱的年轻人描述为自愿牺牲自己以保护和维持家庭稳态的。根据鲍斯泽门伊－纳吉和乌尔里克（Boszormenyi-Nagy & Ulrich，1981）所述，当孩子"感到有义务去挽救父母及他们的婚姻，不让其受到破坏的威胁时"（p.169），对家庭的忠诚可能会激发症状性行为。

其他家庭治疗先驱，如萨尔瓦多·米纽钦（Minuchin & Fishman，1981），将症状性行为看作家庭处于应激之下而无法适应变化的环境时的反应，而不是维持家庭平衡的特定保护性解决办法。从这个角度看，所有家庭成员都是"症状性的"，尽管家庭努力将问题归咎到某个家庭成员身上。米纽钦认为，IP 的症状根植于功能失调的家庭交互作用。当家庭需要新的行为时，有缺陷的家庭结构或僵化维持了 IP 的症状性行为。变化的发生需要治疗师去理解功能不良的互动出现的家庭背景，然后尝试和家庭成员作为一个团体去改变现有的背景，以允许新的互动产生。

瓦兹拉威克、威克兰德和菲什（Watzlawick，Weakland，& Fisch，1974）提出的解释家庭成员症状出现和维持的观点有较弱的目的性或决定性。他们认为，症状或问题产生于重复地使用同一错误的解决方案，而不是家庭系统功能失调的标志。他们相信问题（或症状）是因为重复地尝试使用无效的解决方案，使问题变得更糟糕，最终所尝试的解决办法毫无变化地重复着，就变成了问题。这些作者认为，想要缓解症状性行为，家庭治疗师必须帮助家庭找到针对原始问题的新的解决办法。

正如先前提到的，后现代家庭治疗师相信治疗师是治疗工作的一部分。他们的客观存在和言语干预有助于探索现存的家庭故事以及"书写"新的故事，来改变家庭对于自身的理解。后现代家庭治疗的倡导者迈克尔·怀特（White，1989，2007；White & Morgan，2006）相信，挣扎着的家庭告诉他们自己的故事促使他们感到自己被家庭的症状性行为压迫，而不是保护或稳定。他的治疗成就——一种**叙事治疗**（narrative therapy）的形式（见第十四章），特别是他提出的解构问题——代表了一种与家庭的合作，旨在帮助他们探索正在发生的故事，以及和他们共同建构带有新的可能性的新故事。通过以这种方式重写家庭故事，发生新的经历变得可能。怀特将家庭成员凝聚在一起，把他们生活的控制权从压迫性的症状中夺回来。在这个过程中，他相信家庭可以自由地将自己看作一个健康的整体，在与令人烦恼的外化问题做斗争，而不是将他们自己看作内在有缺陷且无能力的一群人。

Barnes（2004）试图解释所有系统式家庭治疗流派的共同点，在找到这些流派的四条基本原则后，它们被进一步概念化为如下方面。

- 家庭中的人是密切关联的，相比于关注任何单一个体的观点，关注不同成员所秉持的关于这些联系的信念，是一种更有效的理解和促使问题相关行为改变的方式。
- 长期密切接触的家庭成员会形成由相对稳定的言语和行为序列所组成的互动模式。
- 治疗师观察到的并参与其中的互动模式、信念和行为可以被认为是主诉问题的背景，可以同时被认为是"原因"和"结果"，这种反馈回路创造了问题和家庭之间的"匹配"。在这里，我们看到了互动的循环模式，而不是线性因果模式，是如何影响双向影响和双向调节学习的。
- 家庭生活模式内的问题通常与适应部分环境影响或变化的两难境地有关。

从这个角度看，家庭治疗关注的是当下的家庭背景，包括在此时此地成员间的体验以及成员是如何讲述过去的。治疗师倾听当前和过去的关系形成模式的方式，以及每个成员内心影响其信念和日常行为的"谈话"。他们也会倾听每个成员内部和外部谈话（内心的对话，与他人的外在谈话）的组织、排序和表达的方式，这是理解个体在家庭内部的行为、对亲密关系的体验以及对于广阔社交情境的参与的重要途径。对Barnes来说，个体的认同感是相对于他人的"自我协商"。

总　　结

　　家庭是一个自然的社会系统，如今有各种不同的形式，代表了文化遗产的多样性。它根植于整个社会，受到许多因素的影响，如它在历史上的位置和时间、种族、民族、社会经济地位、宗教信仰以及在这个国家的世代。它运作的方式——如何建立规则、交流和协商不同成员之间的差异——对于成员的发展和幸福有重大影响。家庭治疗呈现了一种所有成员都参与的互动序列的重复模式。

　　那些被认为有能力的家庭能够成功平衡成员和作为整体的家庭系统的需求。性别角色和意识形态、文化背景和社会阶级等考虑因素在行为预期和态度上扮演着决定性角色。家庭给世界赋予的含义、理解和假设反映了它所创建的关于自身的叙事和故事。它的关系性心理弹性可能使得它能够应对和处理破坏性经历；这种心理弹性是通过突破逆境形成的，而不是对逆境置之不理。

　　家庭治疗师采取一种关系的视角，不否认个体内部心理过程的重要性，但是立足于更广的视角，认为当个体的行为被放置在家庭社会系统的主要框架下进行理解时，能够得到更好的理解。这一对于传统理解个体行为的方式的范式转变需要系统式认识论。在系统式认识论中，反馈机制被视为同时带来稳定和变化的运作机制。家庭成员之间的循环关系迫使家庭治疗师专注于理解家庭过程，而不是寻求线性解释。

　　当大多数家庭治疗师都坚持使用某种形式的系统认识论时，那些使用初级控制论和使用次级控制论模型的治疗师之间的分歧越来越大。后者代表着建构主义和社会建构主义的理论越来越有影响力。

　　家庭治疗的不同模型从不同的角度来看待索引病人。早期的家庭治疗师相信症状本身起了稳定系统和缓解家庭压力的作用。其他治疗师则更多地将症状性行为看作对家庭压力的反映，而不是作为恢复家庭平衡性的保护性解决办法。另外一些观点认为，是重复使用的但无效的解决方案本身变成了问题。从后现代的观点看，与传统控制论观点不一样，症状被看作压迫性的，应敦促家庭团结起来，从这些负担沉重的症状中夺回控制权。

推荐阅读

Bateson, G. (1972). *Steps to an ecology of mind*. New York: Dutton.

Coontz, S. (2005). *Marriage, a history: From obedience to intimacy or how love conquered marriage*. New York: Viking.

Gergen, K. J. (2009). *An invitation to social construction* (2nd ed.). Thousand Oaks, CA: Sage.

McGoldrick, M., & Hardy K. V. (2008). *Re-visioning family therapy: Race, culture, and gender in clinical practice*. New York: Guilford Press.

Walsh, F. (2006). *Strengthening family resilience* (2nd ed.). New York: Guilford Press.

Walsh, F. (2009). *Spiritual resources in family therapy* (2nd ed.). New York: Guilford Press.

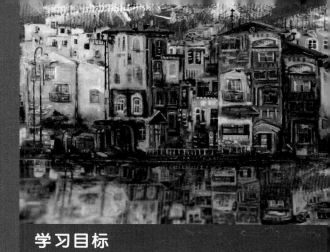

第二章

家庭发展：
连续性和变化性

学习目标

目标1　理解家庭生命周期模型

目标2　认识个体家庭的多样性如何调节其家庭生命周期

目标3　学习家庭生命周期的阶段

尽管家庭生命是一个不断进行的和互动的过程，不可能是线性发展的，但它存在于时间这一线性维度上。从多代际的视角看，随着家庭度过一个个家庭生命周期阶段，代与代之间有着塑造彼此生活的影响力（McGoldrick，Carter，& Garcia-Preto，2011）。在一代人面对衰老时，另一代人在应对孩子的离家，还有另一代人在计划着他的职业生涯或是开始体验亲密的成人关系。这个系统中的每一代人都在影响彼此。

由于**家庭生命周期**（family life cycle）是阶段式发展的，而不是顺滑、有序地连续发展的，因此出于对变化的生活环境和需求的应对，家庭能够预见阶段性的转变和变化，紧接着是相对的稳定期，然后再一次发生变化。我们可以将发展性变化与第一章提到的范式转变进行类比：家庭组织与内、外部压力相互影响，到了一定时间产生对于家庭经历的新的范式转变。在这个过程中，家庭关系系统——每个成员被分配的角色、成员间的亲密度和边界——会不断地被定义和重新定义。

在本章中，我们采取了一种发展性框架来理解家庭通常是如何跨过一系列里程碑来不断前进的。我们将会强调在每一家庭生命阶段所需处理的议题和任务。发展动力变弱或失去发展动力的家庭可能需要进行家庭治疗，以促使每位成员的个人发展（McGoldrick & Shibusawa，2012）。

学习目标1 ## 发展生命周期的视角

倡导者认为，家庭生命周期视角提供了一种积极的观点：家庭具有同时维持其稳定性和连续性的能力，它会随着新的关系过程的发生而发展，并改变其结构。这并不是说一个有能力的家庭在度过特定阶段的过程中就可以没有压力或者不曾抵抗变化，而是它具有使用其优势、资源和有效的人际过程来完成必要转变所需的心理弹性。家庭越具有心理弹性，它就越能够重新组织以应对破坏，并能从因发展性转变而短暂偏离轨道后返回来（Walsh，2012a）。家庭内形成的人际冲突可能预示着家庭无法协商通过特定的生命周期阶段或转折点。此时，家庭被认为"困"于生命周期的阶段间，需要重新组织以更好地顺应成员变化的需求。

明确发展任务

不同的家庭生命周期阶段要求成员掌握特定的发展任务。**发展任务**（developmental tasks）指的是那些需要在家庭生命周期不同阶段被掌握的活动或经验，使家庭可以进入下一个发展阶段。个体的发展任务可以转化为家庭的发展任务。部分任务是普遍存在的（如婴儿对照顾者的依恋），部分是与文化相关的（如发展个体同一性的任务，在强调社会责任多过个体发展的集体主义文化中更不常见）；具体参见 Masten 和 Tellegen（2012）。当代的中产阶级美国社会认为青少年不同于年幼的儿童或成人；年轻人在经济状况允许的情况下，被鼓励发展独立性和自主性。然而，在危险的市中心贫民窟环境中发展能力所需要的生存技巧在大城市中可能会被认为是不合适的。不同的时代，如战争时期，通常需要不同的生存技巧。

发展任务决定了整个生命周期的角色期待。新婚夫妇必须发展出增加亲密感和相互依赖的方式；一旦有了孩子，他们对彼此的卷入感会不可避免地发生变化。家长和年幼孩子的相处方式对于青少年来说过于令人窒息（Minuchin，Lee，& Simon，2006）。研究家庭生命周期的学者认为，难以找到正确的方法度过特定周期的家庭可能暂时是脆弱的——但不见得功能不良——而且可能需要帮助才能感觉自己是有能力应对转折点的。

对生命周期的概念化：一些初步注意事项

在介绍家庭生命周期这一概念之前，需要注意：任何对于家庭生命周期模型的推广，都需要放在特定的阶级、文化和历史阶段（比如美国21世纪早期）的背景下进行思考。因此，当宏大的社会背景发生变化时，需对这一模型进行定期的修改。此外，个体家庭在种族、文化、语言、社会经济地位、性别认同、文化适应程度、灵性活动以及家庭暴力经历上的差异，可能会对每一阶段的性质和必须完成的发展任务做出调整。没有孩子的伴侣所经历的家庭生命周期非常不一样。专栏2.1强调了一些在理解家庭生命周期的不同时需要考虑的多样性因素。

 专栏2.1 家庭多样性

家庭多样性可能会调整生命周期阶段 学习目标2

尽管大多数家庭治疗师认为家庭的生命历程经由可预测的阶段按顺序向前推进，并且该顺序是普适的，但是个体家庭的各种差异可能会改变某一家庭生命周期阶段的具体内涵，这些差异因素包括：

- 种族
- 文化
- 社会经济地位
- 性别认同
- 宗教与精神生活
- 家庭暴力
- 躯体或精神疾病
- 物质滥用

此外，家庭的移民史或者文化适应程度、性别角色、代际层级、抚养孩子的态度和模式以及老人的角色，对于家庭如何应对生命周期阶段来说都是非常重要的。并且，这些议题与帮助家庭完成某一生命阶段的任务的治疗工作密切相关。

治疗师应留意家庭的宗教和精神层面，以便理解家庭的信仰、信念和习俗如何影响他们的互动（Walsh，2010）。

当某个家庭来自与治疗师不同的家庭背景时，治疗师对于这些差异的高度警觉就尤为重要。比如，一位非美洲原住民治疗师需要认识到，许多年轻的美洲原住民为了摆脱贫困，在保留地找不到就业机会时，经常搬到城市寻找机会，从而削弱了他们与美洲原住民家庭的传统亲属关系网络及其习俗发展阶段之间的联系（Sue & Sue，2013）。这一非美洲原住民治疗师需要对美洲原住民文化中的这些价值观的转变保持敏感，并意识到这些价值观可能从传统中给个人和家庭带来压力。在她对拉美家庭进行工作的生态系统方法中，Falicov（2014）主张，家庭治疗中的碰撞实际上是治疗师与家庭关于家庭生活的文化和个人建构之间的接触。

需进一步注意的是，在现实生活中，从一个阶段到下一个阶段的转变不可能像阶段理论所阐述的那样干脆利落。生命周期的成功推进需要家庭系统发生变化，而不仅仅是成员间生活作息的重新安排（这通常在整个家庭生命中都不会被注意的）。大多数的转变历时多年，生命阶段也会彼此重叠，因而一个家庭可能会在几个阶段都需要应对同样的议题和挑战。在这里，如格尔森（Gerson，1995）所观察到的，需要记住的关键点是，

> 每一次转变都需要家庭做出改变，重新设定优先级，以及组织自身以面对新的生命周期阶段的挑战。治疗师可以通过评估家庭如何应对每个生命周期转变的挑战，来进一步了解家庭及其应对和运转的方式。

家庭生命周期框架

大多数家庭，无论其结构或组成或文化传承如何，都会沿着特定的可预测的标志性事件或阶段前行（比如，婚姻、第一个孩子出生、孩子离家、祖父母去世）。每一个阶段都由特定的生活事件促成——Zilbach（1989）将其称为家庭阶段标记——需要变化和新的适应。这些篇章的展开或许是因为家庭构成突然发生了重大变化（如双胞胎的出生），或许是因为自主性发生了重大转变（家庭成员开始上幼儿园、进入青少年期、离开家）。在其他情况下，外部因素会给家庭施加压力，要求家庭做出新的适应——搬到新的社区、职业生涯的变化、应对自然灾难或经济环境的变化。家庭作为一个发展系统，通常必须处理需要掌握和解决的发展任务（或一系列不可预见的问题）。

学习目标3

家庭生命周期阶段

随着家庭沿生命周期向前推进，家长、兄弟姐妹和大家庭成员之间的关系都会发生转变。表2.1列出了具体的阶段，从单身的年轻人离开家庭开始，到结婚、有孩子、将这些孩子送到外部世界，再到晚年的共同生活。尽管所概述的阶段显然不适合每个家庭，特别是考虑到我们社会的多样性，但随着家庭的不断变化和演变，表中的内容仍提醒着我们注意家庭生活的多样性。

贯穿家庭生命周期的连续性和变化性

如果每个家庭都生活在一个不断变化的环境中，就会产生一个关键的问题：处于压力下的家庭是否足够灵活，能允许出现新的互动模式，以满足其成员的发

表2.1 家庭生命周期阶段

家庭生命周期阶段	转变的情绪过程：重要原则	推进发展所需的家庭状态的次级变化
离家：成年初显期的年轻人	接受自己的情绪和经济责任	a. 和原生家庭相关的自我分化 b. 发展亲密的同伴关系 c. 在工作和经济独立方面建立自我 d. 在社区和更大的社会中建立自我 e. 宗教与精神生活
通过婚姻／结合组成家庭	对新系统的忠诚	a. 形成伴侣系统 b. 重新调整与大家庭、朋友和更大的社区及社会系统的关系，以纳入新伴侣
有年幼孩子的家庭	接受新成员进入系统	a. 调整伴侣系统，为孩子留出空间 b. 在抚养孩子、财务和家务方面合作 c. 重新调整和大家庭的关系，纳入父母和祖父母的角色 d. 重新调整与社区及更大的社会系统的关系，以包含新的家庭结构和关系
有青少年的家庭	增加家庭边界的灵活性，允许孩子的独立性和祖父母的衰弱	a. 调整亲子关系，允许青少年进出系统 b. 重新关注中年的夫妻和职业生涯问题 c. 开始转向照顾年老的一代 d. 重新调整与社区和更大的社会系统的关系，将新出现的青少年和父母的家庭纳入新的关系行为模式
孩子离开家庭，进入中年生活	接受家庭系统有许多出口和入口	a. 重新商议夫妻二人的伴侣系统 b. 发展父母与成年子女之间成人与成人的关系 c. 重新调整关系，纳入姻亲和孙辈 d. 重新调整与社区和更大社会系统的关系，纳入新的家庭关系结构和组合 e. 鉴于不再需要承担抚养孩子的责任，可以探索新的兴趣／职业生涯 f. 应对父母（祖父母）的照顾需求、失能和死亡
处于中年晚期的家庭	接受代际角色的转变	a. 面对身体的逐渐衰弱，维持自己和／或夫妻的功能和兴趣：探索新的家庭和社会角色选择 b. 支持中间一代的核心角色 c. 重新调整与社区和更大社会系统的关系，承认现阶段家庭关系模式的变化 d. 在系统中为老人的智慧和经验留出空间 e. 支持年老的一代，而不对他们过度行使功能
即将结束生命的家庭	接受人生有限、死亡和生命周期完成的现实	a. 应对配偶、兄弟姐妹和其他同伴的离去 b. 为死亡和遗产做准备 c. 处理好中年一代和老年一代在照顾方面角色的调换 d. 重新调整与更大社区和社会系统的关系，承认生命周期关系的不断变化

来源：McGoldrick, Carter, and Garcia-Preto, 2011, pp.16-17.

展需要？对这个问题的回答会告诉我们，家庭在处理冲突以及不同阶段之间的协商过渡方面的难易程度、处理得如何。在应对某个阶段的挑战上取得的成功会影响其有效地完成下一阶段任务的能力。若是家庭在其成员正努力顺应变化时变得不稳定（例如，对于青少年期的女儿周六晚上可以在外待到多晚，以及可以和哪些朋友在一起，父亲和母亲之间产生了严重的暴力分歧），一个或多个家庭成员可能会出现一些症状（女儿变得愤怒和退缩；母亲变得抑郁；父亲感到孤立和孤独；父母的婚姻关系恶化）。家庭成员的互动模式越是僵化，越不可能有能力协商差异，家庭越容易因改变的需要而感到压力，家庭系统内也越有可能发展出症状。

正如 Zilbach（1989）所提到的，在每一个阶段，家庭的发展会随着任务的完成而前进，上一阶段的家庭特征会被带到下一个阶段。如果有任务没完成或受到阻滞，发展就会延迟或暂停，而且这些困难会被带到家庭发展的后续阶段。比如，当需要和年幼的孩子分离并让孩子离开家庭去到日托、学前班或幼儿园时，家长可能会体验到恐惧。同样的恐惧如果未被解决，在孩子进入青春期并寻求更大的自由和自我决定权时，分离会再次成为家庭的问题，导致家长和孩子之间的冲突。再往后，这一恐惧可能致使年轻人推迟离家的时间。

在家庭系统随着时间向前发展时，连续性和变化性是两个特征。在一些情况下，变化是有序的、渐进的和连续的；而在另一些情况下，它们可能是突然的、破坏性的和不连续的。两种情况都需要家庭系统的组织发生转变。举一个后者的例子：家庭可能会突然面临意想不到的灾难性事件（严重的财政困难、恐怖袭击、年幼孩子的死亡或遭到随机枪杀）。这样的危机破坏了家庭正常的发展进程，会不可避免地引发家庭系统内部关系的变化。不同寻常的重大事件或是发生的时间出乎意料，这都特别具有创伤性，因为它会破坏人们预期中的生命进程的顺序和节奏。例子包括儿童期经历家长去世、在青少年期结婚、初婚推迟到了晚年或者中年时才生下孩子（McGoldrick, Carter, & Garcia-Preto, 2011）。

某些不连续的变化对家庭生活的破坏力如此之大，以致它们突然而深刻地改变了一个家庭系统，使其回不去以前的运作方式。霍夫曼（Hoffman, 1988）特别指出了会影响家庭成员组成的事件，即代表家庭所得（通过再婚而有了孩子）或家庭所失（父母分居，死亡）的事件。引发重大角色转换的转变（有学龄前孩子的年轻妈妈恢复在外工作，丈夫失业且无法重新就业）可能会给家庭系统带来不连续的变化。

许多家庭治疗师相信家庭成员最有可能在这些变化阶段出现症状，这提示着家庭在应对转变上出现了困难。但是，不是所有连续的或非连续性的变化都会导致症状性行为。转变的压力可能会给家庭一个机会，跳出其惯常的应对模式，在应对变化时发展出更有效益、更促进成长的反应。那些已经发展出有效的合作方式来应对逆境和困难的家庭——Walsh（2010c）称之为*关系弹性*——可能会变得更顽强。

例如，一对没有孩子、正在思考是否要做父母（被看作一个连续的生活变化）的夫妻，可能会推迟这件事，因为他们认为这会限制其流动性、增加责任、干扰睡眠以及缩紧社交生活；或者他们可能会欣然接受为人父母，并将其视为加强家庭关系和投资未来的举动。（当然，他们可能会同时感到不情愿和渴望成为父母。）再婚的不连续变化可能会给新家庭带来失衡、角色混乱和冲突加剧；抑或可以提供第二次机会，形成更成熟和稳定的关系。家庭治疗师有责任帮助家庭看到所有的选项，包括产生新的解决办法的可能性；治疗师和家庭对于家庭系统的适应性及其成长和自愈潜力的共同信念，对于帮助家庭做出变革来说至关重要。

家庭生命周期阶段模型

家庭社会学家，如Evelyn Duvall和Reuben Hill，在20世纪40年代晚期首次提出了研究家庭的发展性框架，试图解释家庭生活随时间变化的规律（Duvall & Hill，1948）。这一早期贡献的主旨是描绘家庭通常会经历的阶段，并预测达到每个阶段的大概时间。正如我们将看到的，近期的理论家已经完善了关于家庭生活典型阶段的理论。

发展阶段

个体的生命周期发生在家庭生命周期内，两者的交互作用会影响各自发生的事情。家庭内部的关系系统在家庭的整个生命周期都在不断扩展、收缩和重组，家庭必须足够灵活以维持成员的进出，并支持其成员在个人发展中继续努力。脱离生命周期轨道的家庭（相应地，个体在独立性上的努力也会脱轨）需要帮助，以回到发展轨道上。在这种情形下，家庭治疗的一个主要目标是恢复家庭的发展动力，动用家庭固有的但先前未被调动的力量。

家庭治疗师也需要理解家庭的工作生活如何影响家庭的发展。高比例双职工家长的现状给当前的家庭周期阶段带来了巨大的压力。同样的，高离婚率、单亲收养、青少年未婚生子或年长女性晚育、未婚伴侣的普遍化以及无数的重组家庭，都使得过度简化的一般家庭发展变得复杂。最后，同性伴侣作为家长的家庭也给家庭系统带来了独特的压力。尽管如此，生命周期的观点提供了一个有用的组织框架，用于理解家庭在适应变化的过程中的冲突、妥协和灵活性，以及在特定的有潜在危险的交叉路口出现的问题或症状性行为。或许，它的主要价值在于为家庭的困境建立一个模板，揭示代际联系，并关注家庭的心理弹性和连续性。

家庭转变和症状性行为

家庭生命周期观点为我们理解个体和家庭的功能不良提供了一个有价值的背景，特别是对于结构取向的倡导者来说（第九章）。结构主义者认为，当家庭到了一个转折点，但是缺乏适应不断变化的情况的灵活性时，有着功能不良的结构的家庭就会出现问题。例如，一对年轻的夫妇和父母分离的程度还不足以让他们建立自己独立的婚姻单元，当他们准备进入家庭生活的下一个阶段——生育自己的孩子——时，可能会体验到相当的痛苦、冲突和困惑。

策略主义者（见第十一章）也将症状的出现视为家庭无法进入下一个阶段的标志。例如，黑利（Haley，1979）提出，部分家庭需要治疗的帮助来解决由年轻成员准备离家开始独立生活所引发的问题。总的来说，黑利将个体的症状视为源于家庭正常发展过程的中断，因此，他会将工作的重心放在帮助整个家庭解决作为一个团体正在经历的僵局上。

家庭生命周期：多维、多元文化和多代际视角

当代最为重要的家庭生命周期模型由麦戈德里克、卡特和加西亚-普雷托（McGoldrick，Carter，& Garcia-Preto，2011）提出。他们拓展了整个框架，在个体、家庭和社会文化的视角之外，加入了多维、多元文化和多代际的视角。他们为多重压力如何影响家庭驾驭转变的能力提供了一个全面的、跨代际的观点。他们相信家庭内部焦虑的涌动同时与"纵向"和"横向"的应激源有关（见图2.1）。纵向应激源指的是通过代际传递下来的关系和功能模式——从祖辈传到父辈再传至孩子的家庭态度、故事[1]、期待、秘密、图腾以及沉重的家庭问题。

---

[1] 正如我们在第一章提到的，建构主义对于家庭成员出现症状性行为的观点认为，每个家庭的自我画像至少有一部分基于它所创造的关于自身的"故事"。这些故事通常跨代际传递，或许是令人舒服的（"无论多难，我们辛克莱家族总能克服逆境"），抑或是令人绝望的（"不管多努力，我们加西亚家总是没有好运"）。同样的，一个群体的历史，特别是创伤的后遗症，会影响未来的数代人（大屠杀对犹太人和德国人的影响，奴隶制对非裔美国人和奴隶主群体的影响）。目前对家谱图的兴趣就能代表感受一个人的家庭历史延续性的努力。

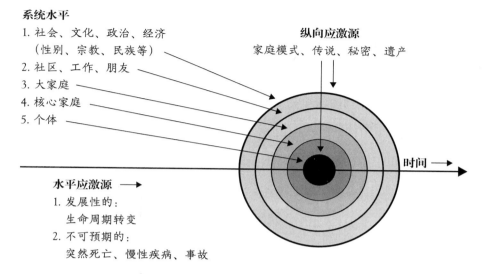

系统水平

1. 社会、文化、政治、经济
   （性别、宗教、民族等）
2. 社区、工作、朋友
3. 大家庭
4. 核心家庭
5. 个体

纵向应激源
家庭模式、传说、秘密、遗产

时间 →

水平应激源 →
1. 发展性的：
   生命周期转变
2. 不可预期的：
   突然死亡、慢性疾病、事故

图2.1　横向和纵向应激源

所有家庭成员都会在成长、倾听与家庭经历有关的叙事的过程中接收这样的传承，形成基本的"家族线"和一套看待新事件、新状况的先入为主的判断。纵轴也包括家族内所有的生理遗传、基因构成、气质和可能的先天性残疾。由早期几代人传递下来的种族歧视、性别歧视、贫困、恐同[1]态度以及家庭的偏见和关系模式，都隶属于纵向压力源。纵轴代表"我们手里的牌。我们怎么打才是关键"（McGoldrick & Shibusawa，2012，p. 378）。

横向应激源指的是随着时间的推移，家庭在应对变化和生命周期转变的过程中所经历的预期中的发展性压力以及预期之外的创伤性事件（比如突然的死亡、残疾孩子的出生、严重的事故、移民）。重大的创伤性经历——恐怖主义、战争、经济萧条和自然灾害——以及影响家庭的社会政策，都属于此。

如果横轴上的压力足够大，任何家庭都会表现出功能不良。对于在纵轴上充满压力的家庭来说，即便是来自横轴的微小压力也可以破坏家庭系统。任何程度的横轴压力（比如，发现十几岁的女孩怀孕，或青少年期的同性恋男孩

---

[1] 恐同现象是指排斥甚至厌恶、恐惧、仇视同性恋者的现象。否定同性恋的常见理由可能是认为他们"不自然"或者"不合理"，而恐同者对同性恋的态度还包含着更多的情绪反应；不仅会反对、排斥同性恋，还会产生更多厌恶、恐惧甚至仇恨的情绪。——译者注

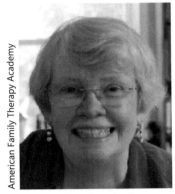

莫妮卡·麦戈德里克（Monica McGoldrick），社会工作硕士

"出柜[1]"）都可以严重破坏纵轴压力已经很大的家庭。如果这样的事件发生在转折点（比如在前面的例子中是青少年晚期），家庭的功能不良——短暂的或长期的——就可能被触发。正如麦戈德里克等人（McGoldrick & Shibusawa，2012）观察到的，

> 纵轴和横轴的交叉点，是焦虑产生的地方，各种系统之间的相互作用以及它们如何合作来支持或阻碍彼此，是决定家庭能多好地应对生活转变的关键因素。（p.380）

总的来说，在任一转折点上，从上几代"遗传"下来的焦虑越强（比如，对于为人父母和抚养孩子的焦虑，经由一方的父母传递下来），对于准备要第一个孩子的年轻人来说，这个转折点就会产生越多的焦虑和功能不良。在这个例子中，当横向（或发展性的）压力和纵向（或跨代的）压力交织在一起，系统中的焦虑水平就会突变。同时出现的外部压力——死亡、疾病、经济困难、搬到一个新的且不熟悉的社区——也会提高压力水平。然后，两轴汇聚的那个点就会变成一个家庭能多好地应对转折点的关键决定点。因此，家庭治疗师的当务之急就在于不仅要关注家庭当前的生命周期压力，还要关注他们和通过代际传递的家庭主题之间的联结。

对于阶段模型的批判

虽然家庭发展的阶段理论为个体和家庭功能不良的概念化提供了有价值的背景框架，但也需要认识到它的不足。这一概念在本质上是描述性的而非解释性的。该模型描述的对象主要是完整家庭，而在历史上的今天，这类家庭在美国社会中所占的比例不断减少。如今，多样的生活方式和各种生活安排普遍存在且功能良好。该模型无法解释节点事件发生时的个体差异（如延迟结婚和/或延迟怀孕）。通过强烈暗示阶段内发生的所有事件都同等重要，这会对同等重要（甚至更为重要）的阶段间的转变起到破坏作用，而这些转变是改变的关键时期。它对于阶段的分割较为武断，容易让家庭生活延续不断、基于关系的本质变得模糊。专栏2.2描述了北美移民家庭特有的困境。

---

[1] 意思是指公开性取向、性别认同，是指同性恋者和双性恋者公开性取向，以及跨性别者当众公开自己的性别认同。——译者注

专栏2.2　**家庭多样性**

移民和生活周期

北美的移民群体在经济背景、种族、民族和宗教信仰和习俗上是一个多样化的群体（Booth，Crouter，& landale，1997）。相比于20世纪的早期阶段，彼时大多数移民者几乎都来自欧洲，如今的移民主要来自拉丁美洲和亚洲。虽然一些是持证移民，但另一些，比如来自墨西哥和中美洲的移民者，通常是无证的，必须通过非法途径进入美国。在所有移民者中几乎有80%的人是有色人种。如今，1/5的美国儿童来自移民家庭（Suarez-orozco & Suarez-orozco，2001）。

对于大多数的移民家庭来说，移民是一件重要的生活事件，因为在一片不熟悉的土地上寻求庇护是有潜在危险的。从移民前的压力（通常是离开家园和所爱之人）到移民经历本身的压力（特别是无证的个体）到学会在陌生的环境中生存，这一颠沛流离的过程充满了胁迫感，同时也有对更好的未来的希望。移民后的适应往往是一场艰难的奋斗，伴有枯竭感（Sluzki，1979）。在许多情况下，移民者会失去熟悉的家庭和职业角色。家庭里的老人可能会失去在家庭内的地位，因为相比于家里的青少年，他们适应新地方的语言和生活方式的速度更慢。比如，一位家长在原来的国家是工程师或教师，移民后可能只能找到地位更低的工作，比如做建筑工人或美甲师。

导致移民的原因（战争、饥荒、避免政治或宗教迫害）也很重要，其伴随的文化适应结果（就业问题、住房、语言、仇外和歧视）可能是创伤性的，并且会影响生命周期的发展。Wong和Mock（1997）描述了亚洲移民家庭的角色倒置问题，当孩子比父母更快掌握了英语时，将损伤讲究父母权威的传统文化规范。Falicov（2014）指出，当拉美家庭尝试适应美国生活和根据主流文化方式抚养孩子时，会出现跨文化困境。在墨西哥裔美国家庭中，移民可能不只是一次性事件，因为被逮捕和遭驱逐出境的非法越境者会尝试再次入境，或先离开，等有工作时再回来。在这个持续不断的漫长过程中，父母和孩子需要分开。因为父母会试图在孩子之前移民，或者也可能在其他的情况下，先把孩子送过去；不管是哪种情况，核心家庭联结的破坏可能会带来长期的消极后果（Santisteban，Muir-Malcolm，Mitrani，& Szapocznik，2002）。

相比于自愿搬迁以寻求更富足的生活，逃离祖国可能是更具创伤性的，并且充斥着强烈的矛盾情绪。家庭成员是否一起移民或是按顺序移民，也可能影响他们的适应性。受教育水平、社会阶级、性别、移民时的年龄、新地方的社区支持以及家庭所处的家庭生活周期发展阶段都是影响适应的重要因素。种族歧视、宗教歧视或反移民歧视以及缺乏经济机会都会对移民经历产生消极影响（Falicov，2012）。

虽然家庭发展模型是线性的，但是家庭生活绝不是开始于某一特定时间点，也不会有明确的结束点。Fox（2006）引用Combrinck-Graham的模型，将家庭随时间的发展看作循环的，或者更准确地说，螺旋式前进的。也就是说，在一些特定的时间，家庭成员彼此之间紧密相连。Combrinck-Graham将这些团结一致的时间定义为向心（centripetal）阶段，如孩子出生时或者某位家庭成员患上严重疾病时。在其他一些时间（开始上学、开始职业生涯等），个人行动优先，离心（centrifugal）阶段就出现了。在这一理论中，家庭生活会有震荡，而不是像阶段理论所述的干脆利落、连续且单向。有时，家庭成员趋向于转到家庭内部；其他时候他们则会转向家庭外部。Combrinck-Graham主张，三代同堂的家庭可能会在向心和离心状态之间切换（将成员凝聚在一起或推他们离开），要看发生在特定生活周期阶段的事情需要更强的相互依赖还是独立自主。

Breunlin（1988）也同意，家庭的发展不是离散的和断续的转变，比如从某一个生活阶段经由割裂的转变期进入下一个阶段，相反，家庭走向下一个发展水平的道路是通过阶段之间的逐步震荡（或微转变）而实现的。他强调，家庭远比阶段模型所述的复杂，正如前文所述，事实上，多数家庭的发展涉及多重同时发生的转变，因为各个成员都在经历不同程度又相互交织的生活变化。

Laszloffy（2002）发现了生命周期理论在研究家庭上存在的两个概念性缺陷。首先，对具体有多少阶段、各阶段的类型和时间的界定持有普遍性假设，即假设所有家庭，不管其构成或文化背景，都会按照同样的顺序发展，而忽视了家庭之间可能存在的无限差异。其次，她认为生命周期理论仅着眼于单一一代（比如送家庭成员离家），而没有关注家庭代际的和互动上的复杂性（送走和相应的离开阶段）。

这些修正在描述真实发生的事情上会更为准确，而生命周期理论为评估家庭功能和设计干预方案提供了一个可工作的组织框架。家庭治疗师已经尝试将系统认识论和这一更加关注社会因素的发展性框架结合起来，摒弃阶段理论的随意分段，以便将家庭视为由相互关联的成员组成的，会参与彼此进行中的互动过程。

家庭发展阶段

家庭治疗师的观点与传统社会学观点不同，不认为家庭生命周期始于婚姻，而认为单身的年轻人必须先完成他们主要的发展任务：与原生家庭进行分离，但不会与他人割裂而逃到替代性的情绪避难所（Fulmer，2011）。成功地完成成年初显期任务后，个体得以过渡到生命中的下一个阶段——结婚和组建家庭成为主要关注的事情。

"结合"和准备做父母

从20世纪中叶到现在，男性和女性结婚的平均年龄都从20岁早期推迟到了20岁中晚期，尽管女性通常比男性早一点（Liu，Elliott，& Umberson，2009）。结婚年龄推迟似乎至少部分是因为越来越多的人追求更高的受教育水平。

同时，比起以前，现在更多的人会婚前同居。婚前同居和婚后居住在一起的状态有所不同。比如，39%居住在一起的家庭有孩子，而孩子出生2年后在婚伴侣仍能在一起的概率是同居伴侣的6倍（Bumpass & Lu，2000）。同居也有性别方面的特有差异。在一项研究中（Rhoades，Stanley，& Markman，2012），婚前同居过的男性比没有同居过的男性对婚姻更不忠诚。在订婚前与伴侣同居过的男性也会对妻子更不忠诚。

结合　成年阶段的特征是伴侣在这一阶段从独立转向相互依赖——格尔森（Gerson，1995）将此命名为结合（coupling）。无论是已婚的或同居的异性伴侣，还是同性伴侣（因此使用一般性术语"结合"），两个人都必须承诺对彼此忠诚。特别是在合法婚姻的情况下，这不仅仅是两个人的组合；结为伴侣表示两个已建立的家庭系统要发生改变，每个系统内要形成子系统（新夫妇）。与过去的夫妇相比，如今的年轻新婚夫妇更少受到家庭传统的束缚，因而可效仿的模式更少，他们必须将自己分化出来，形成主要忠诚于彼此、次要忠诚于原生家庭的伴侣。（双方父母也必须放手。）

对伴侣关系的承诺是成功地从各自的家庭分离出来、形成凝心聚力的新的二人组合的关键因素。在一些情况下，在找到最终的伴侣之前，可能要经历一系列伴侣关系。早婚体现的或许是一种文化规范（如拉丁美洲人），也可能是为了逃离原生家庭并建立他们从未有过的家庭而做的努力。另一方面，对于许多男性而言，对亲密和承诺的恐惧可能使他们推迟结婚的时间；对于有事业的大龄女性而言，她们可能会害怕一旦结婚就会失去独立性。

建立家庭　在建立家庭的时候，理想的情况是伴侣双方都既感到自己是"我们"的一部分，也没有牺牲"我"——一种分离而自主的自我感。一旦一个人感觉自己进入了成年期（最常见的是在成年初显期），就容易出现对我和我们的感知。即便伴侣在婚前已经住在一起，并且形成了令人满意和满足的性生活模式，向婚姻伴侣的转变也代表了一个重要的里程碑。随着他们变成夫妻，他们需要做出大量的调整［协商情绪亲密度，分配权力，决定是否要孩子以及何时要孩子，决定和大家庭及朋友的联结程度，以及要保持哪一方的家庭传统和修改或放弃哪一方的传统（Almeida，Woods，Messineo，& Font，1998）］。如果伴侣来自不同的民族、种族或宗教背景，并将不同的假设和期待带到了新婚关系中，那么调整可能会变得更困难。

一段完整关系中的每一位伴侣都从他的家庭获得了一套先前的模式、传统和对婚姻互动及家庭生活的期待。从某种程度上说，两人来自不同的"文化"，有不同的风俗习惯、价值观、仪式、信念、性别角色、偏见、抱负和经历。两种范式中必须有部分被保留，每个人得以维持自我感；同时两种范式也必须被调和，以让伴侣有共同的生活。

在调和这些差异的过程中，配偶双方达成了新的互动模式——迁就或是自然地从不同意见中形成一致意见——然后变得熟悉，最终成为彼此互动的首选或习惯方式。对于一些伴侣来说，这样的承诺来得容易：他们希望尽可能地在一起，分享私人的想法和亲密行为，毫无问题地共享收入，每天在工作中给对方打一次或多次电话，并专注于作为一对夫妻而越来越亲密。而对于另一些伴侣来说，这样的联结充满犹豫：不愿意放弃单身生活，坚持用独立的银行账户，各自休假，与朋友或各自的原生家庭成员过周末而不是两人一起过。对于后一个群体，他们需要更长的时间才能学会合作和对差异做出妥协；在一些情况下，他们永远无法做到这些。

开始成为一个家庭　与婚姻一样，近年来，个体为人父母的年龄不断提高。推迟的主要原因在于人们在完成更高的学历教育后，更晚才稳定下来（Kokko，Pulkkinen，& Mesiäninen，2009）。

在组建家庭时，伴侣不仅要满足基本的生理需求，还需要不断协商诸如此类的个人问题：什么时候以及怎么睡觉、吃饭、做爱、吵架与和解。他们必须决定如何庆祝节日、计划假期、花钱和做家务，看什么电视节目（以及谁拿遥控器），或者他们都喜欢的其他形式的娱乐活动是什么。他们必须决定要从各自的过去中保留哪些家庭传统和仪式，以及想要创造哪些属于他们自己的家庭传统和仪式。他们需要一起决定想要与原生家庭之间维持多大程度的亲密或距离。每个人都必须获得进入对方家庭的许可，在某些情况下是多年来第一个这样做的人。

孩子的到来

对于已婚或有承诺关系的伴侣，系统的组织起初通常是松散的，配偶的角色更为灵活，通常可以互换。没有孩子的家庭结构允许伴侣在解决紧迫问题时有各种各样的解决办法。例如，可以是伴侣中的一方或者双方一起在家准备晚餐，可以选择去餐馆吃饭，可以临时去朋友或亲戚家吃饭，也可以分开吃或者一起吃。但是，当有孩子要喂时，晚餐前就必须做出更正式和确切的安排。除了在生活中为孩子腾出（心理和物理层面的）空间外，伴侣还必须更为清楚地界定责任分配和家务分工：谁去购物；谁去保育中心或亲戚家接孩子；谁做饭；谁洗碗；谁哄孩子睡觉；谁来解决增多的洗衣量；谁在早上为孩子做好准备。于是，夫妻二人对于成为母亲和父亲的承诺代表了家庭生活中的一个重要转折点，永远地改变了无子女伴侣之间相对简单的角色。正如 Karpel 和 Strauss（1983）所观察到的，几乎所有的时间、日程、开销、休闲、家里空间的使用，特别是与姻亲及朋友的关系模式，都可能要围绕着孩子来重新进行组织。

因此，孩子的到来——家庭扩张阶段（Gerson，1995）——代表了家庭生命周期中最重要的里程碑。当伴侣变成父母时，两人都"往上走"了一代，必须给更年轻的一代提供照护。家庭上层系统的其他成员也往上提了一个等级——父母的兄弟姐妹变成了叔叔和阿姨；侄女和侄子现在变成了堂兄弟姐妹；新妈妈和新爸爸的父母变成了祖父母。总的来说，新家庭和大家庭都出现了垂直方向的重新排列。新父母的一个主要任务是把他们与孩子的新关系跟他们以前的关系结合起来。一旦伴侣成为父母，个人同一性就可能发生变化，必须重新考虑对工作和家庭的相对承诺。

要实现这一转变，承担和分担育儿责任，培养耐心，设定限制，容忍对自由时间和流动性的限制，所有这些任务都是伴侣必须在不断扩大的家庭体系中掌握的。年轻的父母，特别是双方都有全职工作时，必须有效安排日程，找到工作和家庭责任之间可接受的平衡点。同时，伴侣需要重新界定和分配家务和育儿事务，决定在这段只有单方收入的时期如何过日子，并决定如何更好地恢复性生活和社交生活。之前没有孩子的伴侣必须找到维持和滋养关系的新方式，尽管他们独处的时间和精力会显著下降（Kaslow，Smith，& Croft，2000）。面对转变为父母的压力，同居伴侣或许会特别脆弱，因为同居关系中的新爸爸更容易体验到对关系的不自信，以及更强烈的被困于关系中的感受（Dush et al., 2014）。

年轻的中产阶级伴侣先前平等的角色结构和双重收入能力可能会崩溃。他们可能会采取更传统的男女分工、收入和权力模式，这可能产生意想不到的冲突和额外的压力。年龄较大的父母必须学会在已经成形的甚至可能已经固定的关系模式中适应年幼孩子的加入，他们通常不太能请求年老的祖父母的支持。但是，正如 Hine（2011）所观察到的，无论是何种种族或社会地位，孩子的出生都加强了年轻伴侣与大家庭网络联结（或重新联结）的需求——也许是为了偶尔照顾孩子，就算不一定能获得经济支持，也几乎肯定是为了获得情感支持。这在拉美裔家庭中尤其如此，他们有复杂的祖辈和其他亲属网络，除了能提供"大量的指导和建议"，通常还有助于照顾孩子（Falicov，2014，p. 419）。

应对青春期

孩子到了青春期，家庭就会面临新的组织挑战，特别是围绕着自主性和独立性。家长可能不再能够维持绝对的权威，但是他们也不能放弃所有的权威。在这个阶段，家庭应对的不是进出系统的问题，而是互动过程基础重组的问题，来让青少年获得更多独立性（Harway & Wexler，1996）。这个任务在移民家庭里更为复杂，因为青少年已被美国主流社会同化，他们对于自我导向行为的正常争取会被加速，而父母或许会继续固守强调家长的权威和控制的传统文化价值体系（Schwartz et al.，2013）。低收入的非裔、拉美裔或亚裔美国家庭通常会期望青少年承担照顾年幼弟弟妹妹的成人化职责，或对家庭有经济贡献，同时还要顺从和尊敬父母（Preto，2010）。在这些家庭中，独立的意义或许与欧裔美国中产阶级群体的理解并不相同。

在青少年寻求更多的自主权、更少依赖父母并且转向同伴文化寻求指导和支持的过程中，改变规则、设定界限以及重新商议角色都是必要的。青少年必须找到自己的平衡点，形成同一性，并开始在家里建立自主性。太过孩子气、太依赖家人或过于孤立、退缩的青少年都会给家庭系统带来压力。青少年太快从家庭生活中退出也可能损伤家庭的适应能力。父母也需要接受他们的青少年孩子快速变化的社交和性行为。根据孩子间的年龄差距，父母可能会发现自己需要在同一时间应对不同年龄和生命周期阶段的问题。叛逆行为并不罕见，如在政治或宗教观点、穿着、毒品、音乐、违反宵禁时间、帮派行为、戴耳环和文身等问题上，这是因为青少年在试图挣脱父母的规则。

在青春期，一个会对家庭产生影响的重要发展事件是青少年性行为的开始及性成熟。青少年是否以及什么时候可以发生性行为，这些问题会给家庭带来特定的紧张感，特别是当父母和青少年的意见不一致时。从统计上看，年轻男性和女性第一次发生性行为的平均年龄大概是17岁（Martinez，2013）。针对非裔美国青少年的调查研究表明，在10—12岁时，男孩和女孩的早期性行为会提高自尊水平和加强自我概念，但是这些发展都会导致风险行为的增加（Houlihan et al.，2008）。

这些事件可能同时发生并给家庭带来压力：（1）"中年危机"——迈入中年的家长中的一方或双方不仅会怀疑他们的职业选择，也可能怀疑他们早年的婚姻选择（对于一些女性而言，这可能是首次无须承担照顾孩子的责任就可以追求职业发展的机会，会带来家庭迁居和角色转换）；（2）照顾衰老的祖父母的需要，必须转换父母和现在依赖他们的祖父母的角色，可能需要改变对于老一代的照顾安排。

离开家庭

格尔森（Gerson，1995）将下一个时期称为收缩期（contraction）。麦戈德里克等人（McGoldrick & Shibusawa，2012）在完整的家庭生命周期中将这一阶段描述为"让孩子离开家并继续往前走"（p.391）。与早年不同，如今生育率低下加上寿命延长，这两项组合在一起意味着这一阶段的持续时间更长；父母通常在退休前20年左右，孩子就已经离开了家。他们必须接受孩子的独立以及最终建立他们自己的家庭。这一阶段始于成年子女从家庭的住处离开，接着是成年子女的配偶和他们的孩子重新进入家庭系统。

在这一阶段，随着家庭逐渐扩大，纳入子女的配偶、孙辈及已婚子女的姻亲，对父母来说，建立与子女之间的成人对成人的关系，是一个重要的发展任务。再一次，来自移民家庭的被新文化同化的年轻人可能会发现，他们想要自由和自主的愿望与他们的父母是有冲突的，比如在拉美裔家庭中，孩子被期望留在父母家里，直到他们结婚或长到20多岁（Santisteban，Coatsworth，Briones，Kurtines，& Szapocznik，2012）。

重新组织代际边界

现在，孩子不再住在家里，父母也需要重新评估他们与彼此的关系。有时候，一些伴侣会将这一变化视作自由，不再需要承担照顾孩子的责任。若经济条件允许，他们会将其看作出去旅游或探索其他活动的机会，而这些曾因照顾孩子时的经济原因或时间限制而被推迟。这些家庭看到了增强婚姻联结的机会。在另一些家庭中，抚养孩子时所掩盖的婚姻压力可能会在孩子离开后重新显现，导致越来越多的争吵，或者对于生活变得空虚和无意义越发感到抑郁和孤独。对于这些父母来说，牢牢抓住子女，特别是最后一个孩子，是常见现象。

现在，家长需要应对的是自己往上走了一辈，到了祖父母的位置。同时，特别是对于女性来说，照顾自己需要支持和依赖的年迈父母的责任不断加重。当子女到40多岁时，家庭又到了另一个生命周期阶段，代际亲密度达到另一水平。在理想的情况下，旧的层级边界会被更强的同伴关系所取代（Garcia-Preto & Blacker，2011）。在一些情况下，父母和祖父母关系的更新为解决早期人际冲突提供了机会。在另一些情况下，这可能仅仅会加剧早期未被解决的冲突。对于中年人来说，一个重要的转折点往往是面对年老父母的死亡。

退休、疾病、守寡

Froma Walsh（2010a）指出，由退休、守寡、为人祖父母和慢性病/照顾病人等带来的变化，都是整个家庭系统在尝试应对丧失和试图重组自己时的重大挑战。退休不仅意味着没有工资，还意味着失去身份认同、地位、目标及作为社区的重要部分，而且家庭关系也需要重新商议。退休的父母现在必须应对他们显著增加的每天待在一起的时间，以及接受自己的局限和疾病。

一些家庭将不得不面对老年人通常会经历的身体和认知功能衰退。举个例子，许多老年人会有简单的遗忘，但还有一些老年人会经历更严重的认知能力的丧失，出现神经认知障碍或阿尔茨海默病。阿尔茨海默病是一种会逐渐恶化的疾病，其特点为伴有渐进性认知功能衰退，以及诸如混乱、记忆丧失、心境波动和生理功能丧失等症状。在老年人中，这一疾病占神经认知障碍案例的60%~70%。照顾认知和身体有缺陷的家庭成员会给其他家庭成员带来很大的经济、情绪及其他方面的压力。

近年来，医疗及其他因素的发展使得美国人的寿命延长了；因此慢性疾病持续的年数就更长，家庭照顾者需要照顾年老和生病的家庭成员的时间也更长。Shifrin（2009）注意到由于家庭结构和生活情况不同，照顾者不总是父母或成人子女。孩子、青少年和成年初显期的成人越来越多地承担了照顾者的角色。此外，在父母无法照顾孩子的情况下，祖父母由于寿命变长而有时间来照顾孩子。在照顾者角色上的这一拓展的结果之一是，在生命中的任一时间点，照顾者角色可能会影响一个人的发展，并增加压力源，但也可能产生影响照顾者同一性和福祉的激励作用。

祖父母的死亡可能是年幼孩子第一次面对分离和丧失。同时，这也提醒了父母：自己的寿命有限。年老的父母生病后需和他们的孩子交换角色。这一过程通常是斗争和尴尬的来源。Litwin 和 Shiovitz-Ezra（2011）识别了不同类型的老人社交网络，发现那些能保持亲友关系网络的老人有更高的幸福感（更低的焦虑感、孤独感和更高的幸福感）。

为了理解家庭周期发展对伴侣及家庭的影响，治疗师可以向自己的家庭寻求指导。专栏2.3将带领你探索在这一方面的经历。

 专栏2.3　像临床工作者一样思考

依恋损伤可能会导致愤怒

运用这些问题来探索你的家庭发展。在转折点上，有没有出现任何症状性行为？了解自己的经历能怎样帮助你理解他人的类似经历？这些问题也可以在治疗中使用，来帮助家庭应对家庭生命周期的挑战。

- 回顾你的一生，是否可以识别出本章描述的一些发展阶段，来应用到你的家庭经历中？是否能够识别出你的家庭无法达成发展任务的时候？

_____

_____

- 在孩子出生或年轻人离开家后，你的家庭发生了什么变化？家人的行为是否和以前有所不同？如果有，是怎样的不同？

_____

_____

- 你父母是否在你还未搬离原生家庭的时候就离婚了？如果是这样，在你和你的兄弟姐妹身上发生了什么变化？离婚如何改变了你的家庭生活？

_____

_____

- 你的家庭是否经历过任何创伤性事件？当时，每个家庭成员的年龄是多大？每个人的反应是怎样的？当时它是否破坏了家庭的互动？你的家庭复原了吗？如果复原了，家庭的什么特征起了帮助作用？如果没有复原，你觉得你的家庭可以在哪些方面寻求帮助？

_____

_____

- 你是被单亲养大的吗？如果是，这对你的家庭生活有何影响？

_____

_____

- 抚养你的家庭里是否有男同性恋、女同性恋或跨性别者？如果有，这对你的任何一个生命周期阶段或任务是否有影响？

_____

_____

- 你的家庭对家庭成员或亲近之人的死亡是如何反应的？你是否感觉到家庭因该经历产生了持久的变化？

_____

_____

学习目标2　家庭中的其他发展序列

　　早期的家庭发展途径几乎不可能预期75年后的生活环境会如何。在当时，离婚还是一种不寻常的现象，现如今它已经变成美国生活中一个被认可的事实。在美国，每年几乎要发生1000万起离婚事件（Centers for Disease Control and Prevention，2009）。离婚会无可避免地触及每一代家庭成员，贯穿整个核心家庭和大家庭，对所有家庭成员（父母和孩子差不多）都产生强有力的破坏性影响。它可以在各个阶段发生，通常以压力、矛盾、犹豫不决、自我怀疑和不确定性为特征，即使双方都认为婚姻不再可行。当孩子——特别是年幼的孩子——被卷入其中时，离婚的决定最为艰难和痛苦。离婚通常会带来居住地的改变，生活水平可能下降，关系结构也会发生变化。然而，大多数家庭表现出了做出必要调整的能力，特别是若前配偶能够提供相互支持的共同教养，并且促使孩子和父母双方保持持续的联系（Amato，2010）。

单亲家庭

　　现在在美国，在有低于18岁孩子的家庭中，单亲家庭占1/4，家庭大小不一（反映的是孩子的数量和之前离婚的次数）、组成不一（有无朋友或大家庭）、情况不一（有无前任伴侣的参与抚养；有无经济来源；独自生活还是和父母一起生活；Anderson，2012）。图2.2总结了与美国单亲家庭有关的关键数据（Vespa，Lewis，& Kredier，2013）。

　　大多数单亲家庭都是离婚的产物，但是近年来其数量膨胀的原因是社会对于来自所有社会经济状况的、在婚外生下孩子的单身母亲的接受度提高了。这不仅包括青少年妈妈，也包括在没有承诺的关系里生子或通过收养等方式而成为家长的妈妈（Anderson & Anderson，2011）。在离婚后获得监护权或作为单身家长收养孩子的单身男性——实际上，这在20年前是闻所未闻的——如今在所有单亲家庭中也占有很大比例（Vespa et al.，2013）。

　　近期，由于男性运动的努力，离婚后获得联合法定监护权的情况变得普遍，如此，双方都能保有作为家长的法定权力，可以共同决定与孩子抚养相关事宜，当然这还取决于他们的能力和意愿。在这些情况下，大家庭的成员——祖父母、阿姨和叔叔——通常会继续扮演重要的支持性角色（Everett & Volgy Everett，2000）。这一趋势在少数裔、低收入的单亲家庭中尤为显著，因为他们的家庭支持系统通常是庞大的，而且被证实是必不可少的。多于一半的非裔美

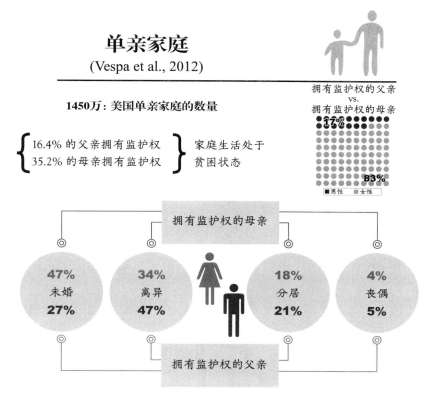

图2.2 单亲家庭

国家庭（55%）和31%的西班牙裔孩子和单身家长一起生活（Vespa，Lewis，& Kreider，2013），而非正式收养（当亲生父母暂时或永久地不能照顾孩子时，非裔美国人的亲属或朋友会帮忙照顾孩子）的历史可以追溯到奴隶制时代。正如林德布拉德－戈德堡（Lindblad-Goldberg，2016）在她关于26个成功的非裔、由女性主导的单亲家庭的研究中所展现的，比起家庭结构不可避免的瓦解，许多成长在单亲家庭中的孩子的社会和心理问题更多地与家庭贫困有关。

　　双亲家庭与那些由离婚或未婚妈妈主导的家庭最明显的区别在于经济水平的差距；后者，特别是那些有年幼孩子的家庭，经济条件通常比其他类型的家庭组织差（见图2.2）。妈妈主导的家庭，更多的是贫困的、来自少数裔的，受教育水平也相对较低。长期的贫困、暴力、家庭冲突和物质滥用会对家庭的发展产生影响（Anderson & Anderson，2011）。一些人出于经济、性或寻求保护等方面的原因，可能会将恋爱对象带到家里。如果这些关系是积极的和持久的，那么它们可以为家庭提供支持。但另一方面，这可能会导致有冲突的同居关系（对于孩子的管教不一致或在忠于孩子和忠于新恋爱对象之间有冲突），包括虐待孩子，但她们由于无法在经济上独立而不敢离开（Anderson，2012）。许多不一起居住的父亲不会给抚养费，或不会定期按时给，这一情况在未婚单身母亲中特别严重。在一些贫穷的家庭中，尽管来自父亲的经济支持不是随要随有的，但是可能会出现偶尔购买食品杂货和尿布、照顾孩子及到家里干些家务等形式的帮助，和一些小额的、间断的金钱给予。

拥有孩子人身监护权的离异母亲通常不仅必须面对经济地位的降低，也需要面对哀伤、自责、孤独和支持系统不足等情况。她也必须处理如何安排对孩子的照顾以及监护权和探视问题等。通常，她需要在情绪和生理都不稳定的环境中独自承担抚养孩子的所有负担（Greene et al.，2012），平衡工作和家庭的多重责任。尽管有这些困难，但通常也能看到心理弹性的存在。正如安德森（Anderson，2012）所观察到的，

> 大多数单身家长能够提供孩子所需要的结构、价值观和营养，同时他们要在没有伴侣帮助的情况下，同时处理家务、工作和至少是少量的社交生活……他们的家不是"破裂的"，他们的生活也不是悲剧，而且尽管他们的孩子可能会有一些问题，但大多数人最终都可以茁壮成长。(p.130)

有监护权的单身父亲也会体验到经济压力，尽管这些问题与单身母亲的压力相比没那么严重。对于单身父亲来说，他们对工作与职业生涯的承诺很可能一直都被放在最优先的位置上，所以关注点的转换是必要的，无法花足够的时间陪伴孩子通常会成为主要问题。那些选择和孩子建立亲近的、滋养的关系的单身父亲，必须学习新的角色，并改变他们的朋友圈，重建他们的社交生活（Seibt，1996）。通常，他们会找大家庭成员、女朋友或前妻来帮忙照顾孩子，而且正如安德森（Anderson，2012）所述，相比单身母亲，单身父亲通常会因其在教养孩子上的努力而获得赞许。

在专栏2.4的案例中，一对有宗教信仰的伴侣在离婚后分成了两个单亲家庭。

虽然单独的监护权仍是最常见的情况，但**法定联合监护权（joint legal custody）**越来越多地获得法庭批准，父母双方在孩子的一般福利和教育等事项上有同等的权力。孩子可能和其中一个家长住，但父母双方都能接触他们。当然，若先前的婚姻伴侣都是有爱心、尽心尽力的父母，能够相互合作，拥有相对平等和一致的教养技能，并能够在不持续旧时敌意的情况下通力合作，那么这种**二元核心家庭（binuclear family；Ahrous，2011）**的安排是最有利的

专栏2.4　个案研究

一对有宗教信仰的夫妻分成两个单亲家庭

约瑟夫和莎拉都结过婚，是正统的犹太教徒，对待自己的宗教信仰极为严肃认真。他们在宗教服务中结识，在身体和精神上都被对方吸引。在认识1年后，他们决定结婚。约瑟夫，40岁，是一个会计师，拥有前次婚姻中两个女儿的监护权。莎拉，39岁，没有孩子，但是渴望有一个家庭，同意承担作为家长的责任。

与他们的宗教信仰一致，他们都想要共同的孩子。但是莎拉发现她很难怀孕。到她45岁的时候，他们尝试了各种辅助生育技术，然而仍以失败和沮丧告终。在约瑟夫准备放弃的时候，莎拉怀上了一个儿子。然后在第二年，使用同样的辅助生育技术，莎拉又生下了一个女儿。

现在，养育四个孩子让莎拉和约瑟夫都感到筋疲力尽——身体上、经济上和情绪上都如此。宗教信仰曾是他们关系的基石，但很快变成了冲突的来源。尽管他们对于宗教的虔诚曾是他们最开始和彼此产生联结的源头，但是他们现在变得很难遵守宗教仪式。莎拉想要严格地参与宗教仪式和犹太教集会，但她的丈夫对于他当前的参与程度感到很舒服。当她对他更为苛刻时，他退缩了，这导致两人的互动充满愤怒。在结婚10年后，他们离婚了。

一个直接的后果就是，对于双方来说，收入都明显下降了。约瑟夫年长的孩子们跟他一起搬走，于是产生了两个单亲家庭，约瑟夫拒绝让莎拉探望她们。莎拉坚持让他们年幼的孩子继续上宗教学校，但他拒绝为此付钱，声称离婚已经把他耗得只剩下买生活用品的钱了。莎拉尝试向犹太社区寻求帮助。通常，犹太社区是有凝聚力和支持性的，但是她很快发现，社区关注的是家庭生活，这让她更加感到自己被孤立了。莎拉转而向她的父母寻求帮助，但是她发现他们反对她离婚，并仅愿意提供一点帮助。

作为一个大龄母亲和单身家长，且没有前配偶的帮助，在这些压力下，莎拉抚养孩子的技巧变得越来越僵化，而接下来的就是频繁的亲子冲突。孩子因失去了和同父异母的姐姐们的联系而感到痛苦，而且父母在一起时总是不断地为了钱而争吵，这也让他们感到痛苦。莎拉抱怨她感到孤独，穷困潦倒，无法发展社交网络。约瑟夫也感到要被独自抚养两个青少年女儿的任务所压垮，尽管当他感到负担特别大的时候，他会向女性朋友或他母亲寻求帮助。两个家长都感到孤独、疲惫、抑郁，并且对于要独自过未来的日子没有信心。

（Goldenberg & Goldenberg，2002）。这里的关键点在于虽然核心家庭不再以一个整体存在，但离婚并没有终结家庭，只是重建（通常是扩大）了它。

在麦戈德里克、卡特和加西亚-普雷托（McGoldrick，Carter，& Garcia-Preto，2011）的家庭生命周期理论中，离婚代表一种扰动或错位（一条"迂回的路"），这与家庭成员的转变、增加和丧失所产生的变动是相似的。正如我们已经提到的，正在离婚的家庭在继续往前走之前，必须处理好关系的变化并完成一套新的发展任务（见表2.2）。因此，离婚会增加一个家庭生命周期阶段，在重新汇入发展旅程的"主干道"之前，家庭会重新组合，并且尝试处理物理上和情感上的丧失和变化。当其中一个前配偶再婚时，还会出现另一个阶段，所有成员都需要将新成员纳入家庭系统，并重新界定角色和关系。

表2.2　离异家庭新增的家庭生命周期阶段

阶段	任务	转变期的情绪过程： 必备的态度	发展议题
离婚	决定离婚	接受自己无法有效解决婚姻中的问题，并且无法继续这段关系	接受导致婚姻失败的那部分自己
	计划系统的分割	对系统中的所有部分做出支持性的、可实施的安排	a. 合作解决监护权、探视和财务的问题 b. 就离婚一事，处理与大家庭相关的部分
	分居	a. 愿意继续维持合作式的共同教养关系，以及在经济上一起支持孩子 b. 解决对配偶的依恋问题	a. 哀悼失去完整的家庭 b. 重建婚姻和亲子关系以及财务分配；适应分居 c. 重新调整与大家庭的关系；和配偶的大家庭保持联系
	离婚	更需要处理的是情感上的离婚：克服伤心、愤怒、内疚等	a. 哀悼失去完整家庭；放弃破镜重圆的幻想 b. 从婚姻中获得希望、梦想和期待 c. 和大家庭保持联系
离婚后的家庭	单亲家长（有监护权的一方或主要居住方）	愿意继续承担经济上的责任，继续和前配偶保持教养相关的联系，并支持孩子和前配偶及其家庭的联系	a. 和前配偶及其家庭制订灵活的探视安排 b. 重建自己的经济来源 c. 重建自己的社交网络
	单亲家长（无监护权）	愿意继续承担经济上的责任，及在与教养孩子有关的问题上与前配偶保持联系，并支持孩子和有监护权的家长的关系	a. 找到继续进行有效教养的方式 b. 继续承担对于前配偶及孩子的经济上的责任 c. 重建自己的社交网络

来源：McGoldrick, Carter, & Garcia-Preto, 2011, p.320.

再婚家庭

如今，再婚几乎和初婚一样普遍。大约69%的离异女性和78%的离异男性会再婚。而且在一年里，几乎在每三对婚姻中就有一对是再婚婚姻（31%；

Lamidi & Cruz，2014）。对于大多数离异的个体来说，单身生活是短暂的。对于男性来说，从离异到再婚的时间间隔的中位数是2.3年，女性是2.5年。在所有的离异个体中，约30%的人会在离婚后的12个月内再婚（Ganong & Coleman，1994）。Pasley 和 Garneau（2012）估计，65%的再婚创造了继父母家庭。最常见的是，继母 - 继父（混合）或继父 - 亲生母亲家庭。

在结构上，再婚和随之出现的继父母家庭生活是复杂的，因为许多来自当前和先前婚姻的父母亲、兄弟姐妹和大家庭成员都容易牵扯在内。在普通的一周内，孩子通常会被叫去两个家庭，在每个家里住的时间还不一样长。在两个家庭中，他们还必须应对不同的规则（睡觉时间、宵禁和餐桌礼仪）、模糊的边界和不同的角色（在一个家里是唯一的孩子，在另一个家里是几个继兄弟姐妹中最大的）。从新的婚姻开始，随着新系统为新成员腾出空间和改变责任与义务，先前的亲子关系会不可避免地发生改变（Ganong，Coleman，& Jamison，2011）。经济问题可能会让新的再婚家庭备受煎熬，导致言语讥讽和竞争，比如新配偶（在工作的妻子）和正在接受每月抚养费的（无工作）前妻之间。

如果配偶来自不同的文化背景或不同的个人生命周期阶段（比如一个有成年孩子的中老年人娶了一个没有孩子或有年幼孩子的年轻女性），对于再婚的适应会变得更复杂。此外，由于年幼孩子和青少年的发展需求不同，要做他们的合格的继父母就需要不一样（Ganong，Coleman，& Jamison，2011）。通常还会出现的另一个问题是，因为不一起住的亲生父亲（或母亲）虽然退到了幕后，但仍然可能在家庭系统中处于重要位置，或可能会给孩子带来要忠于不在场的父母还是继父母的冲突。

再婚涉及从过去的家庭到一个整合的继父母家庭的转变。Pasley 和 Garneau（2012）将这一过程类比成移民到一个新的国家所经历的文化适应过程。新的适应是必要的，新的情况也必须面对，来自两个家庭的成员关系也必须解决。新的食物、新的规则、新的习俗、新的忠诚感或许还有新的语言和生活方式，都会增加过渡时期的复杂度。对于许多家庭来说，继父母要形成牢固的伴侣联结，作为一个团队来应对为人继父母的挑战，这或许要花6年以上的时间。在这一过程中，特别有助于加速整合过程的是，继父母和继子女做出关系建设和关系维持行为的能力及意愿（Ganong，Coleman，& Jamison，2011）。

在适应单亲家庭之后，现在整个家庭必须努力处理的是与投资新关系及形成新家庭相关的恐惧感。Pasley 和 Garneau（2012）提出，大多数继父母家庭都有几个独有的特征：他们通常有"更复杂的结构、缺乏家庭成员间共同的过往史、成员间不一致的家庭生命周期阶段，以及先于伴侣联结产生的亲子联结"

（p.158）。戈登堡夫妇（Goldenberg & Goldenberg，2002）补充，担任继子女的家长角色很难，继子女间可能会出现敌意和嫉妒情绪，亲生母亲和继母之间可能会出现竞争。尽管有这些隐患——通常包含组织混乱、重组，有时候是重新安置和角色的重新分配（Berger，2000）——但心理弹性强、功能良好的继父母家庭并不罕见。

从家庭生命周期的角度来看，与之前相比，更多的美国人正经历着从核心家庭到单亲家庭或二元核心家庭，再到再婚或继父母家庭的转变，所有这些都发生在一段较短的时间内（Pasley & Garneau，2012）。随之出现的继父母家庭（更多的是一个继父和一个有监护权的母亲，而非反过来）在变得稳定之前必须经历一个新的家庭生命周期阶段（见表2.3）。我们可以从麦戈德里克和卡特（McGoldrick & Carter，2011）的话语中一窥其复杂性："正如初婚预示两个家庭的结合，二婚包含三个、四个或更多家庭的交织，而这些家庭之前的生命周期历程已被死亡或离异打断"（p.322）。

重组家庭的发展是分阶段进行的，而整个过程中的每一个阶段都需要渐进地重新协商和重新组织复杂、动态的关系网络。希望对重组家庭有所帮助的治疗需要从理解重组家庭特殊的结构，到界定重组家庭内部的子系统，再到正常化期间的体验以及增加共情，来协助共同教养和促进沟通（Browning & Artelt，2012）。那些迫切想要"瞬间亲情"的继父母可能最终会感到沮丧和被拒绝。另一方面，允许关系缓慢稳固的重组家庭通常能获得满意的亲子联结，并持续一生（Pasley & Garneau，2012）。在一些情况下，继父母会成为孩子的榜样，扩展了孩子生命中的角色选择，或是为孩子提供了一个对于夫妻关系的积极视角，这是他们之前从未见过的夫妻关系。

有同性恋成员的家庭

从生命周期的视角看，和异性恋群体一样，年轻同性恋群体也面临成为独立的成人所引发的常规需求。但是，与此同时，他们还必须学着应对生活在社会污名化里的心理负担（Green，2012）。在年轻人应对转变的过程中，父母通常会提供社会支持，但相比于异性恋同伴，同性恋年轻人报告所获得的家长支持更低，而这与更多的抑郁症状、自杀意念和物质滥用有直接关系（Needham & Austin，2010）。通常，他们延长的未婚状态会让其他人将他们看作功能不全的成人。（有时候，对于真正的异性恋男女们也是如此。）特别是那些由于害怕家庭的反应而选择对他们的同性恋取向保密的个体，他们可能会让原生家庭一

表2.3　再婚家庭额外的家庭生命周期阶段

任务	转变的情绪过程：必备的态度	发展议题
进入新的关系	从失去第一段婚姻中恢复（充分的情感离婚）	对婚姻和组建家庭再次给予承诺，且做好应对复杂性和不确定性的准备
构思和计划新的婚姻及家庭	接受自己和新配偶及孩子对于建立新家庭的恐惧 接受要适应以下几个方面的复杂性和不确定性需要时间和耐心： a. 多种新的角色 b. 边界：空间、时间、成员关系及权威 c. 情感问题：内疚、忠诚冲突、对于相互性的渴望、未解决的过往伤害	a. 致力于在新关系中保持开放性，避免假性互惠 b. 与前配偶计划如何维持合作性的财务和共同教养关系 c. 计划帮助孩子应对恐惧、忠诚冲突以及在两个系统中的成员关系 d. 重新调整与大家庭的关系以纳入新配偶和孩子 e. 计划维持孩子与前配偶大家庭的关系
再婚和家庭重组	最终解决和前配偶的依恋问题以及对于"原配"家庭的理想化问题；接受一个不同的、具有可渗透边界的家庭模式	a. 重建家庭边界，允许新配偶－继父或继母的加入 b. 重新调整所有子系统的关系和财务安排，允许几个系统的交织 c. 为所有孩子与所有父母、祖父母及其他大家庭成员的关系腾出空间 d. 分享回忆和过往史来加强重组家庭的整合
在所有将来的生命周期转折点中重新协商再婚家庭的关系	接受再婚家庭不断进化的关系	a. 当每个孩子毕业、结婚、生病或死亡时做出改变 b. 当任一配偶形成新的伴侣关系、再婚、搬走、生病或死亡时做出改变

来源：McGoldrick, Carter, Garcia-Preto, 2011, p. 321.

直认为他们只是还没有找到对的异性恋伴侣而已。当年轻的男同性恋成人公开自己与同性恋伴侣的同居时，部分家长可能会为他们的孩子处于稳定的关系中而感到满意，而另一些家长可能会由于他们不再能否认自己孩子的性取向而感到更加痛苦。目前，研究关注家庭可能以何种方式帮助同性恋、双性恋和跨性别年轻人的健康发展（LaSala，2013）。

从发展的角度来看，同性恋者的青少年时期和成年初期可能都是不稳定的，对同性产生性欲的年轻人会体验到巨大的焦虑感、隐秘感和羞耻感，也无法和家庭成员或朋友分享这些想法或感受。尽管"出柜"是痛苦的，并且会在不同的阶段（有时是持续一生的）向不同的人（家庭、朋友、雇主）"出柜"，但是努力建立对同性恋身份的认同通常始于成年初期（Chandler，1997）。对于男同性恋来说，与他人的结合或许要在一段较长时间尝试与他人建立联结的试验期后，有时也会有一些独身的阶段。与男同性恋相比，年轻的女同性恋倾向于在更早的时间与他人产生联结并进入稳定的伴侣关系，因为女同性恋的身份认同会被部分表达为同伴关系，所以与男同性恋相比，她们更有可能向家庭表露她们的伴侣关系（Fulmer，2011）。随着法律和国家对同性恋接受程度的改变，同性恋青年对于结婚和成为父母的态度也正在快速地变化中（Green，2012）。

由男同性恋或女同性恋伴侣主导的家庭和异性恋家庭一样，各有不同：一些家庭没有孩子；一些同性恋家庭是在异性恋婚姻结束后组成的，在某些国家或地区，还有一些人可能会通过其他方式成为父母。他们来自各个种族、宗教和民族背景，并且会根据所在的社区对同性恋关系的容忍程度来选择公开他们的关系或对此保密。尽管同性恋群体的公众可见度有提升，并有近期的平权运动在推动平等，但许多同性恋者仍被更大的异性恋社会群体边缘化，只拥有有限的公民和法律权利，要面对就业的歧视，且必须应对不受欢迎的和不安全的环境，包括欺凌和暴力攻击的威胁（Green，2012）。

不管家庭起源如何，与异性恋者一样，男女同性恋者也是复杂的、多代家庭系统的组成部分，而该家庭系统是由他们的原生家庭以及家庭选择的朋友、伴侣和/或孩子所构成的（Ashton，2011）。他们在主流文化标准和信念系统中被抚养长大，对于关系有着相同的假设，会对角色和责任进行协商，并且有较大可能属于主流家庭。

同时，他们对于恐同和很大程度上不接纳他们的这个社会（常常还包括原生家庭的成员）的经验，使得他们并不能自如地向主流异性恋社会公开其同性家庭生活。但是，这些正在发生变化，尽管变化的程度取决于个体所生活的地理位置以及个人关系的本质。2015年，美国最高法院通过了第14次美国《宪法》修订中的正当程序条款和平等保护条款，保障同性恋伴侣的结婚权。这一变化将会影响许多人，现在他们有选择结婚的权利。在美国的部分州，同性恋伴侣共同收养孩子仍是不合法的，而另一些州已允许这一程序（Green，2012）。根据 Adams 和 Benson（2005）的说法，如果收养得以发生，那么原先持拒绝态度的家庭成员可能更愿意接受他们的新角色（祖父母、叔叔、阿姨），这或许是因为有了孩子会使伴侣看起来更像一个主流家庭。

尽管2010年的人口普查确认有 646 464 个同性家庭散布于美国所有的县，占所有伴侣家庭的1%（O'Connell & Feliz，2011），但依旧很难判断同性恋家长的确切数量。许多同性恋者可能因为害怕来自邻居、雇主或同事的消极态度而隐藏他们的性取向，仍未"出柜"。反对同性伴侣收养孩子的法律通常会增加与收养有关的压力。没有收养孩子的一方通常会隐藏起来（因而在"出柜"后又退"回去"），而他的配偶会作为单身家长走完漫长的收养流程。申请人可能会、也可能不会向领养机构暴露自己同性恋的生活方式。另一些从异性恋转向同性恋身份认同的个体虽然有孩子，但可能会因为害怕失去监护权或探视权，而需要向法庭隐藏他们当前的伴侣关系。虽然这些因素使得我们不太可能获知确切的统计数字，但据估计，在美国，37%~38%的同性恋、双性恋或跨性别者有孩子，总计有300万LGBT父母（Gates，2013）。如果加上收养了孩子的同性恋伴侣和那些通过其他方式拥有了孩子的同性恋伴侣，那么美国可能有1200万~1500万的儿童和同性恋家长一起居住（Goldenberg，Goldenberg，& Goldenberg Pelavin，2014）。在所有的同性恋伴侣中，约有19%的伴侣正在养育孩子（Gates，2013）。

　　除了同性生活方式的一些独特的方面外——比如，决定是否要向其他可能恐同的人"出柜"；在保持家长的同性身份的同时，找出如何帮助孩子融入主流的同伴关系中（Carlson，1996）——同性恋家庭也会遇到与异性恋家庭类似的生命周期压力和转变（如适应新的父母身份，送孩子去学校）。和一些误解相反，没有证据表明，相比于异性恋，同性恋成人更不适合做父母（Gartrell，Deck，Rodas，Peyser，& Banks，2005）。

　　尽管如此，同性恋者的教养确实会在整个家庭生命周期中呈现独特的问题。Ashton（2011）指出，这些问题可能会在孩子学前和学龄时开始出现，然后沿着生命周期的各个阶段继续发展。在青少年期，对于同伴群体压力的顺从会空前强大，因此孩子会试图疏远他们的父母。虽然这一发展任务对于所有努力寻求身份认同的青少年来说都是一样的，但是对于同性婚姻下的孩子隐藏其父母的性取向身份可能会充满矛盾。再之后，告诉未来的配偶——或更糟糕的是，告诉其父母——自己的家长是同性恋，也是有压力的。应对这些生命周期阶段有时候可能很危险，但是成功应对后，可能会帮助孩子在成长中对多样性的容忍度更高。尽管如此，我们不应低估边缘化、社会不认可、被主流文化歧视所带来的消极影响。这些影响和其他少数群体的经历是类似的（Snow，2004）。

　　Abbie Goldberg（2010）做的一个重要研究证实了先前的研究结果，并使人们对于同性恋家庭生活的一系列问题有了新的认识。她的研究再一次表明，同性恋和双性恋家长的孩子和异性恋家长的孩子在一般心理健康上没有显著差异，他们不比其他孩子更有可能成为同性恋，尽管女同性恋家长的女儿似乎更愿意考虑自己是否不再建立同性恋关系。确实，相比于异性恋家长的孩子，同性恋家长的孩子的性别刻板印象通常更少一些。相比于异性恋家长的孩子，他们也会受到更多的鼓励去独立而非顺从。Goldberg的研究确实发现在由女同性恋主导的家庭中,非亲生母亲有角色界定方面的压力。她们既不是生身母亲,也不是父亲,但又不得不为自己构建某种教养角色,并向外界做出解释。在孩子刚出生时,用母乳喂养孩子的同性恋母亲会比非生身母亲花更多的时间和孩子在一起,因为非生身母亲通常不得不工作以养活家庭;但在生活的后期,当同性恋家长平衡好工作责任时,这一差距会消失。此外,Goldberg的研究也表明,被女同性恋家长养大的男孩与被男同性恋家长养大的女孩没有太多的差别,除了男孩相比于女孩更容易因为有两个妈妈而被嘲笑外。最后,研究表明,相比于女同性恋家长,男同性恋家长可能在应对外部世界上有更多的困难,因为刻板印象会假设男性不知道他们在干什么以及他们不懂养育。

 专栏2.5　临床笔记

对同性恋伴侣进行工作的异性恋治疗师

Bepko和Johnson（2000/2007）回应了一些对同性恋伴侣进行工作的异性恋治疗师会遇到的问题。他们提醒治疗师区分问题是来自特定伴侣的内部,还是来自性别和文化偏见。他们建议治疗师对伴侣所承受的外部社会文化及压力的家庭来源保持敏感,包括恐同和异性恋主义者;性别刻板印象（比如男同性恋更女性化或女同性恋"像个男人"）;作为伴侣"出柜"所伴随的问题;同性恋伴侣所拥有或没有的社会支持情况。他们也主张,对于异性恋治疗师来说,了解对于同性恋社区来说重要的问题,并避免病理化在该社区中可能被认为正常的行为,是非常重要的。最后,他们鼓励异性恋治疗师识别并处理自己与恐同和异性恋主义者有关的假设。

总　　结

在依循家庭生命周期的阶段前进的过程中,一个家庭内部不同的代际会对彼此产生持久的、交互的及塑造生活的影响。从这一多代际的视角来看,由于家庭系统会随着时间而不断转变、前进,连续性和变化性会是家庭生活的特点。这一发展通常是有序和顺序的,而特定的不连续的变化可能会特别具有破坏性。社会经济地位和文化背景会影响家庭在应对不可预测的适应性需求时可供使用的选择、机会和资源。在家庭生命周期阶段间的转折点上,出现在某个家庭成员身上的症状性行为可能预示着家庭在应对改变上有困难。

家庭生命周期的视角——将家庭发展划分成一系列的、每一家庭都不可避免地会经历的阶段——提供了一个组织结构，将家庭看作一个随时间发展的系统。在发展的轨道上，每个阶段都有特定的、期望能完成的任务。家庭治疗师，特别是结构主义流派和策略主义流派的治疗师，对于家庭如何应对阶段间的过渡期特别感兴趣。预期中的里程碑以及应对预期外的危机可能会短暂地威胁家庭的一般发展进程，导致家庭组织的重新安排。在移民家庭中，移民会带来一组特别有压力的情况。这些情况可能会是创伤性的，并会对家庭生命周期的发展产生消极影响。

完整的家庭通常会按照一系列家庭成长阶段的顺序发展——结合（伴侣从独立转向相互依赖）、扩展（顺应孩子），然后收缩（孩子离家而继续前行）。当孩子步入中年，亲子间原先的阶级边界会被更强的同级关系取代。退休、成为祖父母、丧偶和患慢性疾病/需要照顾都代表随着父母步入老年，家庭系统会面临的重大的适应性挑战。

另外一些家庭，如由单亲主导的（离婚、收养或婚外生育、丧偶所致的）家庭，或那些由再婚创建的重组家庭（通常是继父和有监护权的母亲）在恢复有序的发展前，其家庭生命周期难免被破坏。

由同性恋伴侣主导的家庭，除了被社会边缘化的独特压力外，所经历的生命周期压力和转变与异性恋家庭类似。由同性恋家长抚养长大的孩子发展出来的性别角色行为模式也与其他孩子相似。

推荐阅读

Ariel, J., & McPherson, D. W. (2000). Therapy with lesbians and gay parents and their children. *Journal of Marital and Family Therapy, 26*, 421–432.

Browning, S., & Artelt, E. (2012). *Stepfamily therapy: A 10-step clinical approach*. Washington, DC: American Psychological Association.

Goldberg, A. E. (2010). *Lesbian and gay parents and their children: Research on the family life cycle*. Washington, DC: American Psychological Association.

Goldenberg, H., & Goldenberg, I. (2002). *Counseling today's families* (4th ed.). Pacific Grove, CA: Brooks/Cole.

McGoldrick, M., Carter, B., & Garcia-Preto, N. (Eds.). (2011). *The expanded family life cycle: Individual, family, and social perspectives* (4th ed.). Boston: Allyn & Bacon.

Nichols, W. C., Pace-Nichols, M. A., Becvar, D. S., & Napier, A. Y. (Eds.). (2000). *Handbook of family development and intervention*. New York: Wiley.

Walsh, F. (Ed.). (2012b). *Normal family processes: Growing diversity and complexity* (4th ed.). New York: Guilford Press.

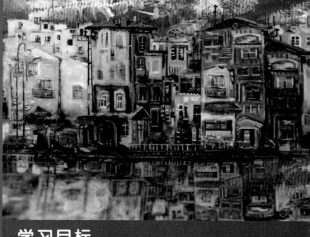

第三章

家庭功能的多样性

要想全面了解个人或家庭功能，必须考虑塑造了男性和女性的生活及经历的各种多样性影响因素。在很大程度上受到后现代和女性主义者质询的推动，**性别**（gender）、种族或**民族**（ethnicity）、**文化**（culture）、性别认同、灵性以及社会经济地位，都被认为会对个人与家庭的观点和行为模式产生强有力的影响（Goldenberg & Goldenberg，1999）。这些因素不仅塑造了来访者的特征，还提示着治疗师理解和执行其工作的方式。部分心理健康从业者已经拓宽了他们对于社会、政治和历史方面的力量如何影响临床实践的兴趣，从而形成一种专业承诺，即将治疗工作理解为实现社会正义的方式（Jun，2010；Toporek et al.，2006）。对于这些倡导者来说，从业人员仅仅了解到这些力量如何影响其来访者的经历是不够的，特别是那些报告受主流文化压迫的来访者。他们将临床实践定义为帮助所有被边缘化的个体争取正义和公平的途径。

Kliman（1994）强调了这些力量相互作用的本质，因此不能仅考虑单一的因素。例如，身为男性或女性会塑造其他经历，同时也被其他经历所塑造，包括来访者是工薪阶层、中产阶级还是富裕阶级，或者来访者是华裔、非裔还是萨尔瓦多难民。当治疗师尝试去理解来访者家庭的等级安排（如家庭的社会态度、期望或与主流文化的关系）时，必须考虑性别[1]、文化、民族和社会经济地位之间的相互关系。

Sarmiento 和 Cardemil（2009）展示了在拉美裔移民家庭中，民族背景、社会经济地位、移民身份以及和适应美国生活相关的问题，如何与家庭功能及抑郁经历产生关联。他们发现，家庭功能差及高水平的适应压力（与生活在一个新的文化中相关的压力）会导致更高水平的抑郁症状，特别是在女性中。女性的抑郁也与家庭相关因素有关，而男性抑郁症更可能与其他因素有关，如就业和财务上的压力源。他们把这些差异归因于拉美裔男性和女性各自的男性气概和女性气概的文化传统。根据这些研究者的发现，在拉美裔文化中，女性应该是关爱他人、养育孩子和自我牺牲的，同时总是会把家庭的需求放在自己的需要之前。坚持这些传统的女性容易遇到更严重的家庭冲突，也更容易有抑郁经历。另一方面，坚持大男子主义价值观的男性感到有经济支持和保护家庭的压力。

治疗师要完全胜任其工作，就必须在与不同背景的家庭工作时，考虑到自己的文化背景、社会经济地位、种族、民族、性取向、宗教、生命周期阶段等，尤其要警惕这些因素会如何与来访者家庭中同样的一些因素产生相互作用。治疗师通常需要接受临床训练来学会结合背景环境看问题（Esmiol，Knudson-Martin，& Delgado，2012）。Christopher、Wendt、Marecek 和 Goodman（2014）提到，治疗师在与另一种不同的文化互动时，需要采用能促进"对日常生活体验的实际理解"的文化解释学观点（p. 4）。有关治疗师的背景如何与来访者的性别产生相互作用的循证报告请参阅专栏 3.1。

就性别而言，女权运动和男性研究都将注意力放在性别歧视态度和父权行为对家庭功能的影响上。性别不平等的问题正在得到解决，关于家庭群体中基于生理性别的角色分配问题，以及在更广阔的文化领域如何界定家庭内可能的关系模式以及谁该参与这些关系的问题（McGoldrick，Anderson，& Walsh，1989）。对固定的性别角色和期望发起社会挑战的其中一个结果就是对基于男性经历和价值体系的家庭治疗模型进行重新评估。该模型没有认识到女性的经历和价值观可能会与男性有所不同。这种关于刻板性别角色的男性观点决定了在这些模型中什么才是"健康"的家庭功能。因此，Philpot（2004）提出了**性别**

---

[1] 必须区分生理性别（sex；男女之间的生理差异）和社会性别（gender；文化中设定男性和女性的规范和所扮演的角色）。在本章中，我们强调后者才是家庭关系的组织原则及社会认为的"男性气概"或"女性气概"的行为基础。Levant 和 Philpot（2002）指出，性别角色是心理和社会建构的实体，给男性和女性带来了某些好处和坏处。而且，也许从治疗的角度看，最重要的可能是不要将性别角色看作固定的，而将其看作会发生变化的。

专栏3.1 循证实践

治疗师的背景对评估和治疗的影响

Hertlein和Piercy（2008）调查了508名婚姻和家庭治疗师，来探讨来访者的性别和治疗师的背景因素（社会经济地位、种族、民族等）如何影响治疗决策。他们研究的具体临床问题是治疗师如何理解和处理社交媒体不忠案例（处于承诺关系中的人通过社交媒体与他人接触，其行为范畴可以从调情、建立情感联结到获得性满足）。治疗师需要对几个典型的互联网不忠情境做出回应，在一半的样本中，在这些情境中发起不忠行为的人是相同的。研究者还要求治疗师回答他们可能会如何评估和处理这些情境所引起的主诉问题。他们被要求评估问题的严重性，提供预后判断，估计治疗所需的会谈次数，并说明他们会从个人还是关系的角度入手。结果表明，来访者的性别、治疗师的年龄和性别、治疗师所报告的宗教信仰以及治疗师个人的不忠经历会带来治疗师评估和治疗来访者方式上的差异。研究结果清楚地表明了多样性变量会如何影响治疗方法和结果。

敏感的家庭治疗（gender-sensitive family therapy），试图克服治疗师在临床干预中做出限定于生理性别的刻板印象。她建议治疗师熟悉来访者（和治疗师）在成长过程中吸收的性别角色信息，也许更重要的是去帮助来访者（和自己）识别、标记以及挑战基于性别歧视的信息。

构成我们社会的不同文化群体的各种不同的观点和生活方式日益受到关注。这些工作着眼于更大的社会文化背景，以扩大我们对于文化如何影响家庭规范、价值观、信仰体系和行为模式的理解。对多元文化的关注也挑战了家庭治疗师先前对于什么是"健康"家庭的根深蒂固的种族中心观点。正如戈登堡夫妇（Goldenberg & Goldenberg, 1999）所主张的，如今的家庭治疗师必须考虑到来访者家庭的文化背景，以避免因不熟悉其行为而病态化少数民族家庭，并注意在治疗过程中不要误诊家庭的行为或给其错贴标签。这要求治疗师清醒地意识到这些相同的因素会如何塑造自己的人格和专业能力。

多元文化和特定文化的考虑　　　　　　　　　　　　　　学习目标1

要了解家庭，就需要了解家庭运转所处的文化背景（种族、所属民族群体、宗教、社会经济地位、性取向），以及家庭所遵循的文化规范。文化——一代代传递的、共享的、习得的知识、态度和行为——以各种方式影响着家庭，有些影响是微小的，有些影响则是家庭运作的核心。它与我们的世界观交织在一起。语言、规范、价值观、理想、习俗、音乐和食物偏好在很大程度上都是由文化因素决定的（McGoldrick & Ashton，2012）。

 专栏3.2　临床笔记

认识到非裔美国家庭的力量

对于治疗师来说，理解不同的群体如何理解和体验他们的力量是很重要的。在Robert B. Hill的开创性工作的基础之上，Bell-Tolliver、Burgess和Brock（2009）访谈了30名非裔心理治疗师。这些治疗师在治疗非裔美国家庭时使用力量视角，在家庭中识别这些力量并明确如何在临床上运用它们。Hill（1971，2003）界定了这一人群的五种力量：（1）强大的亲属联结；（2）强大的工作导向；（3）对家庭角色的适应能力；（4）强大的成就导向；（5）强大的宗教导向。在此之上，Bell-Tolliver及其同事补充了（6）非裔美国家庭寻求治疗的意愿增强（比起Hill所在的时期），以

及（7）家庭结构。研究者还明确了治疗师在治疗中调动这些力量时可以考虑使用的策略。

- 运用信念、态度和策略来建立治疗师和来访者之间依赖肯定、赞美及鼓励而形成的信任。
- 理解，即许多来访者希望治疗师理解非裔美国家庭的历史和当前的困难，特别是与种族歧视有关的。
- 倾听和对力量保持好奇。
- 使用讲故事的方法。
- 在治疗中适当地结合宗教与精神生活。

力量和任何对于病理构成的看法都应被理解为会受到性别和文化因素的影响。

文化敏感的治疗

当家庭治疗师试图将现有的治疗模型应用到之前较少接受服务的文化群体时，[1]他们还必须更加清楚地了解自己的文化背景和价值观，并且检查这些因素对于病态化少数民族家庭的影响，特别是这些少数民族家庭的价值观、性别角色、管教实践、情感表达形式等，与治疗师自己或来自其他文化的治疗师有所不同（Fontes & Thomas，1996）。目前有心理学家正在努力发展一种文化敏感的治疗（Prochaska & Norcross，2014），例如，这种治疗承认大多数治疗师所持有的欧裔中产阶级文化观（将个人选择放在优先位置、自给自足、独立）不是所有民族群体都信奉的。例如，许多亚裔家庭内部是相互依赖的，因为其家庭成员会将个人的需要置于家庭和整个社会的需要之后（McGoldrick & Ashton，

---

[1] 根据2010年针对加州执业婚姻和家庭治疗师的一项调查，Riemersma（2010）报告，有欧裔美国人背景的来访者比例在15年间从94%下降到了89%。这些治疗师表示，他们通常都会治疗来自其他文化的来访者。

2012）。

　　不断发展的文化多样性观点认识到，各个种族和民族群体的成员在共享美国主流文化的共通因素的同时，也会保留各自的文化认同（Axelson，1999）。在许多情况下，民族价值观和认同感可能会影响移民到这个国家后的几代人的家庭生活模式。文化适应是一个持续进行的过程，通常发生在几代人身上。因为家庭会一直面临移民到的主流文化中普遍的、不断变化的性别角色期望、育儿实践、代际关系和家庭边界等问题。同时，移民家庭往往必须面对更换到更低水平工作的社会阶层的变化、民族偏见和歧视，以及要接受在新的土地上的少数民族身份。此外，在某些情况下，他们还需要面对被驱逐的恐惧。

　　显然，如果家庭治疗师想要有效地帮助这类家庭，就必须对来访者家庭中日益多样化的文化保持敏感（Aponte & Wohl，2000）。另一方面，他们必须小心，不能盲目地采取聚焦于民族的观点，即将某一群体的所有成员看作同质的，因而像对待一个文化原型一样对待某个来访家庭。在这里，我们有必要注意Falicov（2014）关于民族多元化群体的提醒，即各种其他因素——例如，教育水平、社会阶级、宗教以及进入美国社会的适应阶段——也会影响家庭的行为模式。此外，每个家庭成员在文化适应程度和文化价值观遵守方面也各不相同（Sue & Sue，2012）。

发展多元文化的框架

　　多元文化观主张在治疗家庭时采取一种广泛的、对文化敏感的方法，并敦促治疗师拓宽他们的态度、信念、知识和技能，从而变得更具文化素养和文化胜任力（Sue et al.，1998）。具有文化胜任力的治疗师在进行评估、形成判断和开始干预之前，会考虑来访者的文化历史。他们认为，没有适用于所有家庭的单一人格理论，反过来要采取的是多元的观点，即要采用植根于特定文化以及对特定的文化敏感的多重视角（Prochaska & Norcross，2014）。

　　许多多元文化主义的提倡者不仅仅提倡了解特定的文化，还敦促对待多元文化及其文化影响采取开放且灵活的态度，而不要限定于某一特定文化群体（Pedersen，2000；Ponterotto，Casas，Suzuki，& Alexander，2010）。同时，他们提倡治疗师更深刻地认识自己的价值观、假设和信念，并认识到这些信念、价值观、假设都不是绝对的，而是来自治疗师自己的文化遗产。Sue和Sue（2012）强调在与"有文化差异"的来访者群体进行治疗性工作时，治疗师采取更宽的视角很重要，并且要学习一套适用于不同来访者的干预技术。关于增强多元文化意识的练习，请参阅专栏3.3。

专栏3.3 临床笔记

文化分享

为了从一开始就传达所有临床互动都需要从不同的视角来搭建文化桥梁这一信息，并让学生参与探索他们的文化背景，我们通常会以文化分享来开始培训。我们要求培训小组的学生从以下几个方面介绍自己：（1）从民族的角度描述自己；（2）讲述在他们的家庭中，是谁影响了他们的民族认同感；（3）讨论除了他们自己的群体外，他们认为自己最了解哪个群体；（4）讨论他们认为自己的家庭成员对于因心理问题而被转诊进行治疗会有什么反应。有时，我们会使用一些练习，促使受训者在训练小组中与他人进行小型交流，来讨论文化问题，例如下述所示。

● 讲述一下，关于你的文化背景，你最喜欢的事情，以及你觉得最难处理的事情。

● 描述你的家庭是怎样"性别化"的——与性别相关的行为规则是什么，以及你家里有谁不符合家庭的性别刻板印象？

● 你的阶级背景是什么？由于教育、婚姻、金钱或地位，你或家里的其他人发生了哪些改变？

● 描述某次你在某个群体中感觉自己是"异类"的情况，以及你和他人是如何处理这种"异类感"的。

● 阐述在你的成长过程中，关于民族，被授予了哪些内容，以及你对这一点的认识如何随着时间而改变。

（McGoldrick & Hardy，2008，pp.453–454）

Hernandez、Siegel 和 Almeida（2009）提供了一个文化情境模型，用于治疗来自不同背景的家庭。该模型使用三个过程来促发治疗中的变化：（1）发展关键意识；（2）增强赋权感；（3）责任感。这些过程可以对家庭经历的四个方面有所裨益：（1）交谈；（2）行为；（3）仪式；（4）社区建设。通过对家庭单独进行工作，以及与来自相似背景（包括相同性别和混合性别的形式）的其他人组成的较大团体进行工作，作者努力创造出一种集体的经验，推动家庭系统以及这些系统内的个人，通过提高他们的自我意识，使其赋权感和责任感达到新的水平，从而探索主流的父权话语对男性和女性的文化生命造成的影响。

文化特异性和家庭系统

那些提倡使用文化特异的方法进行工作的家庭治疗师鼓励大家更仔细地了解不熟悉的群体常见的基于文化的家庭模式。麦戈德里克等人（McGoldrick，Giordano，& Garcia-Preto，2005）召集了几十位专家，提供有关各种族和民族群体的详细知识。他们对于不同生活方式和价值体系的描述突出强调了随着数百万人移民到这里寻求更好的生活，美国日益成了一个异质的社会，一个由不同种族和民族群体组成的多元化社会。在2000—2010年，美国人口增长总量大部分来自西班牙裔人口的增长；亚裔人口增长幅度最大（43%），增加到了总人口的5%（Humes，Jones，& Ramirez，2011）。同样，Pedersen、Draguns、Lonner和Trimble（2008）提供了详细的与治疗来自各个特定背景的来访者相关的信息。

评估一个家庭的文化遗产对其身份认同的影响的方法之一是，在评估家庭之前尽可能多地了解该家庭所属的特定文化。这项工作对于确定其成员在多大程度上认同他们的民族背景，并且弄清民族相关因素与主诉问题之间的关系是有价值的（Giordano & Carini-Giordano，1995）。若是因为对另一种文化不熟悉，就将来自该文化的来访者的家庭行为判断为异常，跟这种错误一样，治疗师也必须小心，不要简单地将异常行为归因于文化差异，从而忽视或轻视它。

要全面了解一个家庭的发展和当前的功能，必须考虑性别、社会阶级地位、性取向、宗教和种族或民族认同，评估其文化群体的亲属关系网络、社会化经历、沟通方式、典型的男女互动模式、大家庭的作用以及类似的文化相关的态度和行为安排（Goldenberg & Goldenberg，1993）。

家庭治疗师在评估家庭功能时，必须尝试区分来访者家庭普遍的（各种家庭共有的）、特定文化的（群体——如非裔美国人、古巴裔美国人或女同性恋家庭等——共有的）或特殊的（专属于这一特定家庭的）模式。也就是说，他们必须对那些与文化因素相关的和与文化因素无关的家庭情况进行区分，但这就需要检验家庭的生态系统背景（Falicov，2014）。就这方面，Boyd-Franklin（2002）指出，与主流的文化规范不一样，非裔美国人遵循强调集体认同、家庭联结和相互依赖的文化价值观。她对非裔美国父母进行的研究（Boyd-Franklin，Franklin，& Toussaint，2000）揭示了这些父母对他们的孩子，尤其是儿子的特殊担忧：种族相貌、特殊教育和青少年司法程序中不成比例的人数、吸毒和酗酒、

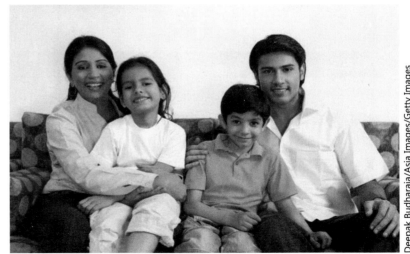

假设这个家庭去做家庭治疗了。你觉得治疗师的种族是否会对治疗产生影响？为什么会或不会？

帮派、暴力等生存问题。

家庭治疗师还必须记住，虽然保持差异可能源于特定群体的民族或种族特征这一意识通常是有所助益的，但假设有相同文化背景的家庭就是一致的也是有风险的。Fontes 和 Thomas（1996）告诫，虽然文化特异的家庭治疗观提供了有用的指南，但这些指南不应被视作对单个家庭进行工作的"菜谱"。即使家庭有着相同的文化背景，但不同的家庭有不同的历史，可能来自不同的社会经济地位，或可能有不同程度的适应水平。例如，这些作者观察到，墨西哥裔美国家庭的成员可能会主要认同自己为天主教徒、加利福尼亚州人、专业人士或民主党人；而他们的原籍国或文化背景对其生活方式的影响实际上可能是次要的。最终，治疗师的任务是了解来访者的家庭是如何发展的，以及目前对其文化的看法。

家庭治疗师在使用主流文化的规范来评估文化模式与自己不同的人的态度、信仰和互动模式之前，必须谨慎行事。治疗师若是缺乏对文化的理解，尤其是欧裔治疗师，那么在某些文化中经常会被认为是家庭治疗的障碍（Awosan，Sandberg，& Hall，2011）。如果用"色盲"的视角看待种族差异，意味着否认他们与来访者在经历、过往史和社会存在上的差异，就乏善可陈了。关于相同性的迷思实际上否定了肤色在非裔美国人家庭生活中的重要性，从而剥夺了治疗师和家庭成员处理与种族有关的敏感问题的机会（Boyd-Franklin，2003a）。在专栏 3.4 中，我们展示了治疗一个墨西哥裔家庭所采取的文化敏感方法。在更广的社会背景下，家庭所呈现的逃学问题可以被看作一个社会文化问题。

 专栏3.4　个案研究

对拉美裔家庭的咨询

奥尔蒂斯一家由47岁的父亲罗伯托、44岁的母亲玛格丽塔以及两个女儿——12岁的玛格达莱娜和10岁的罗思娜——组成。这个家庭以前从未做过咨询。傍晚时分，他们带着极为有限的对于咨询过程的理解，一起来到了学校的咨询室赴约。他们并不了解自己可以和学校的咨询师谈论孩子在家时的问题，就因孩子在过去的6个月可怜的和零星的出勤率而被学校管理层请来了家

长。实际上，玛格达莱娜已经不去学校了。而罗思娜最近也开始模仿姐姐的行为，尽管她有些天确实会去上学。

安排奥尔蒂斯一家前来接受咨询遇到了几个问题。奥尔蒂斯太太来自萨尔瓦多。虽然她25岁时就和哥哥从墨西哥蒂华纳非法越境来到美国，至今已经20年了，但她的英语还是说得很差。因此她对于要在学校管理层面前讲话而感到不自

在。奥尔蒂斯先生是来自墨西哥农村的非法移民。他在美国停留的时间更长，抵达后不久就去上了英语课。他必须说服所有家庭成员到场。父母双方最近因为联邦移民条例获得特赦，并期望他们的孩子在美国过上更好的生活。不用说，当得知孩子逃学时，两位家长都非常难过。

学校咨询办公室安排其中一个咨询师奥古斯托·迪亚兹来见奥尔蒂斯一家。迪亚兹先生是第三代拉美裔美国人，他在成长的过程中从来没有听过家人讲西班牙语，但他上高中时学了西班牙语。他对于奥尔蒂斯一家每个家庭成员的感受以及接触这个家庭时合适的礼仪保持着敏感性。在咨询开始时，他尊敬地称父亲为一家之主，感谢他允许他的家人来参加。但他也表示孩子们是不可以逃学的，如果她们继续这么做，将会有法律后果。迪亚兹先生意识到奥尔蒂斯太太看起来很难听懂他的英语，便请玛格达莱娜来担任翻译。在合适的时候，他不时会使用西班牙语的单词或俗语，尽管他对于说自己美国化的西班牙语感到相当不自在。当他不确定自己所说的西班牙语是否准确地表达了他想表达的内容时，他也会寻求玛格达莱娜的帮助。

第一节咨询主要是为了让这家人了解他们可以期待从咨询中获得什么，建立对咨询师的信任，并说他对他们的处境感兴趣，会尽力提供帮助。迪亚兹先生鼓励所有家庭成员参加咨询，并多次反馈父亲在带家人来讨论这些问题上的力量。他们安排了下周另一个晚上的咨询，该时间不会影响奥尔蒂斯先生白天的园艺工作或奥尔蒂斯太太白天的家政工作。

当奥尔蒂斯先生终于感觉能舒服地分享他的想法时，他说，女孩不需要高等教育，他的女儿们已经知道如何读和写了；如果他有儿子，将会

是不一样的。然而，令他感到不安的是，她们不听话，不尊重父母，没有告诉父母她们不上学，而是撒谎说她们是如何度过一天的。尽管奥尔蒂斯太太看起来同意，但是她也说自己对于学校和所移居国家发生的大多数事都持怀疑态度。她暗示自己知道孩子逃学的事，并补充说，她会因孩子生活在拉美裔人和非裔人混居的社区而感到担心，所以孩子待在家里而不是受到她们粗鲁的同学的影响，她对此只感到高兴。奥尔蒂斯太太将女儿们逃学在家视为漫长的一天后给女儿们提供了帮助自己的机会，也是为她们最终的婚姻而进行的良好训练。

在前两次咨询中，玛格达莱娜和罗思娜，除了被直接提问外，都保持沉默，在第三次家庭咨询中，她们开始敞开心扉。她们承认感觉自己在学校被孤立了，特别是因为她们的父母不允许她们带同学回家或者天黑后去别人家。她们还承认自己受到帮派的恐吓。但她们不敢告诉父母，因为她们觉得父母不会理解她们。玛格达莱娜离校是因为她在学校操场上被一个年长的女生攻击了，且被警告要离学校远一点，否则她将会受到严重伤害。罗思娜通常会跟着她的姐姐，并相信如果她的姐姐害怕了，就是真危险。

到第五次咨询的时候，咨询师赢得了家庭成员的尊重，成功地让家庭成员展开交流。奥尔蒂斯太太表示她有兴趣学好英语。然后咨询师引导她，晚上到一个高中里将英语作为第二外语的班级学习。奥尔蒂斯先生也被说服，允许他的妻子和他们其中一个邻居，即另一位来自萨尔瓦多的女士一起去上晚课。他为她想要努力提高英语水平而高兴，因为这最终能使他们获得美国公民身份，从而让家庭更安全。玛格达莱娜的母亲去学习英语，也将使玛格达莱娜不再需要承担家中翻

译者和小大人的关键角色。迪亚兹先生了解到这个家庭需要其他特殊服务，例如填写各种保险表格和所得税申报表。于是他指导他们到当地的天主教会寻求帮助。那里有一些志愿者正在帮助教区居民解决此类问题。

孩子们的母亲给了她们更多的帮助。每天去上班之前，她都会先送她们去上学。应咨询师的要求，学校调查了威胁玛格达莱娜的女孩的情况。虽然那个年长的女孩看起来仍然很吓人，但是当玛格达莱娜和罗思娜在操场上加入其他孩子的团体而不是被大家孤立时，她们觉得更安全了，而被恐吓的现象也很快就停止了。玛格达莱娜加入了学校的啦啦队，而罗思娜表示她有兴趣学习弹奏乐器并加入学校的乐队。

咨询师以积极的、问题解决导向的方式成功地在家庭、学校和教会间扮演了中间人的角色。迪亚兹先生让奥尔蒂斯一家更好地利用社区和机构资源，并更多地感觉到自己成了整个社区的一部分，从而帮助他们解决目前呈现的逃学问题。

（Goldenberg & Goldenberg，2002，pp.331–333）

此外，在与移民家庭合作解决顺应和适应问题时（Berry，1997），治疗师需要注意区分新近的移民家庭、美国移民家庭（在外国出生的父母、在美国出生的或在美国接受教育的孩子）和移民后代家庭（Ho，Rasheed，& Rasheed，2004）。每个人都有一套特定的适应问题，涉及经济、教育、认知、情感和情绪方面。在继续认可原籍国文化和采用新的主体文化要素方面，每个家庭的顺应过程是有差异的；家庭历程可能在顺应对行为问题（Santisteban et al.，2012）和抑郁症状（Perez，Dawson，& Suárez-Orozco，2011）的发展中起中介作用。因此，根据所治疗家庭的特定文化特征来调整干预措施可能是有益的（Santisteban，Mena，& Abalo，2013）。

家庭和家庭治疗中的性别问题

不管是在原生家庭中还是在他们通过婚姻或伴侣关系形成的家庭中，男性和女性所经历的家庭生活既是相似的又是不同的。通常，他们在被抚养长大的过程中，被给予了不同的角色期待、信念、价值观、态度、目标和机会。一般来说，男性和女性从生命早期开始就习得了不同的问题解决技巧，培养了不同的沟通方式，发展出了对于性的不同观点，对人际关系持有不同的期待。例如，传统上女性被社会化的方向是，发展出根植于从属（合作、养育孩子、情绪表达、悲悯）的主要价值观的态度和行为，而男性的培养方向大体是看重自主性（权力、进取性、竞争性、理性）。虽然两性都受到不同性别角色期待的影响，但是 Hyede 和 Else-Quest（2012）提出，若是拒绝默认社会决定的规则和期待，女性更容易面临社会的反对和惩罚。如果女性表现出了太多被认为是男性特征的自信果断，就可能被贴上贬义的标签。同样的，如果男性显得过于被动、情绪化、敏感或脆弱，他们就可能被贬低。因为这些特质会被认为是女性的一部分。一个太"傲慢"的女人和一个"温和、顺从"的丈夫的组合常常会让其他人感到不舒服，且会因其角色倒置而激起他人带敌意或诋毁的评论。

　　这些知觉和行为上的性别差异是文化与生物因素之间复杂的互动过程造成的。正如 Knudson-Martin（2012）所观察到的，尽管人们努力促进两性平等，但许多不平等现象依然存在，并对家庭生活造成明显的和潜在的影响。她提出，性别会影响家庭结构（决策、利益的优先次序、权力）、家庭的情感和意义（对行为和情感的解释的社会影响）以及技能（由针对性别处方所带来的技能和特质发展的刻板限制）。

　　此外，性别社会化存在民族差异。针对拉美裔家庭的研究表明，根据传统的性别期望对女儿社会化的趋势依然存在，即会强调刻板化的女性行为（Raffaelli & Ontai，2004）。但是，每种文化内部也存在差异，个别文化正在转变，因此对文化敏感的治疗可以适当地包括关于性别的社会文化态度的对话（Knudson-Martin，2012）。

　　男性的生活似乎大致遵循了在其人生早期就被灌输的社会期望和教导，而女性的生活总体而言似乎更加多样化。通常，她们会经历更多的开始、停止、中断和弯路，因为她们被要求顺应父母、丈夫、孩子和其他方面的家庭责任（Bateson，2001）。男性和女性通常带着关于别人期待他们做什么的不同看法进入婚姻或其他关系，以及为人父母。毫不奇怪，他们会拥有不同的家庭经历。丈夫和妻子对于性别角色、身体和心理上的亲密、开放式沟通的自在程度和频率、与家庭成员的关系、在家庭领域的权力、情感回应、忠诚、家庭责任和财务问题等的看法可能都存在差异（McGoldrick，2010）。此外，这些不同的经历和期望可能会为未来的冲突奠定基础。这些未来的冲突是他们性别相关的训练、观点、优先级和权力感两极化的结果。Knudson-Martin（2012）鼓励父母通过思考相对地位（男孩和女孩都有权力安排关系相关的事项吗？）、关注他人（期待男孩和女孩都关注他人的情绪和需求）、顺应模式（期待男孩和女孩之间顺应的平衡）以及幸福（男孩和女孩应平衡个人成就与对关系的责任），从而为孩子的性别平等做准备。

女性主义和家庭治疗

对于我们在一生中接收的性别角色信息通常会在多大程度上影响我们当前的家庭生活，家庭治疗领域的认识发展是相对缓慢的（Enns，2004）。正如麦戈德里克等人（McGoldrick，Anderson，& Walsh，1989）所指出的，许多早期的家庭治疗师在治疗时不会考虑性别，好像家庭成员是一个系统中可互换的单位，对家庭内部的互动结果拥有同等的权力[1]和控制权（从而承担同等的责任）。在父权制社会中，家庭生活更大的社会、历史、经济和政治背景普遍被忽视了。治疗师大体上对于家庭的性别安排持中立的立场，从而有默许压迫女性的传统价值观的风险。通常，对家庭治疗师来说，这样做的总体结果是使寻求帮助的家庭内男女平等的"神话"永久化（Hare-Mustin & Marecek，1990）。

然而，从20世纪70年代开始，越来越多的家庭治疗师，起初主要是女性治疗师，开始挑战将女性放置于不利地位的基本假设。几个开创性研究（Avis，1985；Gilligan，1982；Goldner，1985；Hare-Mustin，1978；Miller，1976）指出，现有的家庭治疗模型的错误——没有足够关注男女关系中性别和权力的差异——实际上忽视了这些性别模式会如何影响家庭内部的互动，即家庭生活的社会背景。虽然在当时还没有提出另一种**女性主义家庭治疗**（feminist family therapy）[2]，那是20世纪80年代末出现的，但是这些批评家认为，家庭治疗师往往会（有意或无意地）强化传统的性别角色（Avis，1996），并认可传统的男性/女性角色，即贬低传统上与女性相关的特质（依赖性、教养孩子、情感表达），同时赞美男人高度重视的特质（进取性、竞争性、理性），这反映了更大的社会背景也是如此。为了纠正这种性别偏见，这些女性知情者治疗师开始挑战不仅

---

[1] 家庭内部的权力通常是以各种方式获得的：通过性别、年龄、收入能力、尊重或恐惧。在整个社会中，权力分配是不均的，取决于性别、阶级、种族、宗教、民族、年龄、性取向、职业和身体能力等因素（Fontes & Thomas，1996）。虽然性别角色正在转变，女性出任强有力的职位（企业高管、宇航员、最高法院法官、国家元首），但Risman（1998）指出，总体而言，在所有文化群体中，男性依然比女性拥有更多的权力和地位。

[2] 没有某个单一的疗法可以被称为女性主义家庭治疗，在本书后续部分阐述的所有治疗流派中，都有治疗师认为自己是女性知情者（feminist-informed），也会采用各种方法与家庭工作。相反，正如Avis（1996）所强调的，女性主义家庭治疗是"一个看待两性关系的视角，一个治疗师可以用来观察其来访者的镜头"（p.223）。不管理论观点是怎么样的，所有治疗师都要解决来访者生活中的性别和权力不平衡问题，都要提倡以赋权和平等主义为目标（Worell & Remer，2002；Enns，2004）。

塑造女性独特的发展和经历，还塑造她们和男性的关系的社会、文化、历史、经济和政治条件。

由玛丽安娜·沃尔特斯（Marianne Walters）、贝蒂·卡特（Betty Carter）、佩姬·帕普（Peggy Papp）和奥尔佳·西尔弗斯坦（Olga Silverstein）共同主持的女性家庭治疗项目始于1977年，持续了近30年。该项目研究了家庭关系中的性别模式以及经典的家庭治疗方法背后的父权制假设。这些家庭治疗师提供了一个女性知情者的临床视角，挑战了该领域的传统智慧。她们认为，矛盾的是一个专门讨论家庭的领域依赖由男性决定的、刻板的性别角色和由性别界定的家庭功能这一过时的蓝图。她们的教材《隐形的网》（*The Invisible Web*；Walters，Carter，Papp，& Silverstein，1989）描述了她们在运用女性主义观点理解基于性别和权力的家庭问题的体验。这个项目在这一领域产生了巨大的影响，使家庭治疗师的视角从家庭内部发生的事情拓展到思考更广的社会和文化因素（Simon，1997）。

女性主义者对于家庭治疗理论和实践的重新审视

由于早期的家庭治疗主要是由男性定义的，男性的语言和态度不可避免地主导了早期的理论。霍夫曼（Hoffman，1990）指出，男性的偏见被植入了将异性恋、父权制家庭看作常态的家庭观念中。他认为"过度介入的母亲"或"纠缠的家庭"等术语是带有性别歧视的，且往往特意将家庭问题归咎于母亲。

女性主义治疗师认为如"循环因果论"（在男女关系中，指定一种相互强化行为的重复模式）这样的控制论概念是特别不能接受的。他们坚信，这种基于系统的概念意味着每个参与者在互动中都拥有同等的权力和控制力，他们对此是质疑的。特别是在男性对女性进行身体虐待（强奸、殴打、乱伦）的情况下，他们反对控制论的观点，即认为双方处于互为因果的模式中，是双方都负有责任的行为序列导致了暴力的发生（Goldner，Penn，Sheinberg，& Walker，1990）。

女性主义者批评控制论隐藏的含义，即没有人需要为此受到谴责——没有侵犯者的侵犯——从而消除了侵犯者的责任。他们强调在人际关系中，男性的力量更强大，即男性的体力更胜一筹，而女性更脆弱。他们主张，控制论的认识论往往会指责受害者，因为受害者是作为持共同责任的参与者或因保持关系而让自己受到伤害的。Avis（1996）指出，暗示所有互动行为都源于互动本身，会使得我们不可能在互动外找到原因。对此，她列举了诸如"与性别合适的行为有关的文化信念、使用暴力行为的先天倾向，或每个伴侣进入关系时的权力

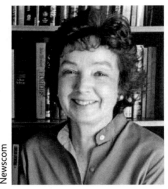

雷切尔·黑尔-马斯廷（Rachel Hare-Mustin），哲学博士

差异等可能的外部原因"（p.225）。

雷切尔·黑尔-马斯廷（Rachel Hare-Mustin，1987）将性别描述为"组建世界的基本类别"（p.15）；根据Knudson-Martin（2012）的说法，性别是"一种社会创造的结构，由文化所属成员认为适合男性或女性的期望、特征和行为组成"（p.325）。黑尔-马斯廷通常被认为是家庭治疗师中第一个提出女性主义问题的人。他提出，普遍观察到的男女行为差异只是反映了社会上既定的性别安排，而不是男女本质上的任何关键差异。根据黑尔-马斯廷的说法，对于女性通常更关心人际关系这一点，我们最好将其理解为一个人缺少权力时取悦他人的需要。从这个角度看，女性的行为反映了她相对于男性不那么强大的角色地位，而不是其内在的性格弱点。强者提倡规则与理性，弱者拥护关系联结。黑尔-马斯廷（Hare-Mustin，1987）提供了以下例子。

因此，在夫妻冲突中，丈夫运用逻辑，妻子需要关怀。但是，在家长与子女的冲突中，家长（包括母亲）会强调规则；孩子们在寻求被理解。社会奖励理性，而不是情感，但使用理性还是情感，与谁拥有权力有关，而不是主要与是男性还是女性有关。（p.22）

性别、工作和家庭生活

处于所有社会经济水平的女性，无论是单身、同居、已婚还是单亲家庭的主导人，进入有偿工作的世界，就已经对男性-女性关系的发展产生了深远的影响。现在，工作场所中有一半是女性，而且尽管许多动力已经发生改变，但许多仍是相同的（Hochschild & Machung，2012）。近年来，女性的结婚时间推迟（或根本不选择结婚），而且生育的孩子越来越少。如前所述，决定成为父母的夫妇必须重新安排家庭系统，重新协商各自扮演的角色，特别是如果妻子像绝大多数人一样继续在外工作的情况。女性，特别是单身母亲或贫困的、来自少数民族的、移民的和受教育程度低的女性，一直是劳动力人口的一个组成部分。新加入的是已婚女性，包括有年幼子女的女性（Goldenberg & Goldenberg，2002）；参见专栏3.5。

打破在家务和工作责任方面刻板的男性-女性角色，对于当代家庭治疗至关重要。尽管现在的男性与过去相比更多地参与了学龄前儿童的抚养和家务劳动，但工作的妻子依然承担着照顾孩子和完成大多数家务的主要责任。此外，女性可能承担着照顾生病的孩子或年长的家庭成员、与双方原生家庭保持联系

专栏3.5　循证实践

变化的教育、工作和家庭角色

在过去30年中，男性和女性的工作和家庭角色的变化速度惊人得快。现在，女性完成研究生院和职业学院学业的比例与男性相同或比男性高。她们现在占了美国劳动力的一半，且可以预期还将在有偿劳动市场度过至少30年的时间。如今，美国的模范家庭是双职工家庭，其中40%受过大学教育的欧裔女性挣的钱与她们丈夫一样多或者更多（Barnett & Hyde，2001）。随着老年男性主导的群体的退休，专业队伍（法律、医学、制药、工商管理）的"女性化"程度应该会继续提高。然而，许多职业女性仍然面临某些热门问题：工资平等、产假、灵活的用于承担家庭责任的时间（Cox & Alm，2005）。

与过去相比，男性花在照顾儿童和完成家务上的时间变多了。而随着夫妻双方越来越追求公平，就业女性花在照顾儿童和完成家务上的时间有所减少。Barnett和Hyde（2001）认为，多重角色对男性和女性都有好处。除了增加在当今经济形式下通常必要的收入之外，女性还有机会体验成功，并获得家庭以外的具有挑战性的经历。

和维持友谊的主要责任。

随着孩子们走出家门并组建自己的家庭，男性和女性可能会发现自己有不同的优先级（McGoldrick，2010）。男性可能会希望与妻子更亲近，而妻子可能开始对开启自己的生活感到活力满满，因为她们或许可以恢复工作或家庭外的其他活动。麦戈德里克及其同事认为，如果严重的婚姻关系紧张导致两人离婚，就像在这个阶段有时确实会发生的一样，那么女性会变得特别脆弱。她们不仅比男性更不容易再婚，而且她们对于人际关系的卷入度、相互依赖的倾向、一生都把个人成就放在照顾他人之后，以及对于竞争性成就持有矛盾态度，使得她们特别容易感到绝望。

最后，由于女性比男性长寿，许多女性可能会发现自己是孤独的，且经济上是贫穷的。她们很可能向女儿（也可能是儿媳）寻求支持和照顾，因为在我们的社会中，可能除了替老人管理财产外，女性承担着大部分的照顾老人的责任。

男性研究和性别角色意识　　　　　　　　　　　　　　　　　学习目标3

想要具有性别敏感性（或了解女性主义），就要意识到男性或女性在成长过程中的行为、态度和社会化经历上的差异，特别是在家庭内和社会整体上的权力、身份、地位和特权方面的差异。Brooks（1992）指出，最初是女性发现过去存在家庭治疗师"性别失明"的现象，因而主要关注女性的观点。然而，他提醒我们，作为男性社会化经历的结果，男性也承受了很多的角色束缚和角色劣势。他们可能也受困于带性别歧视的治疗干预，将男性限制在范围很窄的家庭角色内（如养家糊口者），同时剥夺了他们体验通常分配给女性的角色（如养育子女）的机会。Levant 和 Philpot（2002）认为，这种性别角色限制对男性来说在本质上是创伤性的，因为这样会抹去他们自然的情感。Knudson-Martin（2012）主张建立一个"相互支持的关系"的模型，该模型假定男性重视关系技能，并希望照顾他们的伴侣和促进平等。

男性研究通过关注男性生活中的角色限制来拓宽女性主义的探索。这些社会化的性别限制可能会阻碍个体或人际满足。O'Neil（2013）指出，对女性特质的恐惧导致的社会化结果和规范将男性设定为：情感表达能力受限；工作与家庭关系有冲突；男性之间富有情感的行为受限；关注成功、权力和竞争。从这个角度看，对男子气概的证明往往来自展示权力和控制力的能力，而这很可能是以牺牲女性和儿童为代价的。被剥夺的情绪表达会对男性产生破坏性影响，尤其是对于青少年来说。例如，Irene Paz Pruitt（2007）指出，虽然相比于青春期女性，青春期男性报告患有抑郁症的可能性更低，但他们有严重的、与抑郁症相关的风险，包括自杀、未来物质滥用和未来做出违法行为的概率更高。O'Neil（2013）记录了过去 30 年中多种文化下的大量研究，发现性别角色冲突与 70 多个个人内在的（抑郁、焦虑、物质滥用）和人际的（亲密的能力更低、关系满意度更低）心理问题显著相关。种族认同、文化和顺应因素以复杂的方式与性别角色冲突产生相互作用。

 专栏3.6　临床笔记

角色转换为父母

总是在意关系平等的伴侣成为父母后，这一角色转换会给关系带来压力。这一时期往往涉及新的或复燃的、关于性别角色、家庭分工、同等比例的教养行为和维持以前的平等主义意识的斗争。婚姻满意度往往会随着孩子的出生而下降。许多女性，即便其最初的夫妻关系或多或少是平等的，但随着孩子出生，特别是当她们重返工作岗位时，她们也会发现自己承担了不成比例的家务。与这些伴侣一起工作的治疗师或许可以用下列方式帮助他们。

- 培养新手爸妈之间的建设性沟通模式。
- 帮助伴侣管理情绪和保持情感亲密。
- 让伴侣双方意识到他们之间任何的权力关系变化。
- 支持重新协商角色。
- 鼓励增加父亲的教养行为。

（Koivunen，Rothaupt，& Wolfgram，2009）

　　不管是否确凿，男性都有回避甚至贬低治疗的名声。这一假设可能会给在治疗中对任一特定男性进行工作带来挑战。为了检验另一种常见的关于男性的假设，即男性缺乏对关系问题的认识，导致他们不愿考虑、寻求和受益于伴侣治疗。Moynehan 和 Adams（2007）调查了一组伴侣，并发现初始问题报告的频率或模式或改善率并没有性别差异。其他研究表明，治疗男性时，处理性别社会化和敏感的性别问题是有好处的。同时指出，治疗师缺乏对男性性别角色冲突和有偏的假设的意识可能是有害的（Mahalik et al., 2012）。Falicov（2010）认为，与拉美裔来访者工作的家庭治疗师必须重新检验文化术语，如"男子气概"，以确保他们能避免持有简单化的负面观点，并纳入那些表示积极文化特质的术语。关于男性的刻板印象（和关于女性的一样）可能会对治疗干预产生负面影响。专栏3.7给治疗师提出了挑战任何刻板印象的方式。

 专栏3.7　**像临床工作者一样思考**

挑战刻板印象

　　思考一下，在以下情境中与家庭进行工作时，你会如何开展心理治疗。虽然重点被置于父亲作为男人的经历，但要同时思考种族、文化、社会经济地位、其他性别相关问题和年龄会如何促进你对他们的理解。使用提示来帮助你引导自己思考。

　　一个非裔美国家庭首次接受治疗，因为其成员总是在吵架，以及正如妻子/母亲注意到的，他们似乎已经不常待在一起了。随着咨询的进行，她提到，虽然她感激她的丈夫——唯一挣钱的人——给他们提供了富裕的生活，但她很想念他，并希望他能花更多的时间陪她待在家里。他变得恼火和冷淡，说："亲爱的，很难两者兼顾。如果我不工作，你就没有昂贵的健身房会员卡和奔驰牌汽车。"她把目光移开，此时你很想知道她是否为此感到着耻。十几岁的儿子说："事实上，就算你从不回家，我也不在乎。"父亲愤怒地瞪了儿子一眼。你以为父亲会爆炸，但他变得沉默，

然后你注意到他的眼眶湿润了。他轻声说："显然，我的家人不明白我有多爱他们。他们不明白，作为男人，我把我的生命奉献给了工作，就是为了给他们提供我所能提供的最好的生活。"

　　你可以怎么进行干预？

1. 你注意到了家庭成员是如何互动的吗？思考他们所使用的语言和身体姿势。

2. 你知道这个家庭很富有。这一事实会对你的任何想法或情绪反应产生影响吗？讨论你的感受。

3. 你会如何描述这对夫妻之间的互动？

4. 对于他们的父母和祖父母是如何使用钱的，你会考虑如何提出问题？

5. 对于可能对当前互动产生影响的家庭背景，你会问些什么？

6. 你自己的财务状况、文化、民族、年龄和性别会如何影响你的观点？在这次练习中，你对自己有了哪些了解？

有一个人际领域是性别、不对称的权力和控制力三者的交汇之处，即家庭暴力和性虐待。男性角色规范在此类暴力中扮演了重要角色。大量研究表明，有显著的证据支持遵守男性性别角色与亲密关系暴力有关，以及某些类型的暴力（心理的、身体的、性方面的）可能与特定类型的男性性别角色压力有关（Moore et al., 2008）。另一方面，与男子气概不符所带来的压力（未能实现社会对于男性角色的期望）也可能会造成痛苦，最终导致亲密关系暴力（Reidy et al., 2014）。Goldner（1998）从女性主义的角度承认男女双方都和殴打女性的行为有关，但暴力行为是男性的责任，而且重要的是不要责怪受害者（例如，认为"是她挑起的"）。Brooks（1992）认为，任何反暴力项目要想成功，都必须对性别敏感，包括对男性进行预防性的反暴力再社会化，这样他们就不会将暴力作为一种人际策略了。

在专栏3.8中，一名社会工作者试图用**家谱图（genogram）**来处理一起虐待妻子的困难案例（更为详细的讨论参见第八章），来帮助这对夫妇认识到他们在酒精使用方面的家族史，而丈夫还有暴力行为的家族史。

 专栏3.8 个案研究

一对要处理家庭暴力问题的伴侣

吉姆·库尔是被洛克县地方检察官办公室转介到洛克县家庭暴力项目的。他于2天前的一个晚上被捕，他的妻子黛安娜的身上和脸上有几处严重的瘀伤。社工克丽丝·科弗乐给吉姆做了访谈。吉姆是一位非自愿的来访者，不愿谈论这件事。克丽丝告诉吉姆，他有权不讨论这件事，但如果他选择不讨论，她就有义务告诉地区检察官他拒绝接受服务。她补充说，在这种情况下，地区检察官通常会向法院提交一系列指控文书，而这可能会导致他入狱。

吉姆不情愿地说出他和妻子意见不合，结果妻子打了他一巴掌，然后他打了妻子几拳以自卫。他补充说，昨天他在监狱里时被告知，她带着孩子离开了家，现在住在一家妇女庇护所里。他还担心她可能会联系律师，要跟他离婚。

克丽丝对"意见不合"的具体含义进行了询问。吉姆说他在喝了几杯啤酒后回家。回到家，他发现他的晚餐是冷的，然后他"继续"责备黛安娜没有打扫房间。他补充说，黛安娜就开始"说脏话"，最终升级为互相推搡和殴打。然后克丽丝询问这样的事件在过去是否发生过。吉姆说"发生过几次"，然后补充说，和妻子有肢体冲突是他"让她改正"的唯一方式。他说他整天都在做木工挣钱，而他的妻子就坐在家里看肥皂剧。他觉得她没有尽到她"应尽的责任"；他说家里看起来像一个"猪圈"。

克丽丝问吉姆，他是否觉得和妻子发生肢体冲突是合理的。他的回答是"当然"，并补充说，他父亲经常告诉他，"不用棍子，会宠坏妻子和孩子"。克丽丝问，在他小时候，他父亲是否会虐待他。他说会，并补充说，直到今天，他都恨他的父亲虐待他和他母亲。

克丽丝建议他们画一棵"家族树"，集中在三个方面：酗酒、身体虐待和传统与现代的性别刻板印象。克丽丝解释说，传统的性别刻板印象包括丈夫是主要的决策者，妻子顺从他，并主要负责家务。现代的性别刻板印象包括丈夫和妻子之间的关系是平等的。吉姆最初是不情愿的（他表示不知道画这样的"树"对于帮助他让妻子回来有什么用处），后来他同意合作画这样一棵"树"。（得到的家谱图如图3.1所示。）

家谱图帮助吉姆认识到他和妻子是家庭系统的产物，他们之间有着截然不同的价值观和习俗。在他的家庭中，男性通常会酗酒，有传统的

婚姻观，并倾向于在与伴侣的互动中使用身体力量。（吉姆补充说，他父亲在弟弟妹妹小的时候也对他们有过身体虐待。）在被问及时，吉姆提到，他经常打他孩子的屁股，并重重打过"一两次"。克丽丝问吉姆，当他对妻子和孩子们重复他鄙视的父亲所使用的虐待模式时，他有什么感受。他的泪水夺眶而出，说："不好。"

然后，克丽丝和吉姆讨论了他可以采取的行动，来改变他的家庭互动，以及他怎样可以用最好的方式接近妻子，并请求她和孩子回来。吉姆同意参加匿名戒酒互助会（Alcoholics Anonymous，AA）的团体活动，以及一个针对施虐者的治疗团体。在参加了1个月的治疗活动后，他联系了黛安娜，请求她回来。黛安娜同意

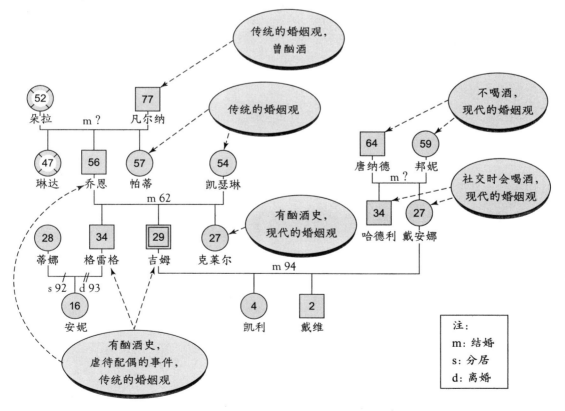

图3.1 家谱图示例：吉姆·库尔和黛安娜·库尔的家族

如果他停止喝酒（因为大部分的虐待行为发生在他喝醉的时候），如果他同意继续参加团体治疗和AA会面，以及如果他同意和她一起去咨询，她就回来。吉姆欣然同意了。（黛安娜的父母从来都不喜欢吉姆，表达了他们的不同意。）

在最初的几个月里，吉姆表现得很好，一家人能和睦相处。但在他生日那天，他决定下班后去喝几杯啤酒。他一直喝到醉为止。当他终于回到家，他开始在言语和躯体上虐待黛安娜和孩子们。对黛安娜来说，这是压垮她的最后一根稻草。她把孩子们带到了父母家，在那里住了几天，直到她们能够找到一套公寓并搬进去。她也提出了离婚申请，并最终成功地离婚了。

在很多方面，这个案例都没有"成功"。在现实中，很多社会工作案例都不成功。然而，家谱图在帮助吉姆认识到他已经习得的某种功能失调的家庭模式并将其付诸行动上，是很有用的。不幸的是，他还没有准备好做出持久的改变。也许在未来，他会更加坚定，但现在他又开始酗酒了。

(Zastrow, 1999，pp.188–189)

学习目标4 　从性别敏感的角度进行的治疗

性别敏感的家庭治疗旨在解放和赋权男性和女性来访者，使得他们能够超越由其生理状况设定的角色，进入自行选择的角色。在实践工作中，这意味着每个来访者都要克服内化了的社会规范和期望，对男性和女性来访者的性别刻板印象进行检查。性别敏感的治疗是以行动为导向的，而不仅仅是观点上的无性别歧视。无性别歧视的咨询试图避免强化关于大多数男–女关系中存在的性别角色和权力差异的刻板印象；性别敏感的家庭治疗会积极主动地帮助来访者认识到内化这些刻板印象会限制他们能知觉到的选择。性别敏感的家庭治疗技术见专栏3.9。

 专栏3.9　临床笔记

性别敏感的家庭治疗技术的例子

Knudson-Martin（2012）指出，治疗师需要认识到性别对关系的各方面的普遍影响，并要以强调平等来取代性别结构及其影响。她提供了性别敏感的家庭治疗技术的例子。

- 看重关系技巧。
- 促进范围更广的性别化体验。
- 中断支配模式。

- 识别促进平等的价值观。
- 谈论社会背景。
- 帮助男性参与。
- 支持沉默的声音。
- 帮助家庭发展他们自己的平等模式。
- 推广支持性别平等的政策和实践。
- 积极主动。

社会经济地位和家庭功能

每个文化群体都会划分社会经济地位，而每种社会经济地位都是由来自不同文化群体的成员组成的。处于每个社会经济阶层的男性和女性所经历的生活是不同的，不同于其他阶层的人，也不同于同一阶层但来自另一个文化群体的人。

没有一个群体内部是完全同质的：并非所有的非裔美国人都很穷；并非所有的白人都是中产阶级。事实上，尽管有色人种在穷人中所占比例很高，但美国大多数的穷人是白人。在今天的美国，越来越需要父母双方的两份薪水来维持一个家庭的中产阶级地位。

社会经济差异是社会内部主要的分隔因素。它们不仅在很大程度上决定了许多资源的获取（包括治疗），而且影响了信念、价值观和行为的塑造（Ho，Rasheed，& Rasheed，2004）。Kliman（2011）将家庭划分为统治阶层、职业管理阶层、工薪阶层和社会底层，以表示家庭除了年收入外的长期动力，特别是对于来自这些家庭的年轻人来说。她注意到，基于对于阶层的认同，个体在态度、观点和行为解释上存在巨大的差异。尽管我们的社会认为我们都是中产阶层（或拥有成为中产阶层的平等机会），但事实并非如此：超过14.5%的美国家庭生活在贫困线以下，数量超过4500多万人，还有许多人只是刚好生活在贫困线上。近20%的儿童生活贫困，近10%的65岁及以上的老年人生活贫困（U.S. Census Bureau，2013）。

权力的获得也在很大程度上取决于社会经济地位。正如阿庞特（Aponte，1994）所指出的，

> 穷人依赖并容易受到社会过大的权力的影响。他们不能把自己与社会的弊病隔绝开。当公立学校倒闭时，他们无法让孩子上私立学校。当他们的住房工程变得太危险时，他们也无法在高档社区买房。当社会陷入困境时，最贫穷的公民会被抛来抛去，且通常会被压垮。（p.8）

贫穷的非裔美国家庭长期处于失业和被歧视的环境中，在使家庭成员繁盛方面，他们的能力特别有限。非裔美国人的结婚率下降，加上青少年母亲数量增加，加剧了他们的家庭危机。

Kliman（2011）注意到隶属于某个社会阶层的成员身份会产生持久影响，

因为它会影响健康（在需要时获得医疗保健和使用服务）、饮食、长远决策的能力，且需要关注当下急需处理的冲突以及就业条件（例如，对比一下，因工作环境不需要体力劳动而在65岁以上仍能工作的高管，与那些因无法继续从事体力劳动而被迫退休的人）。阿庞特（Aponte，1987）也强调了被他称为组织不足的（而不是组织混乱的）家庭的产生。当几代人都生活在这种情况下时，无论来自何种种族背景的家庭都得"学会把自己的无能正常化"（p.2）。他们被迫接受自己对于社区的社会机构网络（福利、公共住房、公共资金资助的医疗保健）的依赖，没有必要的政治或经济力量去影响结果。在没有父亲的家庭盛行的地方，家庭成员的角色不再有区分，孩子们可能会长得太快，但智力和情感的发展受到了阻碍。

穷人的生命周期通常会因青少年怀孕而加快进程。我们在第二章中所描述的基于中产阶层的完整家庭的生命周期阶段的进程通常会被快速推进；例如，年轻母亲的孩子的"离家"阶段可能发生在她还在母亲家里的时候。Hines（2011）将此称为被压缩的生命周期，因为个体在很小的时候就成了父母和祖父母。这种过早生育会进一步降低年轻女性获得经济保障、稳定的工作期望、获得教育和婚姻稳定等本已有限的前景。基本的家庭单元可能同时由几代人的家庭组成。这样的亲属群体有时扮演着"多重父母家庭"的角色，对彼此有义务，同时尽可能有效地共享微薄的资源。

家庭治疗师很可能是来自职业管理阶层的（看上去是，即使家庭出身不一定如此）。他们也必须小心，不要把贫穷等同于过着混乱无章的生活。因为，例如，这些家庭的长期规划并不是要停留于此。治疗师有必要区分那些已经贫穷了很多代的家庭（阿庞特在1987年称之为结构性贫穷的受害者）、间歇性或暂时性贫穷的家庭（作为学生或在离婚之后、再婚之前），或最近因为丧失变得贫穷的家庭（如失业或主要赚钱者死亡）。意识到一些穷人，包括那些长期失业的人，可能和中产阶层有着一样的（关于工作和教育的）价值观，而另一些人由于生活经历而接受了工薪阶层更加以生存为基础的价值观，这也是有帮助的。有些人的生活充斥着一系列危机，而另一些人则建立了资源丰富且可行的家庭和社交网络。最重要的是，任何将贫困等同于心理偏离的努力都必须首先考虑通常与贫困相关的、严酷的和受限制的社会条件。

治疗和社会公正

许多关注性别、种族、民族、社会阶层、经济地位、性取向、精神和宗教、残疾状况以及移民状况的治疗师已经明确了，从他们的角度看，治疗可以也应该在支持和深化社会正义上扮演怎样的角色。社会正义可以理解为对于一个社会中的所有人，不管他们的地位如何，对于有利条件和不利条件的公平和平等的分配（Toporek，Gerstein，Fouad，Roysicar，& Israel，2006）。对于这些治疗师来说，对多元文化敏感性的关注不仅仅是临床疗效的问题。关注社会正义的治疗师断言，从业者需要专业的胜任力来为被边缘化的个人和群体争取普遍的获得公正和平等的机会。Constantine、Hage、Kindaichi和Bryant（2007）明确了九种他们认为治疗师应该在其职业生涯的训练和实践中习得的能力。

- 意识到压迫和社会的不平等。
- 对种族、民族、压迫、权力和特权进行持续的自我反省。
- 了解从业者的权力和特权对来访者、社区和研究参与者的影响。
- 主动质疑和挑战不适当的或剥削性的干预行为。
- 适当时，理解和分享关于本土治疗实践的知识。
- 意识到正在发生的国际社会不公。
- 针对多元文化群体的概念化的、实施的和评估性的心理健康干预计划。
- 与社区组织合作，以提供与文化相关的服务。
- 倡导社会系统内发生改变。

关注其专业工作中的社会公正方面的治疗师往往会努力认识自己在社区中的特权地位，并确保其专业努力不仅能帮助来访者，还能帮助整个社区和社会。

在本章中，我们探讨了不同的社会因素，主要是性别和文化，是如何影响我们对家庭功能和家庭治疗的理论和实践的理解的。研究（Keeling & Piercy，2007）表明，不仅在美国，在世界各地，对家庭功能和治疗的这些维度的关注已经变得广泛和相对普遍。研究人员调查了来自15个国家的20名婚姻和家庭治疗师，以了解来自不同地区的治疗师是如何处理治疗中性别、权力和文化的交集的。作者报告他们观察到，与来访者工作的参与者-治疗师会广泛应用他们称之为"谨慎的平衡"的做法。这种谨慎的平衡包括尊重文化价值观和实践，和促进平等的性别关系，这在各种文化中都是相通的。

总　　结

　　文化、性别和社会经济地位是生命塑造中关键且关联的因素。文化多样性是美国人生活的重要组成部分，而家庭治疗师已经把他们的关注点从家庭扩大到了对行为产生影响的更大的社会文化背景上。对于多元文化的强调促使治疗师在对背景不同的家庭进行评估、做出判断或采取干预措施之前，对文化更加敏感。否则，治疗师就有可能误诊，或将不熟悉的家庭模式误认为异常。治疗师提升了他们对于自身基于文化的价值观、假设和信念的认识，应该有助于他们更有效地与少数民族家庭打交道。对于文化特异性的强调认为，了解特定群体基于文化的家庭模式是重要的。

　　在性别方面，男性和女性是被带着不同的期望、经历、态度、目标和机会抚养长大的。这些差异影响着他们之后家庭关系中文化规定的角色模式。家庭治疗师直到最近才开始充分认识到这些早期模式对当前家庭生活的影响。女性主义者认为，心理学研究和临床实践中充斥着过时的父权制假设，所提供的是对家庭内的性别角色和性别定义的功能带男性偏见的视角。他们拒绝某些控制论的概念，比如循环因果论，因为这些概念没有认识到男性和女性在权力和控制上的差异，实际上是把受害者的受害归咎于她们自己。大量来自所有社会经济地位的女性进入了劳动力市场，也有助于打破一些长期以来关于丈夫和妻子之间的工作和家庭责任分配的刻板印象。性别敏感的治疗旨在增加男性和女性来访者的自主权，使得他们能够超越由其生理状况决定的设定角色，进入他们可以自行选择的角色。

　　社会阶层因素也会影响家庭的生活方式。生活贫困，不论是暂时的贫困，还是作为世代相传的贫困模式的一部分，都有可能侵蚀家庭结构，产生组织性不足的家庭。在贫困家庭中，少女怀孕有时会加速生命周期的发展进程，而这限制了她们教育上或经济上的安全感以及未来婚姻的稳定性。

　　如今，许多治疗师认为，他们所持有的关于临床工作中文化和性别的重要考虑的专业价值观与更广泛的社会公正价值观是有关的。他们将临床实践与社区乃至整个社会的社会公平的价值观及人权联系起来。

推荐阅读

Barnett, R. C., & Hyde, J. S. (2001). Women, men, work, and family: An expansionist theory. *American Psychologist, 56*, 781–796.

Boyd-Franklin, N. (2003). *Black families in therapy: Understanding the African-American experience*. New York: Guilford Press.

Falicov, C. J. (2014). *Latino families in therapy* (2nd ed.). New York: Guilford Press.

Hare-Mustin, R. T. (1987). The problem of gender in family therapy theory. *Family Process, 26*, 15–27.

Knudson-Martin, C. (2012). Changing gender norms in families and society: Toward equality amid complexities. In F. Walsh (Ed.), *Normal family processes: Growing diversity and complexity* (4th ed., pp. 324–346). New York:

Guilford Press.

McGoldrick, M., & Hardy, K. V. (Eds.). (2008). *Re-visioning family therapy: Race, culture, and gender in clinical practice*. New York: Guilford Press.

McGoldrick, M., Giordano, J., & Garcia-Preto, N. (2005). *Ethnicity and family therapy* (3rd ed.). New York: Guilford Press.

第四章
系统理论与系统式思考

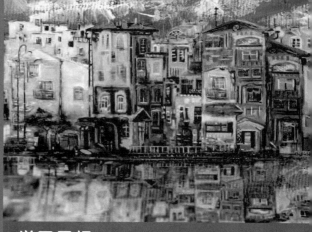

为了能够充分理解伴侣和家庭并为其提供心理治疗，家庭治疗深受**系统理论**（systems theory）和**系统式思考**（systemic thinking）的影响（Stanton & Welsh，2012）。系统式方法与个体主义思维对比鲜明（Capra，2002）。后者被大多数在西方社会长大的人所持有，而他们都是在由勒内·笛卡尔（Rene Descartes）支持的笛卡尔科学方法的背景下接受教育的。

科学方法之外的拓展

科学的方法始于质疑的思维。这种思维不接受任何事物为真，除非有明确的证据证明它的真实性，并且进一步将任何问题分解成各个小的部分进行研究，以便理解问题的组成，并试图解决它。将各个部分进行重新组合的过程会从最容易理解的部分开始，直至最复杂的部分，而不考虑部分之间的本质关联，当整个质疑过程确保解决方案没有任何遗漏之后，才可以给出结论。这一方法带来了重大的研究发现，并解决了医药、食品生产和工业上的许多问题。生活在西半球的大多数人接受的教育都是要根据这一方法进行思考，而我们现在甚至会在没有意识到的情况下如此思考。然而，随着这种方法变成西方社会典型的思考方式，它也导致了极端个人主义（失去整体中各部分间的本质关系）、还原论（试图通过将复杂问题的各部分与其背景分隔开，来理解复杂问题，带来在现实生活中无效的解决方案）、线性思维（试图通过简单的因果解释来理解问题，而忽略多重的相互影响），以及极端的客观主义（认为知识只能通过这一科学方法获得；不理会任何主观的东西；Stanton，2009）。

我们中的大多数人都不会去思考自己是如何思考的——我们只是在思考，而没有意识到我们在使用思考的规则来控制自己的思维过程。我们会采用这个时代的**认识论（epistemology）**而不自知。认识论是一群人用来定义现实或"我们是如何知道我们所知道的东西"的一套思考规则（Auerswald，1990；Stanton，2009）。我们的认识论决定了我们会思考的信息——或者不会思考到的信息——以及我们组织这些信息的方式。因此，对每个人来说，"现实"是我们基于我们的规则所谓的真实而建构出来的东西。例如，一些人会认为感受不是客观的现实，所以他们会忽视感受。我们会在伴侣治疗中看到这种情况，即一方分享感受而另一方想要关注"事实"。系统理论要求家庭治疗师考虑新的思维方式，以便有效地理解和帮助家庭。

家庭治疗起源于一场声讨将科学方法看作理解问题的唯一方法的运动。这些科学家开始再次看到整体，关注部分之间通过交流的相互作用，以及系统的其他特征。他们发现，家庭是一个有组织的整体，成员之间的关系是持续的、交互的、模式化的和跨越时空的。任何一个组成部分的变化都会不可避免地改变其他相关的组成部分。除了其组成成员的关系外，家庭本身和更大的系统是持续地双向联系在一起的。家庭和这些社会系统之间的相互作用会告诉我们很多关于家庭功能水平的信息。对于这些早期的家庭治疗师来说，系统的概念成了一种有帮助的语言，能用来概念化家庭的互动过程。

在本章中，我们提出了一个系统的框架——**范式（paradigm）**——来理解包含家庭系统在内的系统的各个部分之间的相互作用。这将帮助你思考，当你想到家庭时，你要纳入什么和排除什么。我们会描述系统的几个关键特征，并试着帮你从仅仅理解概念，转变为真的像家庭治疗师一样进行系统式思考。我们还会探讨家庭治疗师在帮助家庭管理多个环境下的互动（学校、医疗机构）时的需要。最终，我们会指出一些对于系统理论的批评，并提出当代系统理论是如何回应这些担忧的。

看见系统

学习目标2

系统的观点通过关注家庭运转所处的多个社会系统，大大扩展了理解家庭功能的背景。这样的观点关注了家庭所嵌套的多个系统。在这一多维度的观点中，注意力会从家庭转向可能影响家庭功能的"外部"因素（Robbins，Mayorga，& Szapocznik，2003）。除了会帮助家庭提高他们的应对技能，持这一观点的临床医生还会帮助家庭更有效地利用现有的社会和社区服务。服务不再局限于咨询室内，还可以在对家庭来说更方便的地方提供，如学校、家庭、社区机构和其他地方。

各种模型被用于促进系统的概念化。这些模型都试图展示系统的复杂性、互动性和交互性。与美国传统的自上而下的商业组织结构图不同，它们通常是循环的和动态的，用于阐释同时向多个方向流动的信息、权力和影响力。其中一个模型（见图4.1）指出了个体因素、人际因素和环境或宏观系统因素之间跨时间的动态互惠作用（Stanton，2009）。个体因素包括诸如人格、心理生物因素、性别、年龄、民族、性别认同、依恋、认知过程和智力、信念、价值观等。人际因素包括家庭的发展、家庭生命周期、家庭多样性、伴侣关系、亲子关系、家庭力量、社会网络关系等。环境因素包括政治、文化、医疗、宗教信仰和宗教组织、

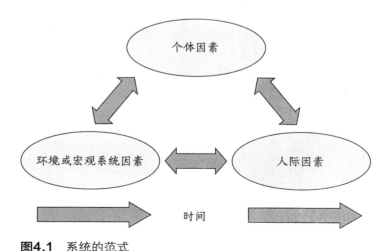

图4.1 系统的范式

来源：Stanton (2009).

媒体、国家意识形态、社会经济条件、物理环境等（Stanton & Welsh，2011）。这个模型为家庭治疗师评估、做治疗计划和干预提供了一个基本的心理建构。

在这些模型中，个体和家庭嵌套于多个相互独立的、会对其行为产生影响的社会系统之中。Bronfenbrenner（1986；Bronfenbrenner & Morris，2006）提出了社会生态学理论。该理论认为，存在五个水平的影响，每个水平都包含和影响前一个水平。因此，个体嵌套于他的家庭系统，而家庭系统又嵌套于邻近社区或宗教社区，而这些社区又是一个民族群体或社会阶层的一部分。如生态图所描绘的（见图4.2），微观系统水平（microsystem level）表示个人和他的直系系统；中介系统（mesosystem）表示他微观系统中的成员的关系；外系统（exosystem）是会影响个体的更大的系统；宏观系统（macrosystem）是会对个体产生最广泛的影响的广义社会和文化因素；时序系统（chronosystem）是环境间随时间相互作用的进化。

系统导向的治疗师不会将家庭看作一个孤立、封闭的系统，因此会在各个水平进行干预，以改善家庭功能。正如Robbins、Mayorga和Szapocznik（2003）所阐述的，问题的解决可以是通过改善家庭成员的关系（微观系统水平），改善伴侣和大家庭成员或社区组织的关系（中介系统水平），处理有问题行为的孩子的父母与匿名戒酒互助会的关系（外系统），或由在委员会任职的治疗师开发针对

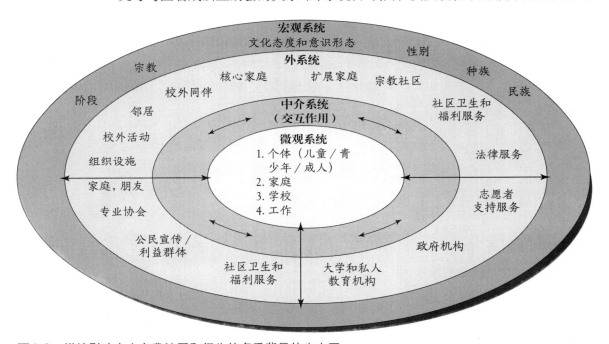

图4.2 描绘影响个人自我认同和行为的多重背景的生态图

来源：Based on Knoff (1986).

家庭暴力的受害者或加害者的治疗方法（宏观系统）。坚持采用生态的焦点，能拓宽治疗师的视野，鼓励基于不断扩大的社会背景的整合性干预的发展。社交媒体的影响对于当今的家庭来说是一种重要、新兴的中介系统影响（见专栏4.1）。

 专栏4.1　循证实践

数字媒体和社会网络如何影响家庭

随着数字科技和社交媒体的使用的增加，家庭正在学习如何在更广阔的技术背景下进行互动。这一技术背景是他们所生活的系统的一部分。Bronfenbrenner（见图4.2）将媒体当作一个重要的、会影响家庭的、会与家庭产生相互作用的中介系统因素。我们的孩子不同于他们父母的一代，他们不仅在消费内容，还在生产让这个世界看见的内容。从在家庭系统内部共享信息的转变，已经转变成更大范围的线上"**大声生活（living out loud）**"活动。通过社交媒体网站传播情感和照片，加上对反馈和联系的即时需求，已经给家庭动态、模糊的角色和沟通带来了深刻的变化。

通过科技进行沟通

在许多方面，科技的使用使得家庭的联系和互动变得更容易，因为他们可以随时随地联系彼此。离异家庭或出差的父母可以在短时间内和孩子保持联系，从而增加家庭系统内的沟通和联系。另一方面，传统上只让一个人看的内容现在对所有人公开，并向更广的观众开放。或许通过上传帖子或"自夸"，家庭成员就能发现"秘密"或识别**数字求救（digital cry for help）**。标签、模糊的或隐晦的评论/图片，以及对某些网站或群体的认同，都能让家庭深入了解其家庭成员内心的想法和生活。如果一个人在"现实空间"中挣扎着，那么他可能会通过在线聊天群组、指导类视频和致力于促进或阻止这种行为的网站，将这些困难或成瘾行为（身体形象、自残、赌博、交友困难等）带到他们的在线生活中。

随着移动设备的使用变得便捷，人际关系也在发生改变。一些人认为，我们虽然在一起，但依然孤独（Sherry Turkle，2011），彼此之间没有联系；而另一些人则认为我们比以往任何时候的联系都强（Danah Boyd，2014）。很明显，我们和设备以及彼此是**通过数码科技联系在一起（digitally tethered）**的。如果没有上下文和视觉反馈，许多对话都会失去其背景，误会就产生了，从而导致争吵、关系中断和家庭成员之间的分裂。**定位服务（geolocation-based services）**可以缓解焦虑，但是同时也会产生一种不健康的关系。这种关系会伴随孩子进入大学甚至持续更久。对于快速回应的需求也会激发不安全感。当某人没有即时回应时，连续发送多条短信——通常被称为**文本骚扰（textual harassment）**——会发生在亲子关系和浪漫关系中，且可以被视为抑制或虐待的一种形式。

匿名

在过去的10年里，我们看到了由**真名文化（real name culture）**到**匿名文化（culture of anonymity）**的转变。屏幕另一边没有人脸，应用程序承诺会自动销毁和删除，因此自我管理就会减少，而个体也更可能在线上说和做一些他们当面不会做的事情。匿名可能会导致网络色情或勾搭网站使用的增加。当这种情况被发现时，会使人际关系产生怀疑、嫉妒和愤怒。发送**色情短信（sexting）**、露骨的照片或裸照给个人及其家庭带来的挑战是永久性的，可能会导致家庭冲突、警方干预，甚至可能导致**自杀（suicide）**。

　　家庭系统的一些特征

组织性和整体性

　　组织性（organization）和**整体性**（wholeness）这两个概念是理解系统如何运转的关键。如果一个系统代表了一组单元，这些单元彼此之间存在某种持续的关系，那么我们可以推断系统是围绕这些关系组织起来的。此外，我们可以说系统的各个部分或元素以一种可预测的、"有组织的"方式相互作用。同样，我们可以假设，一旦这些元素结合起来，就会产生一个实体——一个整体，而且这个整体比其各部分之和还大。因此，一旦我们将整体分解成其组成部分，就无法充分地理解或解释它。系统内的任何元素都不能孤立地进行理解，因为它从来都不是独立运转的。

　　一个家庭，就像一个人的身体，是一个系统。在系统内，所有的组成部分都被组织成了一个整体，超越了每个独立部分的总和。比如，当我们说到桑切斯一家时，我们在讨论的是一个复杂的、可识别的实体——而不仅仅是桑切斯先生加上桑切斯太太，再加上桑切斯孩子的集合。[1] 对于组成成分（家庭成员）间的动态关系的理解远比仅仅是加总这些组成部分具有启发性。家庭成员间的关系是复杂的，存在小团体、联盟、同盟和紧张关系。家庭系统内的因果关系是循环的和多方向的。

　　正如Leslie（1988）所观察到的，由于系统具有整体性，所以每个组成部分的运动都会影响整体，并且可以在一定程度上被系统相关部分的运动所解释。对于理解家庭成员间的联系或关系以及系统的整体组织来说，关注一个元素（成员）的功能就变得次要了。Leslie举了一个例子，她指出对于有两个孩子的家庭来说，当一个婴儿出生时，不仅仅是添了一个新成员；相反，家庭变成了一个新的实体，伴有家庭互动模式的变化。

　　如果此时2岁的孩子开始表现出敌对情绪，那么线性的解释可能会将这种新的行为归因于嫉妒，或者会推测这是这个小朋友对于失去母亲完整注意力的反应，因为母亲现在必须把大量注意力放到新生儿身上。另一方面，系统的视

---

[1] 在一些民族群体中，没有所谓的"核心家庭"，因为家庭指的是由姨妈、婶婶、叔叔、舅舅、堂或表兄弟姐妹以及祖父母组成的整个网络（*Hines et al.*, 1999）。他们就算不住在同一个房子里，往往也会住得很近。

角可能会查看家庭在新生儿出生后是如何重组的。也许在围绕婴儿进行重组的过程中，母亲会承担照料婴儿的主要责任，父亲会承担照料较大孩子的责任，而大儿子被指派为帮母亲照顾新生儿。这个蹒跚学步的孩子可能失去了他在家庭中惯常的角色。从利益的角度看，他的敌对行为可能是在向家庭发出一个信号，即他们的重组不足以满足所有成员的需求。如果只考察学步儿童的动机，而不考虑系统的互动模式，就会忽视系统需要改变这一点（Leslie，1988）。同样的，治疗师也必须解决更广的问题——一方家长可能要放弃工作、与孩子待在家里，另一方家长可能需要离家工作更长时间以弥补收入损失，祖父母可能参与对孩子的照顾，以及给孩子照料是否足够等。采取系统的观点需要的不仅仅是孤立地查看家庭中相关的人事物。

家庭规则和模式

系统理论假定家庭是一个以规则为导向的实体。家庭成员之间的互动通常遵循有组织的、基于家庭结构的既定模式；这些模式使每个人都能够了解在家庭事务中，他以及其他人被允许或者被期待做什么。通常无须明言，这些规则可以描述、调节以及帮助稳定家庭作为一个整体运行，以及评价运行得有多好。它们是家庭传统的基础，并能显示家庭的价值观、帮助家庭建立与这些价值观一致的家庭角色，并在这个过程中提供家庭系统内对于关系的依赖性。这些规则通常会一代代传承，往往具有强大的文化成分。有关家庭规则的临床笔记见专栏4.2。

 专栏4.2　**临床笔记**

家庭规则和家庭功能失调

当规则对于相关的个体来说是合适的，且不是太僵化时，就可以基于这些个体接下来的共同经历对规则做出调整。如果规则是灵活的，会对新的信息做出反应，且能在满足彼此需求的同时被实施，那么这对伴侣就能发展出可运转的分工方式。该分工方式旨在帮助他们追求未来想要过的生活。另一方面，如果规则被界定得太僵化，无法考虑每个成员的需求或特殊技能，那么这对伴侣可能会在接下来发生冲突，导致家庭功能失调。

唐·杰克逊（Don Jackson，1965a）是家庭治疗的先驱，首次观察到了这些模式。他指出，婚姻中的伴侣作为潜在的合作者，可能会面临赚钱、做家务、社交、做爱和养育孩子等多方面的挑战。在关系的早期，他们开始定义每一方的权利和义务。这样的决定往往反映了与文化相关的性别角色，但是通常也有各种变型。杰克逊采用**婚姻契约**（marital quid pro quo）这一至今还很有用的概念来描述一种规则制定得很好的关系。在这样的关系中，每一方都给予一些东西，并得到另一些东西作为回报。

杰克逊（Jackson，1965b）还假设，**冗余原则**（redundancy principle）会在家庭沟通中起作用，因此家庭会在重复的行为序列中进行互动。家庭成员在相处时，通常会选定冗余的模式，而不是使用向他们开放的所有可能的行为。杰克逊坚持认为，是这些模式——而不是个人需求、驱力或人格特质——决定了家庭成员间的互动序列。有些规则是可以协商的，有些则不能。僵化的家庭可能会有太多规则，而混乱的家庭可能规则过少。所有成员也要学习家庭的**元规则**（metarules；字面意思是关于规则的规则）。这些元规则通常是以未明言的家庭指示的形式来提供解释规则、执行规则和改变规则的基本原则。

有些规则是公开声明的，比如，"孩子要让家长说话，不能随意插嘴""孩子自己晾衣服""家长决定就寝时间""女人负责做饭和打扫卫生""爸爸洗碗""年幼的孩子比年长的孩子早上床睡觉""我们家的人不会与信其他宗教的人结婚"。[1]

然而，大多数的家庭规则都是隐蔽的、没有明说的。它们是家庭成员从他们在家里观察到的人际关系的重复模式中推论出来的。例如，"因为经常不在家，父亲是疏远的，所以如果你遇到问题，就去找妈妈""妈妈爸爸都很累，没有空，所以不要带着问题去找他们""我们家没有爱哭的孩子""周日早上不要到他们的房间；他们喜欢独处"。孩子们学习并使这些规则得到延续。一个运作良好的家庭会清楚地传达规则，以帮助家庭维持秩序和稳定，同时允许家庭对不断变化的环境做出调整。

弗吉尼娅·萨提亚（Satir，1972）是家庭治疗的另一位先驱。她也关注沟通模式，试图帮助家庭认识到家庭内不成文的规则会导致不愉快的情绪。例如，一些家庭禁止讨论某些话题（母亲的酗酒问题或父亲某些晚上无故不在家，或哥哥/弟弟的阅读障碍，或姐姐/妹妹的性乱交），因此无法采取切实可行的措施来缓解问题。其他家庭会禁止向彼此公开表达愤怒或恼怒（"停！孩子会听到的""如果你们不能对彼此说好话，就什么也别说"）。另有一些家庭会促进

---

[1] 一个小孩第一次拜访朋友时，可能会在观察到新的、无法识别的家庭规则时感到困惑。家长可能会用一个吻问候彼此，在餐桌上不会吵架，或允许孩子加入谈话。有时候，拜访朋友的孩子可能会很惊讶地了解到，根据接待他们的家庭的规则，在吃点心前，是不需要先吃完盘子里的所有食物的。

成员间对彼此的依赖（"除了父母之外，不要相信任何人"）或纠缠（"让家庭的问题留在家里"），于是当孩子们尝试与外部世界打交道时，会感到很困难。

　　萨提亚认为，功能失调的家庭遵循功能失调的规则。与这一观点一致，她尝试帮助这些家庭识别那些阻碍他们成长和成熟的不成文的规则。她相信，一旦识别出来，家庭就可以修改或舍弃过时的、不合适的或不相干的规则，以提高成员个人的自尊以及改善整个家庭的功能。请参见专栏4.3，探索你的家庭的规则。

 专栏4.3　　像临床工作者一样思考

家 庭 规 则

　　规则和模式能帮助每一个成员认识到在家庭事务中，什么是被允许和被期待的。规则能调节和稳定家庭功能。考虑你现在家里的每一个成员，并在空白处提供和每个人相关的任何说出来的或未说出来的规则。一些例子包括："初高中男生应该擅长数学""初高中女生应该擅长语言艺术学科""长子应该继承父亲的事业""相比于排行更大的孩子，最小的孩子更缺乏责任感"。你认为这些角色是如何帮助和阻碍你的家庭的稳定和成长的？

母亲	
父亲	
姐姐／妹妹	
姐姐／妹妹	
姐姐／妹妹	
哥哥／弟弟	
哥哥／弟弟	
哥哥／弟弟	
你	

家庭内稳态或适应

　　内稳态（homeostasis）是一个控制论概念，由早期的家庭理论学者应用于家庭领域。意思是，家庭会通过自我调节来维持稳定，抵制变化。尽管结果是一个稳定的状态，但是这个过程很难是静态的。相反，平衡和失衡的力量之间不断波动、相互作用。早期家庭理论家和研究者将这一控制论概念应用于不安的或受到威胁的家庭系统，该系统启动内稳态机制，以重建平衡。在他们最初的公式中——这在他们当时是具有开创性的（尽管在今天更具争议）——研究者将内稳态看作一个家庭通过回到其受威胁前的稳定状态以抵制变化的一种方式。如今，多数家庭治疗师采用的是一种超越控制论的生活系统方法。他们认为，帮助家庭回到先前平衡的状态无法让他们获得能适应更高功能水平的心理弹性和应变能力。这是在欺骗他们。

那么，当一个家庭必须改变或修改其规则时，会发生什么呢？在一个特定的家庭中，改变既定模式或惯常模式的元规则的适应性或灵活性有多强？随着孩子的成长，他们通常会给家庭施加压力，以要求其重新定义家庭关系。许多青少年期望能按照他们的意愿拿到零花钱、自己决定合适的睡觉时间、听可能会让他们的家长反感的音乐、有无限的时间玩电脑游戏，以及追求除家庭传统上会关心的兴趣之外的兴趣。他们可能会挑战家庭的价值观、习俗和规范；他们坚持要被平等对待。所有这些都会导致家庭系统的失衡。

在大多数情况下，系统倾向于让自己处在喜欢和熟悉的范围内。如果对偏离或改变的需求太大、太突然或远远超出系统的容忍阈值，可能会引起反偏离的反应。在运转不良的家庭中，即便是最必要的或最轻微的改变，也可能因为家庭顽固地试图维持熟悉的规则，而变得更困难。

家庭的稳定实际上源自变化。也就是说，家庭基于其所具有的功能性的程度，能够在保持秩序和一致性的同时，促进适当的适应性。例如，一对功能良好的、初为人父母的伴侣可能会在家庭扩张以适应新生儿的到来时，增强他们的伴侣关系和亲密度。另一方面，一对功能没那么好的伴侣，在孩子出生后，因其中一方（或双方）感到被忽视、愤怒和怨恨，两人渐行渐远。

功能良好的家庭具有心理弹性，能够在不丧失长期稳定性的情况下达成改变。一个移民家庭组建于他们自己的国家，但因为战争或其他社会或政治事件而被迫移居，并因此可能会面临许多混乱（新的工作、新的语言，甚至是新的自由感），但在他们处理变化的情境时，仍旧创造了比以前更强的联结。

反馈、信息和控制

反馈指的是将系统过去的表现结果重新引入系统，作为控制系统的一种方法，从而增加系统存活的可能性。**反馈回路（feedback loops）**是一种循环机制，其目的是将关于系统输出的信息引回其输入口，从而改变、校正并最终控制系统的功能，以及确保其可行。反馈回路有助于减少过度波动，从而维护和延长系统的寿命。作为反馈循环的一个简单的例子，想象一个人走进一个房间，她闻到了煤气味。空气刚才还是很清新的，现在却已经不清新了。她采取行动，走到炉边，关掉煤气并打开窗户。这些事件和行动让系统恢复到了正常状态。家庭中的反馈回路经常发生，而且次数多得多，既有消极的，也有积极的。

负反馈（negative feedback），或衰减反馈回路，有助于维持系统的稳定状态。新的信息被反馈回系统，并触发能使系统回到"正轨"的改变。**正反馈**（positive feedback），或放大反馈回路，是关于改变系统的。新的信息进入系统，通过增加或加速初始偏差而导致进一步的变化。

系统同时需要负反馈和正反馈——前者维持现状，后者适应不断变化的情况。例如，当一个家庭中的孩子进入青少年阶段，他们可能会要求更多的独立性和自我引导。他们通过坚持改变规则，可能会短暂地破坏家庭系统的稳定。通过重新协商青少年的特权和责任，并且接收关于对变化的处理有多容易和恰当的反馈信息，适应性强的或有能力的家庭就可以应对变化。正反馈机制在这里发挥了作用，因为家庭通过调整其结构来适应变化，从而恢复系统的稳定性。对于正负反馈作用的说明，参见专栏4.4。

一个全部技能仅限于负反馈的家庭在功能没那么良好的情况下，可能是死板的、压抑的和抗拒处理变化环境的。例如，父母可能会继续把青少年当作小孩来对待，拒绝承认他正在逐渐成熟。在类似的功能失调的情况下，如果没有负反馈提供稳定性，帮助改变或调整一个系统的正反馈可能会达到失控的程度，迫使系统超出其应对极限，达到精疲力竭或自我毁灭的地步；青少年不知道如何处理新的自由，叛逆地违反所有的家庭规则。每个家庭都面临生命周期的转变，需要去适应它。

在婚姻中，反馈有助于维持平衡，因为令人不安的或恼人的模式得以调整，新的、稳定的模式也在逐步发展。一个误解是可以被纠正和最小化的（减少偏差），也可以被升级（放大偏差）。在后一种情况下，争吵可能会失控，变得越来越恶毒、难看，甚至是暴力，去到双方都无法（或不再想要去）控制后果的地步。但是，冲突也可以通过正反馈得以解决，因为夫妻双方都在努力争取达到新的理解水平和做出新的行为。

有时候，如果一个家庭的行为模式停滞不前或不堪一击，那么推动其达到新的功能水平可能是有利的。在这些情况下，治疗师可以抓住不平衡的机会，推动不连续性，然后在一个新的、更能令所有人满意的水平上重建家庭稳态。

信息加工（information processing）是任何系统运行的基础。如果信息加工有误，那么系统的运转就可能失常。家庭内部以及家庭与外部世界的信息交

专栏4.4　临床笔记

负反馈回路和正反馈回路

戈登堡夫妇（Goldenberg & Goldenberg, 2002）用一对已婚夫妇的案例来说明负反馈回路和正反馈回路的作用。在第一种情境中，存在衰减或负反馈。

丈夫：对于你今晚在派对上和那个男人说话的方式，我感到很生气，特别是你看起来似乎对他说的每个字都感兴趣。

妻子：别傻了！我只在乎你。他说他刚旅行回来，而他去的那个地方就是我们打算去的。我只是对他说的那个地方的信息感兴趣。

丈夫：好吧。但请告诉我一声。你知道我之所以对这件事情那么容易感到生气，是因为吉娜（前妻）曾经在派对上也经常这样和其他男人交谈，这会令我感到抓狂。

妻子：抱歉。我没有考虑过这一点。我下次会努力记住的。同时，你也要努力记住你现在已经和我结婚了，而我不想要你嫉妒。

如果情况没那么好，就不是前面说的衰减，而是放大或正反馈了。记住，"正"并不一定意味着好。

丈夫：对于你今晚在派对上和那个男人说话的方式我感到很生气，特别是你看起来似乎对他说的每个字都感兴趣。

妻子：我不喜欢你监视我。

丈夫：监视？这个词太好笑了。你一定是上

年纪变得多疑了。也可能是你在隐瞒什么。

妻子：实际上，我是在跟他讨论他刚去过的旅行。那是我们曾谈过想去的地方，不过我想你是不会相信的。居然说我多疑！

丈夫：我对女人彻底失望了！你和吉娜没什么两样，我想所有女人都一样！

妻子：以你这样的态度，我开始了解吉娜为什么离开你了。

正反馈虽然打破了稳态，但如果没有失去控制，也是有利的。来考虑第三种情况：夫妻俩放下戒备，分享了彼此的感受，并且重新检查了他们关于关系的规则，从而拓展和加深了他们的关系。

丈夫：对于你今晚在派对上和那个男人说话的方式我感到很生气，特别是你看起来似乎对他说的每个字都感兴趣。

妻子：他说他刚旅行回来，而他去的那个地方就是我们打算去的。我只是对他说的那个地方的信息感兴趣。可能我应该叫你过来，让你加入我们的谈话。

丈夫：不需要邀请我。从现在开始，我会走过去，这样我就知道在发生什么了。

妻子：我也希望这样。能够在派对上跟你保持亲密的联系会让我感觉很好。

换有助于维持家庭运转。根据贝特森（Bateson, 1972）对于信息的优雅定义，信息是"产生差异的差异"。他的意思是，新的（或不同的）信息会引起系统内的变化。一个词语、一个手势、一个微笑、一副愁容——这些都是环境里的差异或变化，就好比环境输入导致温度下降。反过来，当新信息的获得者改变他

对于环境的知觉并改变随后的行为时，这些差异就会产生差异。

子系统和超系统

正如我们所看到的，一个系统会被组织成一组相对稳定或不那么稳定的关系。它以某种方式行使功能；由于想要寻求新的稳定状态，它会一直处在进化的过程中。**子系统**（subsystems）是整体系统中的各个部分，这些部分又作为一个整体被赋予特定的功能或过程。每个系统都作为一个更大的**超系统**（suprasystem）的一部分存在，并且包含更小的系统和子系统。

一个家庭通常包含许多共存的子系统。夫妻两人作为一个整体组成了家庭中的子系统；母亲-孩子、父亲-孩子或孩子-孩子的二人组合也是一个个子系统。在家庭中，子系统可以按代际（父母）、性别（母女）、兴趣（对知识的追求）或功能（照顾者）来构成；见 Minuchin（1974）。每个子系统内的个体拥有不同水平的权力、学习不同的技能以及被分配不同的职责。例如，在同胞子系统内，最大的孩子可能拥有权力，但在与父母互动时必须放弃这种权力。

因为每个家庭成员可以同时属于几个子系统，所以一个人会与其他成员进入不同的互补的关系中。例如，一个女人可以同时是妻子、母亲、女儿、妹妹、姐姐、侄女、孙女等。子系统的成员关系也可能随时间发生变化。现在，一个女人可能是妻子、母亲和姐姐/妹妹。20 年后，她可能在失去母亲后，自己成为祖母。在每个子系统内，她扮演不同的角色，会被期望参与不同的互动模式。思考这样一个例子：一个女人正在电话中给她的妹妹提供找工作的建议，她的丈夫告诉她放下电话，赶紧去做晚饭。她要决定如何处理他的需求。过了一会儿，她想起提醒自己，当孩子们拒绝吃她准备的食物时，不要感到受伤。当她的母亲作为晚餐的客人建议她如何改进所准备的食物时，她甚至会做出外交式回应。

最持久的子系统是执行、父母和同胞子系统（Hindman，Riggs，& Hook，2013）。作为执行官的夫妻二人组合是基础；这一子系统中的任何功能障碍都会对整个家庭产生影响，每当父母发生冲突时，孩子就可能成为替罪羊，或需要与父母中的一方结盟来反对另一方。夫妻子系统通过提供婚姻互动的榜样，教会了孩子关于男女亲密和承诺的东西。婚姻伴侣如何适应彼此的需求、协商分歧、共同做出决定、处理冲突、满足彼此的性和依赖的需求、共同计划未来等，这些都有助于影响所有家庭成员之间关系的有效性。一个切实可行的夫妻子系统指夫妻双方已经建立了一种令人满意的关系，它为夫妻双方提供亲密感、相互支持、共同的成长和个人发展的机会。

父母子系统（可能包含祖父母或被分配到父母角色上的较大的孩子）的主

要职责是适当的儿童抚养、养育、指导、设定限制和管教。孩子们通过和父母的互动，学会如何应对权威和权力的动力，同时增强他们自己决策和自我指导的能力。这一子系统内的问题，比如涉及叛逆的严重代际冲突、有症状的儿童或离家出走等，通常反映了潜在的家庭不稳定性和混乱。在一些家庭中，父母和祖父母分享其权威和责任，或者在其他情况下，是和亲戚、邻居朋友或有偿服务分享。

同胞组合代表了孩子的第一个同伴群体。同胞之间的关系通常是我们能建立的最长久的关系，可以延续一生（Hindman，Riggs，& Hook，2013）。通过参与这个子系统，孩子发展出了协商、合作、竞争、互助以及之后与朋友的依恋模式。在这里磨炼出的人际交往技巧会影响孩子之后在学校和工作场所中的关系。这一子系统对整个家庭功能的影响在很大程度上取决于所有家庭子系统的可行性。夫妻、父母和同胞子系统处在一种整体的动态的关系中，每个子系统都会对其他子系统产生影响，同时受到其他子系统的影响。

有其他的子系统存在于所有的家庭中，只是其中大多数不如刚才所述的那些持久。父亲-女儿、母亲-儿子、父亲-大儿子和母亲-最小的孩子的过渡联盟是很常见的。然而，它们的持续时间过长，特别是如果联盟对家庭功能产生消极影响，可能预示着夫妻子系统内存在问题。这提醒家庭治疗师关注家庭系统潜在的不稳定性。

边界

边界（boundary）是将个体、子系统以及系统与外部环境分隔开的分界线的比喻。边界有助于定义子系统各个成员的个体自主性，有助于将子系统彼此区分开。在一个家庭系统中，边界决定了谁是局内人，谁是局外人。家庭边界可能扮演看门人的角色，控制着进出系统的信息流（"我们不在乎你朋友的父母是否允许她在外面逗留到凌晨2点；在我们家，你的宵禁时间是晚上12点""不管你在家里听到什么，都要保密，不要和外人谈论"）。

在一个家庭的内部，边界对子系统进行了区分，这有助于定义整个系统的独立子单元及其互动过程的质量。米纽钦（Minuchin，1974）认为，这种划分必须被充分地定义，以允许子系统的成员在不受到过度干扰的情况下完成他们的任务，同时又要足够开放，以允许该子系统的成员与其他子系统的成员有联系。例如，一个母亲是这样定义父母子系统的边界的，她告诉15岁的儿子（3个孩子中最大的）："你无权决定妹妹们是否可以熬夜看那个电视节目。你的父亲和我会决定。"但是，当她说"明天晚上，爸爸和我不在家的时候，我希望你们都能听哥哥的话"时，就暂时性地重新定义了边界，将最大的孩子纳入父母子系统中。或者，她可能会邀请祖父母加入父母子系统，仅是一个晚上，让他们看看孩子们相处得怎么样，或者在紧急的情况下给大儿子一些必要的行动建议。

这些例子强调了这样一种观点：对于家庭功能的有效性来说，子系统边界的清晰性远比家庭子系统的具体构成重要。虽然亲子子系统可能足够灵活，可以纳入最大的孩子，或者当父母都不在时，祖母可能不得不帮忙，但是权威和责任的界限必须保持清晰。在大多数中产欧裔美国家庭中，祖母会以破坏亲子子系统（或许在这个过程中还破坏了夫妻子系统）的方式干涉她女儿对孩子的管理。这就是在越过家庭边界，越过女儿的权威。但是，在贫穷的非裔美国家庭中，祖父母积极地参与更有可能成为常态，因为祖父母是在帮助照顾孙子孙女、成年子女和其他年长的亲属（Hines，2011）。

此处，有一个重要的问题是边界的可渗透性，因为边界在允许信息从环境进出系统的容易度上是有差异的。我们不仅要清楚地划定家庭内的边界，还必须让所有人都明白规则是什么。如果边界太模糊或太死板，就会导致混乱或僵化，增加家庭不稳定和功能失调的风险。

开放系统和封闭系统

与外界产生连续互动的系统被认为是**开放系统**（open system），而边界不容易被跨越的系统被认为是**封闭系统**（closed system）。开放系统并不只是被动地适应环境，其社会互动是双向的。它们所发起的活动允许系统与社区交流，因为它们的边界是可渗透的。另一方面，封闭系统有不可渗透的边界。因此，他们无法与外部环境互动，缺乏反馈校正机制，会变得孤立和抗拒改变。这种封闭系统的一个例子是某一类宗教团体，其会将世界封闭在自己的边界之外，特别是会阻止信息从外部世界流入，并以此控制其成员的行为。

就家庭而言，没有系统是完全开放或封闭的；如果一个家庭系统是完全开放的，其与外部世界之间就不存在边界，那么它将不会再作为一个单独的实体而存在；如果一个家庭系统是完全封闭的，它与外部环境没有交流，就会消亡。相反，根据边界的灵活程度或僵化程度，系统是存在于一条连续谱上的。能有效行使功能的家庭能够平衡开放和封闭程度，与外部世界协调，以实现适当的变化和适应，同时抵抗会威胁到系统生存的变化。这样的系统不仅容易生存，而且能通过对新的体验保持开放的态度，改变或放弃不再有用的互动模式，来得以兴旺发展。这被称作**负熵**（negentropy），或达到最佳有序状态的倾向。这样的家庭增加了变得越来越高度组织化和发展出能有效修复微小或短暂存在的故障的可能性（Nichols & Everett, 1986）。一个移民家庭如果立即开始学习移民国的风俗习惯和语言，并鼓励其子女以类似的方式去适应，那么其会被认为是一个开放系统。参见专栏4.5的个案研究，一个从印度移民到美国的工薪家庭，经历了从开放系统到封闭系统的转变，直到他们找到方法适应当前的环境为止。

 专栏4.5　个案研究

一个移民家庭面临着代际冲突

英迪拉和桑杰是一对姐弟。在还没到学龄年纪的时候，他们就和父母一起从印度移民到了美国。他们的父母给他们带来了希望，让孩子过上比自己好的生活，因为在祖国，父母双方都没有受过什么教育，也没什么机会。这对父母工作得非常努力。他们经营着自己的小服装店，每周工作7天，但也刚够谋生。而两个孩子在六七岁的时候就要出来帮忙。以前，这对夫妻也是在这个年龄就去给父母帮忙的。两个孩子被教导要顺从大人，尊重父母的意愿，且应主要参与和家庭或大家庭成员的社交活动。家庭并不鼓励孩子和同学交往。而现在，英迪拉和桑杰，分别是17岁和14岁，也只能和彼此一起出去，不能单独或和朋友一起。他们可以看电视，但是要在父母的监管之下；例如，孩子不允许看人们亲吻的场景，这在印度电影中也是不被允许的。孩子们反对时，父母会提醒他们这样不尊重父母。而且，如果他们继续做出"粗鲁"的行为，那么他们会被送回印度，不管家庭需要为此做出多少牺牲。

忠诚、尊敬和家庭职责是家庭规则不可或缺的一部分。与他们所认识的其他印度家庭一样，和大家庭的联结是重要的，包办婚姻是常态，孩子要听从父母，特别是父亲。这对父母不能理解为什么在有家庭成员的情况下，孩子还想要和陌生人交往。这些陌生人属于哪一个社会阶级或等级？如果英迪拉因为和坏的同伴一起，闯了祸或名声被败坏，那么她父亲为她婚姻所做的计划怎么办？当英迪拉问她是否能和高中的朋友一起去参加派对时，她的父母不答应，反而问她为什么不提出要到店里帮忙，这样他们可以休息一下。尽管她抗议自己有帮忙，也想要去玩一下，但是她的父母沮丧地举起他们的手，告诉孩子他们不感激的行为让父母有多痛苦。

一位了解印度文化的老师观察到了英迪拉的痛苦，和她讨论了二元文化的问题，并提出到了一个新的国家，第一代和第二代间出现这样的文化冲突是常见的。老师建议该家庭去做咨询，这对父母一开始是拒绝的，并表示需要被一个陌生人干预会让他们感到羞耻。但是在孩子们单独见了两次咨询师后，这对父母不情愿地来了。然后，四个人一起开始处理不同国家之间的差异，并且理解不同的文化期待。

（Goldenberg & Goldenberg，2002，pp.20-21）

在相对封闭的系统中，缺乏这样的交流会降低他们应对压力的能力。他们倾向于除了必要的交流外，把自己与外界隔绝。他们严格控制允许进入家里的人和物，筛选访客，限制计算机的使用，阻止成员接触社会机构或未经审查的阅读材料或电视节目。由于输入不够，他们注定出现功能障碍。这样的封闭系统存在与**熵（entropy）**有关的风险。他们很容易最终变得混乱，特别是在处于长期压力的情况下。

例如，最近的移民或少数民族，他们生活在相对孤立的环境中，只在他们自己的少数民族间交流，怀疑外人，且会培养成员对家庭的依赖。这样的群体会坚持传统而避免改变，作为相对封闭的系统存在。这些家庭中的亲子关系可能会遇到一些问题，部分是因为文化冲突。这可能会导致一个熵家庭的发展。

家庭和更大的系统

所有的家庭都会与社会的一个或多个更大的系统——医疗、教会、福利、缓刑、学校和法律体系——产生互动并受其影响。特别是低收入家庭、包括有特殊需要的儿童的家庭、吸毒者、成员有法律问题的家庭、有患精神分裂症成员的家庭和移民家庭，往往会发现自己陷入对社会和社区机构的依赖和/或冲突。家庭干预或许会涉及一种案例管理形式，通常包括咨询和家庭代理，以便让他们与现有的社区资源和服务（医疗、职业培训、法律服务）进行联结，并监管他们的进程。

基于家庭的服务，作为成熟的社会服务传统的延伸，其目的通常在于建立和加强家庭与社区现有资源之间的联系，是聚焦于修复青少年或家庭功能障碍的干预措施的组成部分（Tuerk，McCart，& Henggeler，2012）。这一服务鼓励家庭与社区照顾者之间的合作。社区照顾者与家庭以伙伴的关系合作，努力满足家庭的需求，激发家庭的力量。上门的治疗通常是短暂的和密集的，通常关注难以接触的、多问题的家庭——物质滥用青少年及其家庭、未成年母亲、发生虐待和忽视的家庭，以及有严重精神障碍的家庭。这些高危人群特别容易崩溃和需要社会服务；在舒服的、熟悉的环境中进行的上门治疗，与进入社区寻求帮助相比，威胁性更低，可能会带来更有利的结果（Gresl，Fox，& Fleischmann，2014）。

家庭-学校干预

在学校环境中提供的家庭服务是展现系统相互关联本质的一个例子。不仅孩子是有独特结构和关系模式的家庭的一部分，而且家庭本身也嵌套于其文化、民族群体、社会经济地位和社会历史中。孩子也是有自己的结构和互动过程的学校班级的一员；反过来，该班级又是位于学校组织这一更大的社会环境中的。孩子生活的两个主要系统是家庭和学校，二者互动从而形成一个新的、更大的系统，拥有自己的特点、目标、优先级和规律；此外，家庭和学校系统可能以互补或对立的方式对待彼此。[1]

学校往往是最先发现孩子的情绪或行为问题的，而这些问题可能反映了家庭内部的冲突。在许多低收入、移民或其他封闭的家庭中，他们难以接触到主流的机构，基于学校的家庭服务或许能够为他们打开通向所需的心理、医疗或其他社会服务的大门（Hong，2006）。家庭、学校和社区都是这一生态系统的组成部分（Stormshak，Fosco，& Dishion，2010）。

被请求帮忙评估和治疗小学生行为问题（逃学、辍学、低水平的承诺、暴力、吸毒）的家庭咨询师需要采取系统式方法，在试图弄清楚孩子是在家庭、学校还是两个地方都有困难和如何处理最好前，要考虑家庭和学校两个系统之间的相互作用（Carlson，Funk，& Nguyen，2009）。他不仅需要了解孩子和家庭系统，还必须熟悉学校的文化、学校关于有特殊需要的儿童的法律、学校如何做决定以及学校董事会的作用等（Fine，1995）。

Rotheram（1989）提供了如下小片段，阐述家庭与学校互动时会产生的一类问题。

> 一个愤怒的家长打电话给学校，抱怨七年级的老师布置的家庭作业太多了，毁掉了家庭一起的周末时光，对小女孩要求太多了。老师理直气壮地反驳说，家庭是在鼓励孩子变得依赖和被动。她拒绝减少家庭作业。之后那周，女儿试图自杀，而家庭想要起诉学校。（p.347）

被要求介入的联络咨询员可能是学校系统的成员、被家庭带入的治疗师或社会服务机构的代表。Lusterman（1988）大力推荐"绘制生态系统图"——在

---

[1] 家庭和学校的工作人员可能会对孩子的问题（例如，普遍的发育迟滞问题）持一致意见，特别是如果他们的文化规范相似的话。而在其他的情况下，他们或许彼此不认同；学校可能会认为孩子有行为问题（例如，多动），但家庭不认为这是问题；或者家庭可能会报告孩子的行为是令人烦恼的（会打断别人说话），但学校不觉得这特别令人烦恼。由于文化差异，家庭和老师可能会误解对方的意图和目标（Rotheram，1989）。

决定将谁（孩子、老师、学校咨询师、父母、祖父母等）纳入治疗计划之前，先对学校和家庭进行评估。在他看来，有必要从一开始就表明，治疗师的任务不是为某个群体代言，而是帮助创造改变的条件。系统的视角能促进这一进程；若能成功实施，任何一方都不会被当成当前问题的制造者，而参与者之间的互动过程会变成双方会面时的关注点。

一些良好的、基于谨慎的研究和证据的、与学校相关的干预项目已被开发出来，展现了新兴的社会生态学观点。例如，多系统治疗（Henggeler，Sheldow，& Lee，2009）是一个基于家庭的治疗项目，针对青少年的慢性行为和情绪问题。与学校相关的问题会被概念化为学生和其所属的主要社会系统——家庭、同伴、学校和邻近社区——的交互作用的结果（Henggeler，Sheldow，& Lee，2009）。评估有助于确定促使学生问题行为得以维持的生态特征（被称为"适应因素"）。学校里的问题在多大程度上与孩子的特征（动机低、学习障碍等）、家庭的特征（无效监管、阻碍有效教养的亲职问题）、同伴的特征（物质使用、支持旷课）、学校的特征（糟糕的班级管理方法）、学校-家庭联系的特征（对彼此的信任程度低），以及社区的特征（不重视学业成绩的犯罪亚文化）有关呢？在评估中发现的、确认的优势可以应用于接下来的干预。

家庭干预和治疗的生态学方法（Ecological Approach to Family Intervention and Treatment，EcoFIT）是另一个拥有强有力的研究支持的家庭-学校模型。它是以家庭为中心的且由评估驱动的，处理包含儿童问题的社会互动，关注父母改变的动机，在健康维持的框架下使用，且是基于包括文化及服务提供的背景的发展-生态模型的（Dishion & Stormshak，2009）。这个项目要求学校建立一个家庭资源中心，并对家长进行家访，让他们参与进来。一个关键的目标是促进家庭使用符合家庭需求的社区资源。

家庭-医疗保健干预

关于相互关联的系统的另一个例子是家庭和医疗保健之间的关系。系统式的医疗保健框架能认识到个体健康-疾病所涉及的动态互动，包括病人和重要他人——家庭成员、朋友和其他人——的关系以及与由医生、专家、家庭治疗师和其他医疗专业人员组成的医疗团队之间的关系（McDaniel，Doherty，& Hepworth，2014）。医学家庭治疗是一种整合的治疗方法，目的在于提高患者的自我效能感，并增进与所有相关的人（患者、重要他人和医疗团队）有意义的沟通。家庭治疗师可以为患者及家庭提供简短的干预、危机咨询或深入治疗，同时也促进医疗团队和患者及家庭的互动，指导医生为专业人员提供在职教育，为患者及家庭提供健康项目，并进行项目评估（McDaniel，Doherty，& Hepworth，2014）。

对其他人群进行的家庭治疗

物质滥用和慢性精神疾病 这两方面通常涉及家庭治疗和社区机构的互动。已有成形的模型可以用于帮助家庭确认资源和支持。例如，已有一些治疗物质滥用的系统式方法，也已被证明有效，包括伴侣行为治疗（O'Farrell & Schein，2011）、简明策略家庭治疗（Robbins，Szapocznik，& Horigan，2009）、功能性家庭治疗（Sexton，2011）、多维度家庭治疗（Liddle，2009）以及多系统治疗（Henggeler，Sheldow，& Lee，2009）。Stanton（2009）展示了对于动机性访谈、自助项目和复发预防的系统式理解可以如何被整合到家庭治疗之中。

Marsh 和 Lefley（2009）阐述了社会服务机构的不足会给那些患有严重精神疾病的家庭带来巨大的压力。聚焦于家庭的治疗有几种类型，包括家庭心理教育、家庭教育、家庭咨商、家庭支持和代理团队以及家庭治疗。有时候，家庭需要他们自己的治疗来应对其所面临的挑战，并帮助自身承担在治疗有严重精神疾病的家庭成员时的多个角色。他们认为，康复可以被定义为"人们能够生活、工作、学习和参与社区的过程"（p.743），并认为这在今天是有可能实现的。

系统性的问题 最后，在某些情况下，家庭治疗师有责任超越功能失调的家庭本身，以更广泛的视角查看家庭周围的社会系统。否则，治疗师为家庭找到的"解决方案"不管在治疗上多么优雅，都会是没有远见的，因为没有考虑到文化、政治和制度的问题。例如，必须理解家庭所隶属的那些组织的权力，以免出现机构缺乏灵活性的情况，如精神病院，将患者与其家庭隔离开，这并不能带来任何治疗效益。在长期贫困的情况下，家庭与公共机构的关系可能会延续几代人。在这些家庭和机构之间，以及不同的公共机构之间，可能会出现问题。在专栏4.6呈现的殴打妻子的案例中，各种试图提供帮助的专业人员之间的认识有冲突，导致了局面的混乱。

专栏4.6　个案研究

在评估和治疗中使用生态图

该家庭一开始因为儿子比利的攻击性行为寻求家庭治疗师的帮助。后来在治疗的过程中，治疗师发现父亲吉姆·李会对其妻子凯西进行身体虐待。凯西也和治疗师说，在童年和青少年时，她的父亲曾对她进行过性侵。转介的家庭医生只知道比利的问题。当他们去家庭治疗师处咨询时，李一家已卷入了五个大的系统之中：吉姆参加了当地医院的为殴打妻子的男人设立的团体；凯西参加了一个为曾被性侵的女性设立的项目；吉姆和凯西一起参加了教堂里有关家庭暴力的咨询项目；凯西参加了妇女庇护咨询团体；整个家庭参与了家庭治疗。

当家庭治疗师邀请不同的参与者会面，并协调各方的努力时，她发现不同帮助者之间的方法和基本信念差异很大。例如，吉姆参加的团体想要在吉姆自身及其过往经历中寻找其暴力的原因，主张吉姆需要参加一个长程的团体项目；而家庭治疗师则采取系统的方法，推荐使用

短程的方法，并尝试将暴力放到夫妻正在进行的互动的背景下看。相反，凯西觉得妇女庇护所的咨询师只谴责吉姆，并认为他是唯一需要接受治疗的人。

由于在这个宏观系统中，对于问题的定义及解决方法存在冲突，咨询师需要帮助解开已经发展出来的家庭成员－帮助者之间的联盟。在许多情况下，如这里所举的例子，专业的"帮助"系统之间的冲突可能会导致或放大帮助系统在想要解决问题或缓解问题时所创造的问题（Imber-Black，Roberts，& Whiting，2003）。在这一案例中，咨询师向帮助者强调了他们的差异，并指出这些差异对夫妻互动方式的影响。她重点关注宏观系统水平，设计了一种可以让帮助者之间的边界更清楚和更不僵化的干预。同时，夫妻－帮助者的边界被定义清楚了，因而变得没那么混乱和令人疑惑。这一重构允许由夫妻来决定他们每周需要多少帮助，及在哪里接受帮助。

家庭治疗实践中的系统式思考

学习目标4

系统式思考是家庭治疗实践的基础。它告诉了我们治疗过程的基本特征，比如治疗联盟的建立和维持，家庭评估和个案概念化，对家庭治疗中的改变的理解，以及有效干预措施的选择和提供（Stanton & Welsh，2012）。例如，家庭治疗要求治疗师同时与多个个体建立联盟（Friedlander，Escudero，& Heatherington，2006）。这需要治疗师识别和管理多个个体是如何相互作用以及如何受到逐步发展的联盟的影响的，因为每个人对于其与治疗师的联盟的看法可能不同，对于其与其他家庭成员的治疗联盟的知觉也不同（Knobloch-Fedders，Pinsof，& Mann，2007）。治疗师必须看到系统及理解应对治疗中的这

个方面的复杂性。专栏4.7解释了系统式思考习惯的重要性。

 专栏4.7   像临床工作者一样思考

系统式思考习惯

对于关键的系统式原则的理解很重要，但更为重要的是，家庭治疗师要学会习惯性地做出系统式的思考。这是一种全面的认知重调，对非系统式的心理模型进行挑战，使用了系统的范式来组织思维并将系统的概念操作化到解决治疗性问题中（Stanton & Welsh，2012）。这使得系统理论从抽象理论、具体化的知识或还原论的技术转向关注问题的起源、问题的延续和治疗中的变化（Stanton & Welsh，2011）。我们所列出的10种系统式思考习惯改编自Sweeney（n.d.）、Stanton和Welsh（2012）以及Benson（2007）。

挑战心理模型。家庭治疗师所采用的思考方式超越了西方社会常见模式的局限（通常是由笛卡尔于1637年提出的笛卡尔模型，将问题分解成部分），以包含其他的思考方式，如更整体性的、系统性的、隐喻性的和叙事性的思考。他们会选择最适合当前问题的模式。

看见系统。看见系统的家庭治疗师会将他们的关注点从仅仅关注部分转移到关注包含其所有部分的整体上。他们看见了关系的网络，并在他们倾听来访者时，识别反馈的过程。许多家庭治疗师会采取一个框架，如生态图或个人-人际-宏观系统范式，以帮助他们看见系统所有的交互元素。

理解复杂性。家庭治疗师会以避免对问题的理解或解决问题的方式进行简单化的诱惑。简单的解释无法包含多个因素和背景的影响。例如，在治疗中，某位家庭成员的无业状态或许不能被

单纯归结为其个人动机的问题；这其中可能包含个人的问题，但是这些问题也可能包含人际因素（如由于照顾孩子导致日程安排的限制）、社区问题（如当地主要的雇主停业了），甚至是全球的经济（衰退或萧条）。理解复杂性意味着要认识到当家庭在经历动态变化时，其可能也在混乱的边缘运转，而家庭治疗师必须考虑相关影响。

识别交互性。家庭治疗师在理解复杂问题和识别因果关系网时，会避免线性思维（单一的因果路径；Plate，2010）。交互性是指个体间同步的和相互依赖的互动（Capra，2002）。例如，亲子关系是交互式的，而非线性地从家长到孩子；这也是为什么不同的孩子与同一家长之间会有不同的体验。家庭治疗师需要学会识别和了解交互性，因为它不是自然发生的（Sweeney & Sterman，2007）。

概念化变化。家庭治疗师理解当系统面临挑战而已有的家庭结构和模式不能再有效运作时，系统可能会变得不稳定。相比于让系统返回初始状态，当代家庭治疗寻求的是通过寻找"杠杆点（leverage points）"——"系统中微小的变化就会导致行为产生巨大变化的地方"——来促使系统进行积极的自我重组（meadows，2008，p.145）。

观察模式和趋势。家庭治疗师知道如何识别形成了模式的那些家庭成员间互动和行为的潜在共性。这些被称为同源性，我们一定不能被其表面特征的"托词"所欺骗，而错过了潜在的过程（Sweeney & Sterman，2007）。例如，一对夫妻可

能会聚焦于性相关的问题或财务分歧，但治疗师会注意到贯穿两者的互动模式（例如，权力的动力或人格的相互作用）。

考虑意料之外的结果。家庭治疗师在尝试解决问题时，要认识到复杂系统中相互作用的多种因素可能会导致意料之外的结果。这一意识可以帮助治疗师和家庭考虑这些变量，识别潜在的意料之外的后果，从而讨论可以最大化最优结果的选择。仅关注解决单一问题而没有考虑长期结果的治疗可能会导致Senge（2006）所说的"饮鸩止渴"，因为它们无法持久或者会导致其他问题（p.399）。

拥抱模糊性。家庭治疗师发展出了对于模糊性的欣赏，因为他们了解到，当代的系统观明白，由于多重决定性，它们并非完全可预测的（Beitel，Ferrer，& Cecero，2004）。建构主义或叙事流派认为，随着家庭逐渐理解他们的经历，故事可能会发展或变化。模糊性允许新颖体验和变化的产生。

观点转变。家庭治疗师否定笛卡尔关于对客观外部的观察决定现实的观点。他们重视分析类型的差异（主观和客观的；Capra，2002）以及多重视角（如平等地考虑参与治疗的所有家庭成员的视角；Pinsof & Chambers，2009）。家庭治疗师知道如何考虑每个人的视角，并表现出对每个人的准确共情（Stanton & Welsh，2012）。

时间的因素。家庭治疗师理解系统会同时呈现出过去的、现在的和将来的动力影响（Capra，2002）。由于这一原因，在处理当前呈现的问题时，他们通常会使用家谱图的方式，至少考虑家庭的三代人（McGoldrick，Gerson，& Petry，2008）。

评估也应反映系统式思考。正如图4.3所描述的，**生态图（ecomaps）** 是一种有用的纸笔评估工具，可用图的方式展示家庭与广阔社会系统的关系。社工和其他专业人员也经常使用这一工具来绘制和协调家庭正在接受的帮助服务（Compton，Galaway，& Cournoyer，2005）。一幅生态图画的是一个家庭的社会环境，描述其同时与不同机构的联系。例如，一个在接受儿童福利服务的家庭可能会和法院、医疗服务、教会、邻居、警察、律师、学校系统及养父母和许多不同的儿童照顾机构有联系；生态图提供了这些关系在任一时间上的"快照"。

这些相互关联的项目，如果互不协调，就可能同时依据不同的目的进行工作，并导致专业的帮助系统之间产生冲突。生态图有助于组织和澄清家庭环境中的压力与支持。生态图也使得咨询师可以召集家庭网络中尽可能多的人，以协调出对于家庭目前的困境最可行的解决办法（Gilgun，2005）。

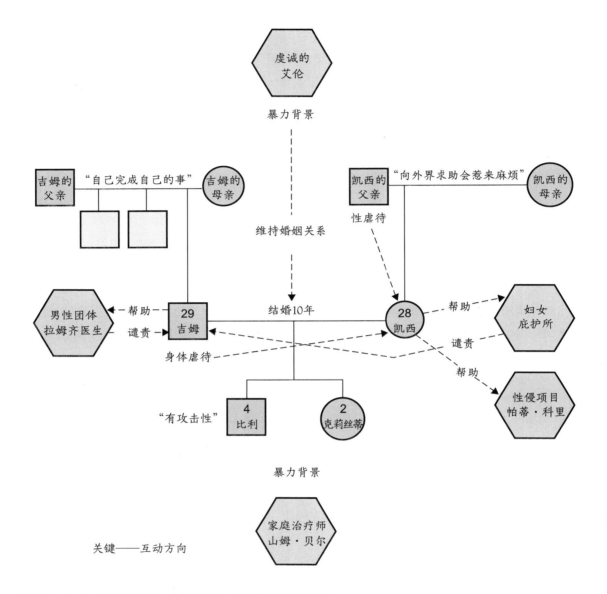

图4.3 在李一家的案例中（专栏4.6）的冲突看法和互动

来源：Imber-Black (1988), p.117.

对于系统理论的批评

    针对系统理论，现已出现了多个争议。然而，我们首先要注意到"在这些批评中，有很多反映的都是和系统有关的旧观点，歪曲、具化或简化了的动态系统观点，消除了对现实生活经验的修改和适应的理论空间"，因为"这些（旧的）模型更多的是基于控制论的观点以及无生命的系统，而不是动态的生命系统。当代的系统式思考的变化已然摆脱了这种僵化"（Stanton & Welsh，2011，p.22）。当代的系统理论和思维比过去的循环因果决定论模型复杂得多，因为过去的模型基于对行为的实证主义理解。那些模型强调内稳态和对于变化的回避；相较于混沌理论，新的模型强调的是动态平衡和持续变化（Wadsworth，2008）。旧的模型通常更机械论和实证主义；新的模型会避免关于系统的非生命体观点，并拥抱观点性的和叙事性的解释（Capra，2002）。Lebow（2005）注意到，新的理论模型的系统背景加入了更多的个人问题以及系统的各个部分间更为复杂的和变化的互动性因果影响。简单来说，当代的动态系统理论摆脱了过去的一些会引起批评的因素。

例如，一个批评来自女性主义家庭治疗师，其认为家庭内的权力通常是不对称。他们认为，在整个社会中，不同的人在改变不如意的情况上的权力是不同的。Luepnitz（1988）认为，控制论和一般的系统理论家在他们的内稳态系统中没有考虑权力差异（尤其是男性和女性之间的权力差异）。虽然权力较小者也可能会影响权力较大者，但影响力和合法权利之间的差异往往是巨大的。一个相关的争论聚焦亲密伴侣的暴力和"针对暴力的系统式伴侣治疗方法"。这两者似乎都通过强调相互作用来谴责受害者（Goldner，1998，p.264）。Goldner 是阿克曼研究所（Ackeman Institute）中性别与暴力项目的一位女性主义负责人。她说："认为伴侣双方都参与到互动过程中并不意味着他们对这一互动过程或其灾难性后果负有共同的责任"（Goldner，1888，p.264）。这些争论是有道理的，但它们基于大多数系统式思考者不再持有的旧观点（Lebow，2005）。

最后，一些后现代主义者特别排斥系统隐喻。他们坚持认为，我们所相信的现实不可避免的是主观的，而相比于发现客观事实，我们只能提供对于事件的主观知觉（Becvar，2003）。他们批评那些认为自己能客观公正地诊断家庭，或者能够以具体的方式识别家庭结构中的缺陷的治疗师。一些人批评系统理论家将概念具体化——好像家庭实际上拥有结构（规则、反馈、内稳态），而不是简单地将系统的结构作为描述和理解家庭的语言工具来使用。另一方面，可以注意到，当代的系统模型将沟通和认知作为系统功能的一部分；"在生命的各个层次，生命系统的组织活动都是精神活动"（Capra，2002，p.34）。心理治疗的建构主义和叙事模型不必被理解为与动态的、生命系统的观点对立，这些观点包含人类在发展中的能动性，通过与整个系统周围的互动来建构社会现实（Stanton，2009）。作为对批评的回应，生命系统模型抵制对具体化或技术的简化。

总　　结

　　系统理论为当代大多数家庭治疗理论和实践提供了理论上的支持。对于家庭治疗师来说，重要的是看到系统，以及使用组织架构或范式来包含治疗中的相关系统因素。

　　组织和整体性的概念强调了系统是作为一个有组织的整体来运作的，整体大于部分之和，而且如果我们将这一系统分解为其组成部分，就不能完全理解它。一个家庭代表了一个复杂的关系系统。在这个系统中，因果关系是复杂的和多维度的。家庭规则——大部分未明言，但家庭成员都知晓——有助于维持家庭功能的稳定并调节家庭功能。在面对生命周期的适应并继续往前走时，家庭里的变化是常见的。当家庭需要发生改变时，消极和积极的反馈循环回路可能会促进改变以及帮助家庭恢复平衡，后者是通过促进不连续性及成功地让内稳态达到新的水平而实现的。

　　子系统执行特定的家庭功能。特别重要的是配偶、父母和同胞子系统。边界有助于将系统以及整个系统中的子系统彼此分隔开。相比于家庭成员的组成，边界的清晰度和可渗透性与家庭功能的关系更为密切。家庭在开放程度上是有差异的；相对封闭的系统有熵或衰退和混乱的风险。

　　学校、医疗卫生、物质滥用治疗和严重的精神疾病项目都代表了系统的相互关联性。这些不同的系统在不同水平上所进行的干预可以提供一种改变问题行为的、协调的和成功的方法。另一方面，一些机构顽固的规则可能会抵消治疗效益。尽管这些系统通常在解决问题上是有效的，但是由于不同的帮助者所提供的对家庭问题的定义和解决方法是有冲突的，可能会导致局面混乱。生态图提供了有用的视觉工具，以澄清家庭和相互关联的项目之间的关系，从而促进机构间的协作。

推荐阅读

Bateson, G. (1972). *Steps to an Ecology of Mind*. New York: Dutton.

Bertalanffy, L. von. (1968). *General Systems Theory*. New York: Braziller.

Imber-Black, E. (1988). *Families and Larger Systems: A Family Therapist's Guide Through the Labyrinth*. New York: Guilford Press.

Robbins, M. S., Mayorga, B. A., & Szapocznik, J. (2003). The ecosystemic "lens" to understanding family functioning. In T. S. Sexton, G. R. Weeks, & M. S. Robbins (Eds.), *Handbook of Family Therapy: The Science and Practice of Working with Families and Couples*. New York: Brunner-Routledge.

Stanton, M., & Welsh, R. (2012). Systemic thinking in couple and family psychology research and practice. *Couple and Family Psychology: Research and Practice, 1*, 14–30.

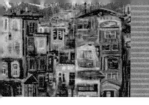

第二部分

家庭治疗的发展和实践

第五章
家庭治疗的起源和发展

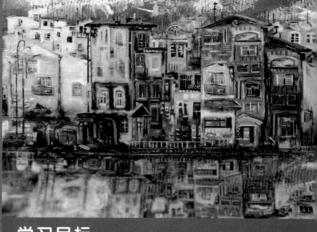

在第一部分，我们建立了一个家庭关系框架来看待和理解行为，然后提供了一个当今家庭生命周期或多代际的观点。接着，我们强调了性别、文化和民族对于家庭功能的重要性。最后，我们探讨了系统理论的一些基本概念，它们将个体及其家庭和更大的社区联系到一起。

我们通过考察家庭治疗的演化过程来开始第二部分。我们会回顾一些科学上和临床上的发展。这些发展大多数发生在20世纪50年代，并让家庭治疗这一领域得以诞生。然后，我们会对家庭治疗作为一门学科发展至今的惊人发展进行描述。这些事件记录为当前的实践提供了基础。它提供了家庭治疗师这一身份形成的背景。在此过程中，我们还将介绍家庭治疗中的重要参与者，并描述他们思想萌芽时的社会政治背景。我们会以对当代的专业问题和伦理实践的检验来结束这一部分。

学习目标1 **家庭治疗的历史根源**

　　大多数权威人士认为在"二战"结束之后的10年里，研究人员和随后的从业人员首次将他们的注意力转向家庭在造成和维持家庭成员心理障碍方面的作用。"二战"后，家庭的突然重聚带来了许多问题（社会的、人际的、文化的和环境的问题）。对此，公众向精神卫生专家寻求解决办法。这些专家曾习惯于与个体进行工作，而现在则被寄予厚望去有效处理家庭内的一系列问题。

　　总的来说，与"二战"前相比，人们更易接触到心理治疗，来自更广阔社会和教育背景的人都可获得治疗帮助。各个学科的从业人员——精神病学家、临床心理学家、社会工作者、婚姻顾问、牧师——开始提供帮助。对于被认为可经由心理治疗予以修复的问题的界定，以前是由大家庭成员和诸如教会等机构处理的，现在扩展到了包含婚姻不和、分居和离婚、犯罪、与姻亲的问题以及不需要住院治疗的各种情绪障碍。尽管大多数临床医生仍然只提供个体治疗，但是有部分临床医生开始关注家庭关系和成员之间的互动，如果要让个体变得健康，这些互动是需要有所改变的。

　　梅西基金会会议始于"二战"前，和平时期也在继续进行，提供了一些系统理论的基本假设，后来被证明是家庭治疗方案的核心。格雷戈里·贝特森值得被肯定的是，发现了反馈回路等概念与社会和行为科学的相关性，以及最终与人类互动系统的运作方式的相关性。

　　"二战"后的那10年，除了许多临床医生逐渐接受系统理论外，其他四个明显独立的科学和临床上的发展也为家庭治疗的出现奠定了基础。

- 对家庭在其成员发展出精神分裂症中的作用的研究。
- 婚姻和婚前咨询领域的发展。
- 儿童指导运动的发展。
- 团体动力学和团体治疗的进步。

精神分裂症和家庭的研究

　　首先，对家庭环境的研究是为了了解家庭动力能否导致不同形式的成人精神疾病。特别是研究人员考察了病理性的家庭环境在**精神分裂症**（schizophrenia）的发展中所起的作用。

弗洛姆-莱希曼和精神分裂症性母亲

根据当时流行的观点，母亲养育孩子的行为造就了其处于发展中的孩子的情绪稳定性，一些研究人员试图重建成年精神分裂症患者早期的母子关系。弗丽达·弗洛姆-莱希曼（Frieda Fromm-Reichmann，1948）提出了关于男性精神分裂症发展的母亲拒绝假设。这位著名的精神分析学家因其对精神分裂症的工作而闻名。在她当时的一篇被广泛引用的论文中，她介绍了**精神分裂症性母亲**（schizophrenogenic mother）这一术语，以形容专制的、冷漠的、拒绝的、占有欲强的和引人内疚的母亲。这样的母亲再加上被动的、疏离的和无能的父亲，会导致她的男性后代感到混乱和无能，最终患上精神分裂症（致病的父母和精神分裂症之间的线性因果关系）。

尽管弗洛姆-莱希曼强调了这样的教养方式具有破坏性，但是她仍然认为精神分裂症是一种内在的心理障碍，存在于患者自身内部。她并没有建议要对整个家庭进行治疗，而是认为临床医生的角色是要让患者免于父母的有害影响。弗洛姆-莱希曼在切斯特纳特·洛奇（Chestnut Lodge）精神病院工作了近30年，她的理论是在这期间逐步发展起来的。通过这份工作，她开始认识到，与当时流行的观点相反，任何患者，无论其精神多么紊乱，都可以接受心理治疗，包括精神分裂症患者（Hornstein，2000）。

这些最初的将精神分裂症与家庭生活联系起来的努力最终被否定了。如今，研究人员不再寻找要被谴责的、病态的父母和受害的孩子，更多的是去寻找生物或基因标记，从而理解这种疾病的起源。但是，精神分裂症性母亲这一概念在家庭治疗的发展过程中仍然具有重要的历史意义。因为它引导人们关注发生在家庭环境内的、所有家庭成员共享的功能失调的互动。如今，家庭沟通困难和情感表达障碍再次成为精神分裂症研究的焦点，尽管我们仍然难以解释这些互动模式究竟是如何产生或如何影响有危险的、脆弱的人的。

贝特森和双重束缚

在20世纪50年代，对于精神分裂症的家庭研究的主要推动力来自加利福尼亚州帕洛阿尔托的格雷戈里·贝特森、耶鲁大学的西奥多·利兹（Theodore Lidz），以及美国精神卫生研究所（National Institute of Mental Health，NIMH）的默里·鲍恩（Murray Bowen）和后来的莱曼·温（Lyman Wynne）。起初，他们是独立工作的。直到20世纪50年代后期，他们才充分意识到彼此的研究。

1952年，贝特森——后来加入了帕洛阿尔托退伍军人管理医院（Palo Alto

Veterans Administration Hospital）——获得了洛克菲勒基金会（Rockefeller Foundation）关于沟通模式和悖论研究的资助。不久后，他招募了杰伊·黑利（后来成为攻读传播学的研究生）、曾是化学工程师并接受过文化人类学培训的约翰·威克兰德（John Weakland），以及精神病学家威廉·弗赖伊（William Fry）。他们一起研究了人类和动物的各种交流模式，特别是不同水平的信息之间可能存在的矛盾——正在沟通的内容是什么，以及这些信息如何被同一个人在另一个水平上的信息所确定（或在一些情况下是如何相互矛盾的）。对这群人来说，最终证明，最有趣的是精神分裂症患者同时发出相互矛盾的反馈信息的方式和频率。

1954年，贝特森从梅西基金会获得了一笔为期2年的资助，用于进一步研究精神分裂症患者的沟通模式。贝特森招募了唐·杰克逊，一位在与精神分裂症患者工作上有着丰富经验的精神病学家。研究小组感兴趣的是建立家庭成员之间交流顺序的互动理论，于是开始研究家庭内病态的沟通模式与家庭成员精神分裂症行为的出现和维持之间的可能联系。

研究人员使用了贝特森带到项目中的一些新兴的控制论概念，提出了以下假设：当家庭处于不安状态或受到威胁时，会通过反馈机制来寻求内稳态。这一反馈机制会监控家庭的行为，以努力达到平衡和稳定。他们推测，可能是家庭成员精神分裂症症状的出现阻断了父母之间的冲突，反而使得敌对的父母团结起来关心他们的孩子，使得这个系统回到了以前的平衡水平。

虽然这种对于精神分裂症症状的描述现在会被认为过于简单化，但是这些研究人员通过关注家庭沟通序列，开始重新将精神分裂症定义为一种人际现象；这样一来，他们挑战了精神分裂症作为一种内在障碍，随后会破坏人际关系这一被人们长期认可的心理动力学观点。更具体地说，他们假设家庭可能会通过矛盾及因而不能实现的沟通需求，来塑造精神分裂症患者奇怪的和非理性的行为。

怀着对于发表初步研究结果的渴望，贝特森、杰克逊、黑利和威克兰德（弗赖伊当时在军队里服役）于1956年发表了具有里程碑意义的论文来介绍双重束缚这一概念，以解释家庭成员患精神分裂症的原因。当一个人（通常是孩子）从与他有重要关系的人（比如成人）那里反复接收冲突的命令时，就会出现双重束缚的情况。在他们的交流中，成人会在发出一个主要的、消极的命令（"不要那样做，否则你会受到惩罚"）之后，跟着发出第二个在更抽象的水平上矛盾的命令（一个拥抱姿势，并要求服从），再一次威胁孩子如果他不听话就惩罚他。作为第三个命令，成人会要求孩子做出回应，但是禁止孩子对其中的矛盾进行评论，从而禁止孩子逃离混乱的情境。孩子意识到自己的生存受到威胁时，会感觉自己被迫要做出某种反应，但是无论他选择何种反应，都注定失败。重复的次数足够多以后，序列中的任何一个部分都可以引发受困的接收者的不安、恐慌或愤怒。特别要注意的是，孩子面对的不仅仅是相互矛盾的信息（他可能会选择服从其中一个而忽视另一个）。在双重束缚的情况下，关键在于信息的两个冲突水平。

贝特森和他的同事的论文中报告了下面这个令人心酸的例子。

> 一个年轻男子从急性精神分裂症发作中恢复良好。他的母亲来医院看望他时，他很高兴能见到她，并忍不住用手臂搂住她的肩膀，但她一下子挺直了身子。他抽回了手臂，然后她问："你不再爱我了吗？"他的脸红了，然后她说："亲爱的，你不能那么容易就尴尬和害怕你的感受。"（p.259）

注意母亲潜在信息的序列："不要碰我"（"走开"）；"不要相信你关于我如何反应的感受"（"靠近一点"）；"不要挑战我行为中的矛盾之处"；"没有我的爱，你无法生存"；"不管你如何解读我的信息，你都是错的"。作者报告，当这位痛苦的患者回到病房时，他突然就变得暴力且有攻击性了。

贝特森的团队提出假设，当一个人面对同一个重要他人的爱与恨的表达，以及靠近的邀请和远离的命令时，他会被迫面临一个不可能的情境，即试图正确地区分矛盾的信息。若是个体无法在不会进一步受惩罚的情况下形成一个令人满意的回应（特别是当他还是孩子时，无法逃离），且无法对两难困境进行评论，这个人就会变得困惑和多疑，觉得所有信息都有隐含的意义。这使得这个人无法理解人们真正的意思或是如何与他人交流和产生联结。回应会带来拒绝，无法回应会带来潜在的爱的丧失——典型的"做或不做都要命"的情况。例如，如果一个家长之后否认同时发出了处于矛盾水平的信息，这只能让孩子更困惑。这些研究人员假设，对于精神分裂症患者来说，一旦这个模式建立起来了，那么只要有一点原始序列的暗示，就足以引发恐慌或愤怒反应，并可能导致他们逐渐退出人际关系的世界。

贝特森和他的同事认为，反复长时间地暴露于这种不可能的环境中所导致的典型结果是，孩子学会了用同样不一致的信息来回应，从而避免受伤和惩罚。作为自我保护的一种方式，他学会了以这种扭曲的方式处理所有关系，最终失去了理解自身或他人的信息的真正含义的能力，相信每条信息都包含隐藏的含义。在这时,孩子开始表现出精神分裂症行为。尽管之后的研究证明,双重束缚交流并不是导致精神分裂症的原因,但是这一里程碑式的研究的历史重要性在于,它将精神分裂症看作家庭沟通系统失败后果的原型。

双重束缚假设反对对于精神疾病群体的既定观点。该假设通过关注人际关系而挑战了正统的观点,即精神分裂症患者的问题源自他的内心活动。这是当时盛行的精神动力学观点。不出所料,这一双重束缚的观点引发了很多争议。尤其让后来的批评家感到恼怒的是,这一观点中的性别偏见和线性观——认为从父母那里接收的双重束缚信息,特别是母亲向孩子发出的,会导致精神分裂症。进一步的研究表明,双重束缚在大多数家庭中都发生过,但没有出现如精神分裂症这样严重的病理后果。尽管在出现精神分裂症的家庭中,成员之间的沟通困难和社会功能下降确实经常存在,但是现在精神分裂症会被看作一种会使人衰弱的大脑疾病。

利兹的婚姻分裂和婚姻偏斜

大概在同一时间,美国东岸的西奥多·利兹(先在约翰·霍普金斯大学,之后在耶鲁大学)开始发表他关于家庭在其一个或多个孩子的精神分裂症发展中的作用的发现。

作为一名受过精神分析训练的精神病学家,利兹还是拒绝了弗洛姆-莱希曼和其他人提出的观点,即成年精神分裂症患者遭受着母亲的拒绝。他认为,以家庭为导向的观点有助于对精神分析理论进行全面的检查(Lidz,1992)。特别是,通过引起人们对于父亲可能的破坏性角色的关注,来驳斥单独提出母亲拒绝的观点,利兹等人(Lidz,Cornelison,Fleck,& Terry,1957a)描述了精神分裂症病理性父亲的五种模式:僵硬和专制;敌对;偏执;在家没有太大的影响或没有影响;被动和顺从。

这些研究人员对住院精神分裂症患者的家庭进行了追踪研究,发现精神分裂症是一种"缺陷性疾病",是由父母双方不能扮演相互支持和互补的角色造成的。利兹和他的同事(Lidz et al.,1957b)描述了两种长期婚姻不调的模式,而这两种模式是精神分裂症家庭尤其常见的特征(尽管每一种模式在"正常的"家庭中都可能存在,只是程度较轻)。**婚姻分裂**(marital schism)指的是一种不和谐的情况,父母双方都沉浸在自己的问题中,无法在家庭中创造出与另一方的角色相适应的、相辅相成的、令人满意的角色。父母双方会削弱对方的价值,尤其是对孩子而言的价值。而且他们似乎在争夺孩子的忠诚、情感、同情和支持。每一位家长都害怕某个孩子(或多个孩子)长大后会像另一个家长那样行事。分居或离婚的威胁是很常见的。在这样的家庭里，父亲被排斥是很正常的。如果他还待在家里，那他实际上也像不存在一样。

研究人员在有精神分裂症子女的家庭中也观察到了**婚姻偏斜**（marital skew），即婚姻没有受到威胁，但是仍然存在相互破坏的模式。患有严重心理紊乱（如精神病）的一方父母通常会主导此类家庭。而另一方，通常是依赖和屠弱的，会接受这种情况，甚至会暗示孩子家里的情况是正常的。这种对于他们真实生活的否认可能会导致孩子对现实的进一步扭曲。利兹和他的同事（Lidz et al.，1957b）得出结论，男性精神分裂症患者通常来自婚姻偏斜的家庭。在这样的家庭中，母亲占主导地位，情绪失常，对其他家庭成员的需求无动于衷，但是仍会侵扰孩子的生活。与此同时，一个婚姻偏斜的家庭通常会有一个不能反对母亲的育儿方式、也不能提供一个合适的男性榜样的父亲。

利兹的探索指出，家庭功能障碍（僵化的家庭角色、错误的父母榜样）可以作为精神分裂症患者的病灶。尽管性别敏感的家庭治疗师对他的批判认为他过于强调不平衡、刻板的性别角色——父亲应该更努力，母亲应该更无私——但他指出了成长在一个被争吵撕裂的家庭中所带来的有害影响，导致孩子忠诚的分裂。

鲍恩、温和NIMH研究

20世纪50年代初，精神病学家默里·鲍恩首先在堪萨斯州托皮卡市的门宁格基金会（Menninger Foundation），之后在华盛顿特区附近的NIMH，开辟了精神分裂症这一新领域的研究。在NIMH的一次戏剧性的实验中，鲍恩安排母亲们搬到诊所的小屋里住了几个月。那里离她们正在住院的精神分裂症患儿很近。他尤其感兴趣的是，识别尚未解决的、共生性的母子互动。正如他后来报告的（Bowen，1960），精神分裂症患者的家庭经常表现出类似于利兹所发现的婚姻分裂的互动模式。

鲍恩将这种情况下父母之间明显的情感距离称为情感离婚。他把这种关系描述为在过度亲密和过度疏远之间摇摆不定。最终，两人的关系在情感距离足够远的地方固定下来，以避免焦虑。他们勉强接受"不惜一切代价的和平"。共同活动的其中一个领域——也是充满冲突观点的领域——是对于孩子的教养，尤其是表现出了心理障碍迹象的孩子。这就好像父母通过让精神失常的孩子处于无助和需要帮助的状态来保持彼此之间的联系（从而保持表面上的情感平衡）。因此，在青春期——这个孩子通常会争取一定自主权的时期——家庭通常会变得特别风雨飘摇和压力巨大。这通常是精神分裂症行为首次出现的时间。

鲍恩提出了一个有趣的观点，在某个家庭成员的行为中显现出来之前，精神分裂症是一个至少跨越了三代人的过程。他认为，精神分裂症患者的父母一方或双方都是麻烦的、不成熟的个体。他们曾与自己的父母发生过严重的情感冲突，现在又让自己的子女处于类似的冲突状态。根据鲍恩的说法，这个孩子最终的功能水平比父母还差，而他会寻找一个在成长过程和心理障碍程度上（特别是在个体化程度上）与自己相当的婚姻伴侣。这对夫妇的孩子于是更容易出现功能障碍，将缺陷传给下一代，以此类推，最终导致一个精神分裂症患者的出现。

1956年，鲍恩转去乔治敦医学院（Georgetown Medical School），创建了家庭治疗培训项目，而莱曼·温接替了他的工作，成为NIMH家庭研究部门的负责人。温接受过精神病学和社会科学方面的训练。他的研究重点关注精神分裂症患者家庭中模糊的、混乱的沟通模式。在后续10年的一系列论文中，他和他的同事研究了这些家庭的社会组织，寻找那些足以将他们与更为正常的家庭鉴别开来的沟通模式（Wynne，Ryckoff，Day，& Hirsch，1958；Wynne & Singer，1963）。例如，观察到这些家庭反复出现不真实的、碎片化的和非理性的沟通方式，这些研究者提出假设认为，这样的家庭模式会促使精神分裂症患者倾向于以模糊的或扭曲的方式解读他周围发生的事情。反过来，这种混乱或偶尔的困惑会同时增加精神分裂症患者在家庭内部和外部的社交和人际关系上的脆弱性。

温是一位多产的研究人员和老师。他于1972年离开了NIMH，但继续在纽约的罗彻斯特大学进行他的研究。在那里，他帮着组织了一个家庭治疗培训项目。他强调精神分裂症患者的家庭中所传递的混乱的沟通方式——他称之为*交流偏差*——是如何为我们理解思维障碍（患精神分裂症的年轻人的典型特征）的发展提供了一个互动式工具的。要理解鲍恩和他的团队在与这些家庭进行工作时提出的术语，请参见专栏5.1。

通过对上述历史的分析，Seeman（2009）从女性主义的角度解释了对精神分裂症及其家庭的理解的转变。她认为，贝特森、利兹、弗莱克（Fleck）、科内利森（Cornelison）和温的研究虽然提供了新的见解，但是仍然保留了当时流行的、认为是母亲导致了疾病的观点。她还指出，随着时间的推移，父亲们通过向孩子传递有敌意的和批评性的评论及过度的卷入，和母亲一样与孩子的疾病脱不了干系。他们被看作精神疾病复发的原因，而不是疾病发生的原因。Seeman的结论是，我们现在对精神分裂症儿童的父母的评价是比较温和的，把他们看作精神分裂症的共同受害者。他们是和孩子一起受苦的，因为他们肩上有照顾孩子的重担。

专栏5.1　**循证实践**

紊乱的家庭如何处理情绪

温及其同事的主要贡献之一是对于精神分裂症家庭以错误或不真实的方式处理积极和消极情绪的观察。温将这些模式称为"假性互惠"和"假性敌意"。他将这些家庭周围变化的边界称为"橡皮栅栏"。这样的边界允许引入一些外部的信息，但另一些会被视为不可接受的，而被拒之门外。

温提出了**假性互惠（pseudomutuality）**这一术语——表面上是一种相互的、开放的和理解的关系，实际上并非如此——用于描述这样的家庭如何掩盖冲突、隐藏成员之间潜在的距离以及缺乏亲密感。假性互惠是一种家庭共享策略，旨在保护所有成员不离开彼此，并避免生活中弥散的无意义感和空虚感。一个家庭成员通常会被指定为"索引病人"，使得其他人能一直活在认为自己正常的迷雾之中。一个在具有假性互惠的家庭中长大的人无法发展出强烈的个人身份感，因为主导的家庭主题是彼此融合，即便是以发展独立的同一性为代价。确实，培养独立的自我感的努力会被视为对家庭团结的威胁。这种同一性的缺乏会阻碍个体成功参与家庭外的互动，并使得他自己的家庭系统内部的参与变得非常重要。

带有**假性敌意（pseudohostility）**的家庭会通过参与持续的表面的争吵来维持关系，隐藏他们对于温柔和爱的深层需求。这么做是为了掩盖他们对于亲密关系的需求，而这种需求是他们很难直接处理的。此外，这么做会破坏他们对于关系的现实感受。家庭中的假性敌意代表了为隐藏家庭内潜在的长期冲突和破坏性联盟所做的努力。

温将假性互惠家庭对于外部影响的抵抗称为**橡皮栅栏（rubber fence）**，一种可变化的情况，家庭特定的边界可以改变，就好像是由橡皮做成的一样，允许特定的可接受的信息进入。但是，家庭的边界也会不可预测地或随意地关闭，以将不可接受的信息拒之门外，因为这个家庭在试图尽量减少与外界的接触。

到目前为止，上述所有研究在设计上都是横断面的。这些研究所涉及的家庭通常在研究开始之前很久，就有成员被诊断为精神分裂症，而且通常是年轻成人。一个普遍的基本假设是，家庭关系的紊乱是一般精神疾病的主要原因，而对于每一种心理病理形式，都可能发现其独特的家庭动力模式。遗憾的是，正如戈尔茨坦（Goldstein，1988）所观察到的，检验这些假设的主要障碍是，远在这些家庭被研究之前，其家庭系统就已经被重性精神障碍（如精神分裂症）影响了。

尽管研究设计上有这些缺陷，但是这一新的研究领域依然激起了很大的热情，来从临床上探寻精神分裂症令人困惑的病因学。1957年，一群精神分裂症/家庭研究人员在美国行为精神病学协会（American Orthopsychiatric Association，

AOA）的全国大会上首次会面。思想的交流在《密集家庭治疗》（*intensive family therapy*）一书上达到了顶峰（Boszormenyi-Nagy & Framo，1965）。这是一份由15个权威专家对精神分裂症患者及其家庭的研究报告，经过10年的临床研究，为家庭治疗这一新兴领域奠定了基础。

学习目标2　婚姻和婚前咨询

婚姻咨询和婚前咨询这两个领域是家庭治疗的前身，它们都基于这一概念：心理障碍的产生不仅源自个人内部的冲突，也源自人与人之间的冲突。被看作"专家"的早期婚姻咨询师（妇科医生和其他医生、律师、社会工作者、心理学家以及专攻家庭生活的大学教授）关注着这一特定组合形式中的一些特殊问题，试图为有性方面的困难和其他婚姻困难的人们提供答案（Broderick & Schrader，1991）。在美国，神职人员在提供正式的婚前咨询方面特别重要，经常是婚礼前准备计划中可选或强制性的一部分（Stahmann & Hiebert，1997）。

如果我们假设人们总是乐于向他人提供建议或寻求建议，那么非正式的婚姻咨询肯定自婚姻制度存在以来就一直存在。而另一方面，在美国，由专业的婚姻咨询师提供的正式咨询服务可能在70多年前就开始了。当时的医生 Abraham 和 Hannah Stone 于1929年在纽约创办了婚姻咨询中心（Marriage Consultation Center）。1年后，Paul Popenoe（一位专攻人类遗传的生物学家）在洛杉矶成立了美国家庭关系研究所（American Institute of Family Relations），提供婚前指导以及促进婚姻适应方面的帮助。家庭教育学家 Emily Mudd 于1932年创立了费城婚姻委员会（Marriage Council of Philadelphia），之后撰写了被认为是该领域的第一本教材（Mudd，1951）。1941年，在 Mudd 的推动下，美国婚姻咨询师协会（American Association of Marriage Counselor，AAMC）成立。AAMC 汇集了各类专业人士，主要是医生，但也包括其他关注婚姻咨询这一新兴跨学科领域的人们。这一组织率先制定了培训和实践的标准，对婚姻咨询中心进行认证，并制定了职业道德规范（Broderick & Schrader，1991）。

同样的，1924年，Ernest Groves（后来成了 AAMC 的第一任主席）在波士顿大学的家庭生活预备课程上，提供了第一个有记载的婚前干预项目。在20世纪50年代中期，可获得的少量相关文献往往关注的是个人导向的主题，如医生进行体检，作为婚前咨询工作的一部分。神职人员的帮助通常是精神上的、教育上的和信息上的，具有心灵和宗教倾向，而不关注人际关系。如果关系问题得以完全解决，那么它们会被看作未来的新婚夫妇中的一方或双方自身问题解决所带来的副产品（Stahmann & Hiebert，1997）。Rutledge 于 1966 年对 AAMC 成员的调查发现，从事婚前咨询的专业人士非常少。

 专栏5.2　临床笔记

社会工作者和家庭治疗

社会工作者是之后形成家庭治疗领域的无名先驱。自 1877 年纽约州布法罗市成立了第一个全市范围的慈善组织以来，社会工作者一直在前线给贫困家庭提供服务。家庭个案工作是社会工作准备中不可或缺的一部分。美国家庭服务协会（Family service Associations of America）成立于 1911 年，由专门处理婚姻和家庭问题的社会工作机构组成。Broderick 和 Schrader（1991）认为，婚姻咨询和家庭治疗起源于更广泛的社会个案工作领域。从 Virginia Stair 开始，许多顶尖的家庭治疗师都有社会工作的背景（如本文所述）。

到了 20 世纪 60 年代中期，婚姻咨询（婚前咨询）仍然是一套探寻理论的实践操作（Manus，1966）。没有任何突破性研究，没有出现任何占主导地位的理论，没有任何重要的人物获得认可。AAMC 没有出版自己的期刊。如果从业人员要发表论文，他们显然更愿意向自己专业的期刊投稿。到了 20 世纪 70 年代，情况开始改变。其中一个改变是，Olson（1970）主张将婚姻咨询和新兴的家庭治疗结合起来，因为两者都关注婚姻关系，而非仅关心关系中的个人。1970 年，AAMC 迫于其成员对家庭治疗日益增长的兴趣，改名为美国婚姻和家庭咨询师协会（American Association of Marriage and Family Counselors）。1978 年，它变为现在的美国婚姻和家庭治疗协会（American Association for Marriage and Family Therapy，AAMFT）。1975 年，该组织创办了《婚姻与家庭咨询杂志》［*Journal of Marriage and Family Counseling*；1979 年更名为《婚姻与家庭治疗杂志》（*Journal of Marital and Family Therapy*）］。那时，正如 Broderick 和 Schrader（1991）所观察到的，婚姻咨询（以及其潜在囊括的婚前咨询）已经"和更动力性的家庭治疗融合得太深，以至失去了其独立的身份感"（p. 15）。

性咨询的历史和婚姻咨询的历史是相似的。在这两个领域有许多相同的从业人员。1967 年，美国性教育学家和咨询师协会（American Association of Sex Educators and Counselors）成立了。该协会制定了合格的性治疗师的标准，并为他们进行认证。自 1970 年以来，《性与婚姻治疗杂志》（*Journal of Sex and Marital Therapy*）和《性教育与治疗杂志》（*Journal of Sex Education and Therapy*）在这一治疗性运动中起了宣传作用。

那时候的婚姻治疗到底是怎么样的呢？婚姻治疗没有想要像心理治疗那

样深入和密集或持久，它往往是短程的，试图修复破裂的关系。总的来说，它处理的是当下的问题，而不是来自过去的问题。婚姻咨询不同于心理治疗，后者可能会探索内在意义，前者解决的是现实问题，并为有问题的夫妇提供指导，以改善他们有意识的决策过程。早期的婚前咨询往往不那么关注关系问题或这对夫妇为什么选择彼此，而是满足于通过让这对夫妇意识到任何可能导致日后困难的个人的神经症性问题，来帮助他们为婚姻做好准备。

 专栏5.3　　临床笔记

伴侣治疗中的动机

寻求伴侣治疗的两个人很少是带着同等程度的动机或同样的讨论内容来的。当治疗进展没有明显的原因就停滞不前时，治疗师可能会认为一方已经做出了分开的决定。他可能会暂时摆出和解的姿态，但实际上正准备离开其配偶。

接受婚前治疗的伴侣可能是为了在结婚前检查他们关系的可行性，或是因为担心一些尚未解决的潜在冲突可能在结婚后导致关系进一步恶化。在某些情况下，他们所属的宗教团体会要求他们进行婚前治疗。当一方或另一方（或双方）离过婚，特别是有来自前一段婚姻的孩子时，这样的谨慎就是恰当的（Goldenberg & Goldenberg，2002）。

大多数为了他们的婚姻而寻求帮助的人是在努力应对已经导致家庭失衡的危机（如出轨、离婚的威胁、关于抚养孩子的分歧、金钱问题、性不协调、无效的沟通模式、关于权力和控制的冲突）。伴侣双方都是带着不同的经历、不同的期待和不同程度的对于婚姻的承诺进入婚姻治疗的。伴侣中至少有一方通常会想要维持婚姻，否则他们不会寻求专业帮助，但是两人间对于维持婚姻的决心可能会有很大的不同。

随着婚姻咨询开始关注伴侣有问题的关系，**联合（conjoint）**治疗取代了早年分开给伴侣二人提供咨询的模式。在联合治疗中，伴侣双方会同时在同一个房间与同一个治疗师进行工作。再一次，我们看到了家庭治疗这一行业是如何发展的。

学习目标3　儿童指导运动

另外两股思潮和临床发展也值得一提，因为它们影响了家庭治疗的发展。早在20世纪初，儿童指导运动就出现了。这一运动所基于的假设是，如果情绪问题确实像西格蒙德·弗洛伊德（Sigmund Freud）和其他人所说的那样始于儿童时期，那么对儿童的早期识别和治疗就可以预防日后的精神疾病。

阿尔弗雷德·阿德勒（Alfred Adler）是弗洛伊德早期的同事，特别地认识到了早期的家庭经历在决定成年后的行为方面所起的关键作用。20世纪初期，阿德勒在维也纳帮助发起儿童指导运动。虽然他没有对整个家庭进行治疗性工作，但是他的确影响了他的一个弟子，即鲁道夫·德瑞克斯（Rudolf Dreikurs）。德瑞克斯后来移民到美国，将儿童指导中心扩大为家庭咨询中心（Lowe，1982）。1924年，致力于预防儿童情绪障碍的美国行为精神病学协会成立。尽管直到"二战"后，儿童指导诊所的数量仍然很少，但现在美国几乎每个城市都有儿童指导诊所。它们提供了识别和治疗儿童心理障碍的主要场所，且有助于使父母参进来和关注引起当前问题的更大的社会系统。

早期的治疗项目由精神病学家（心理治疗）、心理学家（教育和辅导项目）及社会工作者（对父母和外部机构进行个案工作）组成，是团队努力的结果。父母定期去诊所接受治疗是标准的程序（在传统诊所中至今仍然如此），父母所见的治疗师与孩子见的不同。现在，在大多数诊所中，这一合作方法已经发展成了联合治疗会谈，包括索引病人的父母双方和兄弟姐妹。如今的观点不是将孩子视为有内在心理问题的索引病人或将父母视为孩子问题的根源，而是关注所有家庭参与者间的异常状态。儿童指导诊所本着对儿童的家庭的情感问题进行早期干预的原则继续开展工作，以避免今后出现更严重的疾病。

团体动力和团体治疗 学习目标4

早期的一些家庭治疗师，如约翰·贝尔（Bell，1961），将团体动力和小团体的行为作为家庭功能的模型。对于这些治疗师来说，家庭治疗是团体治疗（group therapy）的一个特殊子集，除了参与者不是陌生人外。这些治疗师的立场是，家庭在本质上是自然的团体，而治疗师的任务是提升互动、促进沟通、澄清团体过程，以及解释人际关系动力——任何团体治疗领导者都会这样做。贝尔称他的方法为**家庭团体治疗**（family group therapy）。

自20世纪初以来，团体治疗就一直以这样或那样的形式存在着，而"二战"时期和"二战"后对临床服务的需求大力推动了它的扩展。最早在心理治疗中使用团体过程的是奥地利精神病学家雅各布·莫雷诺（Jacob Moreno）。他于1910年左右将戏剧和治疗技术结合起来，创造了**心理剧**（psychodrama）。莫雷诺在治疗过程中再现了可能会导致患者心理问题的各种人际情境，其心理剧技术至今仍在被使用（Landy，2007）。莫雷诺扮演治疗师/导演的角色，在舞台上，患者可以在观众面前表演他的重要生活事件。在这些心理剧中，各种不同的人（通常是其他患者，但不一定）表演患者生活中的关键人物（"辅助性自我"）。在某些关键时刻，导演可能会指导患者与其中一名演员互换角色，这样患者就能更好地了解另一个人是如何看待他的。对于在家庭人际过程中给予和索取的探索，以及通过心理剧来解决其冲突，使得这一模式很自然地为许多家庭治疗师所用。

在20世纪30年代，伦敦塔维斯托克研究所（Tavistock Institute）受英国精神分析学家威尔弗雷德·比昂（Wilfred Bion）和梅兰妮·克莱因（Melanie Klein）理论的激发，发展出了对群体过程的浓厚兴趣。一些精神分析学家开始试验团体干预技术（Bion，1961）。特别是，他们强调要处理当前的问题，而不是寻找过去的原因和解释或重构可能带有创伤性的早年经历。Samuel Slavson的受训背景是工程师，同时在纽约市的犹太人监护委员会（Jewish Board of Guardians）开展团体工作。他创立了活动-团体治疗技术。在该团体环境中，治疗师会鼓励紊乱的儿童或青少年互动，从而表现出他们的冲突、冲动和典型的行为模式（Slavson，1964）。Slavson的治疗方法以精神分析的概念、团体工作和渐进教育为基础。1943年，主要通过Slavson的努力，美国团体心理治疗协会（American Group Psychotherapy Association）成立了。

在20世纪60年代，受到美国各处涌现的各类个人成长中心——尤其是加利福尼亚大苏尔的伊莎兰研究所（Esalen Institute）——的启发，**会心团体**（encounter group；人类潜能运动的一部分）对治疗场景产生了戏剧性的影响，且吸引了许多人，其中大多数人来自上层中产阶级。如今，尽管传统的团体治疗（Yalom & Leszcz，2005）和会心团体（在更小的程度上）仍然并存，但这一热潮已经消退了。

团体治疗实践的基本原则是，一个小的团体可以作为改变的载体，并能对那些选择被视为其成员的人产生强烈影响。治疗团体本身是有意义的和真实的单元，而不仅仅是一群陌生人的集合，也不仅仅是其组成部分的总和。换句话说，团体是地位和角色的集合，而不是个体的集合（Back，1974）。塔维斯托克版本的团体治疗是一个很好的例子：团体会被当作一个紊乱的患者来对待，因其无法成功执行某些功能而一直受伤。在塔维斯托克的团体中，领导者会帮助团体以一种更平衡、更协调和更相互强化的方式运作，这样团体能更高效地完成富有成效的工作。对一个功能失调的家庭进行团体治疗的意义显而易见。表5.1总结了团体治疗的一些独特的优势。

表5.1　相比个体治疗，团体治疗的一些独特优势

原则	详述
更接近日常现实	治疗师能够看到患者与他人的互动，而不是从患者那里听到其与他人的互动，后者可能呈现出有偏的或扭曲的画面；关于他惯常的与人交往的方式，增加新的信息获取维度。
减少社会孤立	通过倾听他人，患者认识到他不是唯一的；因此他可能受到激励而放下孤立感和自我中心。
从他人那里获得更多的支持感和关怀	团体凝聚力（"我们"）会带来信任的增加；当患者受到陌生人接纳的鼓舞时，其自我接纳可能会增加。
模仿成功的应对方式	新的团体成员有机会观察年长的成员和他们成功的适应技巧。
通过反馈获得更多的关于感受的交流	在团体情境下要求表达感受，包括积极和消极的，那些指向其他成员的爱、挫败、悲伤或愤怒；当患者从来自他人的反应中了解到强烈的情感不会如他之前恐惧或幻想的那样摧毁任何人时，患者会感到解脱。
通过帮助他人提高自尊	患者有机会回馈别人的帮助，给予他人共情、温暖、接纳、支持和真诚，从而增加他自身的自我价值感。
更深的洞察力	患者变得更能理解人类的动机和行为，无论是他们自己的还是他人的。

家庭治疗的发展　　　　　　　　　　　　学习目标5

　　我们通过阐述如何从个体所属的团体内部理解和处理他们所有的问题，说明了对于精神分裂症及其家庭的早期研究、早期的婚姻与家庭咨询、儿童指导运动以及团体动力和团体治疗，都促进了家庭治疗的发展。本节会追溯家庭治疗作为一个独特领域的发展。

从家庭研究到家庭治疗（20世纪50年代）

　　大部分对于家庭治疗运动的调查（Broderick & Schrader，1991；Goldenberg & Goldenberg，1983；Guerin，1976）都同意其建立于20世纪50年代，因为我们所描述的理论和方法似乎是在那时结合到一起的。当然，这些观点会更多地涉及临床研究而不是临床实践。对于家庭的观察——特别是对于有症状成员的家庭的观察——只有在作为一种研究策略时才是合理的。因为受当时盛行的保密协议的约束，治疗师不能与家庭中除了患者之外的任何人接触。

因此，家庭治疗的合法性需要基于以下事实：（1）其开展是为了合理的科学研究目的；（2）所做的"研究"涉及当时公认的心理治疗无法解决的临床问题，如精神分裂症（Segal & Bavelas，1983）。正如温（Wynne，1983）所述，所有早期的精神分裂症活动最初都受到研究的推动和以研究为导向。温自己在NIMH与精神分裂症患者进行的工作也是基于要使用治疗作为实验数据的来源。而家庭研究的显著成效有助于给治疗技术的发展盖上批准的印章。

谁是第一个真正对来访家庭采用家庭治疗方法的人？当然，没有唯一的人——尽管儿童指导运动中的儿童精神分析师内森·阿克曼（Nathan Ackerman）被普遍认为是第一篇专门针对治疗整个家庭的论文的作者（Ackerman，1937）。与大多数儿童指导诊所采取的协作方法（父母和孩子由单独的但协作的治疗师进行治疗）不同，阿克曼开始会见整个家庭，而距离其他治疗师也开始使用这种方法，至少还要10年。

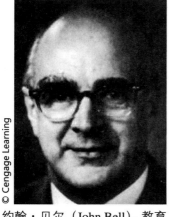

约翰·贝尔（John Bell），教育学博士

约翰·贝尔（John Bell）是来自马萨诸塞州伍斯特的克拉克大学的学术型心理学家，他是家庭治疗的另一位主要构建者。贝尔（Bell，1975）回忆说，他1951年去伦敦塔维斯托克诊所时无意中听到了一句话，大意是说著名的精神分析学家约翰·鲍尔比（John Bowlby）正在开展对整个家庭进行团体治疗的实验。这激发了他将这一技术应用到治疗儿童行为问题上的兴趣。贝尔错误地以为鲍尔比是在治疗整个家庭，但鲍尔比只是偶尔召开一次家庭会议，作为治疗问题儿童的辅助工作。贝尔基于这一错误的信息，开始思考定期与整个家庭会面的技术意义。后来，一个个案给了他在治疗中尝试这种方法的机会。贝尔对他工作的描述直到10年后才被广泛传播（Bell，1961）。其开创性专著，连同阿克曼1958年的教材，通常被认为代表了当代家庭治疗实践的开始。与20世纪50年代的大多数同行不同，贝尔和阿克曼都在治疗非精神分裂症患者的家庭。

正如前面所提到的，唐·杰克逊值得被认可为家庭治疗的先驱。因为他介绍了一套有影响力的、虽仍较初级的描述性构念，以理解家庭的交流模式（家庭规则、内稳态、冗余原则），并且发起联合治疗来帮助克服有害的家庭互动模式。和帕洛阿尔托小组（Palo Alto group）的其他成员——特别是开创性思想家杰伊·黑利和约翰·威克兰德——一起，杰克逊帮助开发了创新性的方式来影响家庭的关系背景，从而产生变化。（贝特森是该领域的创始人，但他本人并不是一名治疗师。他更关心的是这些想法背后的哲学，而不是对于其团队所产生的临床想法的具体应用。）家庭治疗先驱的名单中还必须包含默里·鲍恩，理由是他所提出的理论假设和他的创新技术——让有精神分裂症患者的家庭住院，以研究母子共生的影响。

卡尔·惠特克是该领域的另一位早期领军者。惠特克在田纳西州的橡树岭开始与家庭进行工作。"二战"期间，美国政府秘密地在橡树岭制造了第一颗原子弹。惠特克是一名妇产科医生，而不是精神科医生，他创新而独特的技术或许正反映了他非正统的训练背景。他会使用共同治疗师，并让两代家庭成员加入对患者的治疗。他在与患者工作时会表现出高度主动的风格。

通过组织一系列致力于治疗精神分裂症的家庭治疗会议——包括在乔治亚州的海岛庆祝的1955事件——惠特克将新兴的家庭治疗领域上的许多带领人汇集到一起（包括来自费城的John Rosen和Albert Scheflen以及贝特森和杰克逊）。在这些会议上，在精神分裂症患者和他们的家人接受访谈的同时，与会人员会通过单向镜进行观察。这使得一篇关于治疗慢性精神分裂症患者的早期论文得以发表（Whitaker，1958）。单向镜的使用揭开了治疗过程的秘密。这种镜子是由Charles Fulweiler引入家庭治疗的。它使得其他人得以观察正在接受心理治疗的家庭，且通常会产生关于家庭互动过程的洞见。Slovik和Griffith（1992）认为，这一观察技术的引入是家庭治疗历史上的一座里程碑，其所做的是提供了对于循环因果论等概念的临床验证。

1957年，随着全美各地的家庭研究人员和临床医生开始了解彼此的工作，家庭运动在全美范围内兴起了。1955年，美国行为精神病学协会的阿克曼组织并主持了第一次关于家庭诊断和治疗的会议。他之后搬到了纽约，并于1957年开办了隶属于犹太家庭服务的家庭心理健康诊所。同一年，早些年从匈牙利移民过来的伊凡·鲍斯泽门伊-纳吉（Ivan Boszormenyi-Nagy）加入了费城的东宾夕法尼亚精神病学研究所（Eastern Pennsylvania Psychiatric Institute，EPPI），并从事与精神分裂症有关的研究。鲍斯泽门伊-纳吉召集了一群杰出的、以家庭为导向的研究人员和临床医生，让费城成了早期主要的家庭治疗中心。

到了1959年，仍在贝特森项目担任顾问的唐·杰克逊在帕洛阿尔托成立了精神研究所（Mental Research Institute，MRI）。弗吉尼娅·萨提亚、杰伊·黑利、约翰·威克兰德、保罗·瓦兹拉威克（Paul Watzlawick）、阿瑟·博丁（Arthur Bodin）和理查德·菲什（Richard Fisch）很快就加入了杰克逊的团队。1年后，阿克曼在纽约创立了家庭研究所（Family Institute）〔在他于1971年去世后，更名为阿克曼家庭治疗研究所（Ackerman Institute for Family Therapy）〕。这两个研究分别代表东西海岸，在家庭治疗领域的发展中发挥了初期作用。

急于实践（20世纪60年代）

20世纪60年代的几项重大发展表明，家庭治疗领域正在积聚势头。1962年，阿克曼和杰克逊创办了该领域的第一份、也是至今仍最具影响力的期刊《家庭过程》（*Family Process*）。它的主编是杰伊·黑利。自发刊起，这一期刊就使得研究人员和从业人员能够交流思想，并对该领域产生认同。此外，他们还组织了几次重要的全国会议。1964年的第一次会议讨论了系统理论在理解功能失调家庭中的应用（Zuk & Boszormenyi-Nagy，1967）；1967年，心理学家詹姆斯·弗拉莫（James Framo）组织了一次会议，以促进和维持家庭研究人员、理论家和家庭治疗师之间的持续对话（Framo，1972）。

家庭治疗逐步获得专业上的尊重，并成为一个大多数精神病学和心理学会议认可的主题。正如鲍恩（Bowen，1976）后来回忆的那样，治疗师渴望向整个家庭介绍他们最新的干预技术。几乎在所有的情况下，这一"急于实践"都阻碍了以研究或合理的概念构建为基础的流程的充分发展。在他们的临床热情之下——鲍恩将其称为"治疗的福音"——许多治疗师试图用从个体心理治疗中借来的概念来解决家庭的困境。

在这一时期，有一个值得注意的强调实践而非理论和研究的例外情况，就是米纽钦的威尔特维克学校项目（Wiltwyck School Project），这是针对城市贫民区家庭的开创性研究（Minuchin，Montalvo，Guerney，Rosman，& Schumer，1967）。随后，米纽钦开发了合适的临床技术，成功地干预了男性青少年的犯罪。其中，许多犯罪的青少年是波多黎各人或来自纽约市的非裔美国人。基于这一针对贫穷的、不稳定的家庭的里程碑式研究，米纽钦开发了他称为结构性家庭治疗的流派。这一流派是实用性的，以问题解决为导向，且会一直留意家庭问题得以产生和维持的社会环境。

1965年，米纽钦成为费城儿童指导诊所的主任。该诊所最初位于非裔美国人聚居区的中心。在那里，他专注于针对低收入家庭的干预技术。他的工作人员包括来自威尔特维克学校的布劳略·蒙塔尔沃（Braulio Montalvo）和Bernice Rosman。而且在1967年，他邀请了杰伊·黑利（他和约翰·威克兰德一起，在贝特森的项目结束后，加入了帕洛阿尔托的精神研究所）[1]加入他们。费城的中

---

[1] 贝特森团队在1962年正式解散。贝特森受过人种学训练，且他对交流方面的理论想法比在临床上将理论应用于问题家庭更感兴趣。于是他搬到了夏威夷的海洋研究所（Oceanic Institute），以观察海豚之间的交流模式。

心很快从一个传统的儿童指导诊所转变为一个大型的、以家庭为导向的治疗和培训中心。在20世纪60年代末，费城的这群人开始对有心身疾病患者的家庭（特别关注神经性厌食症患者的家庭）进行工作，并将米纽钦早期关于边界和家庭各子系统相互作用的概念应用到心身疾病上。

在这一高产的时期，1964年由彼时在精神研究所的弗吉尼娅·萨提亚出版的《联合家庭治疗》（*Conjoint Family Therapy*）极大地普及了家庭治疗。萨提亚在世界许多地方的专业会议和研讨会上所做的极富感情色彩的展示也起了同样的作用。20世纪60年代末，精神研究所的工作特点开始发生变化。萨提亚离开而成为伊莎兰研究所的培训主任。伊莎兰研究所是一个位于加利福尼亚州大苏尔的以人为本的成长中心。黑利搬到了费城，而杰克逊在1968年意外去世了。尽管精神研究所继续关注家庭的互动模式（特别是交流），但这个始于1967年的短期治疗项目成了它的主要推动力。

行为家庭治疗最早出现在20世纪60年代末。这些技术最初聚焦于个体且非常依赖学习理论，通常涉及改善幼儿的具体问题。其对家庭的干预可能来自实证研究，且治疗师会不断地评估治疗程序的有效性。因此，针对家庭的行为方法更少依赖有魅力的引领者或具有创新性的治疗师，更多地依赖临床医生与研究人员的合作（Falloon，1991）。尽管如此，还是会出现跨学科的引领者——心理学家杰拉德·帕特森（Gerald Patterson）、心理学家罗伯特·利伯曼（Robert Liberman）和社会工作者理查德·斯图尔特（Richard Stuart）。

在20世纪60年代，家庭治疗的发展也在美国之外发生。在伦敦的精神分析取向的家庭治疗研究所（Institute of Family Therapy），罗宾·斯基纳（Robin Skynner）提供了短程的心理动力家庭治疗（Skynner，1981）。英国精神病学家约翰·豪厄尔斯（John Howells，1975）将家庭诊断作为做干预计划的必要步骤。在联邦德国，赫尔姆·施蒂尔林（Helm Stierlin，1974）呼吁大家关注青少年的分离模式，并将其与家庭特征联系起来。在意大利，玛拉·塞尔维尼－帕拉佐利（Mara Selvini-Palazzoli，1978）接受过儿童精神分析方面的训练，但她在治疗厌食症儿童方面的结果令她气馁。而后，她被贝特森和帕洛阿尔托小组提出的新认识论吸引，并转向强调循环的系统方法。这使得她对有阻抗的个案的工作更成功了。1967年，塞尔维尼－帕拉佐利与路易吉·博斯科洛（Luigi Boscolo）、瑰丽阿娜·普拉塔（Guiliana Prata）以及詹弗兰科·赛钦（Gianfranco Cecchin）在米兰成立了家庭研究所（Institute for Family Studies）。该研究所最终对家庭治疗领域产生了世界性影响，特别是在使用"长的"短程治疗上，即每月举行一次治疗会议，最长可持续1年。

创新技术和自我审查（20世纪70年代）

在很大程度上，直到20世纪70年代，家庭治疗的技术持续抛开理论和研究。20世纪70年代早期见证了美国许多地方对家庭治疗方法的热情和家庭治疗方法的普及。

- 在佛蒙特州，用一种被称为"**多家庭治疗（multiple family therapy）**"的方法，以团体的方式对多个有住院的精神分裂症患者的家庭进行治疗（Laqueur，1976）。
- 在得克萨斯州的加尔维斯敦，采用**多重影响治疗（multiple impact therapy）**，将家庭成员聚集在一起，与一组心理健康专家进行密集的、聚焦于危机的、为期2天的持续互动（Macgregor，Ritchie，Serrano，& Schuster，1964）。
- 在费城，采用**人际网治疗（network therapy）**，与包含朋友、邻居和雇主在内的大家庭一起工作（Speck & Attneave，1973）。
- 在科罗拉多州，以门诊服务为基础，采用**家庭危机治疗（family crisis therapy）**来对一个家庭进行治疗，而不是让一个精神失常的、被当作替罪羊的家庭成员住院（Langsley，Pittman，Machotka，& Flomenhaft，1968）。

行为治疗师越来越关注与家庭有关的因素，如教导父母"行为管理技能"，以促进有效的儿童抚养（Patterson，1971），并提出处理婚姻不和谐（Jacobson & Martin，1976）和家庭功能障碍的治疗策略（Liberman，1970）。新出现的录像技术使得家庭治疗师可以把治疗过程录下来，以便给家庭即时回放，或是供治疗师以后学习或培训（Alger，1976）。

在20世纪70年代，随着家庭治疗领域的成熟及学生和专业人士都要寻求培训，家庭治疗领域进入首次自我审查。所谓的GAP[1]报告展示了对于从业中的家庭治疗师的调查结果（Group for the Advancement of Psychiatry，1970）。在该调查中，他们被要求根据当时的影响力对该领域的主要人物进行排名。从业人员对于主要人物的排序如下：萨提亚、阿克曼、杰克逊、黑利、鲍恩、温、贝特森、贝尔以及鲍斯泽门伊-纳吉。

为了将秩序和自我意识引入这一正在蓬勃发展的领域，Beels和Ferber

---

[1] *Group for the Advancement of Psychiatry* 的缩写，中文译名为"精神病学研究促进小组"。——译者注

（1969）对正在进行家庭治疗的领军治疗师进行了观察，并研究他们与家庭进行工作的录像带和影片。Beels 和 Ferber 根据治疗师与家庭的关系区分了两种类型的家庭治疗师：**指导者**（conductors）和**反应者**（reactors）。指导者治疗师是主动的、进取的和有趣的，会将他们自己放在家庭的中心。他们倾向于发起而非回应，并会积极地提出想法并明确他们的价值体系。反应者没有那么戏剧化的人格，而是会更巧妙和间接。他们观察和澄清家庭过程，对家庭呈现的内容做出反应，并协商家庭成员之间的分歧。

　　Beels 和 Ferber（1969）认为，两种类型的治疗师都能有效地指导和控制家庭会谈，并为家庭成员提供与彼此联结的潜在的新方式。指导者的方法会更直接，但是在帮助家庭产生新的体验，并以此作为改变其成员互动行为模式的基础上，并不一定会更成功。

　　进一步的自我审查关注效果的有效性研究。Wells 和 Dezen（1978）在调查了结果文献后发现，大多数家庭治疗理论家，包括该领域的一些主要人物，"从来没有对他们的方法进行过实证检验，且他们确实看起来没有察觉这种需求"（p.266）。在20世纪70年代末期，情况有所改善（Gurman & Kniskern，1981），但仍需要对家庭治疗的有效性进行持续的和系统的评估。

　　或许，对这一领域影响最深远的是女性主义者对于当时的家庭治疗系统思想和治疗技术的批判。正如我们在第三章提到的，20世纪70年代中期以来，越来越多的家庭治疗师，最开始是黑尔-马斯廷（Hare-Mustin，1978），认为不管是概念化的还是实践上的家庭治疗，都呈现了偏差，即更赞同通常被认为是男性化的价值观，如自主、独立和控制，但会贬低那些通常更多地和女性联系在一起的、与抚育和关系有关的价值观。此外，他们坚持认为，家庭治疗师通常采用的发展图式基于男性的发展，而家庭治疗师会认为这些图式也适用于女性。正如 Slovik 和 Griffith（1992）所指出的，通过采用这些图式，治疗师倾向于贬低诸如依赖和照顾等通常与女性有关的特质。再者，由于他们对于诸如性别角色和殴打妻子等问题不敏感，在许多案例中，他们会不可避免地强化男权态度及对男性和女性的刻板印象。

　　家庭治疗的先驱都是男性（除了萨提亚），因为没有充分注意到家庭成员所生活的社会和政治环境而承担责任。即便是备受尊敬的贝特森，也受到了女性主义者的抨击。特别是他们认为他忽视了任何互动中参与者之间权力和控制的差异，诸如交互性和循环论等控制论的概念，假设了由于系统处于不断变化的状态，任何一个参与者都缺乏单边的控制。虽然女性主义者承认家庭内部的互动的循环性，但他们认为贝特森的理论构建过于简化，暗示着责任同等（和谴责同等），尤其是未能承认权力差异（男人和女人；成人和儿童）在任何正在进行的关系中的重要作用。

通过坚持认为他们检验了家庭治疗师对于家庭和社会中固定的男性和女性角色的固有性别偏见，女性主义者的批评动摇了大多数家庭治疗师不断增长的自满情绪。正如他们之后必须处理逐步发展的、越来越强的多元化意识及多元文化主义一样，他们也被敦促要考虑家庭内与性别相关的问题、丈夫和妻子之间的权力差异，以及来访者想要家庭和谐运转的个人需要。也许，引起最多烦恼的是，家庭治疗师被要求审视他们自己的价值观、态度和信仰，并与可能不利于帮助所有家庭成员（无论男女）感到赋权的自我的性别歧视观点进行对峙。

专业化、多元文化主义和新认识论（20世纪80年代）

在20世纪80年代，许多迹象证明了家庭治疗领域惊人的成长。就在10年前，这个领域还只有一份自己的专业期刊《家庭过程》，但现在大约有24份家庭治疗期刊，其中一半是使用英语发表的。曾经，家庭治疗中心的数量一只手都数得过来。如今是许多人眼中的家庭治疗的黄金时代，仅美国就有300多家独立的家庭治疗机构。（如今，越来越多的此类中心不仅仅提供家庭治疗。）

现在有几个组织代表了家庭治疗师的利益。除了跨学科的美国行为精神病学协会（在该协会中，阿克曼首次把对家庭研究和治疗感兴趣的从业人员聚集在一起），主要的组织如下所示，

- 美国婚姻和家庭治疗协会（AAMFT）的成员从1970年的不到1000人，增加到了1979年的7500多人，再到1989年的16 000人，直到2010年的24 000人。该协会有权认证婚姻和家庭治疗培训项目，制定向合格的认证督导师颁发证书的标准，发行其成员需遵守的伦理准则，并积极为婚姻和家庭治疗师申请国家执照和证书。
- 美国家庭治疗协会［American Family Therapy Association，现在被称为美国家庭治疗学会（American Family Therapy Academy，AFTA）］成立于1977年。这个包含大约700名会员的较小的兴趣小组（2014）专门关注家庭治疗（不同于婚姻咨询与婚姻治疗）的临床和研究问题。
- 国际婚姻与家庭咨询协会（International Association of Marriage and Family Counselors，IAMFC）是美国咨询协会（American Counseling Association，ACA）的一个分会，从1989年成立时的100多名会员，发展到1996年的近8000名会员。IAMFC开展教育项目，并帮助制定婚姻和家庭咨询项目的培训标准。

- 美国心理学协会（American Psychology Association，APA）的家庭心理学分会成立于1986年。如今，第43分会被称为伴侣和家庭心理学会（Society for Couple and Family Psychology）。家庭心理学提供了比临床上强调家庭治疗更广阔的视角，其特别关注婚姻和家庭中的关系网络。到20世纪90年代末，家庭心理学分会的会员约有1700人。

- 美国职业心理学委员会（American Board of Professional Psychology）是一个专业委员会，具有认可应用心理学领域的博士后的能力。它在20世纪80年代末将家庭心理学纳入可认证的专业。这一委员会现在被称为美国伴侣和家庭心理学委员会（American Board of Couple and Family Psychology）。

- 国际家庭治疗协会（International Family Therapy Association，IFTA）成立于1987年，由治疗师、理论家、研究人员、培训师和其他与家庭有关的专业人士组成，这一协会目前有来自全球40个国家的500多名会员。在不同国家举行的 IFTA 会议使得与会人员能直接交流想法。该组织每半年发布一份简讯《国际连接》（*International Connection*），宣布各种会议并提供家庭治疗的文章。

家庭治疗在20世纪80年代成了一种国际现象。加拿大、英国、以色列、荷兰、意大利、澳大利亚、德国和其他地方都积极举办各类培训项目和会议。1985年的海德堡会议纪念了德国（当时的联邦德国）海德堡大学的基础精神分析研究和家庭治疗系成立10周年。当时，有来自25个国家的约2000人参加了会议（Stierlin，Simon，& Schmidt，1987）。1987年，来自世界各地的2500多人在捷克（当时的捷克斯洛伐克）的布拉格举行了一次东西方家庭治疗会议。1989年，类似的会议又在匈牙利的布达佩斯举行了一次。

家庭治疗中相互竞争的模型通常与该领域的创始人之一有关。模型的数量在20世纪80年代激增（Piercy & Sprenkle，1990）。虽然每一种模型都依赖系统理论，但不同的观点导致了该领域中相互竞争的"学派"的建立。尽管如此，通过工作坊和持各种信仰的家庭治疗专家的录像带，各种思想在继续相互影响。

在20世纪80年代，许多家庭治疗师扩大了他们的理论和实践范围，来加入与医学等相关学科的合作。**医学家庭治疗（medical family therapy）**作为一个分支学科出现了，《家庭系统医学》（*Family Systems Medicine*）杂志［现在更名为《家庭、系统与健康》（*Families，Systems & Health*）］应运而生。Doherty 和 Baird（1983）——前一位是心理学家，后一位是医生——出版了一本具有里程碑意义的书——《家庭治疗和家庭医学》（*Family Therapy and Family Medicine*）。在该书中，他们主张应用系统的方法来治疗疾病，两个学科通力合作，为患有各种医学问题的患者提供服务。Wynne、Shields 和 Sirkin（1992）提醒治疗师，疾病不仅仅是一种个人体验；它是与家庭成员之间互动和交流的。正如这些研究人员所观察到的，家庭通常会因为有一个患有严重身体疾病的成员而感到非常困扰和负担沉重。

此外，针对精神分裂症家庭的心理教育项目于20世纪80年代进入该领域（Anderson，Reiss，& Hogarty，1986）。这些项目的立场是，他们正在应对的是生理疾病，家人不应该受到谴责，而且整个家庭会从学习应对疾病的帮助中获益。Lucksted 及其同事（2012）指出，家庭心理教育（见第十五章）可作为用于治疗精神分裂症、躁郁症和其他疾病的方法，但仍未被充分利用。根据这些作者，随机试验已表明，家庭心理教育能：（1）降低复发率；（2）改善患者的功能；（3）改善家庭的动力。干预措施包括同理性参与、教育、持续支持、压力期间的临床资源、加强社交网络以及增强问题解决和沟通技巧。

20世纪80年代，女性主义的挑战持续影响着家庭治疗的理论和实践，人们认识到我们生活在一个多元化社会，没有一种"一刀切"的、适用于所有来访家庭的解决方案。Falicov（1983）率先将文化视角引入家庭治疗实践。她的工作对于与拉丁美洲家庭进行工作特别具有启发性。麦戈德里克等人（McGoldrick，Pearce，& Giordano，1982）编写了一本有用的书。在该书中，来自不同文化背景的专家提供了与特定种族进行工作的见解。Boyd-Franklin（1989）展示了一种治疗非裔美国家庭的系统方法。

整合、折中与建构主义的影响（20世纪90年代）

在整个20世纪90年代，尽管关于家庭的本质和如何最好地干预的哲学分歧一直存在于家庭治疗师之间，但是"学派"间变得不那么相互排斥了。一个明显的趋势是将家庭治疗模型（如心理动力学、认知行为、家庭系统）整合为一种综合的方法（Wachtel，1997）。治疗师继续从不同的视角看待家庭，但根据临床问题的需要，所使用的方法之间会有更多的重叠，且会频繁地相互借用，即便这样的技术或概念的借用在理论上并不总是合理的。这种务实的折中主义受到了那些主张更彻底的整合或元理论化的人的批判（Kroos，2012）。Broderick 和 Schrader（1991）注意到这个领域正在抛弃受训内容狭隘的专家。相反，大部分治疗师都会接触到对于整个领域的概述，并发展出这些作者称之为"关系治疗师"的技能（不要与关系精神分析学家相混淆，见第七章）。整合的目的不仅仅是将模型合并在一起，更是追求一个评估和干预家庭的更整体的或更全面的方式。

　　与此同时，对于迅速恢复功能的需要和**管理型医疗保健**（managed care）对于实践的限制（见第六章），导致了对于短程技术的探索。例如，帕洛阿尔托的精神研究所和密尔沃基短程治疗中心（Milwaukee Brief Therapy Center）都开发了不同的、可行的短程治疗程序。在那10年里，保险公司为了降低医疗成本而开发的管理型医疗保健极大地影响了家庭治疗的实践（通过描述可接受服务的资格、疗程的次数和频率、费用、治疗长度等）。

　　到了20世纪90年代中期，建构主义者迫使家庭治疗师重新审视一些宝贵的系统理论假设，以及最有效地干预有问题的家庭的方式（一个社会工作的例子，参见Green et al.，1996）。建构主义者认为，客观性是不可能的，而治疗师之前被认为是家庭的外部观察者，但他实际上参与建构了所观察到的事物。他们的观点帮助许多家庭治疗师摆脱了理论上的确定性，转而更加尊重他们自己与家庭内部个体之间，以及具有不同性别、文化、种族或经验背景的家庭之间，在观点上的差异。不同家庭成员的多种叙述都同样真实，会被认为是所有家庭功能的一部分，而没有一个人（包括治疗师）能感知到一个客观的世界。在治疗上，它意味着治疗师和家庭成员之间要转向更多的合作，因为他们都能对当前的困难有所贡献（见第一章）。

　　现在，评估一个家庭需要考虑到阶级、种族和性别角色。正如Fraenkel（2005）所说的，"深思熟虑的治疗师对多元文化主义、女性主义、经济差异等的要求很敏感。他们会采取一种不了解的、探索的和协作的立场，把家庭作为解决他们问题的共同专家"（p.37）。在这种强调治疗过程的非病理导向的方法中，治疗师所能做的就是帮助家庭成员理解和重新评估每个参与者所构建的关于某个常见的家庭问题的假设和意义。

　　治疗师不会试图改变家庭的结构，也无法改变决定家庭功能的社会条件。相反，改变的发生是一个家庭重新审视其信念系统的结果。治疗师可以通过介绍旨在改变模式的信息来提供帮助，但从这个角度来看，他们无法预测或设计后续发生的任何变化的确切内容。从这个新的角度看，家庭治疗变成了共同创作的环境。在这一环境中，家庭成员跟彼此分享他们对现实的构建，并希望由此获得新信息来促进成员之间观念的改变。随着新的意义在对话中被共同构建，新的选择和可能性也出现了（Anderson，2009）。

　　保罗·瓦兹拉威克（Watzlawick，1984）、迈克尔·怀特（White，1989）、林恩·霍夫曼（Hoffman，1990）以及哈琳·安德森（Harlene Anderson）和哈利·古勒施恩（Harry Goolishian）（1988）领导了这项使家庭治疗更关注通过语言来创造意义的临床努力，而不是通过行为序列或家庭互动模式。汤姆·安

专栏5.4　治疗性碰撞

提出一种新的认识论

20世纪80年代早期的一期《家庭过程》的出版对家庭治疗领域产生了深远影响。在这期杂志中，三组家庭治疗师（Allman，1982；Dell，1982；Keeney & Sprenkle，1982）提出了关于家庭治疗的理论基础、研究模型和临床实践的重要的认识论问题。他们都批评该领域急于提出新技术，而没有首先反思一些被大多数家庭治疗师认为理所当然的控制论概念。例如，Dell反对使用内稳态这一"定义不完善的解释性概念"，因为它暗示着使系统恢复到先前状态的过程，从而阻止了变化。

Keeney和Sprenkle（1982）提出了如今被称为新认识论的观点。他们挑战家庭治疗领域，提出应从狭隘的实用主义方法（以设计和实施干预来克服家庭呈现出的特定问题为例），转向更广的对整体家庭功能的考虑。他们坚持认为，实用主义的方法已经把家庭治疗领域引入歧途，导致该领域不断探寻的是更多更好的具体方法和"可打包"的技术，代价则是无法更充分地理解家庭所生活的环境。在他们看来，注重症状减轻的实用主义方法（行为和策略技术就是例子）让人难以看到真正困扰家庭的问题，以及如何最好地帮助他们找到解决办法。此外，实用主义观点受早期控制论观点的影响，将观察者放在被观察的现象之外，这实际上是把家庭等同于机器，对家庭的互动和环境没有给予充分的关注。这错误地支持了线性观点，即这样的一个局外人或许可以单方面操纵和控制被观察的系统。

Keeney和Sprenkle（1982）以及Allman（1982）都敦促对家庭治疗的艺术性（模式化）维度予以考虑。特别是Allman，他认为，家庭治疗的艺术性体现在治疗师掌握家庭成员相互连接的统一模式的能力上。此外，家庭治疗的艺术性还体现在当家庭成员被困在一个他们希望改变的模式中时，家庭治疗师有能力帮助他们重新安排连接模式，以便在他们的生活中创造新的意义。

为了说明反映控制论概念的治疗方法与基于新认识论的治疗方法之间的区别，Keeney和Sprenkle（1982）提供了一个主诉严重焦虑发作的妇女的案例。实用主义取向的治疗师可能会与她一起参与专门针对缓解焦虑症状的治疗性努力。然后，可以通过定量比较治疗前后症状出现的情况，来对治疗成果进行实证评估。艺术性取向的治疗师会更关心更广的家庭互动模式，而症状只是该模式的一部分。实用主义治疗师可能实际上会承认更大的整体必须有所改变，但是认为这一改变会随着症状的消除而发生。另一方面，艺术性治疗师不反对实用主义者在技术上的考虑，但也不会认为它们是首要的。从艺术性角度来看，治疗师的存在不是作为一个外在的改变因素，而应该帮忙创造一个新的环境———个新的"家庭"——这样新的行为才有可能出现。

通过将人们的注意力吸引到观察被观察对象的行为上，及成为由此产生的系统的一部分，新的认识论发起的挑战导致了次级控制论观点的产生。而这种观点在随后的10年里变得十分重要。

德逊（Tom Andersen，1987）是挪威的一位精神病学家。他使用了一种被他称为反映小组（reflecting team）的平等主义技术。在这一技术中，临床团队首先会在一面单向镜后面观察一个家庭和医生，然后他们转换角色，临床团队公开讨论他们刚才所观察到的内容。与此同时，该家庭在单向镜子背后观察他们的讨论。这个主意是为了给家庭提供各种新的看法，并让他们选择他们认为有意义和有用的看法。治疗师团队的反思是为了激起家庭内部的新对话，并最终促使每个家庭成员对自身、周围环境和个人的人际关系有更多的理解（Andersen，1993）。

除了性别和文化外，家庭治疗师还对来访者生活中的精神和宗教资源予以更多的关注（Walsh，2009）。精神和宗教在所有文化中都扮演着重要角色，因其使得人们在日常生活中能寻找到一种目的感、意义感和道德感。在家庭评估和治疗干预中，精神价值可能是许多家庭生活的中心，并可能成为家庭态度和信仰的主要决定因素，无论其与正规的宗教机构是否有关。

生态背景、多系统干预和循证实践（21世纪前10年）

许多当代理论家和实践者认为，每个来访者都不仅仅是单一群体中的一员，可以被归为单一的标签，如同性恋、老年人、离异者、拉美裔人或非裔人（Sexton，Weeks，& Robbins，2003）。相反，我们每个人都是"多元文化的人"，认同具有特定价值观和特定经历的多个群体。他们敦促治疗师兼顾他们的来访者和他们自己的"生态位"——根据种族、阶级、宗教、性取向、职业、移民经历、国籍和民族来定位个人和家庭。

家庭治疗不断扩展着背景的意义，从审查家庭内部的关系到增加一个与社会系统（家庭在其中运转）有关的生态系统观点，以便更充分地了解当前家庭经历的多样性。为了做到这一点，许多家庭治疗师正在走出咨询室，进入社区。他们正在把自己对系统内部的系统观点带到外部的社会机构和组织。例如，医学家庭治疗试图协调患者、家庭和医疗服务提供者之间的动态关系（Ruddy & McDaniel，2013）。根据《合理医疗费用法案》（Affordable Care Act），这一点尤为重要。

另一项挑战要求家庭治疗师更好地将临床实践与循证实践的相关研究结合起来（Wike et al.，2014）。为此，研究人员开始在可行的情况下，开发有实证研究支持的心理干预措施，以夯实临床评估和治疗的科学基础。循证实践的目标不仅仅是为家庭治疗的有效性提供支持，还关注带来积极结果的最为有效的改变机制是什么，对哪个来访者群体或哪种临床问题，在何种环境之下，以及在怎样的设置下，最为有效（Sexton & Kelley，2010）。这些对于制定针对特定家庭的治疗计划都是有帮助的。这里的整体目标是提高这些干预措施的质量和成本效益，并增加从业人员的责任（APA，2005）。

核心胜任力运动（2000年至今）

在21世纪前10年，核心胜任力运动作为一种定义医疗卫生学科中负责任的实践所需的知识、技能和态度的方式，以全新的形式出现了（Kaslow，2004）。在这一过程中，家庭治疗领域落后于其他领域。但是，在这些领域的基础上，家庭治疗领域建立了自己的胜任力标准（Miller，Todahl，& Platt，2010）。建立核心胜任力的原因有很多，最主要的原因是要确保教育和培训项目的质量和重点，展示提供特定治疗服务所需的道德胜任力，以及保险公司和政府机构或项目报销的资格。有关各家庭治疗机构所建立的核心胜任力的资料，请参阅专栏5.5。

今天，许多心理治疗师在寻求帮助的消费者市场上相互竞争。他们之间的区别是什么？重要的是，提供伴侣和家庭治疗的治疗师要证明他们有胜任力——通过教育、培训和经验获得的——来提供这样的治疗（Patterson，2009）。消费者可以更清楚地知道应该向谁寻求帮助。从业人员可以满怀信心地提供专门为特定人群设计的专业服务。胜任力也有助于一个领域在社会中发展出更大的专业影响力。

家庭治疗胜任力的实现是一个随着时间不断发展的过程。其始于教育，然后在接受督导的应用培训场所继续发展（Nelson et al.，2007；Nelson & Graves，2011）。Miller、Todahl和Platt（2010）详细地说明了这一过程的几个步骤。

1. 学习他们领域的核心知识。
2. 经过不断进行的、对于他们对材料吸收程度的评估，该测试的目的是评估整体的留存率。
3. 将学术知识应用到专业领域。在家庭治疗中，这意味着将课程应用于临床实践。
4. 接受一段时间的指导和督导。这样的指导和督导能提供一个直接观察、评估和反馈的信息来源。
5. 经历一件能展示整体专业能力的"顶点"事件。

专栏5.5　循证实践

从事家庭治疗的核心胜任力

与家庭治疗相关的各种专业团体都制定了能力标准。

美国婚姻和家庭治疗协会（AAMFT）

AAMFT的婚姻和家庭治疗核心胜任力特别工作组（AAMFT Marriage and Family Therapy Core Competencies Task Force；AAMFT，2004）识别了家庭治疗胜任力的六个重要方面。

- 治疗准入（建立治疗性协议前与患者的互动）。
- 临床评估和诊断（确定治疗中需要解决的问题）。
- 治疗计划和个案管理（指导治疗过程）。
- 治疗性干预（改善已确定的临床问题的行动）。
- 法律问题、伦理和标准（了解当前的法规、规章制度、价值观和与家庭治疗有关的习俗）。
- 研究和项目评估（关于治疗的系统分析和如何评估其有效性的知识）。

这六个子领域详细说明了获取核心胜任力所涉及的五个过程：概念化技能、感知技能、执行技能、评估技能和专业技能（Northey，2005）。

伴侣和家庭心理学

Santon and Welsh（2011）在一本书中定义了**伴侣和家庭心理学家**（couple and family psychologists）的胜任力。他们描述了胜任力所需的概念和科学基础，然后明确了功能性胜任力（个案概念化、评估、干预、咨询、家庭司法心理学、督导和教学）和基本胜任力（伦理和法律、

多样性、人际互动和职业认同）。这些都被美国家庭心理学委员会（American Board of Family Psychology；美国职业心理学委员会的一个分会）所采用，作为在颁发伴侣与家庭心理学委员会证书之前评估胜任力的方式。在这个志愿性项目中，候选人在有资格获得认证之前，需要接受特定的教育和培训，并积累与伴侣和家庭打交道的经验。候选人必须用一个具体的案例来描述他们的工作，并通过严格的伴侣和家庭心理学的口头测试，证明自己的胜任力。

咨询和相关教育项目认证委员会

咨询和相关教育项目认证委员会（Council for Accreditation of Counseling and Related Educational Programs，CACREP）对婚姻、伴侣和家庭咨询方面的专业项目进行认证。2016年提议的标准要求学生提供其在基础（如历史；理论和模型；健康、教育和宣传的原则；系统视角下的评估和个案概念化）、背景维度（如咨询角色和设置；家庭评估程序和手段；诊断流程；人类性行为；老龄化和代际影响；危机和创伤；成瘾；人际暴力；失业和社会经济地位；职业和性别；文化因素、伦理和法律问题；实践与管理问题）和实践（关于治疗的概念化和实施的系统理论；干预策略和技术；促进家庭健康）等在婚姻、伴侣和家庭咨询的特定环境中进行的发展证据（CACREP，2014）。

虽然成功地完成这些步骤并不能保证任意个体都有能力成功实践，但是它们对于确保大多数从业人员达成该目标有很大的帮助。请使用专栏5.6来评估你不断发展的胜任力。

专栏5.6　像临床工作者一样思考

发展核心胜任力

使用以下条目来理解要成为家庭治疗师所需的核心胜任力。

1.你所在的项目有哪些课程是必须完成的？为什么你认为它们是必须的？	
2.描述你所需的督导经历。明确你希望在督导中达到的三个目标。	
3.明确你毕业所需的对临床经验的要求。	
4.你所在的地区是否需要证书才能从业？如果是，上网找该证书的培训要求。明确你需要达到的重要目标。	
5.你可以加入什么组织来为家庭治疗专业的发展提供支持？	

总　　结

五个看似独立的科学和临床发展共同为家庭治疗的出现奠定了基础：系统理论，探索系统各部分之间的关系如何构成一个完整的整体；精神分裂症研究，帮助确立功能失调的家庭在精神分裂症形成中的角色，并为研究其他类型家庭的互动模式奠定基础；婚姻和婚前咨询，将伴侣带入联合治疗中，以解决人际冲突，而不是分别进行治疗；儿童指导运动，注重对整个家庭的干预；团体动力学和团体治疗，利用小团体过程来获得治疗效益，并为对整个家庭的治疗提供一个模型。

在以研究为导向的对精神分裂症家庭的研究的推动下，20世纪50年代，家庭治疗运动的势头正劲，闻名全美。但是，直到20世纪70年代，技术的发展仍远超理论和研究的发展。新的治疗技术被引入，包括处理家庭相关问题的行为方法。那时，该领域迅速发展，并进行了一些旨在认识自我和评价自我的努力。

最值得注意的是女性主义对家庭治疗的批判。他们挑战了强化性别歧视观点和刻板性别角色的家庭治疗原则。

在20世纪80年代，婚姻治疗和家庭治疗几乎成了一个统一的领域。来自不同学科的从业人员在加入跨学科组织时，将"家庭治疗师"作为他们主要的职业认同。一种挑战了早期控制论观念的新的认识论引起了人们的注意。医学家庭治疗加入，以增加治疗师与医生的合作。心理教育项目，特别是与精神分裂症患者及其家庭合作的项目，以及在与不同种族群体的合作中培养文化胜任力的努力，都引起了人们的关注。

从严格遵守家庭治疗的"学派"走向整合的这一趋势始于20世纪90年代。今天，建构主义的范式更多地关注帮助家庭审视他们的信念系统，而不是进行干预以改变他们的基本结构或行为模式。与此同时，管理型医疗保健限制了传统的家庭治疗方式。今天的家庭治疗师更关注性别和文化问题、生态系统分析以及来访者生活中的精神和宗教因素。研究人员、从业人员、消费者和保险公司的付款人正在寻求有证据支持的干预措施，以提高临床服务的质量和成本效益。这些努力反映在不断审查和修订核心胜任力上，以确保受训人员和从业人员仍然能够充分实践其专业。核心胜任力的确立也有助于一个领域获得和加强专业地位和影响力。

推荐阅读

Ackerman, N. W. (1958). *The Psychodynamics of Family Life*. New York: Basic Books.

Bateson, G., Jackson, D. D., Haley. J., & Weakland, J. (1956). Towards a theory of schizophrenia. *Behavioral Science, 1*, 251–264.

Bowen, M. (1960). A family concept of schizophrenia. In D. D. Jackson (Ed.), *The Etiology of Schizophrenia*. New York: Basic Books.

Broderick, C. B., & Schrader, S. S. (1991). The history of professional marriage and family counseling. In A. S. Gurman & D. P. Kniskern (Eds.), *Handbook of Family Therapy: Volume 2*. New York: Brunner/Mazel.

Dell, P. F. (1982). Beyond homeostasis: Toward a concept of coherence. *Family Process, 21*, 21–42.

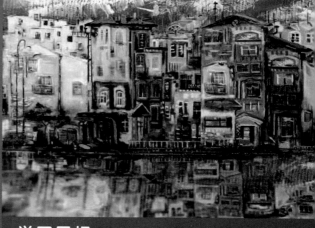

第六章

职业因素和伦理实践

学习目标

目标1 解释如何准备执照及执照对于从事家庭治疗的人的重要性

目标2 描述管理型医疗保健系统，以及它如何影响家庭治疗的供给

目标3 定义治疗不当，讨论家庭治疗中的三种特定治疗不当类型

目标4 解释专业组织伦理守则的目的，并讨论家庭治疗中两个常见的伦理问题

在本章中，我们聚焦于当代临床实践的日常问题，特别是以下问题：（1）如何以最低的社会成本确保最高可能的专业胜任力素质；（2）如何保持对伦理标准的警觉，特别是当实践从个体来访者转向整个家庭系统时。

职业因素

来自所有背景的治疗师都面临类似的职业因素，包括执照颁发和认证、同行对工作的评估，以及与管理型医疗保健组织的互动。本章将会对各个领域的重要方面进行介绍。我们希望这个简短的概述能激发人们对专业伦理的好奇心。因为在临床实践中，每一天都会出现伦理问题。

从业执照

美国各州和加拿大各省的法律对专业实践（如医学、法律、心理学、临床社会工作等）进行了规范。许多有执照的专业人士可以提供家庭治疗。自1970年以来，人们共同努力为认证婚姻和家庭治疗师（marital and family therapists，MFTs）设立法律标准。从业执照已经成为专业主义的同义词（Wilcoxon，Remley，& Gladding，2011），而医疗计划中给临床服务提供的医疗费用偿还款只支付给有执照的提供者。有几个重要的前提支持了执照颁发的工作（Corey，Corey，Callanan，& Corey，2015）。总而言之，执照颁发提供了以下优势。

- 通过建立最低服务标准和追究不合格的专业人员的责任来保护公众。
- 帮助消费者更明智地选择从业人员。
- 增加从业人员胜任的可能性。
- 让人们更能负担得起心理健康服务，因为去找有执照的医生的来访者可能会得到保险公司的部分报销。
- 允许行业更清晰地界定自身及其活动，从而变得更加独立。

当然，拥有执照并不能保证胜任力。执照是通用的，因为它们不会明确规定执照持有者能够处理哪些来访者问题，也不会明确规定他接受过哪些技术培训。例如，在与家庭进行工作的情况下，一名从业人员可能只接受过与个体进行工作的培训，而缺乏家庭干预所需的经验或技能。从伦理上说，这个人应该在以一种新的方式进行临床工作之前，寻求另外的培训和督导（Patterson，2009）。然而，在实践中，如果习惯于与个体进行工作的治疗师没有接受过必要的教育、培训，缺乏对家庭领域新发展的认识，那么其有时可能会错误地说服自己有提供家庭治疗的胜任力。

寻求提供婚姻和家庭治疗专业地位的个体可能会从大学获得研究生学位和/或专业学位，或在提供婚姻和家庭治疗专业培训的中心获得专业准备。一个遵循学术路线并在一个由适当的专业协会（APA、AAMFT、NASW[1]或CACREP）认可的项目中获得必要的培训督导的人，可以申请**执照（licensing）**或**认证（certification**；根据特定州的法律管理实践）。

州执照制度的法律比认证严格。它通过定义教育和经验标准、实施规范化

---

[1] 美国社会工作者协会（*National Association of Social Workers*）的英文缩写。——译者注

资格考试并声明执照可能被吊销（终止从业的权利）的情况，来规范谁可以从业（例如，有执照的心理学家、有执照的婚姻和家庭治疗师、有执照的临床社会工作者和有执照的专业顾问）。执照限制了哪些人可以使用头衔［如婚姻和家庭治疗师（MFT）或注册临床社会工作者（Licensed Clinical Social Worker，LCSW）］，以及哪些人可以参与实践（作为家庭治疗师；Sweeney，1995）。

　　州认证制度的法律是一种较弱且不太全面的监管方式。它只是简单地认证谁有权使用特定的专业头衔。这样的法律不能规范实践或定义允许的活动，只能保证仅有符合法律规定标准的人才能使用该头衔（例如，"心理学家"）。认证法规定了颁发和吊销证书的标准，及监督实践的标准（至少在头衔使用方面）。与执照制度相比，州认证制度不那么可取，它可能代表某一特定学科的倡导者在州立法机构中取得的成就，这通常是因为其他心理健康职业的反对。

　　监管委员会和立法机构在许多州已经规定将特定的**继续教育（continuing education，CE）**课程（例如，虐待儿童、人类性行为、药物依赖、督导胜任力）的顺利完成和所需的最少继续教育时数（参加讲座、研讨会、工作坊、地方性和全国性的代表大会）作为更新执照或证书的条件。这些强制要求是为了确保从业人员在理论和实践上与时俱进，这样他们就可以提供最前沿的服务（Nagy，2005）。如果他们想要更换实践领域，可以对他们进行再培训。除了传统的主要组织（美国心理学协会、美国社会工作者协会和美国咨询协会）的年度会议外，家庭治疗师最有可能参加美国婚姻和家庭治疗协会（AAMFT）、美国家庭治疗学会（AFTA）、心理治疗网络研讨会（Psychotherapy Networker Symposium）以及多学科的美国行为精神病学协会（AOA）的年度会议。

　　在缓慢起步之后，婚姻和家庭治疗师（MFTs）的执照制度在美国进展迅速。执照制度滞后的一个原因是一些心理治疗专业最初反对将婚姻和家庭治疗作为一个独立的专业，认为它只是心理治疗的一个分支。然而，婚姻和家庭治疗师认为，这是一个独立的专业，而大学里为心理健康领域所做的准备通常未能足够强调与伴侣和家庭一起进行工作。事实上，大多数项目的毕业生如果希望在伴侣和家庭治疗领域实践，那么他们就应该寻求该领域额外的教育和培训。这一话题仍存在争议，涉及的专业问题包括从医疗保险计划中获得第三方支付以治疗婚姻或家庭功能障碍的资格。显然，在与家庭进行工作之前，接受过与个体来访者工作的培训的从业人员需要接受进一步的培训。另一方面，一些家庭治疗师可能缺乏治疗个体的教育和培训。

　　现在，美国50个州和华盛顿哥伦比亚特区（West，Hinton，Grames，& Adams，2013）都会规范婚姻和家庭治疗实践，加拿大的两个省也有管理条例。

各州的要求可能有所不同，但都要求获得婚姻和家庭治疗师执照或认证的人满足一定的教育和临床经验标准，通常相当于美国婚姻和家庭治疗协会的临床会员标准。2015 年，美国和加拿大共有超过 50 000 个获得执照或认证的婚姻和家庭治疗师，而他们的利益由美国婚姻和家庭治疗协会代表（AAMFT，2015）。

同行评审

对同事的工作进行监督、审查或评估，或让一个或多个同事对自己的工作进行审查，对于任何完成过伴侣和家庭治疗相关培训项目的人来说都不是什么新鲜事。当一个人成为一名专业人士后，他通常会在许多个案研讨会上展示工作案例。其与家庭进行工作的过程已经被录过像或被通过单向镜观察过。毫无疑问，督导室和同学们在训练时也会剖析案例。一个治疗师成为专业人员后，当出现治疗问题、处理其他困难或棘手的临床程序或者当即做出的伦理决定需要审查时，他可能会寻求进一步的咨询。治疗师在私人诊所经常会通过加入同行-咨询团体来寻求这种自我规范的**同行评审**（peer review）和同行的支持。在这个团体中，他们会处理有疑问的个案，讨论出现的伦理和法律问题，以及交流经验来应对孤独感。孤独感是独立从业人员不可避免的一部分。专业地参与一个由同行组成的团体，既能保持个体的专业健康或胜任力，也能够为其他治疗师的工作做出积极贡献（Johnson & Freeman，2014）。

同行评审也是学术期刊发表研究的组成部分，是确保研究工作对于该专业的有效性、意义和价值的手段。在接收文章发表之前，编辑会让专家对其进行评估。基于审稿人的集体观点，文章会被接收或拒绝。通常，研究人员会在期刊文章中提供他们的假设、他们用来探索该假设的方法、结果、对结果的讨论、对进一步研究的建议以及结论。这一过程是为了确保该专业接收的是最有价值和经过正确研究的信息。而通过阅读专业期刊来了解最新情况，通常会被认为是专业人员的伦理责任。

期刊-评审过程本身也受伦理评估的制约。Brock、Whiting、Matern 和 Fife（2009）注意到，由于在所有科学领域中，关于研究出现伪造、篡改和剽窃情况的报告都有所增加，婚姻和家庭治疗研究的完整性也受到了威胁。这些研究人员声称，婚姻和家庭治疗专业人员在对其研究文献的准确性负责方面，落后于其他学科的研究人员。他们建议，发表研究的作者以书面形式声明他们的数据是有效的，并揭示任何可能会对他们的假设、方法和结论产生影响的利益冲突。他们还建议增加专业伦理守则，将诚信培训作为个人培训和持续的专业经验的一部分。

管理型医疗保健和专业实践

在美国，管理型医疗是提供医疗保健服务的主要经济力量。它对治疗师和来访者的互动方式有着深远影响。管理型医疗已经迫使心理治疗师由向保险公司（"第三方支付者"）收取服务费用的专业计费方式转变为管理型医疗。雇主想要控制不断上升的成本，会为他们的员工支付医疗费用的主要部分（Wilcoxon，Remley，& Gladding，2013）。《合理医疗费用法案》还没有完全被批准，但是法律要求其涵盖行为健康，包括心理健康和治疗物质滥用的服务。受过教育和培训且用系统的、被证实有效的方式处理的所涵盖的议题的家庭治疗师可以从该法案中受益（Loewy，2013）。

管理型医疗机构与雇主、保险公司或工会信托签订合同，以管理和资助他们的健康福利项目。越来越多提供健康福利的雇主选择了管理型医疗保健项目——在预支付的健康保险金额中，除了雇主出资的部分，每月的固定费用来自每个注册成员。注册成员会作为用户自愿选择参与一个特定的医疗（包括心理健康）计划。尽管婚姻和家庭治疗通常不包含在管理型医疗中，但是如果有证据表明整体医疗成本会下降，或者来访者可以在伴侣治疗或家庭治疗中以有成本效益的方式得到治疗，婚姻和家庭治疗就可能被包含进去（Crane & Christenson，2012）。

管理型医疗在治疗师（通常被称为提供者）或一组治疗师与健康维护组织（Health Maintenance Organization，HMO；一类管理型医疗系统）之间建立合同。专家会同意根据合同以先前商定的费用（通常明显低于社区里的收费服务提供者的惯常收费价）提供服务，并遵守管理型医疗保健组织的明确规定，以换取被接受加入提供者网络的资格和同意通过成为HMO候选名单的一员接受转介。管理型医疗小组认为，通过监控从业人员的决定和坚持有时限的干预，他们得以不断提升提供者的责任心，并确保高效率的和有效果的治疗。而批评者认为，主要基于经济因素而非临床因素的组织决策经常牺牲医疗质量（MacCluskie & Ingersoll，2001）。

为了控制成本，管理型医疗计划通常要求在治疗师开始治疗前进行预授权，并在之前批准的治疗次数（考虑年度和终身成本上限）后进行进一步的授权。在通常情况下，在每个指定的时间周期内只会批准有限的治疗次数，而且来访者对治疗师的选择仅限于管理型医疗名单上的提供者。管理型医疗方案可能会限制服务，并要求使用治疗手册进行短期干预。

管理型精神卫生保健项目通常包含固定数量的心理健康从业人员（单独的

或作为提供者网络的一部分）；当提供者团体满员时，其他人会被排除在外。这对于刚获得执照、试图进入这个领域的从业人员来说是一个特定的问题。只能在指定的地理区域内向提供者进行转介；在许多计划中，从业人员必须24小时随时待命以应对紧急情况。

来访者是否可以见治疗师、见多少次、付多少钱、包含什么服务以及针对哪些问题或情况，都要与管理型医疗组织进行协商。同行评审人员或个案管理人员（通常但不总是专业人员）充当"看门人"，执行使用评审（utilization review）。评审的结论常常与从业人员对于如何最好地处理个案的想法相冲突。表面上是为了确定从业人员服务的必要性和适当性，这种使用评审会在整个治疗过程中定期进行。因此，在从业人员认为来访者或家庭准备好终止治疗之前，它们可能代表有潜在的中断保险金的威胁。要证明延长治疗次数是合理的，通常需要大量的证明文件或与管理型医疗评审人员进行冗长的电话交谈（Davis & Meier，2001）。治疗师有责任解释为什么服务是必要的，并解释所进行的程序；冗长的文书工作和与评审人员频繁的报销冲突，往往是有管理型医疗案件负担的临床医生的压力和潜在倦怠的来源（Rupert & Baird，2004）。

许多从业人员对管理型医疗机构感到失望，因为它们需要大量的文书工作，收取的费用低，而且需要花费时间来争取付款。因此，一些人选择退出这一网络。这些治疗师要求他们的来访者以议定的价钱（可协商）直接支付给他们，并在与管理型医疗或其他保险组织合作时承担自己的责任，来得到这些组织可能涵盖的部分。实际上，一些组织确实会为其成员与网络外的服务提供者所进行的治疗提供一些报销，但是报销的金额通常比成员使用网络内的服务提供者的金额少。

管理型医疗计划支持短期的、指导性的、问题解决的治疗，目的是让来访者恢复先前的功能水平（而不是最佳的功能状态；见Cummings，O'Donohue，& Cummings，2011）。这些计划限制了治疗，使得治疗要尽可能快地将患者恢复到功能正常的水平，但仅此而已。而次要的目标是预防呈现症状的复发。个案管理人员和治疗师之间对于究竟多少次治疗才算足够仍有争议。

大多数管理型医疗机构要求其用户签署一份信息发布授权表，允许他们的治疗师公开通常会被保密的私人信息。因此，虽然治疗师通常会设法保护来访者的隐私，但是作为HMO的提供者，他被要求共享信息——诊断、提供的服务类型、治疗期限——这损害了先前确定的与**保密性**（confidentiality）有关的所有理念。因为治疗师不再能向来访者保证治疗的保密性，所以来访者可能会对治疗师隐瞒重要信息，或者在更极端的情况下，在必要时拒绝寻求治疗

（Acuff et al., 1999）。

　　当前的挑战包括对培训治疗师进行有时间限制的干预，并让家庭治疗师参与测量临床效果和成本效益的效果评价研究（Crane & Christenson, 2012）。管理型医疗要求治疗师重新审视他们的专业伦理，重新思考如何最好地分配专业资源，说明他们如何对待来访者，并制定短期有效的干预措施。

 专栏6.1　循证实践

循证实践运动

　　管理型医疗努力要求简短而有效的治疗干预的一个积极结果是需要开发针对特定来访者问题、已证明有效的技术和程序。尽管数十年来，医学、心理学和其他健康相关专业的研究人员一直致力于为临床实践建立科学基础，但是在20世纪90年代，这一问题变得尤为突出。这部分是由管理型医疗项目带来的压力所导致的。Chambless及其同事（1996, 1998）首次提供了判断实证验证的心理障碍治疗的标准。一些人热情地欢迎它，认为这是临床心理学长期倡导的科学家－实践者模型的最好展示，是最合乎伦理的实践方式。但是也有人批评它，认为任何依赖标准化治疗手册的做法都是过于简单化和机械化的。反对者还谴责其早期只专注于特定的治疗技术，

而不是导致各种疾病的结果差异的共同因素，如治疗关系。此外，他们还批评其最初缺乏对民族、种族或文化因素的关注（APA, 2005）。

　　循证的心理学实践强调"什么对谁有效"（Roth & Fonagy, 2005），即研究证明怎样的临床干预对哪些特定的问题或诊断最有效（Deegear & Lawson, 2003）？正如Norcross（2011）所观察到的，如果这些干预既考虑来访者的具体问题，也考虑来访者的优势、个性特征和社会文化背景，就最有可能是有效的。年龄、性别认同、种族、宗教信仰和性取向等变量也必须被考虑在内，这使得任务变得更加复杂。循证治疗的发展要求治疗师掌握最新的研究发现，因为这些治疗方法很可能代表个人和家庭治疗未来的趋势。

法律责任

学习目标3

　　每个从业人员都有面临经济责任的可能性——治疗师有意或无意地以某种特定的方式伤害了来访者，因此可能要承担经济责任。虽然这类诉讼仍相对少见，但有可能发生。尤其是在官司越来越多的社会，来访者可能会因以下一个或多个原因，对心理治疗师提起责任事故的法律诉讼：违反保密性、性方面的行为不端、疏忽、违约（与诸如费用、有效性保证有关的条例）、未能保护来访者不受危险的人的行为的危害，甚至是对患者产生不当的影响。来访者或家属将这些指控提交民事法庭，可以要求补偿性损失赔偿（赔偿他们的损

失）以及惩罚性损失赔偿（惩罚治疗师的鲁莽、放肆或令人发指的行为）（参见Wilcoxin，Remley，& Gladded，2013）。

治疗不当（malpractice），无论是故意的还是由于无能或粗心大意所致的，都是最有可能导致来访者诉讼的所谓错误行为形式。在这种情况下，治疗师会被指责没有提供专业服务或没有达到其他专业人士在类似情况下通常会被期望达到的技术水平（Corey，Corey，& Callanan，2015）。也就是说，号称专业过失已经发生了；他们声称是治疗师偏离了常规做法，或在履行其职责时没有给予足够的照顾。（一个重要的提示：从业人员并不总是被期望做出正确的判断或能预测未来，但是他们会被期望拥有并能运用专业人员共有的知识、技术和医疗保健标准。）

如果治疗师因责任事故而被起诉，那么法院会参照和其他具有类似资格和职责的治疗师所相当的行动，对他们进行判决。然而，即使诉讼失败，且治疗师被证明无罪，他也不可避免地投入了大量的时间和金钱，且在进行辩护时经历了相当大的痛苦。

常见的责任事故诉讼类型包括以下几种（Pope & Vasquez，2010）。

- 在开始治疗前未能获得或记录**知情同意**（informed consent；包括未能讨论重大风险、利益和替代程序）。
- 误诊。
- 在自己的能力范围之外开展实践。
- 疏忽或不当的处理。
- 放弃来访者。
- 与来访者进行身体接触或发生性关系。
- 未能阻止有危险的来访者伤害自己或他人。
- 未能咨询其他从业人员或转介来访者。
- 未能充分督导学生或助理。

责任事故诉讼的一个常见点是性接触（Pope & Vasquez，2010），美国许多州已经宣布这种行为为重罪。正如律师 Stromberg 和 Dellinger（1993，p.8）所指出的，"与患者有过性亲密行为的治疗师很可能会发现治疗师对此是负有责任的"。所有心理健康专业伦理守则（ACA、APA、NASW 和 AAMFT）都禁止治疗师与来访者发生性接触（Welfel，2013）。来访者任何的初步同意都不能成为辩护，因为来访者会被假定为可能正在经历情感痛苦，感到自卑，因此比起正常情况，他更容易受到性剥削。情感或性虐待史可能会增加脆弱性，并使随后遭受的伤害更加严重（Pope & Vasquez，2010）。

在这种情况下，法院认为，拒绝一个无良治疗师的建议可能是困难的，因为他的动机是来访者想要信任，特别是当治疗师将这样的勾引说成对缓解来访者问题具有"治疗性"时（Welfel，2013）。这样的来访者可能会经历信任能力受损、角色和边界混乱、情绪不稳定、压抑的愤怒、矛盾心理、自杀风险提升和认知问题（Pope & Vasquez，2010）。如果该治疗师被法院认定有罪，那么他被吊销执照或失去执照的可能性极大。同样，他输掉一场会造成重大经济后果的责任事故诉讼的可能性也极大（Welfel，2013）。

 专栏6.2　临床笔记

避免责任事故

避免责任事故诉讼的方法包括保存关于治疗计划准确的和完整的记录；在知情同意程序后，尽可能保护来访者记录的保密性；有疑问时，咨询同事；在自己受训或学习范围内进行治疗，以保持一定水平的胜任力；认真对待专业责任，且不放弃困难的或令人受挫的个案；在合适的时候进行转介；当治疗师不在时，确保来访者处于紧急情况时能见治疗师。

除了性行为不当的诉讼外，责任事故的指控还可能涉及参与和性无关的双重或多重关系（例如，与来访者一起参与商业投资）或做出错误的治疗（在选择治疗方案时无胜任力；参见 Pope & Vasquez，2010）。未能阻止来访者自杀和违反保密协议也是责任事故诉讼常见的原因（Welfel，2013）。评估自杀风险通常包括询问以前的自杀企图、关于自杀的想法或冲动、之前的自残事件、特定自杀计划的制定，或者试图自杀或自杀未遂的家族史（Baerger，2001）。

一般而言，责任事故诉讼要取得成功，必须具备四个要素：（1）存在一种专业关系，使得治疗师负有照顾来访者的法律责任；（2）存在可证明的医疗保健标准，能够表明从业人员的表现低于该标准，违反了该标准；（3）原告遭受了身体或心理上的伤害；（4）专业人员因疏忽或伤害行为而违反职责是对原告造成伤害的直接原因。原告必须证明所有四个要素的存在才能赢得责任事故诉讼（Shapiro & Smith，2011）。Corey、Corey 和 Callanan（2015）提供了这样一个例子：在自杀的情况下，从业人员是否能够预见自杀风险（基于全面的风险评估和记录在案的发现），他是否做出了合理的治疗或预防措施（同样记录良好），以防止自我毁灭行为的发生？如果治疗师未能采取行动以阻止自杀或做了导致自杀企图的事情，就需要承担法律责任。

专业责任保险对于所有家庭治疗师来说都是必要的（除非他们所在的组织为他们提供责任事故保险）。大多数的专业组织，如APA、NASW和AAMFT，都会为其成员购买团体责任事故（治疗不当）保险。

在涉及来访者的案件中，治疗师也会被传唤出庭作证。在这些情况下，治疗师不是诉讼的目标，而是为支持他人诉讼提供证词的参与者。例如，婚姻和家庭治疗师可能会被要求离婚、相互起诉的以获得孩子的监护权的父母传唤到法庭上，并就孩子的家庭环境、孩子情绪发展的质量、父母一方或另一方的情绪稳定以及各种监护实践作证。在某些情况下，治疗师可能不得不透露需要保密的信息。Woody（2007）注意到有四种可能涉及法庭诉讼中的治疗师的典型情况。

- 举报虐待行为。
- 作为法庭命令的证人，在法庭上就相关法律问题作证。
- 作为专家证人，提供基于行为和科学研究知识的专业意见和通常的专业建议。
- 作为孩子监护权的评估者。

这些情况可能会导致治疗师进行伦理考虑。第一个情况——举报虐待行为——通常不会引起伦理问题，因为法律明确要求治疗师举报虐待行为。有时，在其他案件中会出现伦理问题。例如，一名治疗师被传唤到法庭，要作为"事实证人"在提供有关研究或典型专业实践的一般信息的同时，被要求提供个人的专业意见。一方面要提供事实，另一方面要提供专业意见，这两者之间可能存在矛盾。正如Woody（2000）所建议的，当治疗师必须决定"是否要就最终的法律问题发表意见时，心理健康从业人员应考虑实际存在的实证研究；如果没有大量直接适用于这个问题的研究，那么心理健康从业人员应该坚定地承认，尽管他深入了解了人类行为的一般知识，但是其观点并不能代表专家观点"（p.129）。

作为一个通用的指导原则，在治疗师开始与一对正在考虑离婚的或即将面临孩子监护权冲突的伴侣进行治疗前，治疗师最好声明自己是否愿意上法庭陈述自己的立场。如果治疗师能坦率地表明自己在可能的法庭斗争中不会选择立场，或者无法胜任出庭的取证专家，那么只要这对伴侣愿意，就可以在开始治疗之前选择另一位治疗师。如果他们决定留下来，在关系开始时确立这种中立的态度可能会使以后的冲突降到最低。

维护伦理标准

除了通过颁发执照或认证的法律规范，专业人士还依赖通过一系列程序进行自我规范——州规定的继续教育是执照更新、同行审查、与同事咨询等的先决条件——以监控其成员的专业活动。伦理守则提供标准，违反守则可能会引发非正式和正式的惩罚（Wilcoxon，Remley，& Gladd，2013）。前者涉及通过对有问题的实践进行咨询，向违反者施加同侪压力；后者可能包含受到专业协会的谴责，在某些情况下，还会禁止违反者继续做其会员。

专业伦理守则

学习目标4

每一个致力于提供心理治疗的主要组织都有自己的伦理守则，以指导专业实践和维护专业标准（例如，AAMFT，2015；APA，2010；NASW，2008）。随着社区标准和技术的发展（如电子记录或互联网上提供的治疗），这些守则会定期更新。除了这些守则，政府管理机构、州执照颁发委员会、专业组织和地方专业协会也会为可接受的专业行为提供自己的指导原则。国家组织还发布了针对特定人群的工作建议（例如，对文化多样性、同性恋来访者、保存准确记录的指导）。每个组织通常都会有一个伦理委员会来监督其成员的行为，保护公众不受不道德行为的侵害，并考虑其成员违反守则时的指控。

如果一个伦理委员会在回应同事或来访者的投诉时，认定一名从业人员违反了专业伦理守则，那么其可能实施一系列制裁。一般来说，违规的严重程度是伦理委员会可能施加制裁的主要决定性因素。违反守则的范围可以从与现行标准相比判断失误，但没有恶意的行为（例如，所做广告违规；不适当的公开声明），到从业人员的行为对他人造成重大伤害，且不易改过自新的行为（欺骗承保人；性剥削）。前者需要有教育作用的决议，后者需要从专业组织中开除。伦理委员会可能对无恶意的初犯做出宽大处理，并下令采取有教育作用的解决方案；但同样的罪行，如果由一名经验丰富但不守规则的从业人员反复犯下，那么其将受到更严厉的制裁。

伦理守则定义了行业成员所认可的行为标准，帮助成员在可能出现冲突的情况下与来访者一起做决定。成员承诺遵守一套伦理守则，有助于向公众保证他们将表现出明智的和负责任的行为（Woody & Woody，2001）。守则并不涵盖所有情况，但能为负责任的行为提供一般指引。Fisher（2012）指出，通过教育、培训、督导、经验和咨询同事获得的能力和判断力是履行伦理责任的关键。

表6.1提供了与家庭治疗相关的四个主要专业组织伦理守则的主要章节的概述，供你进行比较。

表6.1　各组织的伦理守则概述

AAMFT	ACA	APA	NASW
前言	前言和目的	前言和一般原则	前言、目的和伦理原则
对来访者的责任	咨询关系	解决伦理问题	对来访者的伦理责任
保密性	保密性和隐私	胜任力	对同事的伦理责任
专业胜任力和诚信正直	专业责任	人际关系	在实践情境中的伦理责任
对学生和受督者的责任	与其他专家的关系	隐私和保密性	作为专业人士的伦理责任
研究和发表	评估、测量和解释	广告和其他公开声明	对社工专业的伦理责任
技术辅助的专业服务	督导、培训和教学	记录保存和收费	对更广的社会的伦理责任
专业评估	研究和发表	教育和培训	
财政安排	远程咨询、技术和社交媒体	研究和发表	
广告	解决伦理问题	评估	
		治疗	

伴侣与家庭治疗中的伦理问题

当治疗焦点从个体转移到伴侣和家庭系统时，一些独特和复杂的伦理问题就出现了。例如，治疗师主要忠诚于谁？对谁负主要责任？是索引病人吗？是将家庭成员当成独立的个体来对其个人负责，还是对整个家庭负责，又或者只对那些选择参加家庭会谈的成员负责？假设不同的家庭成员之间的目标或自身利益相互冲突，那么主要目标是增进家庭和谐，还是最大化地追求个人实现（Wilcoxon，Remley，& Gladded，2013）？

为了解决家庭成员的多重利益问题，Wilcoxon及其同事（2013）建议治疗师将治疗焦点放在家庭系统上，而不是作为任何一个成员或成员群体的支持者。与此同时，为了公平和家庭和谐，这些作者敦促治疗师帮助家庭在他们共同希望保留、修改或拒绝的价值观之间进行协商。

大多数家庭治疗师在家庭需要和个人需要之间的伦理困境中挣扎过。这里涉及的不只是学术上的吹毛求疵。黑尔-马斯廷（Hare-Mustin，1980，p.935）警告："家庭治疗可能会危害你的健康"；也就是说，对整个家庭最有利的变化并不总是对每个家庭成员都最有利。这代表了早期女权主义的思想。黑尔-马斯廷特别忧心的是，治疗师可能会影响女性家庭成员，使其为了家庭需要压制她们的个人权利，从而进一步使社会压迫性的性别角色永久存在。Margolin（1982）也担心家庭治疗师可能会认可——并因此传播——一些熟悉的、有关女性的性别歧视的迷思：通常对女性来说，留在婚姻中是最好的；一个女人的事业比起她丈夫的事业，值得受到的关注更少；抚养孩子是一个母亲唯一的责任；且一般而言，丈夫的需求比妻子的重要。在这些警告过去30年后的今天，人们希望家庭治疗师已变得对性别问题更加敏感和更了解情况，并从一开始就接受更好的培训，以重视性别因素。

在与来自不同民族背景的家庭进行工作时，也可能出现伦理问题。这些家庭的价值观似乎与该专业所表达的价值观有所冲突。Cole（2008，p.425）问道："治疗师要（如何）处理这样一个两难情境，做他们在专业领域内被训练去做的事情，还是做与文化相适应的、对来访者来说可能最有益的事情？"她举了一个拉美裔家庭的例子：这个家庭非常重视家庭关系，并邀请治疗师到他们家里吃饭，与大家庭成员见面。她指出，专业伦理会强烈告诫治疗师不要接受邀请，但如果治疗师拒绝，就有可能失去来访者的信任，破坏他们之间的关系。对此，她提供了一个或许可以被用作解决方案的理念，即既然治疗师-来访者的关系在所有治疗关系中具有最重要的价值，那么这一临床和理论维度就应该被包含在对多元文化的胜任力的概念化中。她还建议治疗师保持一种尊重的好奇心和专业的开放性，并接受文化差异。最后，她的观点是允许来访者的世界观对我们的伦理和理论的解释与构建产生更大的影响。

家庭治疗师会不可避免地参与和家庭一起进行的主动的价值评估过程，无论是否有意。Wilcoxon及其同事在撰写婚姻和家庭治疗中的伦理问题的书籍时，就是以将价值观作为治疗背景的这一章作为开篇的（2013）。他们坚持认为，家庭治疗师在对家庭进行思考和干预的过程中不断地采取价值立场。正如作者所言，价值观渗透到毕生的伦理决策中，并成了我们的生活背景。对于治疗师来说，就像对其他人一样，价值观是指导人类进行决策的珍贵信念和偏好。

因为特定的治疗师的价值观（对离婚、婚外情、非传统生活方式、跨文化问题、家庭或全社会中由性别定义的角色的态度）可能对婚姻或家庭治疗的过程产生巨大影响，即指导决策，所以治疗师必须仔细审视自己的态度。这里的危险是，治疗师可能会对态度、文化和性取向不同于自己的家庭有偏见；或者不是根据具体情况，而是根据对于为人父母的认同，就站在某个家庭成员（比如父亲）那边，反对其他成员（青少年）的行为和所声明的态度。在另一种情况下，当一方或双方都希望离婚时，家庭治疗师——有意或无意、有意识或无意识地——可能会试图维持失败的婚姻。

家庭治疗师的价值取向是选择对个体负责还是对婚姻负责，会产生显著的后果。引用博丁（Bodin，1983）描述的一个常见问题，假设丈夫正在考虑与妻子离婚，而妻子反对离婚。丈夫可能会觉得他的个体的幸福因为留在婚姻中而受到损害，因此他希望治疗师更多地关注个体的幸福，而不是维持所谓的"家庭系统"这样的抽象概念。另一方面，妻子希望治疗师把集体的幸福放在更重要的位置，帮助个人调整他们的期望，以便维持这段关系。很多治疗师都遇到过这样的情况，且他们认为，一段被争吵撕裂的婚姻几乎肯定会给每个人都带来不幸，包括孩子。而另一些人认为，分居和离婚的压力和不确定性可能对儿童造成伤害，因此，尽管家庭生活并不完美，但维持家庭生活总比家庭破裂好。正如博丁所观察到的，治疗师的立场可能不仅对与各个家庭成员建立的融洽关系有深远的影响，而且对治疗师建构问题、制定目标和治疗计划也有深远影响。

治疗师应该如何处理家庭的秘密？父母的秘密（例如，性问题）可以在孩子面前提出，还是应该在单独的伴侣治疗中提出？对于婚外情——隐瞒配偶，但在个体治疗中透露给了治疗师——治疗师应该如何处理？家庭的秘密呢——父亲与十几岁的女儿乱伦，或者对妻子或年幼的孩子实施身体虐待，或者忽视孩子？在这里，治疗师的法律责任取代了保密性；即使是在没有证据的情况下，他也必须向警察或儿童福利机构报告父亲有虐待或忽视孩子的嫌疑。在这种情况下，治疗师必须仔细观察家庭互动，制订伦理行动方案，并采取措施确保家庭成员的安全和幸福。请参阅专栏6.3，了解治疗师处理需报告信息的案例。

然后，就治疗师的专业职责而言，需要面临与家庭一起进行的治疗工作所引起的各种复杂问题。提供给一个家庭成员的帮助可能会暂时剥夺或干扰提供给另一个家庭成员的帮助，特别是在一个僵化的家庭系统中。对一方或另一方的偏爱意味着偏袒，并可能失去必要的公平性。Margolin（1982）提出了以下观点，

> 试图平衡个人对家庭成员和对整个家庭的治疗责任涉及复杂的判断。由于这两种责任不能抵消另一种责任的重要性，家庭治疗师不能盲目追求任何一个极端，即总是做对每个人都最有利的事情，或始终保持作为家庭拥护者的立场。（p.790）

专栏6.3　个案研究

一位治疗师举报父母虐待

奈德、艾丽斯和他们的四个孩子在一个西部大城市过着看起来幸福的中上层生活。奈德是一名成功的律师，也是一家全国性企业的合伙人。而艾丽斯是一名全职妈妈，忙于抚养4—10岁的孩子们，并积极参与他们的学校活动。然而，在表象之下，这对夫妇正在进行着具有破坏性的互动。这样的互动也渗透到了整个家庭系统中。

父母双方都难以与长子布兰登相处是最明显的功能失调迹象，也是他们联系家庭治疗师的表层原因。他们在电话中称布兰登"固执且违逆"。治疗师要求见6名家庭成员，然后他们都同意参加。父母签署了一份知情同意书，其中包括如果发现虐待儿童的情况，那么治疗师是有义务报告的。

孩子们在最初几次治疗中都没有透露什么，但最后开始描述家里的日常争斗，尤其是艾丽斯和布兰登之间的争斗。很快，奈德也加入进来，支持孩子们的说法，并表示他不敢提起这件事，因为担心妻子生气。五个人一致认为有一件特别恶劣的事情，即艾丽斯在冬天把这个男孩锁在门外长达4小时时，因为他拒绝洗澡。艾丽斯说，那件事代表她在布兰登的"不当行为"引发的一系列冲突后的绝望。当治疗师问奈德当混乱发生时他在哪里时，他只能说他很害怕，躲到书房里去了。

治疗师认为，父母双方都参与了虐待儿童：艾丽斯是通过愤怒，奈德是通过忽视。她告诉这对夫妇，她必须向儿童保护机构报告此事。这激怒了艾丽斯，但奈德接受了。在咨询了治疗师之后，该机构为艾丽斯推荐了愤怒管理和家长培训课程。奈德也被要求参加这些课程。因为他压抑的愤怒似乎导致了他的退缩和无效的教养行为。

奈德和艾丽斯承认，他们的家庭中存在虐待，且他们未经审视的夫妻生活是需要仔细审视的。他们一致认为，治疗师对他们很严厉，但她是公平和公正的。然后他们将作为一对夫妇继续去见她，并尝试解决他们存在已久的问题。他们三人一起对家庭系统如何维持这种虐待，及需要如何改变进行工作。

保密性

在来访者与治疗师建立专业关系时，治疗师要承担起保护来访者在治疗关系中所讨论到的内容不被泄露的伦理责任。保密性是指保护来访者在未经其同意的情况下，其个人信息不会被治疗师泄露。这长期以来一直是个体心理治疗的一个特点。它的理由是鼓励来访者建立对他们来说必要的信任，让他们在不必担心咨询室之外的曝光的情况下充分表露。

在婚姻和家庭治疗中，一些治疗师认为，他们必须确保他们对待某一家庭成员私下告诉他们的信息的方式与在个体治疗中是一样的。因此，他们不能将其透露给其配偶或其他家庭成员（尽管治疗师可能会鼓励个人在随后的共同

专栏6.4   临床笔记

计算机技术和保密性

使用计算机存储个案记录、心理测试结果以及关于患者的财务记录，越来越普遍，这使得当其他人有权访问这些记录时，记录容易被盗取、复制或失去隐私。因此，这要求我们花费大量的精力去维护保密性（Sampson，Kolodinsky，& Greeno，1997）。通过电子邮件、短信、传真机、语音邮件、应答机、手机等途径交换有关来访者的信息，也存在类似的风险。

如今，在大多数诊所或医院中，计算机是联网的，可以由各种查看者检索的数据通常是编码的（例如，克拉伦斯·琼斯，社会保险号123-45-6789，被编码为J6789），且文档是单独备份的。他们会用假名代替真名。加密降低了未经授权访问电子邮件通信的风险（Welfel，2013）。

《健康保险转移与责任法案》（Health Insurance Portability and Accountability Act，HIPAA）代表了美国国会在努力保护从业人员通过电子网络向管理型医疗机构发送的健康信息的安全性和保密性。HIPAA要求治疗师遵守该法案。其主要目的是需要患者允许才能公布个人数据，以保护患者的隐私。此外，出于安全目的，法律要求治疗师通过证明计算机系统是安全的，且只有授权人员才能访问，从而对其实践进行风险分析。作为该分析的一部分，每个从业人员必须审查日常工作，以防止在以电子形式发送医疗索赔信息时，由于安全漏洞而导致意外的或不恰当的信息泄露。

治疗中分享他的秘密）。其他治疗师为了避免与家庭成员结盟，会拒绝单独见任何成员。这实际上是在坚持秘密要被带到治疗中，向一起进行治疗的婚姻伴侣或家庭成员公开。还有一些治疗师认为，如果他们要单独见某一家庭成员，或与其通过电话交谈，或收到来自他的书面信息。那么他们要先告诉该家庭成员，无论其透露的是什么信息。如果治疗师认为这对于伴侣或家庭是有益的，那么他们可能会传达给其他人。无论程序是怎样的，对于伦理实践来说，重要的是治疗师要在治疗之初就让每个家庭成员都清楚自己在保密性的所有方面的立场。

保密的目的是确保隐私权，而治疗师在伦理上有义务避免泄露在治疗中获得的来访者的私人信息，除非获得了来访者的授权。但是，也存在突破保密的例外情况（Corey，Corey，& Callanan，2015）。

● 当法律规定时，如报告儿童虐待、乱伦、儿童忽视或虐待老人。

● 在必要时保护来访者不伤害自己或对他人构成危险。

- 当家庭治疗师成为由治疗引起的民事诉讼、刑事诉讼或纪律惩处的被告时。
- 当先前已获得书面的弃权声明时。

　　如果治疗师在教学、写作或做讲座中使用有关家庭的材料，他就有义务保护来访者的匿名性。正如我们在本章前面提及的，越来越多地使用第三方付款来提供治疗服务，往往要求治疗师向保险公司或管理型医疗组织公开个人信息。这种隐私权的丧失可能会成为一个治疗问题：当同行评审或治疗过程的使用评审要求治疗师告知的某些来访者信息可能被泄露时，来访者会隐瞒信息（Miller，1996）。专栏6.5展示了由Falvey（2002）编制的关于保密性的局限清单。

 专栏6.5　临床笔记

保密性的局限

　　保密性代表的是必须坚持的临床责任，除非情况需要披露信息来保护来访者或公众的福祉。那些情有可原的情况如下。

- 当来访者提供了披露的知情同意书时。
- 当治疗师以法庭指定的身份进行治疗时。
- 当有自杀风险或其他会威胁生命的紧急情况时。
- 当来访者对治疗师提起诉讼时。
- 当来访者的心理健康被作为民事诉讼的一部分时。

- 当16岁以下的儿童是犯罪的受害者时。
- 当儿童需要精神疾病的住院治疗时。
- 当来访者表示有意图犯下危害社会或他人的罪行时（警告义务）。
- 当认为来访者对他自己构成危险时。
- 当经过来访者授权的第三方付费机构需要时。
- 当需要适当使用收费服务时。

来源：Falvey（2002, p.93）.

　　保护来访者不伤害自己和保护他人免受有潜在危险的来访者的伤害，是特别重要的专业责任（Ahia，2012）。在前一种情况下，如果治疗师认为来访者确实在考虑自杀，他们必须介入——召集家庭成员和/或警察，或将来访者送往医院急诊室。治疗师如果断定来访者发誓要伤害的人有明显的、迫在眉睫的危险，就必须采取个人行动，并通知负责的机构；治疗师也有责任警告和保护预期的受害者，因为法院已经裁定（塔拉索夫判决；Tarasoff decision）"当出现公共危机时，来访者不再有隐私权"（Welfel，2013，p.130）。该判决于1976年在加利福尼亚州通过，现已成为在全美实践的标准（Falvey，2002）。

然而，在实践中，它经常给治疗师带来一个严重的困境——如何判断一个来访者何时对一个可确认的受害者来说是足够危险的（而不仅仅是对某人发泄不满），进而必须采取合理的步骤警告那个人，从而违反保密性（Bersoff，2014）。虽然治疗师不会被期望要对可预期的危险做出完美的预测，但是在对潜在受害者进行风险评估时，小心谨慎是必要的。治疗师需要保留好书面记录，并与督导、咨询师甚至是律师进行讨论（Monahan，1993）。一些州会保护治疗师免受违反保密性的责任事故诉讼，如果他们可以确定其行为是善意的、旨在保护第三方（Welfel，2013）。

同样的，虽然美国各州的强制报告法有所不同，但都要求治疗师向合适的儿童保护机构披露他们对乱伦或虐待儿童的怀疑。如果治疗师有理由怀疑（或孩子透露）存在虐待或忽视，他就要为不报告负责。再一次，各州为举报涉嫌虐待者提供民事诉讼豁免权。有时候，因为治疗师之前没有告知来访者这一保密性的局限，就会出现问题（Nicolai & Scott，1994），而且治疗师有时候会违反法律，选择不报告可疑的施虐者，出于他们所认为的治疗性原因（Kalichman & Craig，1991）。在治疗开始时，治疗师应阐明保密性的局限，以免家庭成员同意在错误的假设下继续进行治疗。

知情同意

知情同意和拒绝治疗的权利已经成为婚姻和家庭治疗实践中关键的伦理问题。大多数家庭治疗师同意，在家庭进入治疗之前，他们必须充分了解将要进行的治疗过程的本质（Haas & Malouf，2005）。治疗的目的、典型的流程、可能产生负面结果的风险（离婚、工作变动）、可能的好处、成本、可以期待治疗师怎样的行为、保密性的局限、向第三方付款人提供的信息、可能会促使转介给另一个治疗师或机构的情况、可用的其他替代治疗——治疗师需要在开始时、在每个来访者同意参与治疗之前，就解释清楚这些问题。许多临床医生会要求他们的来访者签署一份知情同意书，以确保来访者理解并同意这些不同的要求。这里有两个原则在起作用（Welfel，2013）——治疗师完全披露，以便来访者决定是否继续，以及自由同意（决定在没有强迫或压力的情况下进行活动）。在某些情况下，治疗师会提供书面文件（"患者的权利和责任"）以配合他们的口头陈述，并供来访者阅读、签署和保留，以备将来参考。

治疗师应如何处理拒绝治疗的家庭成员？ Doherty 和 Boss（1991）关注的是针对不情愿的成人或儿童的胁迫（coercion）问题，如治疗师坚持在家庭治疗开始之前，所有的成员都要参加。因此，愿意参与的成员会处于被胁迫的位置，除非他们成功地说服其他成员参加，否则他们不能获得治疗。他们建议，有这一原则的治疗师最好准备一份具有胜任力的转介资源名单，以便愿意参与的家庭成员去寻求帮助。

儿童是另一个棘手的问题。家庭治疗师需要在孩子的理解水平上，告知他们在家庭治疗中可能发生的事情，然后问他们是否同意参与。在对家庭进行录像、录音或使用单向镜观察之前，也应征得家庭的同意。知情同意的问题很重要，并且与对患者和消费者权利的关注是一致的。

网络治疗（e-therapy）的出现，包括使用互联网或即时信息的治疗，对知情同意会有所影响。对一些人来说，是否要使用互联网进行治疗就已经是一个伦理问题了，而用互联网进行治疗的人必须处理涉及知情同意的相关事项。初步的研究表明，远程心理健康服务具有一定的有效性，而家庭治疗师刚开始使用各种形式的电子通信作为治疗的一部分（Hertlein，Blumer，& Smith，2014）。为了减少自己的赔偿责任和保护来访者，网络治疗提供者会被建议公开可能的风险和利益，并与来访者进行积极的对话（Recupero & Rainey，2005）。一个彻底的和知情的同意程序使得来访者能够做出关于是否要参加网络治疗的、有根据的决定。这个过程应该包括对治疗风险和好处、在线保密性的安全风险以及对治疗师的任何执照限制（如为另一个州的来访者提供服务）的讨论。

在线治疗的保密性问题不断扩展到日益增长的数字医疗记录保存网络中（Richards，2009）。在机构环境中，作为多学科团队的一部分的心理健康从业人员可能需要在电子系统中保存他们的记录。显然，该系统立即扩大了保密性的伦理范围，因为除了治疗师和来访者，其他人也可以访问来访者的文件。一方面，保密性，正如它先前被治疗师所理解和实践的，似乎会因允许这类访问而受到损害；另一方面，由于一些治疗方案越来越重视团队合作带来的积极结果（Atwood，2000），这样的访问可能是有必要的。

特权沟通

与保密性相比，特权沟通为来访者提供了更多的保护，使他们免于被迫披露与治疗师讨论的私人问题。特权沟通使得来访者能享有法律上的隐私权，可以保护来访者在未经其事先同意的情况下，免遭治疗师在法庭审理过程中在证人席上透露秘密（Glosoff，Herlihy，Herlihy，& Spence，1997）。因此，不能强迫治疗师在法庭上出示来访者记录，或在没有来访者许可的情况下回答来访者向他们透露的私人信息相关问题。然而，由于该特权属于来访者，如果来访者放弃该隐私特权，那么治疗师没有任何法律依据来隐瞒信息。

尽管具体细节各不相同，但是美国所有州都有某种形式的治疗师－来访者特权法规。然而，这个问题在伴侣治疗或家庭治疗中更不清晰；实际上，在许多州，这些治疗活动都不受特权沟通的限制（Corey，Corey，& Callanan，2015），来访者和治疗师都需要在治疗开始时了解他们所在州关于保密性和特权沟通的法律。一个棘手的问题是，究竟谁是来访者：个人、伴侣还是家庭？就一对离婚夫妇而言，假设一方希望治疗师提供证词，而另一方不希望信息被披露呢？

一般来说，治疗师对保护患者的隐私非常小心。在向他人透露任何信息之前，治疗师都应该以书面形式征求患者的同意。然而，在涉嫌虐待儿童或老人的案件中，法律要求治疗师报告他们的怀疑，而有关特权沟通的规则在此并不适用。

保持专业胜任力

无论是新手治疗师，还是有丰富的与伴侣和家庭工作的经验的治疗师，都需要定期更新他们的临床技能。继续教育需要跟上该领域的新发展，例如，神经科学（Celano，2013）、治疗的多元文化方法（Rober & DeHaene，2014），以及新的服务人群（无证移民、物质滥用者、无家可归者）。加入专业组织、参加地方和国家会议和讲座、参加工作坊、咨询同事、跟上家庭治疗的临床和研究文献——所有这些都是成为一名有胜任力的专业人员所需的终身学习的一部分。

超出个人胜任力和经验的范围去评估和处理婚姻或家庭问题会被认为不符合伦理。因此，治疗师必须知道胜任力的界限，并将那些超出治疗师专业训练或经验的来访者转介给其他专业人士。与家庭陷入长期的治疗僵局也足以警示治疗师，重新评估是必要的，转介或咨询具有特定棘手领域的专业知识的同行可能有助于推进治疗过程。

当治疗师遇到与其有严重且无法解决的价值冲突的来访者时，也应将其推荐给其他有能力处理其问题的治疗师。即使是经验丰富的家庭治疗师也会寻求顾问的意见，以核实诊断印象或确认治疗策略。此外，如果家庭治疗师没有医院特权或者在他的培训中没有处理过住院治疗，那么精神科顾问可能会被要求进行药物评估（例如，抗抑郁药物）或将来访者送院治疗。

在本章中，我们讨论了伦理和专业问题的一些关键领域。我们只是触及了表面，因为每天都会出现需要考虑这些因素的情况。专栏6.7提供了一些治疗师经常面临的伦理困境。思考这些和其他出现在你身上的困境，以此来提高你对伦理和职业生涯的意识。

专栏6.6 临床笔记

治疗终止

循证实践有助于澄清基于实证研究的最佳实践。然而，当没有足够的实证证据来确定和证明一个特定方案时，会发生什么？例如，Rappleyea及其同事（2009）提出了这样一个问题：当缺乏基于实证的信息来制定最佳实践方案时，如何符合伦理地终止治疗？

所有的治疗关系都趋向于终止。然而，正如作者所指出的，这方面的研究很少，特别是在婚姻和家庭治疗的文献中。此外，作者提醒，在当前循证实践和越来越多的责任事故诉讼的环境下，治疗师需要考虑治疗的这一重要方面。在查阅了一系列心理健康领域的文献后，作者注意到，对于如何处理由病人或治疗师提出的治疗终止，并没有普遍的共识。

培养一种专业态度，包括对专业活动的各个方面进行伦理思考，可以帮助个体治疗师解决如何处理尚未建立实践标准的问题。

 专栏6.7 像临床工作者一样思考

伦理的和专业的两难困境

阅读下面的每个情境，并思考每个场景中出现的伦理和专业问题。你对这些问题有什么看法？你会采取什么行动作为回应？

● 你已经会见了6个月的一对夫妇最近失去了保险。你和他们建立了良好的关系，且你觉得他们正在取得良好的进展。他们说，他们只能支付你1/4的费用。你的工作情况低迷，而且你手头很紧。

● 你所治疗的家庭中的一名青少年拒绝继续治疗，但表示愿意通过在线音频和视频连线参与治疗。经过思考，你认为从可辩的临床原因来看，这不是一个好主意，但你或该家庭的其他成员都不能改变这名青少年的想法。要么在线治疗，要么不治疗。

● 来自管理型医疗组织的代表告诉你，你已经进行太多次治疗了，而公司认为这些治疗已经足以解决当前的问题。你当然不同意。你知道，没有医疗保险，你的来访者就负担不起治疗费用。

● 在一场争夺孩子监护权的官司中，代表妻子的律师已将你传唤至法庭。在他们离婚前，你曾与这个家庭中的丈夫、妻子和孩子一起工作了8个月。私下里，你认为，尽管丈夫酗酒，但在你看来，他是更好的主要监护人。在你看来，他似乎比妻子更关心孩子，更能找到一份收入不错的工作。而妻子的律师明确告诉你，她会在你宣誓作证后向你质询她丈夫的饮酒行为。

● 你正在治疗的一个家庭中的十几岁的儿子打来电话，说他想要单独见你，不和其他家人一起。你认为这个要求是家庭治疗的一个重要发展，你倾向于同意。当你思考这个问题的时候，他说他不想让你告诉家里的其他人，因为如果他们发现他泄露了他们的秘密，他会害怕他们的反应，尤其是父亲的反应。你没有做出明智的判断，还是同意了。

你们见面时，他告诉你，他的父亲一直在对他进行性骚扰。当你深入调查时，你发现这个年轻人很有可能在撒谎，尽管他坚称这是真的。

总　　结

　　婚姻和家庭治疗的专业实践由法律法规（执照制度或认证制度）进行规范，并由伦理守则、同行评审、继续教育和顾问咨询进行自我规范。不同的心理健康领域都已明确家庭治疗实践中的核心胜任力。美国的每个州和加拿大的一些省份目前都将婚姻和家庭治疗师列为合格的医疗卫生服务提供者。管理型医疗组织致力于控制成本，并坚持治疗师的责任。在美国，这些组织越来越多地管理和资助心理卫生服务。其后果之一是，作为管理型医疗提供者的治疗师不再能够确保严格的保密，因为大多数的合同要求用户允许治疗师向个案管理人员披露后者所要求的信息。

　　所有治疗师都负有法律和伦理责任，以维持高水平的专业胜任力。专业组织的伦理守则为该专业的成员界定行为标准，并对相应的临床情况提供指导，在这些情况中，治疗师必须做出伦理决策，并提供最佳决定所基于的原则。新技术要求治疗师采取新的措施来保护隐私，而《健康保险转移与责任法案》为确保保密性提供了保障。家庭治疗师经常需要处理涉及个人需要对家庭需要的伦理困境。

　　在开始治疗之前，对来访者所讲的内容保密，向来访者提供知情同意书（例如，关于保密性的局限），并通过特权沟通向来访者保证他们受到法律的保护，都是旨在保护来访者隐私的常见伦理关切。

推荐阅读

Corey, G., Corey, M. S., & Callanan, P. (2015). *Issues and ethics in the helping professions* (9th ed.). Pacific Grove, CA: Brooks/Cole.

Pope, K. S., & Vasquez, M. J. T. (2010). *Ethics in psychotherapy and counseling: A practical guide for psychologists* (4th ed.). San Francisco: Jossey-Bass.

Welfel, E. R. (2013). *Ethics in counseling and psychotherapy: Standards, research, and emerging issues* (5th ed.). Belmont, CA: Brooks/Cole.

Wilcoxon, S. A., Remley, T. P., & Gladding, S. T. (2013). *Ethical, legal, and professional issues in the practice of marriage and family therapy* (updated 5th ed.). Boston: Pearson.

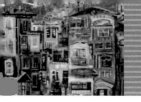

第三部分

成形的家庭治疗流派

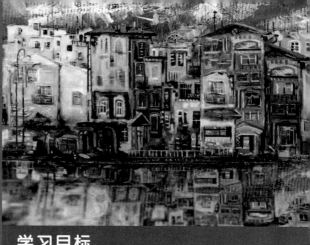

第七章

心理动力学模型

学习目标

目标1 解释作为各种家庭治疗流派基础的理论的作用

目标2 追溯心理动力学家庭治疗的历史，注意三位先驱的影响

目标3 描述早期整合心理动力学理论和家庭治疗的尝试

目标4 解释来自阿克曼模型或家庭治疗的客体关系流派的两个关键概念

目标5 比较和对比自体心理学和主体间性

家庭治疗师会从系统理论的角度看待家庭，认识到个体、人际和环境因素对于理解人类行为的重要性（Stanton，2009）。在接下来的几章中，我们将探讨六个成形的家庭治疗模型。每个学派都会对心理障碍的本质和起源做出假设，因为他们对家庭模式和治疗干预策略的理解不同。

然而，如今家庭治疗的趋势是折中主义和整合（见专栏7.1）。Prochaska和Norcross（2014）认为，当今家庭治疗师的模型取向是折中主义/整合。他们注意到，随着家庭治疗的成熟和理论体系之间"意识形态冷战"的减弱，对于个体和家庭治疗师来说，**心理治疗整合运动**正在迅速发展。在这个强调所有知识都是相对的和主观的后现代时代，人们很少秉持这样的观点：无论文化背景或家庭类型是什么，单一的模型就能普遍适用于所有来访者的问题以及适用于所有家庭。各种各样的家庭结构，包括单亲、同性伴侣、再婚家庭和具有文化多样性的群体，都强化了一种观点，即没有一种理论或一套干预措施可以适合所有人。今天的家庭治疗师，包括许多主要认同某一特定流派的家庭治疗师，在实践中不会像理论差异所显示得那么教条主义。在适当的时候，他们会将"竞争"学派（有时是不经意的）的贡献纳入自己的治疗方法中，以达到最佳效果。

专栏7.1　临床笔记

当代家庭实践中的折中主义与整合

　　折中主义和整合是相关但不可互换的两个概念。前者指的是从各种理论来源中选取概念或干预技术，通常基于临床医生的经验，即某一特定流派可以解决某些相应的主诉问题。因此，折中主义通常是务实的和基于案例的。

　　整合代表的是一种范式的转变，其要求将理论和治疗过程各个分散的部分进行广泛的结合，成为一个更高层级的模型。该模型跨越理论的边界，以统一的方式使用干预技术。Lebow（2014）认为，在许多家庭治疗师的实践中存在着一种整合的趋势。但他也认识到，在这个领域中，那些提倡特定治疗模型的人和那些积极实践整合的人之间存在着紧张的关系。Lebow（2014，p.29）注意到有四种类型的整合：*理论整合*（元理论模型，如多系统治疗）、*技术折中主义*（从理论转向关注有效的治疗和清晰的针对特定呈主诉问题的程序）、*共同因素*（关注各种模型中都带来积极治疗结果的治疗属性；Davis，Lebow，& Sprenkle，2012）和*同化*（将其他模型的内容吸收到主模型中，本质上是使用其他模型来实现特定的治疗结果，而不改变主模型的基本方向）。

　　虽然未经修改的、单一形式的家庭治疗实践并不常见，且今日的治疗师可能会有选择地借用跨理论的概念和技术，但在各种传统家庭治疗学派之间仍存在重要的、有区别的理论构念。治疗师的理论有助于组织要收集哪些信息以及如何去收集它们，如何形成治疗计划，如何进行干预，以及如何理解发生了什么（见专栏7.2）。但是，没有一种理论可以解释和预测所有可被观察的行为模式，或为所有的行为、心理或人际问题提供治疗理念。

专栏7.2　临床笔记

学习使用特定的模型

　　在学习做家庭治疗时，它有助于从遵循一个特定模型的理论和技术开始。在其他模型中的进一步经验可能会扩展治疗师的技能，帮助避免简单地坚持一个模型而不理解其他模型的优缺点，因为治疗师最终会选择一种与其个性、价值体系和临床经验相一致的工作方式。

　　在第三部分的六章中，我们会讨论家庭理论和治疗的经典流派，并展示当前的拥护者是如何理解和实践这些流派的。

- **心理动力学**（psychodynamic）模型强调内省、动机、无意识冲突、早期婴儿 - 照顾者依恋、无意识的内在客体关系，以及更为近期的实际关系及其对内在体验的影响。

- **代际**（transgenerational）模型强调当前的家庭模式、联盟及边界是如何根植于原生家庭未解决的议题中的。

- **体验 - 人本主义**（experiential-humanistic）模型通过当下的体验、遭遇、对抗、直觉、自发性和行动来处理情感卷入、自我成长和自我决定。

- **结构**（structural）模型通过强调家庭环境，并使用空间和组织的隐喻来描述问题和确定解决方案。

- **策略式**（strategic）模型优先考虑指导性或任务取向的干预，而不是理解症状的含义。米兰（Milan）系统模型对家庭的信仰体系提出质疑，包括想法以及行为所附加的意义。

- **行为**（behavioral）和**认知**（cognitive）模型强调技能和行为改变。

　　正如你将会看到的，其中一些模型的思想和目标是共享的，其他模型则提出了对家庭治疗截然不同的理解。虽然这些模型已经存在几十年了，但每一种模型都在发展，为理解和实施家庭治疗提供了新的方式。例如，与精神分析相关的理论已经发生了如此深刻的改变，以至今天的精神分析学家与他们的理论先驱几乎没什么相似之处。

　　之后，在第四部分（第十三—十五章），我们将会提出挑战了这些旧模型的更新一些的理论和治疗技术，例如，焦点解决疗法和叙事疗法。这些疗法在很大程度上受到人们创造而非发现现实这一后现代主张的影响。这些思考解构了该领域关于导致家庭功能障碍的原因，以及如何最好地帮助家庭重回正轨的客观性和治疗确定性的概念。我们还将心理教育模式包含在家庭治疗之内。这一方法将我们对导致单个家庭成员出现问题、症状或障碍的原因的思考，从将家庭作为问题的来源，转向旨在最大限度发挥家庭功能的治疗努力。

理论的地位　　　　　　　　　　　　　　　　　　　　　　　　　　学习目标1

　　家庭治疗领域的理论基础必须牢固，否则它只会成为一套更巧妙的、从经验中衍生出来的干预技术。尽管其中一些技术可能很重要，而且看起来很有效，但它们需要唯有成体系的统一理论才能够支撑的原理或理由。帕特森（Patterson，1997）认为，明确的理论立场为评估和治疗计划的实施提供了结构性基础。他坚持认为，治疗师必须准确地明确其操作的主要理论取向，然后在这一理论取向之下使用一致的干预方法。

对于一个完整的超理论是否有可能出现，存在相当大的争议。正如Grunebaum（1997）所指出的那样，各主要理论的中心理论结构之间有着太多内在的不相容之处，以至这种概念的整合难以产生。不同的家庭治疗学派对于人性做出了不同的假设，有不同的目标，并会使用不同的标准来评估什么是成功的结果（Liddle，1982）。Brown（2010）对于整合和折中主义之间的争论进行了有用的区分。他建议从元理论的角度教授家庭治疗，这样可以避免在无意中提倡一种基于理论呈现的特定顺序而形成的某种折中流派。在阅读每种流派时，请记住这一点：你可能会发现，以开放的心态去考虑每一个流派是有帮助的。当然，所有的理论都是假设。这些假设的提出是为了揭示或提供关于家庭功能障碍的原因的新观点。它们本身从来不是真的或假的；相反，是其中一些比另一些更有用，特别是在产生可以通过测试验证的研究假设方面。所有的这些理论都是试验性的。从某种意义上说，所有这些理论都是可以被舍弃的，因为有用的理论会带来看待行为的新方法，并产生一系列新的理论建议。

在家庭治疗发展的这一阶段，我们需要审查已有的成果对于我们理解家庭的发展和功能的有用性。一些模型来自研究实验室，而另一些来自治疗家庭的临床医生的咨询室。随着当代神经科学的进步，一些从临床上得到的理论，如心理动力学治疗，正在逐渐获得来自科学实验的支持（Solms & Turbull，2002）。在评价本章和接下来各章的每个模型时，请记得以下关于靠谱理论的标准。

- 它是不是**全面的**？它是否涉及对家庭功能的理解，且避免过度简化？它是否能推广到所有家庭在所有情境下的行为（而不是，例如，只适用于中产阶级白人或只适用于家庭在特殊心理治疗情境下的行为方式）？
- 它是不是**简洁的**？它是否做了尽量少的必要假设来解释研究中的现象？如果两个相互竞争的理论体系都预测了相同的行为，是否选择了有更少假设的那个理论？
- 它是不是**可验证的**？它是否产生了对于行为的预测，且这些预测在收集了相关的实证数据后是可以被验证的吗？
- 它是不是**精确的**？它是否明确地定义了概念，并且相互联系，而且可以联系到数据（避免仅依赖比喻的、隐喻的或类比的语言）？
- 它是不是**经验有效的**？根据理论所进行的对于预测的系统性实证检验是否肯

定了该理论？

● 它是不是**启发性的**？它是否会引发回应，并能得到进一步的研究来巩固理论，甚至是证明其不足之处？

心理动力学模型：一些历史思考

精神分析（psychoanalysis）既是理论的集合，也是一种实践的形式。它在确立和定义心理治疗的本质上发挥了核心作用，是值得被肯定的（Sander，1998）。在传统上，精神分析侧重于通过检查和重建由内在驱力和外部经验碰撞产生的童年期冲突来治疗神经症患者。在"二战"前不久，大批的欧洲精神分析临床医生和理论家［包括埃里克·埃里克森（Erik Erikson）、海因茨·科胡特（Heinz Kohut）和艾里希·弗洛姆（Erich Fromm）］为了逃避纳粹政权来到美国。随着他们的到来，精神分析开始得到更多的认可。许多家庭治疗的先驱——阿克曼、鲍恩、利兹、杰克逊、米纽钦、温、鲍斯泽门伊-纳吉（顺便说一句，都是男性）——都接受过精神分析的训练。一些人，如杰克逊和米纽钦，从精神分析转向系统思维。而另一些人（鲍恩、利兹和温）提出的理论也反映了他们最初的一些训练。

弗洛伊德对家庭治疗的影响

西格蒙德·弗洛伊德是20世纪初精神分析的创始人。他意识到了家庭关系对个体性格形成的影响，特别是对于症状性行为发展的影响，例如，他著名的案例小汉斯——一个5岁的男孩因为害怕马会咬他而拒绝上街。弗洛伊德假设汉斯正在转移与俄狄浦斯情结有关的焦虑。也就是说，弗洛伊德认为汉斯会无意识地渴望与母亲发生性关系，却感到与父亲有竞争关系且对父亲有敌意，同时也害怕父亲对他敌意的反应。汉斯曾目睹一匹马在大街上跌倒。而弗洛伊德推测他是无意识地将这一幕与父亲联系在一起了，因为汉斯也想要让父亲受伤。根据弗洛伊德的说法，汉斯无意识地把他强烈的对于被父亲阉割的恐惧变成了关于被马咬伤的恐怖症。而汉斯之前认为马是无害的。汉斯用这匹马代替了他的父亲。这样他就能通过将内在的危险转移到一个替代物上，将其变成外在的危险。

从历史上看，小汉斯的案例既有概念上的意义，也有技术上的意义。从概念上说，它使得弗洛伊德能够详细地阐述他早期关于儿童性心理的发展，以及**自我**（ego）在行使功能时对于**防御机制**（defense mechanisms；例如，转置）

的使用（人们无意识地用此保护自己免于忍受极度焦虑）的概念化。然而，请注意弗洛伊德并没有选择治疗孩子或家庭，而是鼓励汉斯身为医生的父亲在弗洛伊德的监督下治疗自己的儿子。最终，汉斯的恐怖症得到了缓解。

从这个例子和弗洛伊德发表的论文中的类似例子可以清楚地看出，弗洛伊德认识到家庭提供了使得神经性的恐惧和焦虑得以形成的早期环境。弗洛伊德认为，精神分析学家"有义务给予同样多的关注……给我们患者纯粹的人类和社会环境，跟躯体数据和障碍症状一样"（Freud，1959，pp.25-26）。但是，他的治疗努力主要集中在原生家庭上。因为患者无意识地内化了原生家庭，而在之后的分析当中记起的也是原生家庭，而不是其当前的家庭是如何运转的。

弗洛伊德的理论和技术强调的是心理内部的重构，而不是重构家庭内部的人际或互动现象。弗洛伊德反对同时与多个家庭成员一起工作。这在精神分析学家中几乎成了不容置疑的教条（Broderick & Schrader，1991）。实际上，正如鲍恩（Bowen，1975）所指出的，治疗师-患者关系的精神分析式隔离，以及与患者亲属的接触会"污染"治疗师的相关担忧，可能延缓了家庭治疗运动的早期发展。鲍恩报告，一些医院会有一名处理患者心理内部过程的治疗师，有另一名处理实际事务和行政程序的治疗师，还有一名社工和亲属谈话。不尊重这些界限会被认为是"无能的心理治疗"。之后，这一原则开始受到质疑——更多是为了研究而非临床目的——家庭成员开始被视为一个治疗团体。

早期的精神分析理论在家庭治疗接下来的发展中具有重要意义。虽然后来许多家庭治疗从业人员将临床治疗的人员拓展到了家庭成员上，但是来自各理论角度的临床医生仍认为弗洛伊德对无意识冲突、阻抗和移情及反移情的强调是重要的（Kernberg，2001）。

阿德勒和沙利文：有贡献的先驱

精神分析对家庭治疗产生的另一影响来自阿尔弗雷德·阿德勒的论文。阿德勒是弗洛伊德在维也纳时的早期助手。在20世纪早期，阿德勒帮忙创建了儿童指导运动。作为一名医生，阿德勒开始专攻神经病学和精神病学，特别是在治疗儿童疾病方面的。阿德勒在1902年加入维也纳精神分析协会，是最早被弗洛伊德邀请入会的人之一。虽然阿德勒最初发表的是精神分析取向的文章，但是他最终背离了精神分析理论，强调社会（包括家庭）因素的重要性，而不是弗洛伊德的**驱力理论**（drive theory；Sharf，2012）。阿德勒特别地质疑了弗洛伊德缺乏对人格形成中的社会因素的关注。相反，他坚持认为，可以仅通过理解个体行为产生和表现的环境或社会背景（特别是家庭）来完全理解一个人有意识的个人及社会目标，以及随后的目标导向行为。阿德勒的概念，如同胞竞争、家庭系统排列、出生顺序和生活方式，都表明他意识到了家庭经验在影响成人行为中所起的关键作用。他认为人不可分割的整体观被应用到了家庭治疗师的系统观中。

阿德勒学派的家庭治疗的目标是同时促进个体和整个家庭的变化（Carlson，Sperry，& Lewis，2005）。虽然具体目标因家庭而异，但基本原则包括促进对目的、目标和行为的新理解和新认识；提高沟通、解决问题和解决冲突等方面的技能和知识；增加社交兴趣及与他人的积极联结；鼓励对持续变化的成长及改变的承诺。最后一个概念——鼓励（encouragement）——在与家庭进行工作时是特别重要的（Carlson & Yang，in Carlson，Sperry，& Lewis，2005，p.200）。它是一种"促进个体和整个家庭变化"的方法。鼓励作为治疗师使用的一种技术，可以帮助治疗中的家庭成员一起挑战方向错误的目标，同时专注于现实可能性。表7.1总结了阿德勒学派治疗师与家庭进行工作时所使用的技术。

如今，阿德勒与家庭治疗之间的直接联系可以从心理教育工作（如婚姻增强项目和父母教育项目；Dinkmeyer，McKay，& Dinkmeyer，1997）以及学者-实践者将阿德勒学派的概念与家庭治疗的一些主要取向进行整合（Bitter &

表7.1　阿德勒学派家庭治疗师的技术

技巧	目的
家庭系统排列	收集关于以下方面的信息： ● 所有家庭成员的出生顺序 ● 同胞 ● 与父母的关系及父母间的关系 ● 家庭氛围 ● 其他可作为父母的榜样 ● 身体状况 ● 学业成就 ● 性和性别 ● 童年期的社会发展
早期回忆	每个成员都会被要求分享8个来自早期童年的回忆。每个回忆都会根据主题及发展成熟度进行分析。
典型的一天	每个家庭成员会被要求描述一个完整的、典型的一天里的具体事件
鼓励	该技术用于传达尊重和家庭成员间平等的信息
悖论意图	治疗师将主诉问题或症状作为家庭任务进行分配
家庭委员会	定期举行家庭会议。所有成员都参与讨论问题。每个人的观点都会被考虑进去
逻辑后果的使用	父母被教导在与他们的孩子相处时如何使用自然的和逻辑的后果，而不是与他们争论或批评他们
对峙	治疗师指出错误的个人逻辑

来源：Adapted from Carlson, Sperry, and Lewis (2005).

Main，2011）中看出。一些批评家（Slavik & Carlson，2006）认为，阿德勒学派的治疗仍然过于强调自我，而不是强调个体与更大文化背景的关系。

另一个重要的理论家，美国精神病学家哈利·斯塔克·沙利文（Harry Stack Sullivan），受过精神分析的训练，但是也受到社会学和社会心理学的影响。从20世纪20年代末开始，他强调人际关系在人格发展中的作用，包括家庭内部的人际关系和与外界的人际关系。沙利文（Sullivan，1953）认为人本质上是其社会交往的产物；为了理解人是如何行使功能的，他推进了对于他们"相对持久的、反复出现的人际关系模式"的研究（p.110）。这些家庭内部的互动模式显著影响了一个人的人格以及家庭内外的关系（Corsini & Wedding，2014）。沙利文强调了早期母子二人关系的关键性质，认为这些形成性的经历导致人们将自己的某些部分视为"好的我""坏的我"和"不是我"——我们稍后会看到，这些概念与客体关系理论是一致的。

沙利文（Sullivan，1940）描述了他将患者卷入进来作为参与观察者（participant observer）的方式，而这比次级控制论的观点，即认为治疗师是正在进行的治疗系统的一部分，早了好几十年。这显著偏离了弗洛伊德的精神分析观点，其将移情/反移情分析替换为对于个体在此时此地与他人一起做的事情的关注。参与观察者是不客观的（即来访者会将他们的内在心理动力投放到一块空白屏幕上）；相反，治疗师/参与观察者认可自己的主观经验在治疗过程中的影响（Skelton et al.，2006，p.247）。这一认识与大多数当代心理动力学理论的取向一致。这些理论认为，看到和理解多种主观因素是治疗性体验的基础。

唐·杰克逊和默里·鲍恩受教于沙利文及其同事弗丽达·弗洛姆-莱希曼。他们后来都成了家庭治疗领域的杰出人物。沙利文的冗余家庭互动模式的概念显然影响了杰克逊的工作。鲍恩的理论是关于个体病理学的，其起源于失调的多代际家庭系统。而这能够追溯到沙利文的影响。沙利文也对当代的关系精神分析产生了相当大的影响（Mitchell，2000）。

心理动力学观点

在本章剩下的部分，我们将会展示心理动力学的概念和临床实践如何影响家庭治疗，并阐述以下五个精神分析对于治疗的观点。

● 由西格蒙德·弗洛伊德首次提出的经典精神分析驱力理论。
● 客体关系理论是对早期精神分析性概念化的修正，强调关系中的人类动机。

- 海因茨·科胡特的自我心理学理论摒弃了经典的驱力理论，并代之以人格形成的关系概念化。
- 主体间性理论假定心理现象发生在由儿童和照顾者的主观世界或患者和分析师的主观世界构成的主体间性交互场中。
- 关系精神分析理论是一种当代流派，其将内化的客体关系、自体状态和人际间或社会关系对人格发展的影响联系起来（Skelton et al.，p.393）。

经典精神分析理论

弗洛伊德的精神分析理论聚焦于他所相信的个体内部由生物决定的力量或驱力，将其作为理解动机、冲突和症状学的基础。也就是说，驱力通过以无意识的愿望和寻求满足的冲动为形式的身体需求来驱动行为。弗洛伊德认为，每种驱力有四个组成部分：一个目标（即性或攻击张力的释放）、一种来源（例如，在饥饿的情况下，身体需要营养）、一种动力（驱力的压力或紧迫感）和一个对象（能满足驱力的人、事物或条件：食物、性交等）。然后，正如弗洛伊德第一个清晰陈述的，所选的对象可能会是一个重要的人或是作为另一个人的感受或驱力目标的任何东西（St. Clair & Wigren，2004）。这里很重要的一点是，要注意，这并不是真实的对象或人，也不是该对象或人在现实生活中的行为，而是感知者所体验到的关于对象的幻想。因此，根据弗洛伊德的理论，爱上另一个人，主要过程就是把能量用于个体内在对于该特定的人的想法和心理表征上。

虽然经典的精神分析在今天已经不那么常见了，但是一些与伴侣或家庭进行工作的分析师仍然会把注意力放在经典分析的核心概念上。例如，Sander（2004）指出，婴儿时期的性行为和攻击性是如何强有力地影响家庭成员的人际生活的。他主张在俄狄浦斯神话的基础上加上皮格马利翁和伽拉忒亚的神话，作为一个人想要改变他人的精神动力的有力表达——也就是说，会使用无意识的幻想来在自己的意象中创造他人。别人对这些愿望顺从或抵抗的反应会影响人际关系。

弗洛伊德有三个概念仍对每一种个体或家庭治疗的心理动力学疗法都很重要：移情、反移情和阻抗。简而言之，**移情**（transference）指的是来访者童年时期对重要他人（通常是父母）的感受、愿望和反应无意识地"转移"到了咨询师身上。**反移情**（countertransference）指的是治疗师在分析过程中产生的无意识体验，而这些体验可能会妨碍治疗师与来访者进行积极互动的能力（尽管一旦被分析师理解，反移情体验就会为了解患者的内心世界或分析师及患者之间迄今为止的无意识动力提供重要线索）。而**阻抗**（resistance）指的是来访者（或从反移情的角度是治疗师）在治疗过程中所体验到的任何无意识的阻碍。对弗洛伊德来说，在解除对理解移情的阻抗或克服反移情障碍之后，对移情的分析是精神分析的首要目标。精神分析取向的家庭治疗也会将这些概念纳入他们的工作（Scharff，2003）。对他们来说，对单个家庭成员或整个家庭的阻抗和移情的**解释（interpretation）**——也就是说，通过语言使它们意识化——将会带来心理上的治愈。

大多数家庭治疗的先驱者都接受过精神分析方面的训练。在他们最初热衷于采用系统式思维时，他们似乎摒弃了关注个体的精神分析思想。他们认为这些思想是过时的，且把成人的病理学与儿童时期的发展冲突联系起来是无可救药地线性化了的。然而，后来许多家庭治疗师提倡更整合的观点，并敦促系统式思考者不要忽视家庭成员的个人冲突和动机（Nichols，1987）。玛丽-琼·格尔森（Mary-Joan Gerson）是一名关系精神分析学家和系统家庭治疗师。她主张精神分析和系统理论之间的前景-背景辩证关系（Gerson，2010）。有时，在一次会谈中，一种理论和实践会优先于另一种，反之亦然。如今，弗洛伊德关于个体家庭成员的需求和冲突的许多观点正与家庭关系模式和社区生活一起被重新审视。

学习目标3　将心理动力学理论和家庭系统理论整合起来的早期疗法

随着家庭治疗超越了早期的机械控制论模式，并重新尝试将个人经验和观点纳入对家庭功能的全面理解，家庭治疗师对心理动力学假设的兴趣复苏了。然而，新视角是基于关系的，它试图做的不仅是要发现家庭成员的内心生活和冲突是如何相互交织的，还要发现这种联结如何影响家庭成员的困扰。

Bentovim（1998）和Slipp（1984）试图整合心理动力学和家庭系统的概念。Bentovim是英国的一名家庭治疗师。他提出了一种名为"焦点家庭治疗（focal family therapy）"的模型。这一疗法是发展取向的，探寻家庭紊乱，特别是家庭成员的创伤性事件，这些在家庭内部导致了内心困扰和人际困扰。Samuel Slipp（1984）将精神分析和家庭治疗视为可以互补的，两者都包含了精神病理学的形成和维持。他关注参与者重要的童年期发展，同时会使用客体关系理论处理正在进行的家庭互动。Slipp的治疗计划包含对个体和家庭诊断，以努力将精神分析和系统的概念与治疗方法结合起来。

Nichols（1987）主张在心理动力家庭治疗中重建个体动力。因为个体家庭成员仍是独立的、有血有肉的个体，有着独特的经历、个人的希望、观点、期望和潜力。有时，人们会以个体的身份做出反应。接受Nichols的整体观［他称之为互动式心理动力学（interactional psychodynamics）］的精神分析取向治疗师有动力保持对个人和家庭动力的循环本质的关注。

在我们介绍各种反映心理动力学视角的家庭方法时，请记住每一种方法都同时涉及两个层面的理解和干预：每个家庭成员的动机、幻想、无意识冲突和被压抑的记忆，以及包含家庭互动和家庭动力的复杂世界。

精神分析和家庭动力：阿克曼的基本疗法 　　　　　学习目标4

内森·阿克曼是一名儿童精神病学家，在儿童指导运动中接受了精神分析的训练。他将精神分析的概念化应用到了家庭研究中，并因此受到了普遍赞誉。阿克曼在可能是第一篇专门论述家庭治疗的论文中，强调了家庭作为一个动态的心理社会单元（psychosocial unit）的影响。他花了30多年来关注生物驱动的、有内心冲突的个体（精神分析的概念），以及家庭和社会环境（个人-系统的概念）之间持续的交互作用，并将描述个体内部的词应用于家庭诊断和治疗——正如在他去世后不久发表的一篇论文中所描述的（Ackerman，1972）。

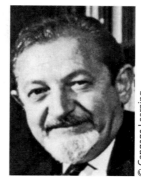

内森·阿克曼（Nathan Ackerman），医学博士

> 在大约35年的时间里，我把我的研究方向扩展到了行为问题上，逐步从个体的内心生活到家庭内的个体、社区内的家庭，而最近研究到了社区本身。（p.449）

大多数儿童指导诊所采取的方法是由独立但互相合作的治疗师分别治疗家长（通常是母亲）和孩子。与此相反，阿克曼身为堪萨斯州门宁格诊所的儿童指导诊所的负责人，为了同时达到诊断和治疗的目的，尝试会见整个家庭。为了解家庭功能的全貌，阿克曼还让他的职员对来访家庭进行家访（Guerin，1976）。

到了20世纪50年代，阿克曼明确转向家庭治疗。1960年，他在纽约市开办了家庭学院，很快就成了美国东海岸首屈一指的家庭治疗培训和治疗中心。在阿克曼漫长的职业生涯中，他一直是一名勇敢的、直接的、有煽动性和对抗性的治疗师。他忠于自己的精神分析背景，从不忽视家庭成员的需求和渴望。

阿克曼（Ackerman，1970）被一些人认为是"家庭治疗的鼻祖"。他将家庭看作一个相互作用的人格系统；每个个体都是家庭内的一个重要的子系统，正如家庭是社区内的一个子系统。家庭行使功能时会接收来自多个方面的输入：

每个成员独特的人格、家庭角色适应的动力、家庭对一套人类价值观的认定，以及家庭作为一个社会单元的行为。在个体水平，症状的形成过程可以被理解为个体内部的心理冲突，对由冲突引发的焦虑的无意识防御，以及由此产生的神经症症状（经典的精神分析解释）。在家庭层面，症状被视为一种反复出现的、可预测的互动模式的一部分，其目的是确保个体的平衡，但实际上是通过造成了家庭角色关系中的扭曲而损伤了家庭功能。在家庭方面，一个人的症状会变成一组人际行为，反映在共同的家庭冲突、焦虑和防御的情境下。阿克曼以这种方式将行为概念化，开始在精神分析理论和当时出现的系统理论之间架起一座桥梁。

用阿克曼的话说，当系统内的变化和成长受到限制时，就会出现"**互补协调（complementarity）失败**"。角色变得僵化、界定狭隘或刻板——或者变化迅速且会导致混乱。根据阿克曼（Ackerman，1966）的观点，家庭治疗师必须帮助发生这种情况的家庭"适应新的体验，并在家庭角色关系中培养新的互补协调关系"（p.90）。角色的灵活性和适应性是至关重要的，以允许成熟的孩子获得适当的自主权。

如果家庭成员之间的冲突变成长期的，那么家庭就有要重新组织成相互竞争的派别的风险。当一个人——通常和其他人明显不同——成为家庭的替罪羊时，这个过程就开始了。当那个人因为造成家庭不团结而被挑选出来并受到惩罚时，家庭内部的各种角色就会重组。一个成员变成了"迫害者"，而另一名成员则扮演"医治者"或"拯救者"的角色，以拯救这种"带有偏见的把人当作替罪羊"行为的"受害者"。因此，家庭会被分成不同的派别，且不同的成员甚至会在不同的时间扮演不同的角色。这取决于阿克曼所认为的，在任何特定的时间里，家庭内部正在进行的共享的无意识过程。阿克曼指出，这种家庭联盟和人际冲突通常始于婚姻关系的互补协调失败；家庭无法作为一个合作的、支持性的和完整的整体而发挥作用。在这种情况下，阿克曼把一个家庭的关注点从替罪羊的行为转移到了婚姻关系的基本混乱上。

阿克曼（Ackerman，1956）在其早期的论文中提出了家庭关系中连锁病理学的概念模型。他注意到了家庭环境对儿童疾病发展的影响，是最早看到家庭成员以特定的人际关系模式绑定在一起时，他们之间的无意识过程在不断交换的人之一。因此，任何一个成员的行为都可以是整个家庭中出现混乱和扭曲的症状性反映。阿克曼通过"连锁病理学"等概念，将精神分析的内在心理动力学概念与家庭生活的心理社会动力学相结合。阿克曼干预方式的例子见专栏 7.3。

专栏7.3 **治疗性碰撞**

阿克曼主动的、挑战性的干预：一个临床片段

我们在胶片或录像中会看到，工作时的阿克曼是一个处在家庭中间、诚实的、温暖的、直接的、主动的、有魅力的人。他会对偏见予以挑战，辅助被当成替罪羊的孩子，帮助揭露家庭的迷思或虚伪，并大力提供必要的情感成分以激活原先沉默的家庭。没有什么话题是禁忌的，没有什么家规是神圣到不可打破的，也没有什么事情是羞耻到不能提及的。

以下简短的摘录来自对一个家庭进行治疗的某一次会谈，该家庭的危机源自11岁的女儿威胁

要用一把厨刀刺她16岁的哥哥以及父母。这次爆发性袭击的发生是因为女孩发现了家庭成员之间的一个合谋，大家骗她说她的狗死了，而实际上是被她的母亲带去了狗的收容所。该家庭的成员沉浸在许多小谎言中，然后掩盖并否认他们的感受。注意，阿克曼是没有这种伪装的。他袒露自己的感受，以打破否认，并公开家庭的遭遇。左边一栏是逐字稿；右边一栏是阿克曼对正在发生的事情的分析。

逐字稿	评论
阿克曼医生：比尔，你今晚坐下来的时候叹了口气。	治疗师立即把注意力集中在父亲叹气这一非言语行为上。
父亲：只是身体上的，不是精神上的。	
阿克曼医生：你在跟谁开玩笑吗？	治疗师挑战父亲的回避反应。
父亲：我没有在跟谁开玩笑。	
阿克曼医生：嗯……	治疗师表示不相信，进一步施加压力以得到一个更诚实的回答。
父亲：真的没有……真的是身体上的。我累了，因为我今天工作了一整天。	
阿克曼医生：好吧，我每天都非常累，但当我叹气的时候，都不单纯是身体上的。	这是治疗师使用他自己的情绪来反驳来访者不真诚的否认的一个例子。
父亲：真的吗？	
阿克曼医生：有什么问题吗？	
父亲：没有。真的！	
阿克曼医生：好吧，你儿子不相信。	现在，治疗师利用儿子的姿态、一个了然于心的笑容，来穿透父亲的否认，并激起更深层次的情感分享。
父亲：好吧，我没在暗指什么……没什么能让我叹气的，尤其是今天或今晚。	

逐字稿	评论
阿克曼医生：好吧，可能这并不是那么特别，但是……约翰，你觉得怎么样？	治疗师鼓动揭开父亲的面具。
儿子：我也不知道。	儿子抹掉脸上的笑容，像父亲一样闪烁其词。
阿克曼医生：你也不知道？你怎么突然摆出一副扑克脸？刚才你还会意地咧着嘴笑呢。	儿子旁观着，暗自批评父亲，然后后退一步，于是治疗师以挑战儿子的方式进行反击。
儿子：我真的不知道。	
阿克曼医生：你……你了解你的爸爸吗？	
儿子：了解。	
阿克曼医生：你了解他什么？	
儿子：好吧，我不知道，除了我知道的一些事情外。	
阿克曼医生：好的，让我们听听。	

来源：Ackerman (1966), pp.3-4.

　　阿克曼的态度不受影响，看上去很随意。他利用办公室访谈和家访来获得对家庭成员之间动力关系的初诊印象。阿克曼认为，家庭治疗师的主要工作就是做催化剂，进入家庭的"生活空间"，激起互动，帮助家庭进行有意义的情感交流，同时培养和鼓励成员通过他们与治疗师的接触来更好地理解自己。他诚恳、自信、自在、不害怕做自己或表露自己的感受，因此他很容易在家庭中引发此类相同的特质。他通过"刺激防御"（温和地刺激参与者公开和诚实地表达他们的感受），让家庭成员措手不及，并暴露他们自证的合理化。很快，这个家庭开始处理性、攻击性、依赖性和家庭秘密等问题。在这之前，这些问题由于太具威胁性和危险性，是被回避的。阿克曼一直对人们如何定义自己的角色（"当父亲对你来说意味着什么？"）以及他们对其他家庭成员的期望（"你希望你的女儿如何应对这种情况？"）很感兴趣。他认为，当所有成员都清楚地界定了自己的角色时，家庭互动会进展得更顺利。成员可以重新调整关系，参与新的家庭互动，并在他们的角色关系中培养新的互补性。

　　阿克曼在观点上坚持心理动力学取向。他于1971年去世，这使得家庭治疗失去了这一观点的主要支持者之一。他发表的名为《家庭治疗的力量》（*The Strength of Family Therapy*）的论文集（Bloch & Simon，1982），表征了他开创性的工作和广泛的兴趣（儿童精神分析、团体治疗、社会和文化问题、婚姻等）。

他是第一批在专业观众面前展示自己与家庭所进行的工作的人之一，打破了传统精神分析对于治疗过程中到底发生了什么的保密原则。

尽管阿克曼在家庭治疗发展早期极为重要，但是如今很少有治疗师会说他们的治疗方法遵循阿克曼的风格。他没有留下任何关于家庭过程的成形理论或临床干预指南。家庭研究所（为了纪念他更名为阿克曼研究所）虽然认可他的开创性工作，但如今并没有从心理动力学的角度来运作。虽然许多家庭治疗师继续对"家庭生活的心理动力"感兴趣，并会使用经典的精神分析概念，但如今称作客体关系的精神分析理论最好地表达了该心理动力学观点。现在我们将转向对客体关系理论的讨论。

客体关系理论

客体关系将个体驱力（动机）、自我意识的发展（愿望、恐惧、内部冲突）和无意识的关系结合起来，以帮助解释一些家庭治疗师对精神分析概念化重燃的兴趣。他们重新发现了基本心理动力学概念的价值，即能引起人们对单个家庭成员内在生活和冲突的关注。

客体关系理论（object relations theory）认为，婴儿与母亲或主要照顾者的关系是成人人格形成的主要决定因素。根据这一理论，婴儿对母亲的依恋需要是自体（创造个体认同感的独特精神内部组织）发展的基础（Scharff & Scharff, 2005）。鲍尔比（Bowlby, 1969）认为，依恋和丧失这两个议题对于人类和所有高等哺乳动物的功能至关重要。他认为，人们如何解决这些议题决定了人格的发展和可能的精神病理表现。大多数当代的精神分析学家非常重视早年的依恋经历及其对后续发展的影响。

当弗洛伊德使用客体（object）这一术语来与本能的驱力做比较时，其他理论家将其含义进行了扩展，意指个人对于某个来自童年期的过去经历，塑造了他当下与他人关系的、个体（或个体的某个部分、某个方面）的、内化的无意识看法（St. Clair & Wigren, 2004）。所以，一个人不仅是在与另一个真实的人互动，也在与这个主观的、内化的他者的表征互动，就像是过去某个真实的人的扭曲版。

梅兰妮·克莱因是一名英国的精神分析学家，于1926年从维也纳移民过来。她的理论著作为客体关系理论提供了扎实的基础。她对于儿童客体关系的前语言期的内部世界的洞察，通常被认为是客体关系运动的开始。克莱因关注的是婴儿天生的或本能的构成，同时包含了爱与恨。由于婴儿的内部生活，从出生开始就包含了一个幻想的世界，他首先通过幻想来体验客体，如母亲。婴儿先通过这些幻想来过滤现实生活中的经历。克莱因是直接对儿童进行工作的——与弗洛伊德不同，其关于儿童的理论来自成年神经症患者的回忆——她能够深入地研究幼小的来访者的幻想，并将先前的精神分析概念化扩展至涵盖生命最初的阶段。弗洛伊德认为，驱力最初是无目的的，而克莱因认为，驱力（冲动、本能）是与关系有关的，且固有地指向客体（St. Clair & Wigren，2004）。

在克莱因的带领下，英国中间学派［British Middle School；迈克尔·巴林特（Michael Balint）、罗纳德·费尔贝恩（Ronald Fairbairn）、哈利·冈特里普（Harry Guntrip）和唐纳德·温尼科特（Donald Winnicott）］的成员进一步发展了客体关系理论。之所以命名为中间学派，是因为它试图在经典精神分析学家和克莱因的追随者之间保持一种平衡，从而避免英国精神分析学会分裂成竞争的派系（Slipp，1988）。一般来说，他们认为婴儿的主要需要是依附于一个关心他们、养育他们的照顾者。这与弗洛伊德的观点相反，弗洛伊德认为，婴儿的基本努力方向是从父母一方那里获得性冲动和攻击性冲动的满足（J. S. Scharff，1989）。

来自苏格兰爱丁堡的精神病学家费尔贝恩（Fairbairn，1952）曾对**分裂样**（schizoid）成人进行治疗。他追随克莱因的工作，但拒绝像她那样接受弗洛伊德的驱力，而是倾向于纯粹的心理学解释。他开创性的人格发展理论是严格建立在对客体关系的思考之上的，而且这些客体必然是人（Grotstein & Rinsley，1994）。

费尔贝恩坚持认为，由于婴儿对于母亲会有不同的体验——有时候是滋养的，有时候是挫败的——且无法控制环境或离开这段关系，便创造了幻想的世界，来帮助其调和这些不同的经历。这一调解过程被费尔贝恩称为**分裂**（splitting）。在这个过程中，孩子在出生后的第一年将母亲的形象内化为一个好客体（令人满意的和充满爱的母亲）和一个坏客体（难以接近的和令人沮丧的母亲）。前者成了一个理想化的客体，让孩子感到被爱，而后者是一个拒绝的客体，会导致愤怒、不被爱的感觉以及想要重新获得爱的渴望。母亲的一部分是爱，另一部分是恨，因为她没有被视为一个整体的人，一个或另一个部分在不同的时间里占据着支配地位。大多数孩子能够在生命的第二年整合两种形象。然而，一个人解决这种冲突的程度为他在以后的生活中能多好地发展令人满意的人际关系提供了基础。如果个体无法解决这个问题，那么这种分裂很可能会导致其成年后情绪的不稳定，因为他会倾向于将个体（或不同时间里的同一个人）看作"全好"或"全坏"。注意，客体关系精神分析学家关注的是扭曲的外部客体关系的内化表征。这一点很重要，因为它主张将治疗焦点放在患者的内部世界，而非其与现实中的人的关系上。这与一些家庭治疗理论和更现代的精神分析理论有重要区别。

为了说明分裂的概念，并展示经典的精神分析治疗师和客体关系治疗师可能会如何处理同一个熟悉的"案例"，在专栏7.4中，St. Clair 和 Wigren（2004）提供了灰姑娘的案例。注意，后一种治疗师如何从发展停滞的角度来看待问题，而前一种治疗师寻找的是结构性冲突。

 专栏7.4 治疗性碰撞

灰姑娘的故事：一个分裂的案例？

让我们假设灰姑娘和王子结婚了。但婚姻出现了问题，然后她来寻求治疗师的帮助。一位传统的弗洛伊德学派治疗师可能会探究灰姑娘对她性本能的压抑，以及她对父母未解决的俄狄浦斯情结。这位治疗师或分析师会从自我和本我结构之间的防御和冲突的角度分析灰姑娘的问题。

一位使用客体关系视角进行工作的治疗师会注意到，灰姑娘早年因失去母亲而遭受心理剥夺。这可能会导致灰姑娘使用分裂的心理防御机制，将一些女性（如她的仙女教母）理想化，而将其他女性视为"全坏"的（如她的继姐妹和继母）。她把王子理想化了，虽然只认识他很短的时间。基于这种扭曲的关于自己和他人的内部形象的婚姻注定遇到问题，因为她迟早要将王子当作一个有人性缺点的真实的人来对待。在客体关系理论中，该问题的核心是灰姑娘的内部世界与现实世界中的人和事之间的差异（St. Clair & Wigren，2004，p.3）。

对于费尔贝恩来说，这些内化的分裂客体成了一个人的人格结构的一部分：好客体的**内射**（introjects；父母或其他重要人物的印刻）仍是愉快的无意识记忆，而坏客体的内射则会引起内在的心理痛苦。这些内射的心理表征在无意识的水平上影响着一个人未来的关系，因为他是通过其内在客体世界的好坏形象的过滤来解释当前经验的。结果，这个人可能会抱着对他人扭曲的期望成长，无意识地迫使亲密的人适应内在的榜样。这些扭曲是每个人生活中不可避免的特征；足够好的或是弱的现实挑战能力区分了正常的经验和功能失调的经验。一个人的分裂发生得越早（例如，早年失去父母），就越渴望和所爱的人融合，以使他们变成他的一部分。或者他可能会渴望独立和分离。这是成长过程中很正常的一部分，尽管距离太远可能会导致孤独感和抑郁的产生。

英国心理学家亨利·迪克斯（Henry Dicks，1967）在伦敦塔维斯托克诊所的家庭精神病科工作。他通过提出婚姻不可避免地会受到配偶双方婴儿时期经历的影响，拓展了费尔贝恩的概念化。对迪克斯来说，择偶的依据之一是潜在伴侣的人格在无意识层面与自己分裂掉的方面相匹配。也就是说，当两个人根据许多因素做出有意识的婚姻选择时，包括情绪上的相容、身体和智力上的吸引、背景上的相似等，迪克斯相信无意识的动机也在起作用；正如沙夫夫妇（Scharff & Scharff, 2008）所观察到的，在无意识的水平上，他们寻求一种"他们没有意识到的非凡的契合"（p.169）。因此，每一个人都希望通过在对方身上找到丧失了的内射来获得整合。

迪克斯认为，在一段陷入困境的婚姻中，双方通过无意识的需求相互关联；在某种程度上，每一方都将另一方知觉为一个内化了的客体，他们作为一个共同的人格一起运作。这样，每一方都试图通过另一方重新发现他早年分裂掉的主要的客体关系。这是通过梅兰妮·克莱因所阐述的防御机制——**投射性认同（projective identification）**——的运作达成的。投射性认同是一种相互作用的心理过程。在这个过程中，婚姻伴侣会无意识地通过投射或外化自身特定的、分裂掉的或不想要的部分到他们的伴侣身上，从而防御焦虑。反过来，他们的伴侣就会无意识地被操纵，以做出符合这一投射的行为。

投射性认同的一个例子是，当一个人觉得她自己（也想要别人认为她）体贴而善良时，她会认为一个完全不认识的人是残忍的。她自己的残忍冲动与她喜欢的自我形象不一致，便被投射到了陌生人身上。这种情况可能会发生在治疗过程中：例如，患者认为治疗师坚持让其按时支付报酬是自私的行为。不太常见的情况是把自己珍视的一部分投射到别人身上，以保护自己免受留存的坏客体的伤害。因此，每个人都试图与自己缺失的或被否定的部分重新建立联系。

简单而言，客体关系理论家认为，我们现在与他人的关系基于早期关系经验所塑造的期待（Nichols, 1987）。人们对他人的反应在很大程度上基于他们与过去内化客体的相似性，而非这些人真实的行为。因此，一个家庭成员可能会扭曲另一个成员的陈述或行动的意义或含义，可能会因为无意识的、充满感情的内在形象而误读或反应过度。而这些内在形象是个体在早年与父母或其他重要照顾者的相处中形成的。为了解决当前与他人的问题，我们有必要去探索、揭露和修复那些自婴儿时期就内化了的、错误的、无意识的客体关系。

家庭治疗师对这种情况如何在婚姻关系中呈现出来特别感兴趣。根据客体关系的观点，通过结婚结合在一起的两个个体各自为这段关系带来了独特的心理遗产。每个人都带着其个人史、独特的人格和一组隐藏的、内化的客体进入接下来与彼此的互动。不可避免的，二元关系与伴侣在其原生家庭中所经历的父母－孩子的关系是类似的。正如 Meissner（1978）所观察到的，"成功地履行配偶职责的能力在很大程度上是配偶童年时期与他父母的关系的结果"（p.26）。婚姻伴侣取得成功的程度，以及他们在整个生命周期中处理和完成发展任务的方式，在很大程度上取决于他们摆脱过去过度负面依恋的程度。

此外，伴侣未解决的内在心理问题也会传递给他们的孩子。而他们的孩子最终会将心理困扰带到自己的婚姻当中。客体关系治疗师认为，只有深入了解过去，从而摆脱过去的束缚，个人——或伴侣——才能学会在当下与他们原生家庭的成员发展出成人与成人的关系。

客体关系治疗

Braverman（1993）指出，可以通过探索来访者投射到更多人身上而非仅仅投射到治疗师本人身上的客体来促进个体治疗。她认为，一名精神分析取向的系统治疗师会想要帮助来访者理解组建家庭的成员是如何将彼此未经检验的投射看作家庭自我纠正反馈系统的一部分的。Slipp（1988）认为，客体关系视角也提醒家庭治疗师，个体可能会将严重的个人情感问题带到一段关系中，这一病理状态不需要仅仅神秘地存在于人与人的互动中。

我们呈现了在家庭治疗中使用客体关系理论的两种方法。但是，首先我们要注意到客体关系治疗师在与个人或家庭进行工作时使用的一个重要概念——抱持环境。**抱持环境（holding environment）**是唐纳德·温尼科特提出的一个短语，意指母亲为婴儿提供安全的、养育的环境，以支持婴儿足够好的心理发展。这一术语也指治疗师试图为患者创造的一个类似的环境。在这个"共同抱持"的空间里，孩子（或个体或家庭）可能会为了成长和/或治愈而与治疗师互动。尽管这一概念起源于客体关系理论，但它已被大多数当代精神分析的观点所接受。

客体关系和原生家庭治疗（弗拉莫）

詹姆斯·弗拉莫（Framo，1981）强调了心理内部和人际之间的关系，提出了心理动力学和系统概念这一混合词。作为早期家庭治疗运动中为数不多的心理学家之一，他先是在美国费城的东宾夕法尼亚精神病学研究所（EPPI）工作，然后在天普大学从事学术工作。在他漫长职业生涯的最后20年里，直到他于2001年去世，弗拉莫都是圣迭戈的一名教师和实践者。在家庭治疗运动的创始人中，弗拉

詹姆斯·弗拉莫（James Framo），哲学博士

莫特别以提倡伴侣团体治疗而闻名。

弗拉莫虽然对个体的内部心理世界保持着一定的了解，但他认为精神分析理论并没有对个人生活的社会背景给予足够关注，特别是早期家庭关系在塑造个体行为中所起到的关键作用。弗拉莫拒绝将内部心理活动和互动活动两极化，坚持认为两者对于了解家庭生活动力的各个方面都至关重要。正如他在论文集的引言中所指出的（Framo，1982），他的婚姻和家庭理论及治疗的取向强调的是"亲密关系的心理学、多人动机系统的连锁过程、内部心理活动和互动活动的关系，以及对当前亲密关系产生强烈影响的隐秘的跨代际和历史性因素"（p. ix）。

弗拉莫开发了一套干预技术，帮助伴侣在婚姻治疗中处理各方从他的原生家庭带到婚姻中的未解决的议题。弗拉莫认为，这些内心冲突会继续在当前的亲密关系（如与配偶或孩子的关系）中上演或复制。确实，弗拉莫（Framo，1981）认为，有问题的伴侣和家庭所发现的痛苦的核心是努力在人际关系中解决内心冲突（如因为配偶没有达到极不适当的期望而对其进行严厉批评）。

根据费尔贝恩关于分裂的假设，弗拉莫（Framo，1976）提出理论认为，将父母的行为解释为拒绝、遗弃或迫害的幼童处于两难境地；孩子不能放弃或改变寻求的对象（父母）。通常，随之而来的挫败感是通过内化"爱恨"父母的某些方面来处理的，以便对孩子内心世界中的客体进行控制。根据弗拉莫的说法，改变的障碍是人们对父母内射的依恋。早年生活经验带来的心理痛苦越强，对内化客体的投入越多，该成人会越多地投入无意识的努力之中，来让所有的亲密关系适合内化的角色模型。

弗拉莫从费尔贝恩和迪克斯那里得出的结论是：人们通常不会选择他们想要的伴侣；他们得到的是他们需要的那个。每个人都会受到这样的人吸引——能重新创造童年时期无条件的爱的梦想，但也足够像坏的内部客体，允许旧恨被投射。根据弗拉莫（Framo，1992，p.115）的说法，"一个人当前的密友、配偶和孩子，在某种程度上，都是旧形象的替代品，是长期被隐藏的内射的化身。"

婚姻不和谐的一个主要原因是投射性认同——配偶们把自己不承认的方面投射到他们的配偶身上，然后攻击他们。同样，孩子可能根据父母的内射而被分配不合理的家庭角色。这些角色甚至可能在他们出生之前就被选定了（例如，怀孩子时希望孩子挽救摇摇欲坠的婚姻）。

在治疗方面，弗拉莫从治疗整个家庭开始，特别是当主诉问题涉及孩子时。然而，孩子的症状性行为可能只是将注意从更基本的婚姻冲突上转移的一种方式。一旦孩子作为索引病人的角色清晰了，且从父母中**去三角化**

(detriangulated)，弗拉莫通常就会不考虑孩子，只和夫妻二人进行工作。

　　弗拉莫对家庭治疗技术独特的贡献是他会通过几个治疗阶段指导伴侣，包括：共同治疗；伴侣团体治疗；最后是原生家庭（代际的）会议。伴侣团体是在治疗开始后不久加入的，这使得弗拉莫可以利用团体治疗的许多积极方面，特别是来自其他伴侣的治疗性反馈，来辅助他的治疗工作。对于一对伴侣来说，看到另一对伴侣表现出他们自己的互动模式，可能比听到治疗师仅是对同样的行为做评论更有启发性和效果。对弗拉莫来说，团体经历也减少了个体对于下一治疗阶段的抵抗，即将原生家庭成员聚集在一起。

　　在一些大胆的治疗策略中，弗拉莫（Framo，1992）会让每个个体（没有伴侣在场）与他的原生家庭（父母、兄弟和姐妹）一起进行治疗。此时，弗拉莫提供了一个机会，使家庭成员直接消除对过去的误解或长期不满的根源。在一些情况下，基于童年时期错误知觉的误解得以纠正。来访者会被鼓励去提出他们的观点，也许是之前没有公开说过的，但是这次治疗的目的并不是给来访者机会去控诉、指责、反控诉或谴责。

　　原生家庭治疗通常是和共同治疗师一起进行的，会被分成两个2小时的治疗小节，中间会有一次休息（中断时间可以从几小时到一晚上不等）。其中有两个主要的目标：探讨来自原生家庭的哪些问题或议题可能会被投射到当前的家庭；与父母和兄弟姐妹有一个较正式的体验。弗拉莫中肯地推断，如果成人能够回去，直接处理他们过去和现在与原生家庭的议题——从某种意义上说，在父母去世之前与他们和解——他们就可以被解放，在他们当前的婚姻或家庭生活中做出重建式改变。通常在治疗快结束的时候，原生家庭会议使得每个个体能够洞察旧时依恋的不合理，摆脱"幽灵"，并将配偶和孩子当作有自己权利的个体来做回应——而不是作为他们将过去未解决的议题和内射投射其上的人物形象。

　　正如弗拉莫（Framo，1992）所提醒的，原生家庭治疗可能不会彻底改变人们的生活，也不能满足来访者可能从父母和兄弟姐妹那里得到的所有幻想。然而，它通常具有修复功能，使得家庭成员之间重新建立联系，并将彼此看作真实的人，而不仅仅是他们在家庭中被分配到的角色。通过对彼此意图更准确地解读，或者从成人的视角重新解释过去的事件，旧的裂痕可能愈合。这次见面为原谅、妥协、接受和解决问题提供了一个可公开讨论的场所。

客体关系家庭治疗（沙夫夫妇）

　　一种包含许多精神分析概念的客体关系疗法来自戴维·沙夫（David Scharff）

和吉尔·萨维奇·沙夫（Jill Savege Scharff）这对精神病学家夫妇的合作。他们多年来一直在华盛顿精神病学院（Washington School of Psychiatry）工作，现在是在他们自己的研究所——国际心理治疗研究所（International Psychotherapy Institute）——工作。

在沙夫的治疗方法中，梦和幻想中表达的无意识主题被唤起并予以探究，与当前关系相关的家庭史也被予以探索，向家庭做解释，寻求顿悟，并探索移情和反移情，以达到更好的理解与成长。沙夫夫妇试图帮助伴侣克服阻抗，以意识到被压抑的冲动、感受或想法。但是，与个体精神分析不同，这一方法的重点是作为关系枢纽的家庭。当家庭或任何单独的成员走过家庭生活的各个发展阶段时，家庭功能的运作方式可能会支持或阻碍这一进程（Scharff & Scharff，1987，2008）。婚姻被视为与伴侣双方早期的母子关系类似，作为成人，双方都在寻求对一个提供关怀的人物永久的依恋。专栏7.5展示了一个案例，伴侣双方都认为母亲的形象是强大的。

对当下个体和关系困难的历史性分析是这一技术的核心部分，因其假定心理内部和人际关系水平处于持续的互动中。帮助家庭成员意识到他们如何内化了过去的客体，以及这些客体如何侵入当前的关系，是提供理解和推动改变的不可或缺的一部分。

根据沙夫夫妇的观点，治疗师为了提供真知灼见而进行的解释至关重要。虽然他们反对传统精神分析学家的"空白屏幕"立场，但他们确实采取了一种中立的立场，即不偏不倚，帮助提供一个共享的抱持环境[1]，从而创造了一种允许每个家庭成员向治疗师投射自己过去未完成事件的治疗性氛围。与治疗师不可避免地会成为家庭系统的一部分这一观点相反——沙夫夫妇相信他们能够保持在家庭系统之外，且所处的位置能提供对于正在发生的事情以及他们所观察到的家庭内正发生的事情的评论。

也就是说，沙夫夫妇利用了这种移情。他们认为移情普遍发生在家庭成员之间、每个家庭成员和治疗师之间，以及作为一个团体的家庭和治疗师之间的。这是治疗中至关重要的一部分，因为在治疗过程中，治疗师的中立性会唤起一种"客体饥饿"——婴儿时期与原生家庭照顾者之间联结的重演。同时，治疗师在对家庭矛盾做反应时体验到了反移情，无意识间唤起了他自己过去的

---

[1] 抱持环境是沙夫夫妇的治疗方法中的一个重要概念。英国儿科医生唐纳德·温尼科特（1965）——客体关系理论家，英国中间学派的一名成员——首次使用这一概念，以描述一个婴儿避免被抛弃或毁灭的感觉的需要。而成功的抱持体验是在滋养的家庭氛围里被抚养的结果，且会带来更完整、真实、有效能且有自尊的感受。

专栏7.5　个案研究

与一对痛苦的伴侣进行客体关系治疗

一个害羞、胆怯的男人总是感到自卑，因为他尽管又高又帅，但不擅长运动，没有很多朋友，而且从来无法找到舞伴一起参加舞会。他遇到了一个身材矮小但自信且固执己见的女运动员。她是他公司的垒球教练。他从她身上看到了他希望自己也具备的品质。她觉得自己不如他有魅力，但她喜欢挑战，于是她邀请他出去约会。她很快意识到他在自尊方面有问题。但她否认这些问题，就像她克服自己的弱点的方式一样。结果，他们在身体上互相吸引，在一起感到快乐，在性方面感到满足，但他们是因为无意识的原因在一起的。两人都无意识地认为女人比男人更重要、更坚强和更可靠。在他那个关系紧密的旧大陆*移民家庭里，尽管他想要远离老式的家庭文化，但他仍然尊敬母亲。这个女人和她的母亲很相似，都是现代的、离过婚的、事业有成的女人，而且她深受被父亲抛弃的伤害。在婚姻中，这个男人找到了另一个女人来崇拜和服务，而这个女人找到了一个会和她在一起的父亲。

然后她怀孕了，两人的性生活停止了。他认为他的男性角色是远离她，这样她就可以履行她至高无上的母亲职责了。她觉得因为要生孩子，他就抛弃她了，就像她父亲抛弃了她母亲一样。他越消极、越退缩，她就越过度行使功能。她和女儿之间重现了她和母亲之间的排他关系，且她怨恨她的丈夫像她父亲那样在感情上抛弃了她。她对父亲的全部愤怒都爆发在丈夫身上。而他嫉妒她只关注孩子，让他感到自卑和不值得被爱，他的自尊因此一落千丈。

在这个投射性认同系统中，强大的女人受到倾慕。而这是他们恋爱期间建立关系的基础，但在他们养育子女的婚姻岁月里，这成了一股分裂的力量。在客体关系伴侣治疗中，伴侣得以了解这个基本假设以及它是如何失效的。丈夫和妻子回顾了他们的家庭史，放弃了他们在原来家庭中形成的工作模型。他们解放了彼此，创造了一种对父母、传统和现代的生活方式以及男女对婚姻和家庭的贡献的更平等的欣赏。

来源：Scharff & Scharff (2003), pp.68-69.

内心挣扎。如果治疗师自己内心的挣扎在之前的个人分析和训练，以及督导中得到充分的修通，那么这一客体关系共享的风险可能会唤起带着家庭脆弱性和困境的治疗师更强的同理心。正如戴维·沙夫（D. Scharff, 1989）指出的那样，通过这种方式，客体关系治疗师允许自己作为"新出现的理解的基础，然后他们会将此以解释的形式反馈给家庭"（p.424）。

---

1 旧大陆是指在哥伦布发现新大陆之前，欧洲认识的世界，包括欧洲、亚洲和非洲。与此相区别，新大陆主要指美洲大陆。——译者注

在与一个家庭形成治疗联盟的过程中，沙夫夫妇创造了一种滋养的氛围。在这个氛围中，家庭成员可以重新发现家庭失去的部分，以及他们个人的自我。这一抱持的环境是一个关键因素。因为治疗师在关注每个参与者独自、与彼此或与治疗师一起体验心理过程的同时，会提供共情和安全的环境。治疗师会鼓励每一位伴侣审视他早期的养育或照顾经历，以及从这些经历中留存的形象是如何影响伴侣当前的婚姻关系和他们对治疗师的看法的。治疗师会评估家庭共享的客体关系、性心理发展阶段，以及所使用的对抗焦虑的各种防御机制。观察家庭互动，鼓励成员表达他们自己的观点并观察彼此的观点，从每个成员那里获得内化了的客体的历史，反馈治疗师的观察和解释——这些都是加入家庭的方式。之后，如果家庭成员想要改变模式，学会以此时此地的方式处理与当前现实的关系，而不是与过去无意识的客体的关系，那么治疗师就有必要帮助他们修通长期互动模式及防御性投射性认同（D. Scharff，1989）。

对于成功的治疗的衡量标准不是索引病人的症状缓解程度，而是家庭成员对自身了解程度的提高，以及他们掌控发展压力的能力的提高。治疗的基本目标是使家庭成员支持彼此对依恋、个体化和成长的需求。在专栏7.6中，练习从客体关系的角度与家庭进行工作。

 专栏7.6　像临床工作者一样思考

家庭治疗和客体关系

汉森一家过来接受治疗。理查德·汉森给你的印象是一个沉默寡言的人，他会保留很多自己的想法。他的妻子艾丽斯似乎更有活力，或许更强势。她是银行经理助理。他们的孩子道格和麦克斯都在青少年中期。道格说话充满自信，并带有情绪共鸣，麦克斯则显得更加谨慎。现在的问题是，最近几个月来，麦克斯的成绩明显下降了。当父母问他可能出了什么问题时，他只是说："这有什么意义？反正我也做不好任何事。"因为他之前能拿到A和B的成绩，所以他的这种态度让父母很困惑。

在之前的治疗中，你已经了解艾丽斯很担心钱的问题。理查德是一名律师，已经7个多月没工作了，而且他们的积蓄也快见底了。有时，你会感到艾丽斯既害怕没有钱，又对理查德很生气。而理查德在被一个又一个公司拒绝后，似乎已经放弃找工作了。

在阅读下面的对话后，回答后面的问题。

艾丽斯：麦克斯今天又得了一个D。这次是一个社会研究项目，而我知道他几乎什么都没做。我对这件事已经无计可施了。他想上一所好大学，如果这种情况继续下去，他就进不了好大学了，这只能怪他自己。

麦克斯：噢，妈妈。

艾丽斯：我是认真的。你这种行为是在自掘坟墓。如果你一直是一个平庸的学生是一回事——我们也会接受现状——但你是一个聪明的孩子，而你正在毁掉你的记录，因为天知道你在拒绝和我们谈论的烦恼是什么。

麦克斯：我也会说。

艾丽斯：不，你没有！不然你觉得我们在这里做什么？我们来这里是为了给你任何你需要的东西，来处理在困扰你的事情。

道格：你能让麦克斯一个人静一静吗！也许问题不在他，而在你。

艾丽斯：道格，这种话是没用的，所以请把你对我的意见藏你心里。

道格：噢，那很好，在心理医生的办公室里，我应该把我的感受藏在心里！太有道理了，妈妈。你想要控制一切——甚至是我的想法！

艾丽斯（激动地）：我不想控制你的想法。只是你的父亲和我花了很多钱才让我们来到这里，我想利用好这段时间。

（办公室里有一种紧张的气氛。治疗师注意到理查德一直保持沉默，但看起来很焦虑。）

治疗师：艾丽斯，你看起来很担心钱。我知道这是一个重要的议题。你今天对钱的问题是怎么看的？

艾丽斯：我当然担心。我为钱的问题都睡不着觉。我们似乎从来都没有足够的钱。事实上，在我的一生中，甚至是当我还是一个小女孩的时候，都没有足够的钱。我的父亲是一名建筑师，但不知何故，他从来都留不住客户。我对此很难过。历史正在重演。我现在的状况并不比小时候好。我一直不知道怎样才能有足够多的钱。讽刺的是，我在银行工作，不是吗？我父亲挣的钱总是不够。理查德挣得不够。我挣得也不够。而现在，看来麦克斯会步我们的后尘。我们到底出了什么问题？

治疗师：所以你看到了一种涉及你的父亲、理查德和你的模式。你能告诉我更多吗？

艾丽斯：噢，很好，你以为我嫁给我父亲了。

治疗师：我还没想什么。我想知道你有没有注意到这个模式的其他方面。

艾丽斯：就是我们都是一群失败者。

治疗师：我注意到理查德还什么都没说，而孩子们说得也很少。

1. 治疗师是如何帮助维持抱持环境的？
2. 识别和描述可能会代表艾丽斯心理内部体验的客体关系。
3. 在对话中找到一个阻抗的例子。
4. 艾丽斯说的"噢，很好，你以为我嫁给我父亲了"如何被认为可能是一种阻抗，而不是自我意识的体现？

科胡特和自体心理学

海因茨·科胡特（Heinz Kohut，1971，1997）是一位在维也纳出生并接受教育的美国精神病学家。他对精神分析的另一处重要发展起了很大作用。与最初的客体关系理论家相比，科胡特对驱力理论的否认代表了一种对弗洛伊德的理论更为彻底的背离。基于分析**自恋型人格障碍患者**（narcissistic personality disorders）的工作——这类患者被弗洛伊德认为是不能分析的，因为他们无法与分析师建立关系（或建立移情）——科胡特发展了他称之为**自体心理学**（self psychology）的精神分析理论。自体心理学强调的是自体（人的人格核心或主动性中心）和外部客体的关系是起决定性作用的人类生活组织原则。科胡特认为，改变家庭的生活方式和新的家庭形式需要重新审视弗洛伊德的理论。在他看来，在生活早期，人内部（以及人与人之间）的冲突产生于一种妥协的自体感，而不是本能的冲突。科胡特特别关注早期的关系，尤其是与照顾孩子的母亲的关系，如何对孩子以后自体感的形成及对个体在日后建立和维持关系的能力起关键作用。

科胡特认为，婴儿最初并不把父母视为独立的人或客体，而是自恋地把他们视为自体客体。**自体客体**（selfobject）是指自我与他人联结的一种感觉。这种感觉是维持或增强自体所必需的（Skelton et al.，2006，p.423）。自体客体既不是自体，也不是客体，而是自体在其与他人（客体）的关系内发生的自我维持的心理功能。而他人（客体）的存在有助于维持和支持自体的自我感。这一概念可以通过例子加以阐明。一个婴儿体验到母亲的乳房有时是她自身的一部分，有时是根据她在某一时刻的需求而出现的东西。也许，在她非常饥饿和需要进食的时候出现的乳房会被体验为某种与自身融合的东西，而当婴儿吃饱时，乳房可能会被体验为某种非我的东西——至少在再次感到饥饿前是这样的。科胡特认为，在人的一生中，我们的自体需要一个自体客体，因此从出生开始，我们就在无意识中寻找并形成自体客体关系。

在治疗中，治疗师会通过探索自体客体移情来分析自体客体。自体客体移情是来访者和分析师共同创造的。在科胡特的术语中，自体客体移情是由患者形成的移情。在这种移情中，当前的自恋需要被治疗师体验和探索。与弗洛伊德以"修通"为目的的移情不同，自体客体移情需要被理解，从而满足发展性需要和达成目标。在发展上，科胡特坚持认为婴儿还没有自体，尽管父母会有不同的想法。孩子的核心自体是在其与自体客体的互动和得到自体客体的回应中开始产生的。在理想情况下，当孩子从体贴的父母身上体验到两种品质时——共情（认可他们的感受）和理想化的父母（为拥有好的父母及成为他们的一部分而感到自豪）——他们就会形成一个核心的、融洽的自体。由于内化了父母的欣赏，这个孩子会形成一个自主的自体，其特征是自我接纳和自尊。科胡特认为，这样的孩子的需求是被他们的父母镜映（mirrored）了的，且他们的理想化通过与有自尊的父母令人满意的互动得到了满足。如果父母没有对孩子表现出足够的欣赏，或缺乏自尊，那么孩子一生都会渴望得到别人的关注。

　　因此，自恋是一直都存在的，尤其是在婴幼儿中，并且代表了一个发展阶段。它不是一种自我专注的病态，而是一种必要的、能调动积极性的发展组织者。在这个发展过程中，对自体的爱先于对他人的爱。所有成人都有他们想要满足的自恋需求，并在其一生中都会不断地通过自体客体来镜映自体（St. Clair & Wigren, 2004）。正如科胡特（Kohut, 1971）所指出的，即便是成人，寻求与没有反应的或冷漠的人建立关系，往往会让我们感到空虚、不被爱和自尊降低，并充满了自恋的愤怒。治疗师通过分析自体客体移情来探索"自体需求"，帮助来访者缓解这些令人不快的自体状态"。

　　科胡特（Kohut, 1971）认为，自恋型人格障碍患者正在经历结构有缺陷的自体，没有成功地完成将夸大性自体（孩子想要的或相信他值得的）和理想化客体（理想化父母想让他做的）整合成一个现实取向的自体。而自体心理学家的工作就是帮助来访者完成这一整合。科胡特发现，那些在成长过程中感到自己没有得到足够欣赏和照顾的人，会以夸张的自恋式渴望去寻求这种接纳。然后，对于自恋的成人来说，自体客体是一个相对来说与自己没有太大区别的人，其服务于自体的需求。他将所有人看作自体的延伸，为了服务自体而存在。在婚姻中，他可能会继续寻找理想化的伴侣——下定决心要掌控一切，如果没有，则会暴怒——永远寻求与无条件可得的镜映自体客体或理想化客体的融合（St. Clair & Wigren, 2004）。

　　治疗师经常通过记住导致这一自体状态的巨大痛苦和剥夺，来找到必要的同理心，以帮助自恋的来访者。如果一个人的自体客体已经帮助他成功地建立了内在自体状态和客体世界之间的桥梁，那么这个人就可以说是具有整合的自恋和客体需求的。在这种情况下，自恋会因为他人的欣赏而得到缓解。这样有着健康的自恋、能照顾自己内心需求的人，也能欣赏他人的存在和需求。

　　根据科胡特的观点，要使分析有效，最初的发展趋势的重新激活就必须是与治疗师一起进行的。有自体障碍的人必须同时被镜映和被允许理想化真实的、共情的治疗师，以便自体和他人都能被欣赏。**镜映（mirroring）**这一术语指的是一个人（父母或治疗师）对另一个人自恋型自体的接纳（甚至是庆祝），这样被镜映的人可能会体验到自我接纳。在治疗中，治疗师可以开始在患者的内心发展镜映或理想化移情。前者是对自体的肯定，而通过后者，来访者可以通过将对方的特殊性理想化来加以欣赏，从而强化这一肯定。一旦移情被建立，治疗师的解释为来访者提供了洞察，使其了解如何在一段成熟的关系的相互作用中，协调自体的需求和他人的需求。专栏7.7阐述了这一治疗方法的情况。

专栏7.7   治疗性碰撞

灰姑娘的再次来访：一个自体障碍的案例?

在专栏7.4中，St. Clair和Wigren（2004）阐述了在灰姑娘的案例中如何进行客体关系治疗。该案例被描述为分裂案例的代表。同一作者对客体关系观点及科胡特的自体心理学的区分如下。

在自体心理学框架内工作的治疗师或分析师会关注灰姑娘在治疗中自身的体验，因为这种体验会在其对治疗师的移情中表现出来。分析她的移情可能会反映她自体的匮乏，需要一个强大和

理想化的客体。灰姑娘对这样一个客体的追求，反映了她缺乏自尊，及需要被这一理想化客体肯定，无论这一理想化客体是以仙女教母、王子还是治疗师的形式出现。她需要与理想化的王子融合，以获得幸福的感觉。由于无法接触自己内心的空虚和愤怒的感受，灰姑娘可能会把她的治疗师理想化，或者以她看待继母的方式看待治疗师。（p.3）

学习目标5   主体间性精神分析

主体间性理论起源于20世纪60年代的美国，与罗伯特·D.史托罗楼（Robert D. Stolorow）、伯纳德·布兰德夏弗特（Bernard Brandchaft）和乔治·E.阿特伍德（George E. Atwood）的工作有关（Atwood & Stolorow，2014；Stolorow，Brandchaft，& Atwood，1994，2000）。主体间性有时会被认为是自体心理学的同义词，但是尽管这两种理论有一些共同的核心思想，但是它们之间也存在重要区别。两种理论都反对驱力这一概念，强调人际关系；两者的特点都是分析师会使用共情和内省作为治疗的指导原则（Trop，1994），以及对来访者－治疗师关系的共同构建。

主体间性背离了自体心理学的假设，也就是说，即使是在充分看到患者自体客体和自体客体移情的重要性和必然性的同时，分析师和患者也是独立的精神实体。传统的自体心理学家最终解释患者的自体客体移情是为了帮助他获得一种增强的、能与他人联结的独立自体感，而主体间性分析师认为每一次互动，不管是孩子和父母之间的，还是来访者和治疗师之间的，都采取了**主体交互场**（intersubjective field）的形式（Skelton et al.，2006，p. 249）。主体交互场（或矩阵）代表了一个动态的心理系统，由父母和孩子（或来访者和治疗师）相互作用的、组织方式不同的主观世界构成。

在主体交互场内，两种主体性相遇并相互作用。这两者之间反复出现的主体间性互动模式（比如，孩子和母亲或来访者和分析师）导致无意识地塑造了

随后体验的**组织原则（organizing principles）**的产生（Skelton et al., 2006，p. 342）。主体间性精神分析治疗试图探究和阐明这些先前建立了的组织模式，并为新模式建立可能性。

Leone（2008）将这些基本的主体间性概念整合到伴侣治疗中。她举例说明了治疗师可以如何使用自体客体需要、无意识的组织原则和习得的关系模式，来概念化伴侣之间的困难。她详细阐述了一种治疗方法，包括：（1）从每个伴侣的主观角度倾听；（2）建立一种治疗性对话，通过这种对话，每个伴侣的自体客体需要、组织经验的方式以及联结的模式，都可以得到共情性的阐明和转变；（3）促进与治疗师的新关系体验，并最终促进伴侣之间的新关系体验。

Livingston（2004）补充说，主体间性模型强调一个人的主观/情感体验及在治疗过程中增加的脆弱性体验，邀请伴侣处理以前没有被表达的痛苦情感。例如，当一方谈到痛苦的事情时，另一方可能会做出自我保护的反应。治疗师不断努力适应每一方在治疗中呈现的自体/情感状态的变化。治疗师使伴侣双方的恐惧和愿望合理化，同时提醒双方，他们各自的反应会触发对方的保护性或不耐烦的反应。在治疗师持续的共情支持下，伴侣双方可能会发展出更强的情感调节能力和更强的心理结构。疗愈被视为在处理治疗过程中出现的主体间性差异和破裂，及伴侣双方的亲密度由此加深的结果。

关系精神分析

尽管精神分析在分析或治疗时的焦点仍放在患者和他的内心世界，但其从一开始就关注人类的相互关系（Mitchell, 2000）。然而，一些理论家和实践者选择了一条不同的道路，在欧洲最著名的是匈牙利精神分析学家桑德尔·费伦奇（Sandor Ferenczi）（他一度对弗洛伊德充满信心），以及在美国的哈利·斯塔克·沙利文。费伦奇的想法和弗洛伊德不同，甚至还进行了相互分析的实验，即患者和分析师相互分析。这种分析经验的方法十分叛逆，以致费伦奇和弗洛伊德的友谊终结。结果，他关于精神分析关系相互性的想法被埋没了几十年。

在美国，哈利·斯塔克·沙利文等人写过关于外部世界对人的心智发展的影响的文章。在没有完全放弃驱力理论的情况下，这些早期的"人际主义者（interpersonalists）"倾向于处理外界事件、人际关系和患者内心世界之间的关系。但是，当时的传统主义者又一次拒绝了这一重点的转移，而这些思想多年来一直被边缘化。

如今，一些理论家认识到在治疗过程中，治疗师和患者相互关系的重要性，并将此称为**二人心理学**（two-person psychology；Wachtel，2010）。格林伯格（Greenberg）和米歇尔（Mitchell）努力整合英国的客体关系和人际主义者的理论，在此期间首次创造了"关系的（relational）"这一术语（Greenberg & Mitchell，1983）。这种二人心理发生在主体间性论者所注意到的、很大程度上无意识的主体交互场内。关系精神分析包含外部的、人际的或社会关系的、人与人之间的内部关系、各种自我状态以及客体关系之间的相互影响（Skelton，2006）。在这个主体交互场内，将精神分析师当作外部权威的旧观念让位给了分析师与患者平等这一观念，双方平等地参与治疗。他们经历了"心灵的相遇"，从而产生了一种独特的"共同建构"的、可以为双方带来治愈的精神体验（Aron，1996）。因此，分析不再是分析者遇到患者理论上独立的心灵，而是两个心灵以独特而多样的、有意识和无意识的方式相遇且相互影响的场合。

虽然现在大多数分析师在进行相互分析时并没有像费伦奇那样走得那么远，但是关系分析师在他们的技术方法中确实包括了选择性的自我表露。据推测，已经被分析过的分析师比患者更有可能意识到在治疗过程中产生的无意识建构，并且可以通过用言语描述这些建构来帮助双方理解它们。通常，这些互动会要求分析师向患者表露个人信息。在精神分析技术的大部分历史中，分析师被建议保持中立——成为一个**空白屏幕**（blank screen）——以便患者的移情以相对自由的方式展开。分析师表露个人信息会被认为是一种反移情错误，它会无意识且无益地满足患者婴儿时的愿望。

关系精神分析拒绝使用空白屏幕的比喻，因其反映了一种天真的假设，即分析师可以永远真正独立。例如，在合适的情况下，一位有经验的关系治疗师可能会对一个自恋的来访者说这样的话："你知道，当你不停地谈论自己时，我感觉自己被忽视了，且自己对你来说不重要。我想知道，当你妻子告诉你她有多孤独时，她是不是这样感受的。"在每一种治疗干预中，总会有一些风险（在这种情况下，治疗师应该意识到这句话是为治疗服务的，而不是为了自己的施虐冲动）。在这个例子中，重视治疗师的来访者可能会从了解自己对治疗师产生的影响以及需要检查他内心的某些东西中获益。双方在此时此地分享彼此的感受，这样的关系对来访者的成长至关重要。

根据Perlman和Frankel（2009，p.108），"所有关系理论的基石是这一前提，即人类天生就有与他人建立联系和沟通的基本需求。"自体是通过我们与他人的互动塑造的。这是与系统理论相联系的一个重点。格尔森（Gerson，2010）将这一对分析的理解应用到她作为家庭治疗师的工作中。虽然她认可伴侣或家庭工作中移情-反移情的维度，但她舍弃了这些力量传统的二元属性，并提出了一个更强调循环的观点。当她与个体工作时，她可能会探索个人史，并掀开隐藏的幻想，但在她与伴侣工作时，她会通过采取一种更有趣的、更少解释的立场，努力打破循环的——重复的——动态建构出来的问题。而沙夫夫妇主张更传统的将治疗师与来访者分隔的观点。但格尔森会用自己来承接伴侣的动态过程，并以可能对旧模式相当具有破坏性的方式来"玩"这些动态过程。从关系的角度，她理解她和伴侣的工作确实是共同创造出来的，但是她不会使用这一意识来增强个人的内省。相反，通过将她的分析知识置于背景中，并将她的系统知识移至前景中，她可以更直接、更有趣地进行互动（通过使用隐喻、视觉表像、戏剧化设定等）。

　　100多年来，精神分析的理论和实践已经发生了巨大变化。精神分析理论不再仅仅关注患者的内心世界，而是会纳入患者本人、患者出生和发展的世界、患者当前的家庭和重要关系，及患者与治疗师的关系。尽管关系会被以多种方式进行概念化，但它现在是大多数精神分析学家工作的中心。这一强调的增加为将分析应用于伴侣和家庭治疗开辟了新途径。然而，尽管有这些变化，但精神分析仍然致力于无意识过程，仔细而耐心地倾听来访者的联想，关注幻想和现实的辩证关系，关注患者对分析师的感受（移情）以及当患者面对不舒服的想法或感受时所体验到的心理阻抗（Mitchell & Aron, 1999）。

附言：依恋理论和神经科学

　　精神分析和任何其他的理论或理论集一样，不是一种孤立的认识论。在后现代世界中，精神分析的理论启发了其他理论，也受到其他理论的启发。如今，对精神分析特别重要的是依恋理论和神经科学的新发展（Prior & Glaser, 2006）。

　　依恋（attachment）是指婴儿和他们的照顾者之间发展（或未能充分发展）的早期情感纽带。根据约翰·鲍尔比（Bowlby, 1969），当发展过程中特定的核心需求被满足时，婴儿会发展出安全的依恋。当依恋是安全的时候，变得害怕或感觉受到威胁（正常的事件）的婴儿会趋近照顾者（通常但不一定是母亲），以寻求回应、安抚和保护，并相信这些需求会得到满足。另一方面，那些在感到危险时体验到拒绝或冷漠的婴儿，可能会内化不安全的或焦虑的依恋关系。对于后者，与已经形成依恋关系的人分离可能会导致在婴儿的分离焦虑中可见的情感痛苦。

玛丽·安斯沃思（Mary Ainsworth）和她的同事（1978）继续描述母亲和孩子之间交流的复杂互动过程。婴儿不是被动的接受者，他们会哭、笑、闹、注视、抓、咿呀、伸手等，会为了生存和快乐积极地参与母婴关系。根据安斯沃思的研究，大多数形成安全型依恋（secure attachments）的婴儿在母亲离开时会感到不安，但是当母亲回来时很容易平静下来。而其他没那么幸运的婴儿会表现出一种焦虑–矛盾型依恋（anxious-ambivalent attachments）。他们会大声抗议母亲的离开，且并不会为母亲的归来而感到特别地被安抚了。第三组会表现出焦虑–回避型依恋（anxious avoidant attachments），很少寻求与母亲的联结，在母亲离开时没有表现出痛苦，且经常拒绝别人提供的安抚。随后，Main和Solomon（1986）识别了另一种依恋类型，称为混乱–无序型（disorganized-disorientated）。这一类型中的儿童会表现出不符合最初不安全依恋类型但仍显得不安全的行为。照顾者的依恋类型深刻地影响着每个人最终形成的依恋类型（Scharff & Scharff，2003）。婴儿早期的母亲缺位经历（由于疾病、死亡、高应激水平、创伤、虐待等）往往会导致他们以后生活的人际关系受损。Main的其他研究表明，父母的依恋类型会如何传递给他们的孩子（Main，Goldwyn，& Hesse，2003）。

与伴侣治疗相关的一个依恋理论前提是，在个人关系中，人们倾向于维持习惯的依恋关系类型。O'Gorman（2012）论证了依恋理论和系统理论是如何共享一些互惠的共同要素的。表7.2概述了依恋类型，以及表现出这种类型的人倾向于如何与他人相处，包括治疗师。

表7.2　探索依恋类型

依恋类型	对重要他人的行为
安全型	●寻求支持（相信重要他人会给予支持） ●自我表露式交流 ●在治疗中解决问题时，不太会出现言语攻击或退缩
焦虑型	●警惕的和高度警觉的 ●表达嫉妒和对抛弃的担忧 ●行动带强迫性或威胁性
回避型	●行为疏远

心理学家也会从神经科学的角度探索依恋类型或模式、客体关系和自体状态，并由此对这些概念进行了拓展。例如，Schore（2003a，2003b）已发现高唤

起的自体状态是如何由下丘脑－垂体－肾上腺（hypothalamic-pituitary adrenal，HPA）轴的过度激活引起的。这一发现会对我们有关伴侣和家庭的互动过程的理解产生影响。因为对于有压力的家庭动力，我们必须考虑这些神经系统的状况。Schore和Schore（2014）指出，早期的关系体验会影响右脑的成熟，也会影响随后所有的社会情绪线索和压力调节。这使得他们发展了调节理论及情感调节治疗。由于依恋关系理论是通过神经和生物学的方法发展起来的，Schore和Schore（2014）将当代依恋理论描述为"科学上可获得的关于大脑－心理－身体发展的最复杂的理论"（p.181）。例如，母亲－照顾者同时"向下调节"消极情绪状态和"向上调节"积极情绪状态的情感管理，塑造了儿童的右脑发育（p.184）。Goldstein和Thau（2004）展示了这一大脑功能是如何影响治疗师与伴侣的工作的。在他们的临床工作中，他们会鼓励来访者觉知唤起状态，从而促进其对言语和非言语线索的注意。而这些线索会被认为是可预期和可加工的。心智化（mentalization）是"一种关于他人或自身的想象性心理活动，即根据意向心理状态感知和解释人类行为"（Bevington et al.，2013），基于心智化的治疗会利用依恋理论和情感神经科学促进积极的人际关系。

总　　结

当前家庭治疗趋向于折中主义和整合治疗，因为治疗师会借用跨越理论边界的概念和技术。但是，传统的学派间仍存有不同的理论建构，且对于是否有可能创建一个整合的家庭治疗的超理论仍然存在争议。

心理动力学的观点最初关注驱力理论和个体内部对立力量的相互作用。虽然基于这一模型的治疗似乎只涉及单个患者的人格，但是家庭环境在人格形成中所扮演的角色是该理论的一个基本要素。

内森·阿克曼是家庭治疗的先驱，试图将精神分析理论（及其关注个体内在心理的取向）和系统理论（强调人际关系）结合起来。他认为，家庭功能失调是家庭成员之间角色互补的失败，是持续不断的未解决冲突（家庭内部和家庭成员之间的）及有害替罪羊的产物。他的治疗工作旨在解开这些相互关联的病理。

今天的精神分析在很大程度上基于关系取向的观点，包括客体关系理论、自体心理学、主体间性和关系精神分析。客体关系治疗师强调婴儿对于照顾者的主要的依恋需求，以及对那些内化了的心理表征（客体）的分析。而那些心理表征会继续在成人关系中寻求满足。

弗拉莫和沙夫夫妇提供了两个客体关系治疗方法的例子。弗拉莫认为，源自原生家庭的无法解决的内心冲突会继续存在于对当前亲密关系（如配偶或孩子）的投射中。他专注于修通和移除这些内射；他的治疗过程包括仅与伴侣工作，然后在伴侣团体中进行和每个伴侣及其原生家庭的单独治疗。

沙夫夫妇会使用精神分析的治疗方法来创造一种抱持的环境，唤起无意识的素材，做出解释和引导顿悟。而这是依靠移情和反移情来帮助家庭了解过去内化了的客体是如何侵入当前的家庭关系的。目标是让家庭成员支持彼此对于依恋、个体化和个人成长的需求。

科胡特在自体心理学方面的研究关注早期婴儿与母亲照顾者之间的关系，特别是会将母亲视为孩子的延伸（一个自体客体）。科胡特强调由父母镜映的核心自体的发展，以及对父母的理想化。他认为这两个过程对于自主的自体的形成都必不可少。

如今处于前沿的精神分析-心理动力学理论是主体间性和关系精神分析。除了内在的心理体验外，这些理论还包括实际关系对于人格发展的影响。主体间性拓展了自体心理学的自体-他者的关系，而认为核心关系会在包含无意识和有意识的互动的主体交互场中相互知会，使得能塑造参与者体验和理解他们内在和外在生活方式的组织原则得以建立。

关系精神分析注意到外部人际关系或社会关系与个体不同的自体状态和客体关系间的内部关系影响。主体间性和关系分析师都会避开一人心理模型，而倾向于使用二人模型。当主体间性论者依靠自体心理学理论和技术（如镜映和理想化）时，关系论者认为这些技巧限制了人们对难以或不可能镜映的感受和想法的接触。在他们努力探讨自己和来访者之间的人际关系动态时，他们可能会有选择地使用自我表露。通过囊括他人对人格的持续影响，当代分析理论变得更接近家庭治疗师类似的强调。

依恋理论探讨了早期婴儿-照顾者互动对个体与他人交往能力的影响。安全的、焦虑的、回避的和混乱的依恋类型源自不同的依恋体验。依恋提供了有关内部客体关系发展的信息。神经科学支持有各种依恋条件。

推荐阅读

Ackerman, N. W. (1966). *Treating the troubled family*. New York: Basic Books.

Framo, J. L. (1992). *Family-of-origin therapy: An intergenerational approach*. New York: Brunner/Mazel.

Gerson, M. J. (2010). *The embedded self: An integrative psychodynamic and systemic perspective on couples and family therapy*. New York: Routledge.

Kohut, H. (1977). *The restoration of the self*. New York: International Universities Press.

Scharff, J. S., & Scharff, D. E. (2008). Object relations couple therapy. In A. S. Gurman (Ed.), *Clinical handbook of couple therapy* (4th ed., pp. 167–195). New York: Guilford Press.

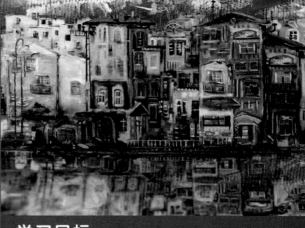

第八章

代际模型

通过关注跨越几十年的家庭关系模式，代际流派为理解当前的家庭问题提供了一个深受精神分析影响的历史性观点。这一观点的支持者认为当前的家庭模式根植于原生家庭中尚未解决的问题。这并不是说前几代人造成了当前家庭的问题，而是说在问题仍未得到解决时，它们会在几代人之间持续和重复。今天的家庭成员如何形成依恋、经营亲密关系、处理权力以及解决冲突等，可能都反映了早先的家庭模式。原生家庭未解决的问题可能会在后代中以症状性行为的模式出现。

许多家庭治疗的先驱——默里·鲍恩、伊凡·鲍斯泽门伊-纳吉、詹姆斯·弗拉莫、卡尔·惠特克——都将代际问题纳入了他们与家庭的工作中。如前所述，弗拉莫通常会邀请伴侣各方的家庭成员参加与原生家庭有关的会谈，讨论目前的分歧。而惠特克会邀请祖父母等家庭成员作为"顾问"来参加正在进行的家庭治疗。但是，我们选择将弗拉莫和惠特克放到本书的其他位置——将弗拉莫放到客体关系治疗师的位置，将惠特克放到体验式治疗师的位置——因为他们的工作也受到了其他观点和过程的有力影响。本章接下来的部分会关注默里·鲍恩和伊凡·鲍斯泽门伊-纳吉的多代际观点。

鲍恩的家庭理论

　　家庭治疗发展的关键人物是默里·鲍恩。直到他1990年去世，他一直是家庭治疗的主要理论家。我们将首先介绍鲍恩的工作，来展示其可以作为知识脚手架的理论，主流的家庭治疗在很大程度上是在此基础上建立起来的。鲍恩是**家庭系统理论（family systems theory）**的创始人。他将家庭概念化为一个情绪单元和紧密联结的关系网络，且在多代际或历史的框架下进行分析，才能最好地理解家庭。

　　鲍恩在理论和治疗上的贡献在心理动力学取向的流派和系统流派间架起桥梁。前者强调过去的家庭关系对个体的影响，而后者则关注当下形成的和正在发生互动的家庭单元。他对待伴侣的治疗态度是克制和平静的，但是很投入。他会小心翼翼地避免陷入伴侣情绪互动的三角关系中（参见本章后面，他对于三角关系的看法）。通过关注互动过程而非互动内容，鲍恩希望帮助伴侣双方在不带强烈的情感、震耳欲聋的控诉或指责的情况下，倾听对方的心声，并了解双方必须做些什么来减少焦虑和构建他们的关系。

　　许多家庭治疗领域的先驱起初会努力拓展经典精神分析理论以适应家庭生活。而鲍恩与他们不同，他很早就认识到大多数精神分析的概念都过于个人化，是难以转换成家庭语言的。相比于试图将无意识动机等概念应用到家庭互动模式中，鲍恩提出了另一种观点。他认为，所有人类行为背后的驱力都来自家庭生活的暗流——家庭成员间为了同时获得距离和整体感的推拉（Wylie，1990b）。在鲍恩看来，努力平衡两种生命力量——家庭整体感和个人自主性——是所有人的核心问题。如果能成功地平衡这两种力量，那么这样的人就能够在与所爱之人保持亲密关系的同时，将他们自己作为个体充分分化出来。

　　由于鲍恩早期在门宁格诊所和NIMH对精神分裂症患者及其家庭进行临床工作，所以他特别强调理论对于研究、教学和心理治疗的重要性。他担心该领域缺乏关于家庭发展或治疗干预的一致且全面的理论，理论和实践之间的联系过于薄弱。特别是鲍恩（Bowen，1978）谴责了摒弃理论而采用仅凭直觉的方法，他认为这种方法对于一个要应对情绪强烈、问题重重的家庭的新手治疗师来说，是压力极大的。

　　鲍恩对家庭的专业兴趣始于他职业生涯的早期。当时，他受训成了精神科医生，并一直在门宁格诊所工作。在卡尔·门宁格（Karl Menninger）的带领下，诊所的医生试着使用创新的精神分析方法来治疗有严重精神疾病的住院病人。鲍恩对住院病人的家庭关系，尤其是精神分裂症患者的家庭关系，很感兴趣，因而他对研究母子**共生（symbiosis）**或紧密纠缠以及对精神分裂症的发展和维持可能产生的代际影响，也特别感兴趣。精神分析认为精神分裂症可能是由于母亲本身不成熟，需要孩子来满足她自己的情感需求，而使得孩子对母亲产生无法解决的共生依恋所导致的。根据此概念，鲍恩开始研究精神分裂症患者和他们的母亲之间的情绪融合。1951年，为了更近距离地观察他们的关系，他组织了一个研究项目。该项目让母亲和她们患有精神分裂症的孩子一起住在门宁格庭院的小屋里，一次住上几个月。

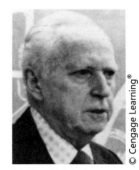

默里·鲍恩（Murray Bowen），医学博士

　　1954年，鲍恩急于将他关于心理动力学的新观点应用到临床实践中。然而，在他看来，门宁格诊所对传统的个体精神病学的普遍重视是令人窒息的。于是他把自己的专业研究活动转移到了马里兰州贝塞斯达的NIMH。很快，鲍恩让精神分裂症患者的全部家人一起在医院的研究病房里住几个月。在那里，鲍恩和他的同事能够观察到持续的家庭互动。这个想法在当时是很激进的。由此，鲍恩发现母子互动的情感强度比他想象的还要强烈（Kerr，2003）。更重要的是，这种情绪强度似乎是整个家庭关系的特征[1]，而不仅仅是母子间关系的特征。父亲和兄弟姐妹也被发现在助长和延续家庭问题方面扮演着关键角色（Hargrove，2009）。鲍恩认识到，这些额外的关系以三角联盟的形式，在不同家庭成员子集间持续形成和不断瓦解。

　　家庭内所有个体成员的相互作用如此明显，以至鲍恩拓展了他早期的母子共生概念——将整个家庭视为一个情绪不平衡的单元，而该单元由无法将自己与他人区分开的成员或成功将自己与他人区分开的成员组成。虽然他本身并没有采用控制论的认识论观点，也没有对直接改变一个家庭正在进行的互动模式特别感兴趣，但鲍恩已经从关注家庭的独立部分（患有"疾病"的人）转向关注整个家庭。

　　然后，他开始将注意力转向被他称为家庭情绪系统的一种家庭指导系统，该系统由控制其行为的进化所塑造。这一概念转变被认为是鲍恩思想上的一个转折点，因其越来越多地将人类的情绪功能视为自然系统的一部分，同样遵循着支配自然中其他系统的法则，如万有引力定律。鲍恩开始以更严谨的科学方

---

[1] 鲍恩早期对有成员患有精神分裂症的家庭的情绪强度所进行的观察结果，已被探索愤怒和敌意等情绪表达对精神分裂症病程的作用的研究所证实。对出院后的精神分裂症患者的研究表明，减少家庭中的情绪表达是减少复发的主要途径（Miklowitz，1995）。

式研究人类的情绪功能。这样，鲍恩就开始提出一种全新的、关于人类行为的理论。

家庭系统理论（有时被称为自然系统理论，以将其与基于控制论的家庭系统理论区分开）源自一种生物学观点，即将人类家庭视为生命系统的一种类型。正如 Friedman（1991）所指出的，该理论从根本上来说不是关于家庭的，而是关于生命的（或鲍恩所说的"人类现象"）。它试图以其他自然系统来解释人类关系。正如 Wylie（1990b，p.26）所解释的，鲍恩"认为家庭治疗是人类行为理论的副产品，而他相信发展这样的理论是他真正的使命"。根据这一理论，人类家庭的出现是自然进化的结果。因此，就像所有的生命系统（蚁群、潮汐、太阳系）一样，人类和人类家庭也遵循自然界常见过程的引导。特别之处是，该理论关注了一种特殊的自然系统——家庭情绪系统（Kerr，2003）。

1959年，在 NIMH 项目结束后，鲍恩搬到了华盛顿特区乔治敦大学的精神病学系，因为这所学校更适合进行他的理论研究。他在那里待了31年，直到他的职业生涯结束。鲍恩在门诊环境下与家庭进行工作。这些家庭与精神分裂症相比，问题没那么严重。他在工作中继续构建了一个更全面的家庭系统理论。这个理论可以被应用于会发生在所有家庭中的过程，不管是功能良好的家庭还是功能失调的家庭。同时，他提出了一种基于夯实的理论基础的治疗方法。他在开发家庭治疗培训项目的同时，不断完善他在20世纪60年代首次提出的概念。1978年，他出版了《临床实践中的家庭治疗》（*Family Therapy in Clinical Practice*），详细介绍了他的理论构建，并提供与理论相一致的治疗技术。1977年，鲍恩成为新成立的美国家庭治疗协会的首任主席。该协会是在他的帮助下成立的，致力于研究和理论工作。

学习目标2 八个连锁的理论概念

鲍恩将家庭视为一个情绪关系系统的理论由八个紧密关联的概念构成。其中六个概念关注核心家庭和大家庭中发生的情绪过程，另外两个概念——情绪阻断和社会退行——反映了家庭和社会几代人之间的情绪过程。八个概念间是环环相扣的，因此如果与其他概念分开，没有一个概念可以被全面理解（Kerr，2003）。

这八个概念由一个潜在前提联系在一起，即生活中慢性焦虑是无处不在的。虽然根据特定的家庭情况和不同的文化考虑，慢性焦虑的表现形式可能不同，强度也不同，但它是自然中不可避免的一部分。鲍恩将慢性焦虑视为一种生物现象，是人类与所有生命形式的共同之处（Friedman，1991）。从这一自然系统的角度看，过去的几代人会传递慢性焦虑，而这会在家庭成员试图平衡整体感和个人的自我分化时影响他们。

焦虑是当一个有机体知觉到真实的或想象的威胁时所产生的一种唤起的感觉。在人类中，焦虑会刺激情绪系统，压倒认知系统，并导致自动或不受控制的行为（Kerr，2003）。当家庭努力平衡整体感和个体化的压力时，焦虑会不可避免地被唤起。如果更强的整体感占了上风，那么不平衡的结果就会出现，然后家庭的情绪功能会增加，个体的自主性会减弱，并导致个体体验到更高水平的慢性焦虑。

以一个来自工人阶级家庭的高中生为例，在这个家庭中，整体感胜过对其家庭成员个性的欣赏。她刚被另一个州的一所大学录取，并获得了奖学金。由于家庭的经济条件有限，这个奖学金代表了一次重要的机会。在这样的家庭中，其他成员可能会巧妙地或明确地向这个年轻女孩施压，让她不要冒这个险。让我们假设，部分的她想去，而部分的她知道她不应该去（因为家庭动力潜在地暗涌）。家庭对于整体感的要求可能会让这位年轻女子感到焦虑，无法找到作为个体的自我，也无法实现重要的人生目标。因此，慢性焦虑是所有症状的潜在基础。它唯一的解药是通过分化来解决问题（见下一部分）。在分化的过程中，个体学会了规划自己的方向，而不是永远遵循家人和其他人的指导。

根据家庭系统理论，八种塑造家庭功能的力量

学习目标3

1. 自我分化。
2. 三角关系。
3. 核心家庭情绪系统。
4. 家庭投射过程。
5. 情绪阻断。
6. 多代传递过程。
7. 同胞位置。
8. 社会退行。

自我分化

学习目标4

鲍恩家庭系统理论的基石是关于导致个体化的家庭内部力量和形成整体感的对立力量的理念。个体内部心理和人际因素都包含其中。对于前一种问题，个体在面对焦虑时必须发展出将感受与想法分开的能力，并能够在某个时

刻选择受理智还是情绪的引导。对于后一种问题,他必须能够体验到与他人的亲密,但作为一个独立自主的个体,也能够摆脱会席卷整个家庭的情绪波动。分化良好的个体能够平衡想法和感受(在表达个人情绪的同时坚持个人信念),且能同时保持客观性和灵活性(不受家庭情绪压力的影响)。

鲍恩认为,**自我分化(differentiation of self)**反映了一个人能够在多大程度上区分他所体验到的理智过程和感受过程。自我分化表现在一个人能够思考、计划和遵循自己的价值观或信念的程度上,尤其是在面对引发焦虑的问题时,不会自动地做出受到他人情绪暗示驱使的行为。人们表明(特别是向治疗师)其相对分化程度的一种方式是通过"我"的陈述[反映了"我"的立场(I-positions)],也就是说,将个体感到与他人相独立的程度言语化的陈述。

 专栏8.1 临床笔记

女性主义的挑战

一些女性主义者,如黑尔-马斯廷(Hare-Mustin,1978)和Lerner(1986),反对鲍恩关于自我分化的观点。他们争论说,鲍恩似乎很看重这些男性在社会化中所需要形成的品质——独立自主、理性高于感性、目标明确,同时贬低女性社会化所要形成的品质——联结、关爱他人和养育。然而,鲍恩学派的麦戈德里克和卡特(McGoldrick & Carter,2001)认为,鲍恩通过区分想法和感受,关注的是对于控制情绪反应性的需要,从而控制行为并且思考我们要如何反应,而不是主张压抑真实的或合适的情绪表达。

在成长的过程中,一个人在情绪上与父母分离的程度是分化的关键。在极端的情况下,依恋变成了一种共生关系,父母和孩子没有彼此就不能生存。这种未解决的情感依恋与个体和家庭的高度不分化相当(Papero,1995)。(在其他文化中,尤其是那些注重家庭整体感的文化,个体化和分化可能会有不同的表达方式。)

这里的观点不是说人要变得在情感上疏离,或极度客观,或没有感受,而是要努力保持平衡,实现自我定义,但不以失去自发的情绪表达能力为代价。个体不应该被他们不理解的感受所驱使。正如Hargrove(2009)所指出的,"如果一个人在平衡情绪反应和思考时,不考虑家庭情绪过程,那么他会被认为具有更高的自我分化功能水平"(p.290)。

正如帕佩罗(Papero,1990,p.48)所总结的那样,"当一个人能够根据明确的原则,深思熟虑地指导其个人行为,尽管家庭内存在强烈的焦虑感时,他就表现出了一定程度的分化。"例如，假如前面提到的高中生选择上大学。不在家里住后，她在年中回家参加姐姐的婚礼。在婚礼这类事件中通常会出现紧张冲突，在这样的氛围中，她在多大程度上会被卷入家庭纠纷、冲突、联盟或情绪混乱？我们可以通过她在多大程度上能保持足够的参与度以享受这一家庭事件的乐趣，同时能充分分离而不被拉进家庭情绪系统，来衡量她的分化程度。

想法和感受**融合（fusion）**程度最高的个体（如精神分裂症患者与他们的家人相处时）的功能是最差的；他们很可能受到自动的或非自愿的情绪反应的支配，甚至在焦虑水平较低时也倾向于变得功能失调。由于无法区分想法和感受，这些人很难将自己从他人那里分化出来，并且很容易与任何支配或席卷家庭的情绪融合。融合程度高的人很少有固定的立场，他们在情绪上倾向于一生都"被卡在"他们的原生家庭所占据的位置（Bowen，1978）。

鲍恩（Bowen，1966）很早就提出了**未分化的家庭自我组块（undifferentiated family ego mass）**这一源自精神分析的术语。它表达的是一个家庭在情绪上"阻滞在一起"。在这个家庭中，"一个情绪上凝聚的整体……强烈程度各异"（p.171）。母亲和孩子之间的共生关系可能是这一概念最强烈的情况的经典例子（在这样的家庭中，父亲的疏离可能是这一概念最不强烈的情况）。任何一个成员每时每刻卷入家庭的程度取决于其卷入家庭自我组块的基本水平。有时，这种情感亲密度是如此强烈，以至家庭成员觉得他们了解彼此的感受、想法、幻想和梦想。这样的亲密可能会导致不舒服的"过度紧密"，且最终走向成员间相互排斥的阶段。因此，随着时间的推移（有时候是缓慢的，有时候是迅速的），家庭系统中的情绪张力会在一系列的结盟和分裂中发生变化。

鲍恩后来将"未分化的家庭自我组块"这一术语重述为系统的语言，即融合－分化（fusion-differentiation）。这两个术语都强调了代际的观点，即成熟和自我实现要求个体挣脱其对原生家庭未解决的情感依恋。为了阐明他的观点，鲍恩（Bowen，1966）提出了一个评估个体的分化水平的理论量尺（不是实际的测量工具）。如图8.1所示，未分化程度越高（没有自我感，或人格同一性较弱或不稳定），自我与他人的情绪融合的程度也越高（未分化的家庭自我组块）。一个人的自我感（"这些是我的观点……这就是我……这是我要做的，而不是这个"）表达了坚定且定义明确的信念。这样的人被认为是在表达一个坚固的自我。他不会为了婚姻幸福、取悦父母或实现家庭和谐而牺牲自我。

处于量尺低分段的人们的情绪和理智过于融合，以至他们的生活被周围人的感受支配。因此，他们会感到焦虑，且很容易由于压力过大而功能失调。出于害怕和情感上的需要，他们会牺牲自己的个性，以确保别人接纳自己。他们

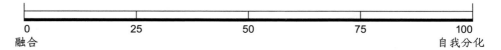

图8.1 鲍恩理论的自我分化量尺能根据人们情绪功能和理智功能的融合或分化程度对他们进行区分。

- 得分在低分段（0—25分）的人在情绪上与家人和其他人是融合的，且在他们的生活中，想法是被淹没的，而感受起支配作用。
- 得分在25—50分的人仍然被他们的情绪系统和他人的反应所引导。他们会做出目标导向的行为，却是为了寻求他人的肯定。
- 得分在50—75分的人的思维得到充分的发展，使得他们在压力出现时，不会被感受支配，且自我感也得到了相当程度的发展。
- 得分在75—100分的人很少。他们通常会区分自己的想法和感受，基于前者做决策，但也能在亲密关系中自由地迷失自己。鲍恩（Bowen，1978）认为，得分达75分的人的分化程度已经很高了。
- 得分超过60分的人在社会上只占一小部分。

呈现的是一个未分化的虚假自我（pseudo self）。他们会骗自己说这个虚假自我是真实的，但它其实是由他人的观点和价值观组成的。而处于量尺高分段的人少得多。他们在情绪上是成熟的，可以不顾外界逼他们就范的压力，自己思考、感受和做出行动，由于他们的理智或理性功能在压力大的时期仍然处于相对的（尽管不是完全）主导地位，他们更能确定自己是谁，相信什么，更自由地做出判断，不受周围任何情绪波动的影响。处于量尺中段的是相对融合或分化的人。注意，该量尺排除了需要对正常进行界定的概念。处在量尺低分段的人有可能使他们的生活保持情绪平衡，并远离症状，从而显得"正常"。然而，他们很容易受到压力的影响。而且，在压力下，他们可能会出现症状，从中恢复的速度比那些处在量尺高分段的人慢得多。

小结如下，

- 低于50分（低分化）：试图取悦他人；支持他人和寻求支持；依赖的；缺乏自主能力；对安全的主要需要；避免冲突；缺乏独立决策或解决问题的能力。
- 51 — 75分（中度分化）：有明确的信念和价值观，但往往过于关注他人的意见；可能会基于情绪反应进行决策，特别是基于重要他人是否会不同意。
- 76 — 100分（高分化）：清楚的价值观和信念；目标导向的；灵活的；安全的；自主的；可以容忍冲突和压力；明确坚固的自我感和较少的虚假自我（Roberto，1992）。

一个人的分化程度也和他与家庭外的人的相对独立性有关。从适中到高水平的分化允许个体与他人互动而不害怕融合（在关系中失去自我感）。虽然所有从分化较差到分化良好的关系都处在动态平衡的状态，但是当分化程度降低时，这一平衡的灵活性也会降低。图8.2说明了一个人的功能可以在多大程度上受到关系过程的影响。

鲍恩的家庭系统理论认为，每个人都有一种与生俱来的生命力量，促使孩子成长为一个情感独立的人，能独立思考、感受和行动。与此同时，另一种相应的生命力量会促使孩子和家庭保持情感上的联结。由于这些相互制衡的力量的存在，没有人在情绪上可以完全与原生家庭分离开。我们每个人能完成的分离程度有相当大的差异，包括兄弟姐妹间在情感上与家庭分离的程度的差异。后者是由于父母与每个孩子建立的关系特点不同，而我们将在本节后面详细阐述。

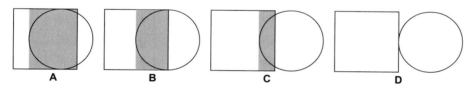

图8.2 在关系 A 中，每个人的功能几乎完全是由关系过程决定的。阴影部分表示个体的功能被关系增强或减弱的程度。透明的（白色）部分表示在一段关系中，自我决定功能运转的能力。关系 B 和关系 C 的分化程度越来越高。因此，个体的功能不太可能被关系过程所增强或减弱。对于人类来说，关系 D 是理论上的。它代表两个人可以积极地参与一段关系，同时能保持自主。

来源：Kerr & Bowen (1988), p.71.

三角关系 学习目标5

鲍恩的家庭系统理论也强调个体内部或其关系中的情绪张力。例如，一对伴侣的融合程度越高，他们就越难找到一个双方都满意的、稳定的平衡。根据鲍恩（Bowen，1978）的观点，缓解这种焦虑的二人关系的一种方式是三角化——引入一个重要的家庭成员以形成三人互动。三角化是两人系统处于压力之下时试图达到稳定的一种常见方式（Hargrove，2009）。

试想一对正在接受治疗的夫妇在考虑离婚。经过几周的敌对和相互指责，治疗师邀请这对夫妇把他们16岁的儿子带过来，并问这个年轻人："你是怎么看你父母要离婚的？"这个年轻人看起来很伤心。他说："终于有人来问我的意见了。"父母互相看着，意识到在他们愤怒和焦虑交融的状态中，他们都忽视了儿子。他们都做了几次深呼吸，第一次开始更诚实地谈论自己的想法和感受。正如这个例子所表明的，家庭的情绪或关系系统的基本组成部分是**三角关系**（**triangle**）。在焦虑水平较低且外部环境平静时，二元或二人系统可能会来回地进行舒适的情感交流。然而，如果一个或两个参与者因为内部压力或来自外部的压力而感到不安或焦虑，那么这种情况的稳定性就会受到威胁。当焦虑水平达到一定程度时，伴侣中的一方或双方通常会让脆弱的第三方参与进来。

让我们继续以这对想要离婚的夫妇和他们的儿子为例，假定在他们共同生活的整个过程中，儿子经常充当父母的调解员。几周的家庭治疗过去了，儿子告诉他的父母和治疗师，他觉得他父亲因他的销售工作经常不在家，是他父母之间问题产生的原因。父亲变得有所防御和愤怒，而母亲变得焦虑。她现在转向治疗师说："这是我们之间最重要的问题之一。他从不在家。当然，你知道这对我来说有多痛苦。"现在，母亲，可能加上儿子的共谋，想要创造一种新的三角关系，而这次是加上治疗师的三角关系。治疗的目的是让来访者将自己视为家庭的一分子的同时，也能视自己为个体、分化的自我。然而，如果该治疗师（作为三角关系里的第三个人）与其他两个人失去情感联结，那么这两个人就会继续与其他人建立三角关系。

鲍恩（Bowen, 1976）将这种三角关系称为最小的稳定关系系统。根据定义，二人系统是不稳定的，会在压力下形成三人系统，即每个伴侣都会创造一个三角以减少他们关系中的张力。当焦虑水平太高以致三个人的三角关系也不能承受张力时，这种痛苦可能会蔓延到其他人身上（正如例子中的家庭试图与治疗师建立三角关系）。随着越来越多的人参与进来，这个系统可能会变成一系列连锁的三角关系。在某些情况下，这个系统会加剧三角关系试图解决的问题。例如，一位悲痛欲绝的母亲向她的丈夫请求帮忙，以处理他们女儿的问题，却遭到了丈夫的拒绝。随着母女冲突的升级，她把自己的痛苦告诉儿子，儿子因为妹妹让母亲烦恼与其发生了冲突。一开始是母女之间的冲突，现在变成了母女、兄妹和父母之间的连锁冲突。因此，随着张力的增加，三角关系会延伸并连锁成更大的团体（Kerr, 2003）。有时候，这样的三角化可以延伸到家庭之外，最终包含社会机构或法院。

一般来说，家庭融合的程度越高，三角化的努力就越强烈和持续。家庭中分化程度最低的人特别容易被拉进来以减少张力。通常，这个人最终会成为索引病人。一个家庭成员的分化程度越高，这个人就能在不创造三角关系的情况下更好地处理焦虑（Papero, 1995）。除了寻求缓解不适，这个家庭还会依赖三角关系来帮助维持成员之间的最佳亲密度和最佳距离，同时让他们最大程度地摆脱焦虑。也许在我们的例子中，父亲和母亲会与儿子讨论他们离婚的可能性。

克尔和鲍恩（Kerr & Bowen，1988；Kerr，2003）指出三角化至少有四种可能的结果：（1）一段稳定的两人关系因第三个人的加入变得不稳定（例如，孩子的出生会给和谐的婚姻带来冲突）；（2）一段稳定的两人关系因第三个人的离开而变得不稳定（孩子离开家庭，因此不再能被三角化卷入父母的冲突）；（3）一段不稳定的两人关系因第三个人的加入而变得稳定（一段有冲突的婚姻在孩子出生后变得和谐）；（4）一段不稳定的两人关系因第三个人的离开而变得稳定（冲突因第三个人的离开而减少，如一个总是偏袒某一方的岳母的离开）。

在另一熟悉的例子中，同胞间的冲突很快引起了家长的注意。让我们假设该家长对两个孩子都有积极的感情。如果这个家长可以控制他的情绪反应，并在与两个孩子都保持联系的同时不偏袒任何一方，那么同胞间的情绪强度将会减弱。正如麦戈德里克和卡特（McGoldrick & Carter，2001）所观察到的，参与三角关系或连锁的三角关系代表了一种关键的机制。通过这种机制，一个家庭中的人与人之间的关系模式会发生代际传递。

核心家庭情绪系统

鲍恩（Bowen，1978）认为，人们会选择分化水平与自己相当的配偶。相对未分化的人会被一个与他的原生家庭同样融合的人所吸引。这些低分化的人现在结婚了，有较大可能变得高度融合，并造就一个具有相同特征的家庭。鲍恩指出，由此产生的**核心家庭情绪系统（nuclear family emotional system）**将是不稳定的，并且会寻求减少张力和保持稳定。核心家庭的融合程度越高，焦虑和潜在的不稳定性出现的可能性越大，家庭也越倾向于通过争斗、疏远、利用一方功能受损的情况，或为了关心孩子而团结在一起来寻求问题的解决（Kerr，1981）。

克尔和鲍恩（Kerr & Bowen，1988）注意到，当伴侣间高度融合时，核心家庭中可能存在三种症状模式。婚姻中的两人融合程度越高，这些机制出现的频率就越高。类似的，在一个慢性焦虑水平较高的家庭里，这些机制持续发挥作用，而它们的强度或频率会随着当下经历的急性焦虑而变化（Papero，1990）。这里描述的每一种模式都会被焦虑强化，而且当强度达到足够的水平时，就会导致特定形式的症状。而表现出这种症状的人（或关系）会在很大程度上受到在家庭系统中占主导地位的情绪功能模式的影响。三种症状模式如下。

1. **配偶的身体或情绪上的功能失调**，有时是长期的，作为直接处理家庭冲突的替代方式；每位家庭成员未分化的功能所产生的大量焦虑由有症状的家长承受。

2. **外显的、长期的、未解决的婚姻冲突**，在其中，情感疏离和过度亲密会循环出现，冲突时期的消极情绪和亲密时期对彼此的积极情绪都有可能像过山车一样剧烈；家庭的焦虑由丈夫和妻子承受。

3. **孩子的心理损伤**，使得父母专注于孩子而忽略或否认自己的分化程度不足；随着孩子成为家庭问题的焦点，父母关系的强度会减弱。因此，孩子受损的功能承受了家庭的焦虑；孩子的分化程度越低，他越容易受到家庭焦虑和功能失调水平增加的影响。此外，伴侣一方的功能失调可能会以**过度称职 - 不够称职的相互作用**的形式出现。在这种形式中，伴侣一方承担了大部分甚至是所有的家庭责任（赚钱谋生、照顾孩子、煮饭、购物、安排社交生活等），另一方则扮演了不负责的角色（焦虑到无法开车，不能选择衣服，不能让朋友来家里）。这两个虚假自我融合到一起所发展出的安排是，一方变得越来越不能发挥作用，另一方通过承担他们两人的责任来收拾残局。

在某些情况下，这一模式会与婚姻冲突交织在一起，比如不够称职的一方抱怨配偶的强势和不体贴等。而过度称职的一方会对这种安排感到更舒服，直到不够称职的一方抱怨或变得太不称职，以致给过分称职的人造成困难为止。这个问题很可能被不成熟的人看作不开心的和不称职的配偶的问题，而不是一个双方都需要帮助的关系问题。

几乎所有的家庭都会有一个孩子比其他孩子更容易融合，因此很可能会被三角化，从而卷入父母的冲突。父母焦虑水平任何显著的上升都会引发这个孩子功能失调的行为（在学校、在家里或两者都有），导致父母产生更强烈的焦虑感。反过来，这个孩子的行为会变得越来越糟糕，有时候会变成终生的功能不良。

核心家庭情绪系统是一个多代际的概念。家庭系统理论家认为，个体倾向于在他们的婚姻选择和其他重要的关系中重复他们在原生家庭中学到的关系模式，并且会将类似的模式传递给他们的孩子。解决当前家庭问题唯一有效的方法是改变个人与他原生家庭的互动。随着那个人的改变，与他有情感联系的其他人也会做出补偿性改变（McGoldrick & Carter, 2001）。随着分化的进行，所有人对于席卷整个家庭的情绪力量的过度反应都会减少。

家庭投射过程

在一个家庭中，父母不会以同样的方式对待每个孩子，尽管有相反的说法。也就是说，他们会以一种不均衡的方式将他们的分化程度传递给孩子：有些孩子的分化程度比他们的父母高，有些孩子的分化程度比父母低，而另一些孩子的分化程度或多或少与父母是相同的（Papero，1995）。特别的，那些更多地接触到父母的不成熟的孩子，往往比他们更幸运的兄弟姐妹发展出了对家庭更高水平的融合，且更难以顺利地与父母分离。面对母亲的焦虑，他们更容易受到家庭内部情绪压力的影响。因此，他们的生活比其兄弟姐妹更容易受到情绪波动的左右。

有融合倾向的、被关注的孩子是对家庭内部不稳定和其他困扰的初期迹象最敏感的人。鲍恩（Bowen，1976）认为，分化程度低的父母自身是不成熟的。他们会在所有孩子中选择最幼稚的一个作为他们关注的对象，不管他在家庭中的出生顺序如何。这个孩子接收了父母低水平的分化，自己也变成那样。鲍恩将这种传递过程称为**家庭投射过程**（family projection process）。在许多情况下，这个孩子在身体上或精神上有残疾，或在心理上没有得到某种形式的保护，并会为此付出了自我分化水平低的代价。

家庭投射过程的强度与两个因素有关：父母的不成熟程度或未分化程度，以及家庭所体验到的压力或焦虑的程度。在Singleton（1982）所描述的三角化情境中，孩子对作为主要照顾者的母亲的焦虑做出了焦虑反应。当母亲意识到孩子的问题时，她变得警觉和过度保护孩子。因此，循环过程就形成了，母亲把孩子当作婴儿对待，而孩子反过来变得需求更高且更为受损。父亲提供了三角关系的第三条边。他被妻子的焦虑以及需要让她平静下来的需求吓到了，但他没有处理这些问题，而是在她和孩子相处时发挥支持性作用。作为合作者，父母现在把他们的关系稳定在围绕一个"心理不正常的"孩子，并在这个过程中保持家庭的三角关系上。而那个孩子将来的自主功能会变弱。

情绪阻断   学习目标6

较少参与投射过程的孩子容易表现出一种更强的能力来忍受融合，并且区分想法和感受。而那些更多参与投射过程的孩子，在接近成年甚至更早的时候，会尝试各种不同的分离策略。他们可能会试图通过地理上的分离（搬到另一个州）、心理屏障的使用（停止与父母说话）或者自我欺骗（他们已经摆脱家庭的束缚了，因为实际的联系已经断开了）来使自己免受家庭的影响。2002年的爱情喜剧片《我盛大的希腊婚礼》（*My Big Fat Greek Wedding*）生动地描述了自我欺骗的经历。在影片中，一个希裔美国女人爱上了一个不是希腊人的男人。这名女子过于亲密的家庭不能容忍这一关系，并试图在第一时间加以阻止。这部影片是关于年轻女子的分离经历的。最后，每个人似乎都在相互尊重中走到了一起。但是，在最后一幕中，新娘的父母给了这对新婚夫妇一套新房作为结婚礼物。当然，这套房就在他们的隔壁。虽然这里肯定有文化的作用，但是我们看到的情况是，心理上获得的分离感可能会因过度介入的家庭动力而减少。

鲍恩（Bowen，1976）认为这种所谓的自由是一种**情绪阻断（emotional cutoff）**——一种为了打破情感联结而产生的极端的情感疏离——而不是真正的解放。在鲍恩的概念化中，从情感上将自己与原生家庭切断通常代表的是一种绝望的努力，以处理与父母一方或双方未解决的融合——这是一种处理他们未解决的情感依恋的方式。更有可能的是，试图阻断情绪的人倾向于否认自己与原生家庭成员之间仍有许多未解决的冲突。克尔（Kerr，1981）认为，情绪阻断反映了一个问题（几代人之间潜在的融合），解决了一个问题（降低与进行联系有关的焦虑），并产生了一个问题（孤立那些可能从紧密联系中获益的人）。正如麦戈德里克和卡特（McGoldrick & Carter，2001）所指出的，通过物理的或情感的距离来切断一段关系并不会结束情绪过程，反而会使其变得更强烈。那些与兄弟姐妹或父母切断关系的人，倾向于（与配偶或孩子）形成更紧密的新关系，且这可能会导致新关系进一步的疏远和割裂。

这种情绪阻断的情况通常发生在焦虑和情感依赖程度较高的家庭中（Bowen，1978）。随着这两个因素（焦虑和情感依赖）的增加及家庭凝聚力的增强，家庭成员之间的冲突可能会被掩盖和隐藏。如果要求融合的情况达到了一个难以忍受的阶段，一些成员可能会寻求更远的距离（情感上的、社会上的或物理上的距离）以保护自己。当一个家庭成员坚持交流时，所进行的交流往往是肤浅的、不真实的和简短的（只讨论非个人话题的短暂拜访或通话）。

鲍恩坚持认为，成人必须解决他们对原生家庭的情感依恋。在一篇自我揭露的文章中（Bowen，1972），他公开描述了自己是如何努力从原生家庭中分化出来的。鲍恩认为，如果没有分化，家庭治疗师可能会不知不觉地被三角化，进入来访者家庭的冲突（就像他们在自己的家庭里还是孩子的时候），可能会过度认同某一个家庭成员，或将他们自己未解决的家庭冲突投射到另一个家庭成员身上。家庭治疗师需要确保他们过去未完成的个人事务不会影响他们对待当前来访者家庭的方式。

多代传递过程

鲍恩（Bowen，1976）提出的最有趣的想法之一可能是**多代传递过程**（multigenerational transmission process）。在这个概念中，严重的功能失调更会被概念化为在几代人间传递的慢性焦虑的结果。这里有两个较早的概念十分重要：（1）选择一个具有类似分化水平的配偶；（2）导致目标子女（通常对父母的情绪模式特别敏感）较低自我分化水平的家庭投射过程。相比之下，较少被父母过度关注的孩子可能会比父母发展出更高的分化水平（Roberto，1992）。因此，一个多代同堂的家庭可能会出现分化水平各异的个体（Kerr，2003）。

 专栏8.2　治疗性碰撞

鲍恩从他的原生家庭中的自我分化

鲍恩在1972年发表了一篇自我揭露的文章《在家庭中走向自我分化》（*Toward a Differentiation of Self in One's Family*）。该文章是以匿名作者的身份发表的，因为鲍恩描述的是真实的人，而他想要保护其匿名性。实际上，鲍恩使自己实现从原生家庭分化出来的整个过程代表了他与根深蒂固的、复杂的家庭模式对峙的刻意努力。

鲍恩有一个回家参加远亲葬礼的机会。于是他决定在家人体验到焦虑，因而可能更愿意接受改变的时候，将他最近提出的融合、三角化等概念应用到实际生活中。他故意通过提起旧的家庭情绪问题来激起家人的反应，设法保持疏离的和不设防的态度，来平息家人的焦虑，并在这个过程中彻底地将自己分化出来。Wylie（1990b）报道了鲍恩在没有被三角化或融合到家庭情感系统的情况下完成这次拜访时的兴奋之情。鲍恩自我分化的努力有时被比作弗洛伊德的自我分析。接受培训以实践鲍恩的技巧的治疗师会努力将自己从他们的原生家庭中分化出来，就像希望成为精神分析师的候选人要接受培训性分析一样（Titelman，1987）。

假设现在两个家庭中分化水平最低的两个成员结婚了——正如鲍恩的理论所预测的——由于投射过程，他们至少有一个孩子的分化水平甚至比他们还低，进而提高了他的焦虑水平。这个孩子最终的婚姻——同样的，会与一个自我分化能力同样差的人结合——将更低的分化水平传递给了下一代成员，而下一代成员又会把更低的分化水平传递给下一代，以此类推。随着每一代个体的分化水平越来越低（"弱扣环"），这些人会越来越容易焦虑和融合，以及如前所述，容易出现配偶的功能障碍、婚姻冲突或孩子（身体或智力上）的缺陷。如果父母将他们的焦虑集中在最脆弱的后代身上，那么这个低分化的个体长大后将很难控制情绪反应和保持自主性。

虽然这一过程的发展速度可能会在一两代的时间内减慢或者保持不变——可能需要8代或10代人的时间——但最终，缺陷会达到与功能失调一致的程度（Papero，1990）。然而，如果家庭面临严重的压力和焦虑，那么严重的功能障碍可能会在更早的一代出现。在一些压力较小的情况或在良好的生活环境下，低分化的人可能会使他们的关系系统在几代人的时间内保持相对无症状的平衡状态。当然，如果这个家族的人与一个在自我分化量尺上得分高得多的人结婚，那么这一过程可能会发生逆转。但是，正如前面提到的，鲍恩认为大多数人所选择的配偶的分化水平与他们自己的分化水平是差不多的。

同胞位置

鲍恩认为，Toman（1961，1993）对出生顺序和性格之间的关系的研究，阐明了他关于**同胞位置（sibling position）**在核心家庭情绪过程中的影响的思考。Toman假设，孩子会根据他们在家庭中的出生顺序发展出某些固定的人格特征。他提供了10种同胞情况（比如，哥哥、妹妹、弟弟、姐姐、独生子女和双胞胎）的基本人格特征，并提出一个人的婚姻与其童年时期的同胞位置越接近，婚姻成功的机会就越大。因此，例如第一个出生的孩子与第二个出生的孩子结婚，会比较好。他进一步坚持认为，一般而言，与异性同胞一起长大的人比与同性同胞一起长大的人的婚姻成功的机会大。

鲍恩意识到婚姻伴侣之间的互动模式可能与每位伴侣在其家庭中的位置有关，因为出生顺序通常能预测一个人在家庭情绪系统内的特定角色和功能。因此，如果一个最年长的孩子与一个最年幼的孩子结婚，那么他可能会期望承担责任、做决定等。而这个人的伴侣也会基于他作为家庭中最年轻的人的经历来预期伴侣的这一行为。如果是两个最年幼的孩子结婚，那么他们可能都会感觉责任和决策的负担过重。而两个最年长的孩子的婚姻可能会是过于竞争的，因为两个人都习惯做主事之人（Kerr，1981）。然而，请注意，是一个人在家庭系统的功能地位，而不一定是实际的出生顺序，决定未来的期望和行为。

专栏8.3 家庭多样性

鲍恩和多样性

虽然鲍恩试图在处理社会对家庭生活的影响方面保持与时俱进，但他多年前的努力未能预见目前的人们对性别、种族、民族、性取向等如何影响态度、信仰、行为模式和几代人间家庭价值观的传递的兴趣。正如我们在本书中强调的，这些因素处在当代家庭心理学和家庭治疗的前沿。

社会退行

鲍恩最后的、也是他最不完善的理论构想是**社会退行**（societal regression）。鲍恩认为，社会和家庭一样，也包含走向未分化和走向个体化的对立力量。在长期充斥压力（人口增长、自然资源消耗）和焦虑的社会环境中，出现了一种强调基于自身利益而不是社区利益的短期解决方案（Kerr，2003）。

鲍恩（Bowen，1978）悲观的观点是，在过去的几十年里，社会功能性的分化水平已经下降了。这使得克尔（Kerr，2003）得出结论：未分化和低功能的个体的比例变高了。克尔（Kerr，2003）预测，当有缺陷的、"简单的"解决方案带来的危难迫使更多的人以深思熟虑和负责任的方式行动时，情况会发生逆转。

鲍恩理论的实证支持

鲍恩的理论有多站得住脚？多年来，他的理论虽然有一定的影响力，但是缺乏实证支持。然而，近年来，研究者们已经针对这一问题进行了研究。Skowron 和 Friedlander（1998）开发了一种自我报告的工具——自我分化量表（Differentiation of Self Inventory）——并于随后对其进行了修订（2003）。该量表侧重于个人内部因素和人际因素。在一项初步研究中，得分反映了更少的情绪反应和更少的融合的成人表现出了更低的慢性焦虑和更高的婚姻满意度。Jankowski 和 Hooper（2012）随后在研究和临床评估中找到了对于自我分化测量的支持，特别是在同时使用情绪阻断和情绪反应子量表上。

Bartle-Haring、Glade 和 Vira（2005）假设，比起分化水平更低的来访者，分化水平更高的来访者在治疗中会改善得更快。结果表明，心理症状的初始水平存在差异，而分化是这一差异的重要预测因素。

分化程度有时会被用来评估个人或家庭功能的其他方面。Klever（2009）研究了自我分化对目标导向、有效性和情绪成熟度的影响。这项研究调查了50个发展中的核心家庭，调查的时间跨度为5年。相比于低功能核心家庭的伴侣，核心家庭功能更高的伴侣在这5年内更注重家庭目标，更好地平衡家庭和个人目标，并达到了更多的目标。定量分析支持目标有效性和情绪成熟度影响核心家庭功能变化的假设。而伴侣的目标有效性和情绪成熟度与核心家庭功能的关系强于个体的目标有效性和情绪成熟度与个体功能的关系。Priest（2013）发现，分化程度是家庭暴力史与后续的广泛性焦虑障碍及浪漫关系困扰之间交互作用的重要影响因素。

Peleg（2018）研究了自我分化和婚姻满意度在婚姻生活不同阶段的关系。研究发现，婚姻满意度与情绪阻断呈负相关，因此阻断越少，满意度越高。换句话说，更高的分化水平与婚姻满意度有关。

Faber（2004）也从鲍恩的角度对伴侣进行了调查，并发现许多二婚的伴侣都会被前一段婚姻未解决的问题所带来的焦虑所困扰。伴侣通过承认他们前一段婚姻对当前婚姻的影响，可以更好地克服焦虑，提高分化水平，保持"我"的立场，并减少情绪上的反应。

关于鲍恩的理论是否能够应用于不同人群的问题正在开始进行研究。Kim及其同事（2014）发现韩国老年人的分化程度高于年轻人，且在老年人群体中，更高的分化程度与更高的家庭满意度、更健康的家庭功能以及更积极的家庭沟通相关。Kim、Edwards、Sweeney和Wetchler（2012）发现，在亚裔-欧裔美国人的跨国伴侣中，分化与满意度相关。

所达成的自我分化水平也被用于研究年轻人同一性的发展（Allain，2009）。在该研究中，同一性发展困难和从原生家庭分化出来的困难被证明可以预测更高水平的痛苦、应对困难和对压力情况的适应不良。在研究中，那些在原生家庭中自我分化程度更高的大学生，更有可能认为自己有能力解决在日常生活中遇到的问题。类似的，Hollander通过实证研究在成年初显期样本中对多个变量之间的假设关系进行了评估，这些变量涉及与依恋、心理成熟度和自我分化相关的心理构念。下列这些构念间存在相关：焦虑、回避、"我"的立场、反应性、情绪阻断、同一性和体验亲密的能力。依恋、心理成熟度和自我分化之间存在显著的相关关系，亲密度可以预测情绪阻断，同一性可以预测阻断及"我"的立场。依恋也能预测自我分化，其中焦虑型依恋可以预测所有的分化变量，而回避型依恋可以预测情绪反应性及情绪阻断。最后，心理社会同一性及亲密度在焦虑和阻断之间的关系，以及回避和阻断之间的关系中起中介作用，而同一性在焦虑和"我"的立场之间的关系中起中介作用。

在生命周期的另一端，Kim-Appel、Appel、Newman和Parr（2007）在62岁以上的个体中探讨了鲍恩的理论。具体而言，他们检验了在这个年龄段的人群中，鲍恩的分化理论作为心理不适的预测变量的效力。他们考虑了情绪反应、"我"的立场、情绪阻断和与他人的融合，并表明了在这一群体中，分化水平（以上述细化的构念作为指标）和心理症状状态之间存在正相关关系。

最后，Kruse（2007）研究了自我分化和亲密关系中的信任、羞耻和内疚水平之间的关系，并检验了分化的四个成分（或子量表）——情绪反应、情绪阻断、与他人融合和"我"的立场——与信任、羞耻和内疚之间的关系。Kruse认为，分化程度越高的个体，羞耻感和内疚感越低。

这里的每项研究都是支持鲍恩的主要观点的重要证据。现在，我们来谈谈鲍恩的临床实践。

鲍恩的家庭系统治疗

家庭系统治疗分阶段进行。治疗师要扮演一个中立的和客观的角色以避免被三角化到家庭中。在进行治疗性干预前，治疗师首先要尝试通过一系列评估访谈和测量技术来评估家庭过去和现在的情绪系统。改变关系系统的治疗目标包括帮助家庭成员管理他们的焦虑，帮助他们从三人系统中去三角化，最重要的是帮助每个家庭成员增加其基本的自我分化水平，见专栏8.4。

 专栏8.4　像临床工作者一样思考

去三角化和分化

比尔和迪亚戈已经一起生活10年了。迪亚戈一直是唯一赚钱的人，还要做家务、安排伴侣的社交生活、缴费等。比尔则待在家里，看电视、刷脸书[1]和遛狗。

一天，迪亚戈带着惊慌失措的表情回到家里，并告诉比尔他丢了工作。他非常温柔地让比尔考虑找一份工作，同时他也会去找。比尔立即开始抱怨。两人间10年的关系系统突然破裂了。迪亚戈对比尔非常生气和愤怒。在一连几周几乎不和对方说话之后，迪亚戈说服比尔一起去见一位伴侣治疗师。

在他们的第四次治疗时，比尔转向治疗师说："你能相信迪亚戈想要我去找一份工作吗？你能吗？我没有他那样的教育背景和技能。他能指望我找到一份值得我花时间的工作吗？"

迪亚戈打断了他的话，并说："我觉得自己多年来一直在被人利用。直到现在我都能忍受。在我失业之前，一切都很好。但现在我需要帮助，我从我的伴侣那里得到的只是抱怨。"

1. 识别不够称职和过度称职的伴侣。

2. 当他问你关于迪亚戈请求他找工作一事时，他在做什么？

---

[1] Facebook，一般译为脸书网或脸谱网，是美国的一个社交网络服务网站。——译者注

3. 你会如何评估迪亚戈的分化程度？比尔的呢？

4. 你认为在亲近度和距离感方面，两人各自的原生家庭会是怎么样的？

5. 当你"倾听"两个男人的话时，你感觉如何？你会觉得自己与其中一方站在一边吗？如果是这样，这预示着你在治疗中的角色是怎样的呢？

6. 你会尝试用什么样的干预来帮助他们？

评估访谈

对于有症状的家庭的评估始于最初的电话访谈。克尔和鲍恩（Kerr & Bowen，1988）提醒治疗师，为了避免被拉入家庭情绪系统，对于来访者就家庭问题所进行的有力的、有魅力的或戏剧性的陈述，不要过度回应。在随后的治疗过程中，治疗师必须提防被卷入家庭的问题、在争论中偏袒一方、过度同情一方或对另一方生气。"最重要的工作是由患者在其与家庭的关系中完成的，而不是在其与治疗师的关系中完成"（Hargrove，2009，p.293）。如果治疗师与家庭的情绪系统融合在一起，被三角化进入他们的冲突，或被他们的焦虑吞没，那么他可能会对家庭功能产生制造分裂的影响，并且无法促进家庭成员进一步分化。虽然家庭成员必须确信治疗师会关心他们并对他们保持兴趣，但治疗师必须抵制他们，避免过度投入情绪的努力。正如弗里德曼（Friedman，1991，p. 151）所建议的，

> 如果你，作为一名治疗师，允许一对伴侣与你建立三角关系，就一定要注意别陷入该三角关系的情绪过程之中，既不要过度行使功能，也不要做情绪反应，然后通过在那个三角关系中保持作为一个不焦虑的存在，你就可以诱导另外两个人的关系发生改变。当你缺席时，就算他们说同样的话，这种改变也是不会发生的。（斜体为本书作者所强调的。）

治疗师的行为特征应该是客观，而不是情绪反应性的。与所有参与者保持联系而不偏袒任何一方是很重要的。鲍恩认为，治疗师越努力使自己从原生家庭中分化出来，他就越能保持解脱和客观。正如弗里德曼（Friedman，1991）所指出的，治疗师的存在——不带反应的参与，不带拯救的刺激，教授一种思维方式，而不是使用任何特定的行为或治疗干预技术——是改变的最终动因。

治疗师可以针对家庭成员的任何组合进行家庭评估访谈：父母中的一方、

伴侣、核心家庭，也许包括大家庭成员。自从鲍恩将家庭治疗视作概念化一个
问题的方式之一，而不是一个需要一定数量的人参与治疗的过程，他就愿意与
单一的一位家庭成员进行工作，特别是如果那个人有动力努力地从他的原生家
庭中分化出来。实际上，根据克尔和鲍恩（Kerr & Bowen，1988）的观点，虽然
联合治疗通常是有用的，但是同时见所有人有时候可能会阻碍其中某个人的进
展。相反，他们认为，如果父母中的一方可以增加他的基本分化水平，那么另
一方以及孩子的功能必然会得到改善。

　　家庭评估访谈会从主诉问题的历史开始，特别关注症状（身体上、情绪上
和社交上）及它们对有症状的人或关系的影响。如果有不止一个人在场，那么
治疗师感兴趣的是每个成员对于以下问题的看法：是什么造成了让他们想要从
中寻求解脱的问题，是什么维持了该问题，为什么是现在想要寻求这样的帮助，
以及每个人希望从这段经历中获得什么。通过一系列这样的过程问题，治疗师
试图评估在有症状的人的核心家庭中，情绪功能的模式以及情绪过程的强度。

　　这个家庭的关系系统是怎么样的？当前的压力源是什么？家庭成员的分
化程度如何？家庭的适应程度如何？这个家庭有多稳定？它是如何处理焦虑
的？焦虑处理得多成功？存在怎样的三角关系？情绪阻断是否在起作用？初
始访谈可能会持续几次治疗，寻找信息来评估与主诉症状有关的家庭功能失调
的程度。这些症状可能会出现在一个或多个家庭成员身上。

　　与代际观点一致的是，鲍恩学派对家庭情绪功能的历史模式、家庭在不同
生命阶段的焦虑程度，以及过去经历的压力与当前功能相比的程度等方面特
别感兴趣。他感兴趣的另一个问题是，在伴侣双方的关系历程中，一方的功能
是否会有显著改善，另一方的功能是否会有显著下降。通过探究每个家庭成员
的症状历史，治疗师寻找线索，以了解家庭中的各种压力是在什么地方表现出
来的，以及家庭是如何从一开始就能有效地适应压力的。在评估的这个时间点
上，重点已经开始从有症状的人拓展到检查核心家庭的关系网络。有关历史如
何影响婚姻质量的例子，请参阅专栏8.5。

　　在评估访谈的最后一部分，治疗师会试图在母系和父系大家庭系统的背景
下理解核心家庭。治疗师感兴趣的是多代融合的模式、核心家庭与大家庭之间
关系的本质，以及伴侣双方的情绪阻断程度。丈夫和妻子及其父母之间的关系
模式的相似之处可能提供了与原生家庭分化程度低的重要线索。治疗师的目标
是制定家庭情绪系统的路线图，因为每个核心家庭都被认为体现了前几代人的
情绪过程和情绪模式。

专栏8.5 个案研究

大屠杀的幽灵

在瑞秋的坚持下，马丁和瑞秋开始接受治疗。要么做心理治疗，要么结束婚姻。这对夫妇已经结婚3年了。尽管在恋爱期间和婚姻早期，马丁都很健谈，也很专注，但他已经变得忧郁、沉默和孤僻。这对夫妇是以色列人，一起搬到了纽约，开始新的事业。他们有一个儿子。

随着治疗的进展，越来越清楚的是，马丁是一个极度焦虑的人。他担心自己的死亡，以及妻子和孩子的死亡。他说他讨厌自己的父母，尤其是母亲。每当他们在一起的时候，他们总是会控制他。马丁的父亲小时候在纳粹集中营中幸存下来了；而他的母亲虽然没有被关进集中营，却在大屠杀中失去了大部分亲人。瑞秋的父母虽然没有直接卷入大屠杀，但在大屠杀中失去了许多家庭成员。随着治疗的继续，这对夫妇发现他们的关系与马丁的父母何其相似。一片死寂。相互之间几乎没有交流。尽管马丁表示他能看到自己像父母一样，也害怕自己和瑞秋的关系会像他们一样，但他看不出事情可以有什么变化。

治疗师注意到，每当马丁开始谈论他的感受时，瑞秋就会打断他，说他想的不是她，而是他自己。她经常要求治疗师认可她的观察和感受。在这样的时刻，治疗师不允许自己被三角化，而是简单地说："你似乎需要我赞同你对马丁的看法。"瑞秋回答说她发现了，然后哭了起来。她说，从来没有人让她坚信她有权利表达自己的感受，而现在，在她的婚姻生活中，马丁似乎飘荡在空中的某处，这使她感到更加孤独。

在一个令人惊讶的时刻，马丁说："想象一下，我父亲在达豪纳粹集中营里是多么孤独。在他看到他所看到的之后，怎么还会想要说话呢？我曾经问过他这件事，他只是转过身去。他对我就是这么做的：转身离开。我猜纳粹也抓到我了。"治疗师认为，他们之前那一代人的某些东西确实传递到了马丁和瑞秋身上。

在接下来的几次治疗中，这对夫妇注意到父母的创伤对他们的影响有多深远。马丁认为他的母亲太过执着和自恋，他想知道这是否与她对他死亡的恐惧有关。虽然他有时无法忍受和母亲在一起，但他明白，对死亡的恐惧一定萦绕着她，然后他为母亲感到难过。

治疗师问马丁和瑞秋，幽灵可能会怎样困扰他们。马丁转向瑞秋，说他不想再和幽灵打交道了，当然也不想把它们传给儿子。随着时间的推移，这对夫妇意识到，和彼此交谈是一种驱除过去那些令人痛苦的幽灵的方式。他们的治疗一直持续到他们觉得自己感到足够舒服为止。就像治疗师在最后一次治疗中说的那样，"幽灵可能还在某个地方飞来飞去，你们可能时不时会感觉到它们，你们要做的就是把自己和它们分开，不让它们碰到你们。通过感觉你们两人是一对夫妻，你们在以一种良好的方式将自己与过去隔离开，否则过去会让你们无法运转。"

家谱图

由于鲍恩相信多代际模式和影响是核心家庭功能的关键决定因素，他开发了一种使用图示的方法，通过在一个家庭的家谱图中绘制至少三代家庭来探寻当下主诉问题的起源。在治疗的早期，由治疗师与家庭一起制作的家谱图可以为他们提供一个有用的工具，以检查核心家庭和大家庭的结构与情绪过程，及系统中的模式（Platt & Skowron，2013）。

图8.3提供了一部分常用的家谱图符号。这些符号结合在一起提供了家族树生动直观的图像：成员是谁、他们的名字是什么、年龄、同胞位置、婚姻状态、离婚、收养等。这些通常可以追溯到伴侣双方至少三代的家族史。附加的

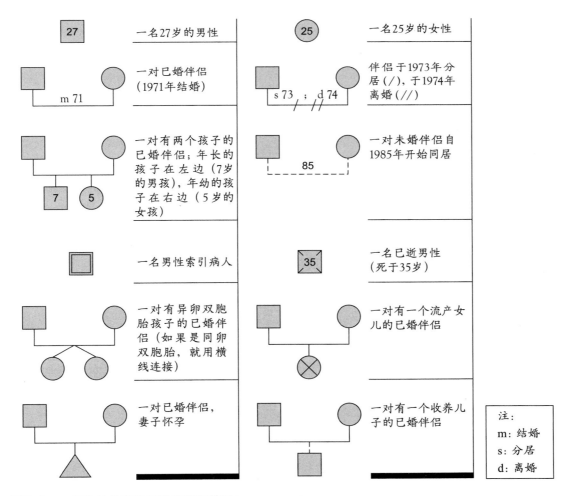

图8.3　一部分被普遍认可的家谱图符号

来源：Based on McGoldrick et al., (2008).

信息，如宗教信仰、工作史、民族起源、地理位置、社会经济地位、值得注意的健康问题和重大生活事件，如果是重要的，也可以包含进来。Platt 和 Skowron（2013）提出了一个符合鲍恩理论的家谱图构建的访谈方案。Cook 和 Poulsen（2011）建议在伴侣治疗时使用来访者的照片来丰富家谱图和诱发情绪。家谱图不仅是一种简洁的图形描述，还可能暗示着伴侣双方原生家庭的某些情绪模式，从而为评估每一方与大家庭以及彼此之间的融合程度提供了数据。

麦戈德里克、格尔森和佩特里（McGoldrick，Gerson, & Petry，2008）强烈支持代际的观点，认为家庭模式倾向于自我重复；上一代人所发生的事往往也会发生在下一代人身上，因为同样未解决的情绪问题会一代代重演。他们的文章中包含多个由计算机生成的关于多代际过程的家谱图。这些家谱图来自 32 个著名家庭，从西格蒙德·弗洛伊德到比尔·克林顿，从托马斯·杰斐逊到罗斯福夫妇，以及娱乐界的名人。

治疗目标

无论目前主诉的临床问题是什么，鲍恩家庭系统治疗都遵循两个基本目标：（1）焦虑的管理和症状的缓解；（2）提高每位参与者的分化水平，以提高适应能力（Kerr & Bowen，1988）。一般而言，家庭需要先实现前一个目标，然后才能实现后一个目标。最终，核心家庭必须改变其与大家庭过度反应的情绪互动，从而使其成员的自我分化程度提高。专栏 8.6 阐明了家谱图在心理治疗中的应用。例如，在婚姻冲突中，治疗师会追踪伴侣之间的情绪过程。然后随着两人从彼此那里分化出来，治疗师会将焦点从婚姻层面转移到自我层面。在这个过程中，治疗师会将同样的注意力分配到过去几代人创造家庭模式的历史方式上，以及这些模式目前在整个系统中的表现形式（Aylmer，1986）。专栏 8.7 所呈现的案例是一对处于冲突中的农村夫妇，他们必须处理日益恶化的经济状况。然而，当他们考虑选择的时候，原生家庭所灌输的角色、传统和价值观成了焦虑的来源。家庭凝聚力岌岌可危。

鲍恩标准的家庭治疗方法是他自己和两个成人一起工作。即便索引病人是一个有症状的孩子，鲍恩也要求父母接受这样一个前提，即基本问题存在于他们两人之间——家庭的情绪系统——因此，索引病人不是问题的根源。鲍恩可能从未会见过孩子（Hargrove，2009）。正如克尔（Kerr，1981）所解释的那样，"一个从家庭角度思考的理论体系，其治疗方法有助于改善家庭系统，不管参加治疗的人数有多少，都是'家庭'。（p. 232）"

专栏8.6 临床笔记

在家庭治疗中构建家谱图

家谱图往往能让家庭初步了解代际家庭关系模式。即便是最紧张的、争吵不休的家庭，在构建家谱图时也常常会安静下来。戈登堡夫妇（Goldenberg & Goldenberg，2002）举了这样一个例子。

1988年，一个家庭联系了一位咨询师，因为他们的儿子伊万在学校有一些问题，会扰乱课堂活动，而且注意力常常无法集中。家谱图显示，他的母亲（洛蕾塔）是被收养的。此前，她的养父母试图在三个儿子之后生一个女儿，但没有成功。在养母去世后不久，她在20岁就早早结婚了。史蒂夫是家中排行老二的孩子。他的父母在他十多岁的时候就离婚了。在和洛蕾塔结婚之前，他一直和他的母亲以及两个姐妹生活在一起。史蒂夫和洛蕾塔在两人25岁之前就组建了家庭。这也许是为了营造出与他们的成长环境不同的稳定氛围。

他们现在有四个孩子（其中一个死于难产）。这一事实表明，他们对于家庭生活卷入度强，尤其是因为孩子们的年龄跨度在10年以上。为了补偿他们年轻时感觉被剥夺的东西，父母是否在过度保护孩子？在过去几年，洛蕾塔怀孕对其他孩子有什么影响？伊万在比安卡出生后，在多大程度上觉得自己作为最小的孩子的地位被取代了？（p.59）

请注意，从家谱图得到的许多假设都是需要与家庭成员一起探讨的。原生家庭的融合-分化、核心家庭的情绪系统、父母的情绪阻断、同胞位置和鲍恩的许多概念都可能与伊万所呈现的症状有关。当评估访谈的数据以家庭的家谱图的形式呈现时，治疗师和家庭能一起更好地理解代际间潜在的情绪过程。从某种意义上说，家庭的家谱图是永远不会完成的，因为在治疗过程中所发现的信息会为核心家庭和大家庭的情绪反应的基本模式提供新的线索。重大转折点（如一名关键的家庭成员的意外死亡）可能会引发一系列家庭问题，并在几代人之间产生影响（Papero，1990）。家谱图是收集对家庭有意义的信息并将其与治疗探索过程联系起来的一种方法。

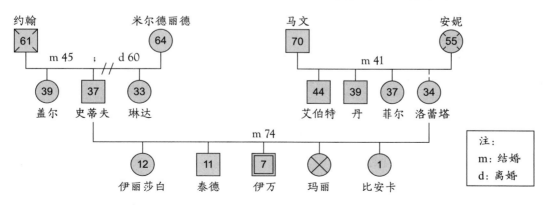

图8.4 一个家庭三代的家谱图

来源：Goldenber and Goldenberg (2002), p. 61.

专栏8.7 个案研究

一对面临两难选择的农民夫妇

玛莎和她的丈夫雅各布的分歧很大。农民家庭的传统认为妇女不应该工作，而应该抚养孩子。雅各布为自己能给家庭提供足够的食物而自豪，即便使用的仅是他在家庭农庄分到的那一小块土地。但今年烟草收成不好，他们甚至连让孩子们穿暖都有困难。玛莎和雅各布的父母都自愿在经济上帮助他们渡过难关。但玛莎的自尊心太强，不愿意接受施舍。而且，由于从小受到强烈的职业伦理熏陶，她在没有和雅各布商量的情况下，就接受了镇上一家购物中心书店店员的工作。雅各布认为她的行为是对自己的侮辱。两方的父母都心烦意乱，几乎不和玛莎说话。事实上，雅各布的父母非常不安。他们拒绝在玛莎下班前的几小时里照顾放学的孩子。他们坚信孩子会受苦。他们认为女性的角色是待在家里养育孩子、持家，并在必要时帮忙照料农庄。

在一位新朋友的介绍下，玛莎欣然接受了联合婚姻治疗。雅各布极不情愿地来了。他们之间有一种非常冷淡的紧张关系。雅各布不愿向外人透露他们的家庭问题。玛莎则认为这是让家庭凝聚起来的唯一机会。为了努力地建立治疗联盟，并且创造可以安全表露感受的氛围，治疗师认可雅各布对于参与治疗的犹豫以及不情愿的原因；同样地，治疗师也理解玛莎认为治疗是让家庭重聚的唯一希望。

治疗的下一个任务是探讨夫妇之间的差异。

治疗师以一种非常结构化的镜像对话来帮助这对夫妻对彼此感到安全。在治疗师这样的引导下，雅各布承认，他指责玛莎所属的农妇团体，推动了她去工作的决定。他认为她的卷入是对他的不忠，是对他努力为家庭付出的不尊重。玛莎争辩，正是这种绝望的经济状况促使她违背雅各布的意愿。最后，她袒露自己并不满足于待在家里，经常渴望去外面工作。

治疗师将家谱图作为工具，探讨这对夫妇原生家庭的问题。雅各布袒露，他为没有足够的钱供养家庭而感到羞耻，他也怨恨父亲，因为他放弃了那么多可发展的家庭土地，没有为后代保留它们。随着沟通的改善，这对夫妇变得更加包容对方，而且雅各布开始承认玛莎的收入能够让家庭获益。

接下来，这对夫妇接受了关于与各自的家人交谈的指导。他们觉得有必要说服家人，让他们相信玛莎的工作对他们的家庭来说是最好的。治疗师指导他们向两个家庭介绍他们新发现的共同观点。随着雅各布的父母开始看到儿子愿意参与新的安排，并意识到他甚至为玛莎的工作感到自豪，他们也能够讨论他们对于没能给雅各布更多的土地而感到内疚，并开始变得不那么保护他。玛莎的家人不太能接受，但还是承认这对夫妇有权自己做决定。

来源：Shellenberger & Hoffman (1995), pp. 464-465.

回家探访

为了帮助成年的来访者摆脱其与父母之间高度紧张的情绪三角关系，治疗师可能会安排来访者单独探访原生家庭。通常，这些结构化的探访会事先通过电话或信件做准备。在电话或信件中，来访者会说明那些造成个人困扰的问题。来访者会被要求在一开始就尽可能地保持"观察者"的姿态，监控痛苦的情绪和行为模式，同时不管周围存在的紧张和焦虑，要保持一种分离感。之后，变得更自我导向的来访者就可以拒绝陷入旧模式，并能通过协商获得更具功能性和支持性的关系。

由于鲍恩特别担心他的来访者能否发展出将自己从原生家庭分化出来的能力，所以他大部分的工作都集中在大家庭上。在这方面，鲍恩与弗拉莫（Framo，1981）类似，虽然鲍恩在训练来访者努力自我分化后，经常让他们回家探访（和自我观察），而弗拉莫是将来访者原生家庭的成员带到他与来访者治疗的最后阶段。对于鲍恩来说，再次回家是为了在更大程度上将自己从彼此中分化出来——而不是为了对峙、解决旧账或者让长久的分歧得到和解。重新建立与原生家庭的情绪联结——特别是当僵化的和先前难以穿透的边界已经建立的时候——对于减少来访者因情绪阻断而残留的焦虑感，从该家庭成员中去三角化，以及最终实现自我分化且不再受到过去或现在的严重纠葛影响来说，是至关重要的一步。

作为教练的家庭治疗师

鲍恩会以研究者的身份出现，帮助家庭成员成为客观的、研究他们自己行使功能方式的研究者。他更喜欢用"教练"这个词［用他自己的话说，在他的职业生涯中，他已经从"'沙发（couch）'移到/变成'教练（coach）'"］——一个主动的专家，会通过低调的直接提问，冷静地帮助家庭成员定义和澄清他们对彼此的情绪回应。在这个过程中，家庭成员会被鼓励去倾听，思考他们的处境，控制他们的情绪反应，并学会表达自我定义的"我"的立场。当教练成功地教会他们时（通常是通过做出"我"的立场的榜样），每个家庭成员会负责实际的改变工作。他们的自我分化，即治疗的基本目标，必须由他们自己而不是治疗师来完成。而且，自我分化是在对家庭情绪网络和传播过程的理性理解的基础上实现的。

专栏8.8　临床笔记

在家庭治疗中使用"我-陈述"

学会使用"我-陈述"("我对你现在所做的事感到不安")而不是指责("你为什么喜欢挑起争端")。这比责备另一个人更容易带来诚实的交流。当伴侣双方都为他们的感受负责并直接表达时，解决冲突的机会大大增加了。

鲍恩（Bowen，1976）认为，在一个焦虑或不安的关系系统中成功地加入一个重要他人（朋友、老师、牧师），可以改变家庭内所有的关系。家庭治疗师可以扮演这个角色，只要他在与两个最重要的家庭成员（通常是父母）联系时，能成功地做到情绪上不焦虑，并在家庭的冲突中，保持不投入（或去三角化）的状态——保持 Aylmer（1986）称之为疏离-卷入位置（detached-involved position）的状态——鲍恩及其追随者相信这对夫妇之间的紧张局面会消退，他们之间的融合状态会逐渐消解，且其他家庭成员将会感受到生活中的积极反响，包括或许可以实现更高水平的自我分化。

家庭治疗师可能会选择伴侣中的一方，通常是更成熟和分化水平更高的那一方，并在一段时间里专注于他。这个人会被认为是家庭中最有能力打破旧的、带有情绪纠葛的互动模式的人。当这个人成功地采取"我"的立场时，其他人会很快被迫改变，随后会朝着他们自己的方向前进。在达到新的平衡之前，可能会有一段暴风雨期，但是先前的病态联结会被打破，且每个人的个体意识都增强了。

指导个别家庭成员在他们的核心家庭和父母的家庭系统中改变自己（McGoldrick & Carter，2001），已经变成鲍恩家庭系统治疗的一个重要部分。在定义了将家庭带来治疗的危机之后，单个成员会被指导在家庭和原生家庭中定义自己。通过引导这个人避免三角关系和被卷入家庭情绪的过程，教练逐渐帮助他改变在家庭中的情绪功能，最终帮助改变整个系统。家谱图有时有助于澄清这个人在系统中的角色。过程提问也有助于帮来访者澄清他在家庭的情绪生活中的角色。成功的指导通过让这个人与其他家庭成员建立真实的、情绪投入的关系，而不是通过重复旧有的、功能失调的家庭模式，来帮助其重新进入这个系统。麦戈德里克和卡特（McGoldrick & Carter，2001）将这一过程描述为，

　　指导的基本思路是，如果你可以改变你在家庭中所扮演的角色，并能在与家庭成员保持情感联系的同时，不顾家庭的反应而坚持下去，你就能最大限度地提高他们最终做出改变以适应你的改变的可能性（而不是保证能提高！）。（p. 291）

　　专栏8.9阐述了指导一位年轻的非裔美国女性的过程。

 专栏8.9　家庭多样性

指导重新进入家庭

　　谢丽尔是一名30岁的非裔美国社会工作者。她花了几节治疗的时间来描述她来寻求帮助的原因，即当前的婚姻冲突以及姻亲冲突。谢丽尔已经多年没见她的父亲了。自从几年前她父亲离开家和他的女朋友住在一起后，她就没和他联系过。自从她17岁离开家和阿姨住在一起并去上大学以来，她和母亲的关系就一直很疏远。她认为母亲能和她冷酷而挑剔的父亲相处这么久，之后又和一个需要她养的男朋友相处那么久，是"无药可救的"。她认为父母与她目前的生活和问题无关。

　　在讨论了婚姻冲突、姻亲问题和她家谱图上不寻常的情绪阻断模式之后，她被鼓励接受一个指导过程，以探索她在原生家庭中的角色，从而为她的婚姻获得更大的灵活性。她和父母探讨了情绪阻断的问题，并逐渐意识到她和母亲之间的矛盾远没有她和父亲之间的矛盾激烈。作为重新进入家庭的第一步，她决定给父亲写一封信。在信中，她简要地提到他们的关系切断了，她对此感到后悔，然后继续以一种低调的方式表达她对他的生活、他的妻子和年幼的儿子（她从未见过）的兴趣，并把她最近的生活情况告诉了他。在给母亲的信中，由于她意识到她对母亲的矛盾感受更少，她更深入地描述了她的生活，并提议在不久的将来去看望她。

来源：McGoldrick & Carter (2001), p.289.

一种控制的、理智的方法

　　鲍恩的家庭治疗过程往往是控制的和理智的。伴侣双方分别与治疗师交谈，而不是直接和彼此交谈。这一治疗方法会避免伴侣间的对峙，从而减少他们之间的情绪反应。相反，每一方的想法都可以在对方面前表露出来。这一治疗方法可以避免解释。冷静的提问可以缓解情绪，并迫使伴侣双方思考导致问题的因素。鲍恩及其追随者坚持认为伴侣双方都应该专注于自己在问题中扮演的角色，而不允许伴侣谴责彼此或忽略他们在亲密关系中的差异。

专栏8.10　临床笔记

治疗技巧：让伴侣双方和治疗师谈

当处于婚姻冲突中的伴侣试图直接和彼此对话时，两人间的情绪强度会比较高。当治疗师想要逐步降低两人间的情绪强度时，可以使用让每个伴侣直接与治疗师谈话的技巧。

当代鲍恩流派的理论家

随着时间的推移，鲍恩的理论思想及其临床应用的一些支持者对这个模型进行了完善。迈克尔·克尔（Michael Kerr）（Kerr，2003；Kerr & Bowen，1988）和丹尼尔·帕佩罗（Daniel Papero）（Papero，1990，2000），以及华盛顿特区乔治敦家庭中心（Georgetown Family Center）的教师，都是当代著名的鲍恩理论和实践的支持者。埃德温·弗里德曼（Edwin Friedman，1991）是一位受过鲍恩训练的拉比（犹太教会众精神领袖）。他在1996年去世前将家庭系统理论应用到宗教咨询中。菲利普·格林（Philip Guerin）是鲍恩早期的学生。他在纽约建立了家庭学习中心（Center for Family Learning），并根据婚姻冲突的强度和持续时间（Guerin，Fay，Burden，& Kautto，1987）及家庭关系中的三角关系（Guerin，Fogarty，Fay，& Kautto，1996）设计了干预措施。在马萨诸塞州的Peter Titelman（2010）关注鲍恩理论的临床应用。贝蒂·卡特［于2012年去世，此前一直是纽约韦斯特切斯特家庭研究所（Family Institute of Westchester）的创始人和主任］以及莫妮卡·麦戈德里克［McGoldrick，2010；新泽西多元文化家庭研究所（Multicultural Family Institute）的主任］将鲍恩理论应用到家庭生命周期的多代研究上（和加西亚-普雷托一起）。麦戈德里克和卡特（McGoldrick & Carter，2001）密切关注文化、阶级、性别和性取向对家庭模式的强大影响。俄勒冈大学的伊丽莎白·斯考隆（Elizabeth Skowron）在个体化评估方面有很强的影响（2004）。

背景治疗

伊凡·鲍斯泽门伊-纳吉是背景治疗的先驱。他是一名受过精神分析训练的精神病学家，于1948年从匈牙利移民到美国，并于1957年在费城创立了东宾夕法尼亚精神病学研究所（EPPI），作为精神分裂症的研究中心（James Framo、Geraldine Spark、Gerald Zuk和David Rubenstein是其早期的合伙人）。经过一系列寻找生物化学线索来解释精神分裂症病因的尝试失败后，鲍斯泽门伊－纳吉及其同事将注意力集中在精神分裂症的行为和心理方面，最终转向家庭内部的代际问题。当东宾夕法尼亚精神病学研究所在1980年因为失去国家基金资助而关闭时，研究人员继续在附近的哈尼曼大学医学院完善背景理论。

关系伦理学

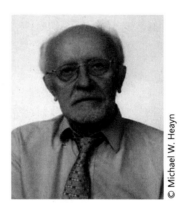

伊凡·鲍斯泽门伊－纳吉（Ivan Boszormenyi-Nagy），医学博士

正如鲍斯泽门伊－纳吉（Boszormenyi-Nagy，1987）在总结30年来的文献时所阐述的，**背景（contextual）**治疗深受费尔贝恩（Fairbairn，1952）的客体关系理论、存在主义哲学和沙利文的人际精神病学（Sullivan，1953）的影响。对此，他加入了伦理的视角——家庭成员间的关系中的信任、忠诚、跨代负债、权利和公平。鲍斯泽门伊－纳吉认为，当今家庭的负担是复杂的，而对其功能的全面了解必须超越对家庭成员之间发生的互动序列的简单理解。还需要注意的是家庭内部的心理和代际问题的影响，特别是每个成员与彼此有关的要求、权利和义务的主观感受。为了让家庭有效运转，家庭成员必须对他们对彼此所做的行为承担伦理责任，且必须学会平衡权利（entitlement；应得的）和负债（indebtedness；欠谁的）。这一平衡可以为所有潜在的关系提供关系基础或背景（Ducommun-Nagy & Schwoeri，2003）。

关系伦理（relational ethics）是背景理论的核心概念。它关注的是家庭内成员之间对于公平性的长期、波动平衡，即每个参与者的福祉利益都会被其他参与者考虑在内。关系伦理既包括个体心理学（个体内部发生的事情），也包括系统特征（家庭内的角色、权力结盟和沟通序列）。例如，一对伴侣为了维持和继续建立他们的关系，必须发展出一种对等的相互让步，平衡彼此的权利和责任、功绩和义务。当双方的需求发生冲突时（这在任何关系中都是不可避免的），他们必须敞开心扉并诚实地协商分析，以维持整体的公平。公平、正派、考虑每个家庭成员的需求、忠诚、平等、互惠、关爱、负责——这些一起帮助决定家庭内行动的方向、形式和自由程度（Boszormenyi-Nagy，Grunebaum，& Ulrich，1991）。当家庭内的信任和关爱被打破时，症状可能会出现。当一个受伤的人向无辜的第三人寻求补偿时，可能会出现具有破坏性的权利。例如，受伤的父母可以对孩子提出不公平的要求，期待孩子表现得像一个成熟的成人——被称为亲职化——然后这个孩子继续对自己的孩子提出不公平要求。而具有建设性的权利能认识到，不管反应如何，给予本身是会有回报的

（Ducommun-Nagy & Schwoeri，2003）。

对于背景治疗师来说，家庭内代代相传的关系模式是理解个体以及家庭功能的关键。信任是关系的基本属性，且它可以被耗尽或恢复，取决于家庭成员在相互给予——索取时基于忠诚感和负债感行动的能力。背景治疗师关注的是作为改变杠杆的关系资源，而不是症状性行为或家庭病理学；关系被视为可信赖的，只要其允许家庭成员就有效要求和相互义务的问题进行对话。

杰拉尔丁·斯帕克（Geraldine Spark）是一名有精神分析背景和在儿童指导中心工作的经验的精神病学社会工作者。鲍斯泽门伊-纳吉最初和他一起（Boszormenyi-Nagy & Spark，1973）提出了一种基于家庭内部**隐形忠诚**（invisible loyalty）的理论。在这一理论中，孩子无意识地承担了帮助父母的责任，而这对孩子来说往往是不利的（例如，变成失败者以证实父母的预言）。

家庭账簿、遗产、债务和权力

此外，鲍斯泽门伊-纳吉和斯帕克提出了一套治疗技术，旨在揭示和解决家庭随时间而产生的"义务"和"债务"。他们用**家庭账簿**（family ledger）来比喻这些"账户"所保存的地方。这一多代际的"会计"系统可以追踪家庭成员得到了什么，以及从心理上说，谁还欠谁什么。

他们还介绍了如家庭遗产（family legacy）和家庭忠诚等新的术语，以强调家庭成员会不可避免地习得一些对彼此的期待和责任。家庭遗产指的是从前几代传下来的期望，比如对男人和女人的期望。而家庭忠诚指的是孩子基于父母公平程度的忠诚。父母公平公正的行为能使孩子变得忠诚；而不公平的要求或夸大的义务感可能会产生隐形忠诚。在这种隐形忠诚中，孩子会无意识、无休止地持续偿还父母的债务。这对他自己往往是不利的，因为偿还债务的优先级别高于其他令人担忧的事情。

打个比方，每个人都有一种未结算的账目的感觉，如他在家庭内的关系中投入了多少，以及付出和收获之间是否有公平的平衡。尽管这算不上一个严格的记账系统，且很少能达到完美的平衡，但如果一个家庭要保持活力、避免停滞，那么对峙和纠正不平衡就会被视为必不可少的。乌尔里克（Ulrich，1983）引用了暂时不平衡的一种情况：妻子从事着一份并不令人满意的工作，以支持她的丈夫完成在法学院的学业——但她会期望她在共同基金上的投资最终能带来他们共同的财富。义务可能植根于过去的几代人，且不需要被有意识地认识到，就能影响当前家庭成员的行为。参见专栏8.11的个案研究——一个关于治疗师如何在临床情境中使用账簿比喻的例子。

专栏8.11　个案研究

衡量一段关系

吉姆是一位富有而成功的执行总监。他大约50岁，是一个有魅力的男人。他在第二次婚姻快要结束时寻求治疗。他很快就跟治疗师提到，他的婚姻即将结束，因为他和他的妻子已经多年没有性生活了。而且，从他的角度看，她是控制和疏远的。他还提到他这几年都有外遇，而最近交往的也疯狂爱着的是米拉。他补充，他在不同的城市有几个女朋友，只要他在这些城市里，他就会和她们约会。治疗师感觉吉姆非常的焦虑和孤独。

几个月过去了，吉姆和米拉的关系变得充满敌意，现在他也和妻子离婚了。他觉得自己不得不离开米拉。他对孤身一人感到越来越焦虑。

在一次治疗中，吉姆提到，小时候，他的工作是作为母亲的"约会对象"，和她一起去看歌剧，因为吉姆的父亲不喜欢去。随着治疗师的倾听，很明显，他母亲的这种"请求"更多的是一

种要求。她觉得她有权利让他和自己一起去看这些演出；他别无选择，只能同意。吉姆第一次陪他母亲去看歌剧是在他大概14岁的时候。当他看到其他女人都是和丈夫或成熟的约会对象在一起时，他感到非常尴尬。他向治疗师提到，他觉得母亲需要他无限的关注。他说她总是从他那里索取，但是他在她那里得不到任何需要的东西。治疗师问这位成功的执行总监："这是什么类型的交易？现在你能接受这些条件吗？"吉姆笑着说他不会。治疗师说："也许这些账目可以被处理掉。毕竟把好钱用到没有用的地方是没有意义的。"

虽然还有很多工作要做，但吉姆后来承认，看到"账簿"对他如何不利，有助于帮他开始将自己从母亲那里分离开。他继续观察她的要求是如何影响他对女人的选择的，而且他开始能够更好地忍受孤身一人。

鲍斯泽门伊-纳吉和克拉斯纳（Boszormenyi-Nagy & Krasner, 1986）认为，传统的干预，无论是以个人为焦点还是以家庭为焦点，始终忽视了家庭的均衡，不管是负债的还是应得的，特别是在代与代之间。然而，无论是否在接受治疗，人们都会不断地提出这样的问题："我欠了什么？欠了谁？""我该得到什么？从谁那里得到？""我需要以及想要什么样的关系？""我有义务维持什么样的关系，不管我是否需要或想要它们？"

每当出现不公正的情况时，人们就期待将来能得到还款或赔款。当公正来得太慢或者数量太少而无法使另一方满意时，关系就会出现问题。从这个角度看，如果不查看问题的历史、家庭账簿和检查未结算的或未纠正的账目，就无法充分理解任何个体的功能失调行为。一种症状的发展可能代表了一种不公正的感觉积累得太多了。

因此，家族遗产决定了债务和权利。一个儿子可能注定成功（"我们期望你将会擅长你尝试的任何事情"），而另一个可能注定失败（"我们认为你永远不会有多大成就"）。儿子可能有权得到认可，而女儿只能蒙羞。正如鲍斯泽门伊－纳吉和乌尔里克（Boszormenyi-Nagy & Ulrich, 1981）所指出的，由于家庭有这些带祈使语气的话，孩子们在伦理道德上有义务以某种方式使他们的生活顺应他们所继承的遗产。乌尔里克（Ulrich, 1983）给出了如下形象的例子。

> 一个儿子，他的家庭遗产是家庭成员之间的不信任。每当他的妻子花钱没有经过他事先批准时，他就会愤怒地和妻子对峙。他确信，且试图说服她相信：她是不值得信任的，而她挥霍无度的行为将会使他们破产。（p.193）

实际上，这个例子中的妻子有全职的工作，且要照顾他们的孩子，是为家庭的偿付能力做贡献的。如果她对他的愤怒的反应是恐惧——她从自己的家庭中继承的遗产——那么她可能会隐藏她买的东西。如果他发现了这样的隐藏，就会加深他的不信任；他随后的愤怒会加深她的恐惧。他们的遗产结合到一起，对他们的婚姻产生了不良影响。总而言之，他仍在按照母亲的训诫——妻子是不可信的——付款。他"多付钱"给了他的母亲。他是在抢劫他的妻子。反过来，她可能也在偿还类似的债务。背景治疗将会引导他们重新评估所有的关系，偿还合理的孝道债务，并将他们自己从压迫性义务中解放出来。

除了鲍斯泽门伊－纳吉，这一观点的主要倡导者包括康涅狄格州的心理学家戴维·乌尔里克（David Ulrich, 1998），以及宾夕法尼亚州背景成长研究所（Institute for Contextual Growth）创始人的妻子、精神病学家凯瑟琳·杜科蒙－纳吉（Catherine Ducommun-Nagy, 2003）。

治疗目标

虽然减少压力在背景治疗中是一个重要目标，就像在所有治疗中一样，但背景治疗的基本目标是提高家庭成员联结的能力，重新平衡家庭成员之间的给予－索取账簿和情绪账簿。因此，背景治疗帮助家庭重新讨论关于谁亏欠谁的争议；其中有些争议可能已经被搁置了好几代。多向偏袒（multidirected partiality）指的是每个人的立场都会以公平和公正来进行考虑的治疗过程（Ducommun-Nagy & Schwoeri, 2003）。一旦争议得到处理，治疗师会帮助家庭成员采取补救措施，以恢复关系中的平衡、公平和信任（Ulrich, 1998）。功能良好的家庭的特点是，有能力协商不平衡，并在互动中保持一种公平感和责任感。

背景治疗师不关注病理，而是关注家庭的关系资源（Ducommun-Nagy，1999）。也就是说，他们帮助每个家庭成员探索通过适当地给予来从其他人那里获得权利的可能性。这一观点的支持者坚持认为，如果不真正地考虑他人，个体的自主性是不可能实现的。治疗师会鼓励来访者考虑他人的利益，最终使给予者和接受者都受益。

伦理关系

伦理维度使得背景治疗具有其独特性。这一流派的实践者坚持认为，他们不是在说教或采取评判的立场，而是提供了一个现实的策略来预防个人和关系的失衡和最终的崩溃。他们认为，有效的治疗干预必须以治疗师的信念为基础，即可信赖程度是重新进行遗产评估和允许家庭成员感到他们有权拥有更令人满意的关系的必要条件。背景治疗的实践者坚持认为，如果不能清楚地了解家庭忠诚——谁和谁绑在一起、对所有家庭成员的期待是什么、如何表达忠诚、当忠诚账目不均衡时会发生什么（"在你成长的时候，我们在你身边，而现在我们，你年迈的父母，有权利从你那里获得帮助"）——就无法完全理解家庭。

背景治疗通过发现不平衡、引导家庭成员努力解决旧的家庭问题（例如，母亲和女儿"陷入"终生的冲突）、"宣判"被指控的罪人无罪或改变已存在于整个家庭过去几代人中无效的关系模式，来帮助家庭重新平衡隐形的家庭账簿中的义务。治疗的主要目标是在家庭关系中建立或恢复可信赖度以及关系的完整性。父母的行为可能会根据其过去的根源而被重新评估（和原谅）。在专栏8.12的例子中，一位治疗师帮助一个因意见分歧和忠诚冲突而分裂的家庭学习更公平和在伦理道德上更负责任的处理方式。

 专栏8.12　个案研究

一位背景治疗师引出一个家庭的关系资源

琼斯夫妇正在为他们的婚姻寻求帮助。目前的问题与琼斯太太对她丈夫和母亲的怒气爆发有关。琼斯太太是一个聪明的、有强迫性洁癖的人。她怨恨母亲曾羞辱过她，让她感到挫败。她说，她们的关系特征是不信任和操纵。她通过给父母

打长途电话来发泄自己的愤怒，而这会不可避免地导致她与母亲激烈的争吵。或者她会长时间地忽略父母。

妻子敌意的爆发使得琼斯先生感到无助。他是一个勤奋、一丝不苟、负责任的推销员。他会

深感沮丧，总是不知道自己下班回家后会面对什么。在某些情况下，琼斯太太会试图破坏他所珍视的花园设备。在其他情况下，她会扔掉他最喜欢的书。但在另一方面，他们的婚姻有时似乎还不错。例如，当他们的大家庭成员真的有需要时，他们可以像一个团队那样运作。在短暂的休息期间，他们可以享受和彼此相处的时间，并报告他们的性关系很好。

然而，这对夫妻经常因为他们唯一的孩子而争吵。希拉，12 岁，长期夹在他们中间，一直生活在将自己的忠诚撕开给二人的困境之中。琼斯太太会在家门口迎接丈夫，并抱怨他们的女儿。他憎恨被推去扮演不公平的裁判角色，并通过与希拉组成一个破坏性联盟进行报复。在治疗过程中，这对夫妇最终同意倾听对方的想法。三个家庭成员开始一起朝着更公平的关系努力。

琼斯夫妇和希拉似乎被治疗师估计各方理由根据的能力安抚了（多向偏袒）。然而，琼斯太太会公开表现出她对于任何想要让她对母亲给予公平考虑的企图感到恼火。在此期间，家里

的情况有所好转。直到现在，琼斯太太都一直缺乏安全感，无法找到一份与她的智力和能力相称的工作。在很长一段时间里，她都把精力花在强迫性地做家务上。突然，她找到了一份自己喜欢的工作。

很快，随着她的世界越来越大、越来越开放，紧张的氛围变得缓和。琼斯先生学会了在妻子发怒时远离她。而琼斯太太开始与母亲通信，并成功愉快地拜访了父母几次。

有时，一些先前指向琼斯太太的父母的报复转移到治疗师那里。有一次，琼斯太太拒绝陪丈夫一起去见他们的治疗师，理由是治疗师"不关心"她。然而，2 周后，她在电话应答服务中留了一条紧急信息：她的母亲意外去世了。她克服了激动的情绪，对治疗师表达了深切的感激之情。她想，如果治疗师没有让她找到和母亲再次产生联结的方法，她会怎么样呢？如果她没能及时修复他们的关系，该怎么办？

来源：Boszormenyi-Nagy & Krasner (1986), pp.45-46.

总　　结

鲍恩的家庭系统理论有一个基于自然系统视角的代际观点，即人类行为会被看作进化过程的结果以及一类生命系统。鲍恩将家庭概念化为一个情绪关系系统，并提供了八个紧密关联的概念来解释在多代核心家庭和大家庭中发生的情绪过程：自我分化、三角关系、核心家庭情绪系统、家庭投射过程、情绪阻断、多代传递过程、同胞位置和社会退行。慢性焦虑被认为是自然中不可避免的一部分。随着家

庭试图平衡整体感和分化，慢性焦虑会在代与代之间传递。

家庭评估访谈强调客观性和中立性，因为治疗师会努力保持在家庭之外，并且不被三角化卷入家庭的情绪网络中。家谱图提供了有用的、关于至少三代人的家庭关系系统的图形描述。在治疗上，鲍恩会以一种平静的、小心翼翼的、去三角化的方式与婚姻伴侣进行工作，试图解决他们之间的融合；他们的目标是降低

焦虑和缓解症状，最终最大化每个人在核心家庭系统内以及从原生家庭中的自我分化。指导单个家庭成员重新定义自己，并从父母那里去三角化，是当代实践中的主要部分。

由伊凡·鲍斯泽门伊-纳吉开发的背景性家庭治疗主要关注的是关系伦理和代际遗产，并探索过去的影响是如何对所有成员现在的功能产生影响的。根据这种观点，家庭有着隐形的忠诚——根植于上一代人的义务——以及必须平衡的未结算账目。背景治疗试图重建负责任的、值得信赖的行为，同时考虑到所有相关权利。它的目标是帮助功能失调的家庭重新平衡成员之间的给予-索取账簿和情感账簿，并在相互交往中培养一种公平感、信任感和责任感。

推荐阅读

Bowen, M. (1978). *Family therapy in clinical practice*. New York: Jason Aronson.

Framo, J. L. (Ed.). (1972). *Family interaction: A dialogue between family researchers and family therapists*. New York: Springer.

Hargrove, D. S. (2009). Bowen family systems theory. In J. H. Bray & M. Stanton (Eds.), *The Wiley-Blackwell handbook of family psychology* (pp. 286–299). Oxford, UK: Wiley-Blackwell.

Kerr, M. (2003). Multigenerational family systems theory of Bowen and its application. In G. P. Sholevar (Ed.), *Textbook of family and couples therapy: Clinical applications*. (pp. 103–126). Arlington, VA: American Psychiatric Publishing, Inc.

Kerr, M. E., & Bowen, M. (1988). *Family evaluation: An approach based on Bowen theory*. New York: Norton.

Ducommun-Nagy, C., & Schwoeri, L. D. (2003). Contextual therapy. In G. P. Sholevar (Ed.), *Textbook of family and couples therapy: Clinical applications*. (pp. 127–145). Arlington, VA, US: American Psychiatric Publishing, Inc.

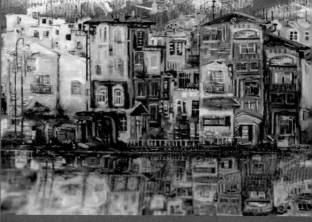

第九章

体 验 模 型

体验、碰撞、对峙、直觉、过程、成长、存在、自发、行动、此时此地——这是体验式家庭治疗师会用到的词汇表。这些治疗师倾向于将理论（尤其是理论化）最小化，认为理论是治疗的阻碍，并认为改变存在于非理性的治疗性体验中。这种体验为个人成长创造了条件，也为家庭互动解除障碍。他们对于问题起源的理智思考和洞察并不是特别感兴趣。在治疗过程中，是家庭和治疗师之间的关系促进了个体家庭成员以及整个家庭系统的成长。

体验式家庭治疗是**现象学**（phenomenological）技术（格式塔治疗、心理剧、罗杰斯以来访者为中心的疗法、会心团体运动）的产物。这些技术在自由的20世纪60年代的个体治疗方法中很流行。现象学心理治疗关注的是个体（或家庭）独特生活环境的经验或主观性。拓展经验、疏通压抑的冲动和感受、发展出更高的敏感性、更能接触到自我、学习识别和表达情绪、与伴侣建立亲密关系——这些都是一些体验主义者的现象学**人本主义**（humanistic）目标。

早期的倡导者以自我实现为目标，与当时著名的精神分析目标——解决儿童时期形成的神经症——形成对比。与其他大多数第一代家庭治疗师相比，他们的思维不够系统，并且与以认知为基础的社会建构主义流派（如焦点解决疗法和叙事疗法）明显脱节。体验式家庭治疗师将注意力放在"当下"的情绪上。随着两位杰出领袖卡尔·惠特克和弗吉尼娅·萨提亚的去世，这一观点遭到了严重挫折。

如今出现了以苏珊·约翰逊（Susan Johnson）和莱斯莉·格林伯格（Leslie Greenberg）为代表的新一代经验浪潮。应用在伴侣和家庭中的**情绪聚焦疗法（emotionally focused therapy，EFT）**强调家庭成员和伴侣间的情绪交流，识别定义他们关系质量的感受，并能帮助建立安全的依恋关系。这种方法比起先前的体验式方法更能接受理论，同时继续强调来访者对内在体验的觉察，而不是理智上的理解。她们（Greenberg，2014；Johnson & Bradley，2009）的研究详细说明了可重复的流程，并评估治疗工作的有效性。这在体验式治疗师中极为罕见，因此特别引人注目。

学习目标1　共同的哲学承诺

根据定义，体验式干预是由个人卷入的治疗师为个体来访者或家庭量身定做的。本章中的每一种流派都以不同的方式让家庭参与治疗，尽管它们都有某些共同的哲学原则。它们都强调选择、自由意志以及人类自我决定和自我实现的能力，从而强调来访者的目标，而不是治疗师预先确定的任何结果。紊乱的或功能失调的行为会被看作（尤其是早期的体验主义者会认为）成长过程中的失败，以及无法实现个人潜能和可能性的一种缺陷。因为每个人（或家庭）都是独一无二的，每个人必须意识到并发挥自己的潜力，在过程中发现解决当前问题的方法。

个体或家庭心理治疗是一次人与人之间的相遇。治疗师和来访者都努力做到真诚和真实。获得敏感性、触碰感受并予以表达，学会变得有自发性和创造性（通过参与非理性的体验）是来访者达成目标的典型途径。如果干预成功，那么它应该同时有助于来访者和治疗师的成长。

每一种方法都强调情绪体验高于理性思考，尤其是高于理智化。此外，每一种方法也都强调人类成长的潜力和治疗联盟的重要性。治疗师是主动的，经常自我表露，可能会使用各种能引起共鸣的程序来帮助来访者更接近他们的感受、感觉、幻想和内在体验。在整个治疗过程中，治疗师会鼓励来访者对此时此地正在进行的生活体验保持敏感。否认冲动和压抑情感会被视为功能失调和成长迟滞的。情绪聚焦疗法强调对他人的共情性协调和回应性，从而使得每个人都感到被理解。帮助家庭成员克服阻碍共情性反应的、受限的情绪表达是需要掌握的关键技能。

　　为了拓展自己的体验,体验式家庭治疗师往往不得不处理他们在这个过程中的脆弱性(在合适的时候,他们可能会与来访者分享)。在帮助来访者获得(对他们的想法、感受、身体信息的)自我意识、自我责任感和个人成长的过程中,治疗师的干预尝试是自发的、有挑战性的和个性化的(因此通常是独特的)。体验式家庭治疗师旨在丰富一个家庭的体验,并增加每个家庭成员实现他独特的和非凡的潜力的可能性。

体验模型

　　体验式家庭实践者会根据他们所治疗的每个家庭独特的冲突和行为模式来调整方法。一些体验式治疗师,如卡尔·惠特克(Whitaker, 1976),虽然会很小心,尽可能不把任何先前形成的理论假设或技巧强加于家庭,但他们的工作明显反映了先前所受的精神分析取向训练[1]。另一些体验式治疗师的工作,如凯普勒(Kempler, 1981),反映了他们所受到的格式塔治疗的训练。弗吉尼娅·萨提亚是一位热情、直觉敏锐且极富同理心的治疗师。她运用自己的人本主义观点和具有创造性的技巧,挖掘与她进行工作的每位家庭成员积极的成长潜力。

　　戴维·坎特(David Kantor)、弗雷德·杜尔(Fred Duhl)和邦尼·杜尔(Bunny Duhl)代表了早期其他有影响力的体验式家庭治疗师。他们于1969年创办了波士顿家庭研究所(Boston Family Institute),并发展了表达性技术,如**家庭雕塑**(family sculpting)。家庭雕塑是一种非言语沟通方法。通过使用这种方法,家庭成员可以将其他成员的身体摆放在某个与彼此有空间关系的位置上,象征着他对家庭成员权力或彼此的亲密度差异的看法(Duhl, Kantor, & Duhl, 1973)。

---

[1] 惠特克在儿童精神病学方面的训练和他最初针对个体患者的取向受到了奥托·兰克(Otto Rank)的影响。兰克是弗洛伊德早期的合作者,强调与患者一起寻求成长,并提供"此时此地"的治疗性体验。英国客体关系学家梅兰妮·克莱因坚持认为,精神病理代表了患者自我治愈的努力。这是对惠特克概念化另一个重要的早期影响(Neill & Kniskern, 1982)。

卡尔·惠特克和象征性体验式家庭治疗

　　象征性体验式家庭治疗（symbolic-experiential family therapy，S-EFT）的先驱是卡尔·惠特克。这是一种多代际疗法，会使用治疗处理个体和家庭关系模式（见专栏9.1）。治疗师以个人成长和家庭联结为导向，通过使用更自发和灵活的方式来接纳和处理家庭成员的冲动，承担起帮助他们摆脱僵硬和重复的互动模式的关键作用。由于 S-EFT 的实践者认为，大家庭的影响，不管是过去的还是现在的，在家庭不可言说的象征式体验中都是无处不在的，因为治疗过程中通常包含家庭的好几代人。为什么是象征性的？基斯和惠特克（Keith & Whitaker，1982）是这样解释的，

　　　　我们认为改变家庭的是体验，而不是教育。大脑皮层的主要功能是抑制。因此，我们大部分的体验都是在意识之外发生的。我们最容易象征性地接触我们的体验。对于我们来说，"象征性"意味着某件事物或某个过程有不止一种意义。虽然教育可能是非常有帮助的，但家庭隐蔽的过程包含了潜在变化所需的最强力量。(p.43)

 专栏9.1　临床笔记

象征性体验式治疗的显著特征

● 一种实用的、非理论的心理治疗方法。

● 坚定地致力于对人类体验去病理化。

● 以治疗师自发的创造力取代预先计划好的治疗技术。

● 强调情绪体验和家庭的情感参与。

● 对来访者的自我接触、自我实现、扩展体验和家庭凝聚力的承诺。

● 治疗师对自我的使用（从自己的生活中获得意象、幻想和个人隐喻）。

● 使用象征性的、非言语的方法或游戏。

● 共同治疗的使用。

　　要理解象征性体验式家庭治疗是如何发展的，我们必须追溯卡尔·惠特克的职业生涯。惠特克是一位非传统的、有趣的、信仰有悖传统的精神病学家。直到1995年去世，他一直是体验式家庭治疗师的典范。最初使得他产生全国性影响力的是他创造性的和激进的个体心理治疗工作，尤其是他重新定义了

精神分裂症症状的开创性努力。他将其重新定义为一个人被"卡"在成长的过程中（而不是痛苦地承受着恶化的状况），并试图运用"具有创造性的"办法来解决棘手的人际关系问题。惠特克作为里程碑式著作《心理疗法的根源》（*The Roots of Psychotherapy*；Whitaker & Malone，1953）的合著者，是主动式治疗师的早期拥护者，推动患者的成长和整合，而不是简单地提供深刻见解或理解来帮助他们"适应"社会。在惠特克与精神分裂症患者的工作中，他采取了大胆的立场，这在此前的家庭治疗中是从未被赞成过的，即治疗中的每个参与者在某种程度上都同时是患者和他人的治疗师（与精神分析师桑德尔·费伦奇在20世纪20年代首次支持的一对一治疗的观点类似，但该观点被当时的精神分析当权者压制了）。两者都在这个过程中投入了情感，都是脆弱的，都会退行，都是作为个体因体验而成长。两者都将自己暴露在改变的风险之下。每个人都对自己的成熟过程负责，而不是对彼此负责。治疗师如果要促进他人的成长，必须致力于个人成长。

对精神分裂症患者使用共同治疗

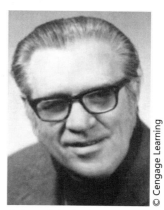

卡尔·惠特克（Carl Whitaker），医学博士

惠特克在纽约州北部的农村地区被相对孤立地抚养长大。或许不像大多数人那样受到社会习俗的束缚，他很早就选择了一条另类的职业道路。惠特克在20世纪40年代初接受了产科医生/妇科医生的培训。他发现自己对该领域的心理学方面很感兴趣。他做出了一个非常规的举动，即最后一年在一家精神病院接受培训，主要是与精神分裂症患者进行工作。他在路易斯维尔儿童指导诊所和附近的奥姆斯比村接受了进一步的培训。奥姆斯比村是少年犯的社区治疗中心。在那里，他学着发展了此时此地的技术，将其用于通常会抵触常规形式的精神干预的患者（Neill & Kniskern，1982）。

1941年美国加入"二战"时，作为平民的惠特克奉命到田纳西州的橡树岭医院治疗患者。那个社区离美国秘密组装原子弹的地方很近。或许是因为工作负荷重（据说，惠特克每天要连续治疗12个患者，每个患者半小时），或许是因为他觉得自己在治疗成年患者上缺乏经验，又或许是因为他希望分享他在治疗过程中高强度的个人参与，惠特克开始与同事（如John Warkentin）一起进行**共同治疗（co-therapy）**。在战争结束后，他被邀请到佐治亚州亚特兰大市的埃默里大学医学院建立精神病学系，并担任系主任。在那里，惠特克和同事一起，如Warkentin（拥有心理生理学博士学位，曾接受过儿童治疗的培训）以及之后的 Tomas Malone（曾接受过成人精神分析工作的培训），继续他早期针对精神分裂症患者的、非传统的共同治疗。这一技术允许一名治疗师作为观察者，另一名治疗师则更直接地接触来访者。

随着惠特克使用他非传统的方法来治疗精神分裂症患者，他越来越意识到家庭在精神分裂症中扮演的关键角色。正如他后来所说的，他对"没有人这种东西，一个人只是一个家庭的碎片"的观点很感兴趣。而且，用典型的惠特克式的挑衅风格来说，"婚姻实际上不是两个人的结合；相反，它是两个家庭为了繁衍而派出的替罪羊的产物"（Whitaker & Ryan，1989，p. 116）。

惠特克开始将精神分裂症理解为一种心理内部的和人际关系上的困境，且要与精神分裂症患者的家人一起治疗他们。多治疗师团队——惠特克早期所依赖的共同治疗的延伸——是一个创新，有助于防止单个治疗师纠缠在被惠特克发现是强大的、缠绕的家庭系统中。此外，多团队治疗还能为整个家庭做出理想的人际行为的榜样（例如，在家庭面前对彼此表示反对，却是以建设性的方式表达的）。

家庭治疗的象征性方面

在20世纪60年代中期，惠特克从埃默里大学辞职，并成立了亚特兰大精神病诊所（Atlanta Psychiatric Clinic）。亚特兰大精神病诊所是一家私人诊所。1965年，惠特克将自己定义为一名家庭治疗师。他在那时搬到了麦迪逊市的威斯康星大学的医学院，并开始——先是和现在于亚特兰大工作的心理学家奥古斯特·内皮尔（August Napier）一起，后是和现在于锡拉丘兹的儿童精神科医生戴维·基斯（David Keith）一起——细化他关于如何有效地让各种家庭参与治疗，而不是仅仅让那些患精神病的家庭成员参与治疗的观点（Keith & Whitaker，1982；Napier & Whitaker，1978）。此外，惠特克开始更加关注他个人在治疗过程中的体验；他看到了利用这一意识的潜力——推动患者改变，与此同时，他也可以通过投入治疗性相遇而继续获益。

象征性体验式家庭治疗师坚持认为，真实的和象征性的治疗因素都会在治疗中起作用。他们把治疗的象征性方面比作城市的基础设施；虽然表面上看不出来，但在街道和建筑物下面运行的东西使得地表上的生命得以延续（Whitaker & Bumberry，1988）。作为心理动力学影响的反映，这些治疗师认为，我们个人的地下世界即便不是总是有意识的，也是被冲动的暗涌和不断发展的象征控制着的。事实上，他们认为正是这些"情绪基础设施"确保了我们冲动生活的流淌。他们认为，我们赋予外部现实的意义是由内部现实决定的。因此，帮助拓展家庭的象征性内部世界可以帮助他们过上更充实、更丰富的生活。

治疗师对自我的使用

象征性体验式家庭治疗师试图通过识别和表达他们自己类似的潜在冲动和象征来理解家庭复杂的冲动和象征世界。他们不满足于来自思考和推理的表面世界的材料，而是去探索表面文字下的隐秘世界，试图感知在他们自己和来访者家庭之间发生的更重要的象征意义。他们通过轻松地接受和表达自己的冲动和幻想，帮助家庭成员更自在地认识、表达和接受自己的冲动和幻想。根据S-EFT，当个体成员感觉自己是一个完整家庭的一部分时，他们会被激励去成长和发展。一旦他们体验到这种安全感和归属感，他们以后就会感到足够自由（"解脱"），以从心理上和家庭分离，并发展出作为独立个体的自主性。

正常化人类行为

学习目标2

在整个治疗过程中，S-EFT的倡导者会倾听、观察，并与他们所体验的东西保持即时的联系，并积极干预以修复损伤，而不关心为什么会出现障碍。他们努力将人类体验去病理化，并从结构和过程两个方面看待功能失调。

在结构上，可能是紊乱的或不可渗透的家庭边界导致了非功能性子系统运转、破坏性联盟、角色僵化和代际分离。过程困难可能会导致家庭成员解决冲突的协商失败，失去亲密的关系、依恋或信任，因为个人的关系需求仍然没有得到满足。一般来说，这些治疗师认为，当功能失调的结构和过程长期存在并干扰家庭执行其生活任务时，症状就会出现（Roberto，1991）。

在这些治疗师看来，"精神病理学"源自与产生"正常"行为相同的机制。因此，在惠特克的带领下，他们不害怕鼓励家庭成员的"疯狂"（非传统的、孩子气的、社会不接受的行为）。或者，在该问题上，他们也不害怕鼓励自己"疯狂"，相信新的观点和具有创造性的解决方案通常会随着家庭的延续和成长而产生。通过他有时古怪和难以抑制的"右脑"风格，惠特克通常能够让家庭对其自身的无意识或象征性生活更加敏感。

对于S-EFT的实践者来说，治疗的重点是过程——在家庭治疗中发生了什么——以及每个参与者（包括治疗师）是如何体验感受、暴露脆弱性和分享无保留的想法的。每当一个人或一个家庭系统寻求成长时，治疗师（或共同治疗师）可以利用这一追求自我实现和成熟的内在驱力来让那个人或团体融入一次存在性相遇。在那里，他们可以不受通常所描述的医患或咨访关系的惯常社会约束和角色表现的束缚。这次相遇是为了改变旧有的感受和行为方式，从而提供一次扰动的体验，以激活看似休眠但固有的成长过程。

建立治疗目标

S-EFT 认为，家庭治疗师的任务是帮助三代家庭（原生家庭和当前家庭）同时保持一种整体感以及一种健康的分离感和自主性。家庭角色虽然在很大程度上是由代际决定的，但也应保持灵活，而且应鼓励成员探索家庭角色，有时甚至可以交换家庭角色。惠特克和基斯（Whitaker & Keith, 1981）认为，健康的家庭会发展出一种"好似（as if）"的结构，允许角色扮演的自由，且通常会允许每个家庭成员尝试新的角色和获得新的视角。[1]

> 例如，6岁的儿子和爸爸说："今晚可以让我来上肉吗？"爸爸说："当然，你坐在这把椅子上，然后给我们肉和土豆，而我会坐在你的位置上抱怨。"（p.190）

在 S-EFT 中，这样角色交换是一个发展出健康的、有话直说的交流方式的机会。在这一角色交换中，所有家庭成员都能够从个人和家庭的角度看待自己，并作为个人和家庭一起成长。与这一体验式观点相一致的是，惠特克认为家庭健康是一个不断发展的过程。在这个过程中，每个成员都会被鼓励去探索家庭的各种角色，以发展最高的自主性。将成长作为目标优于实现稳定或特定的、计划好的解决方案。而且，象征性体验式治疗师可能会在家庭仍对未来的方向不确定，但已有更好的工具来找到他们自己的方向的情况下终止治疗。

治疗过程

象征性体验式家庭治疗的目标是鼓励所有家庭成员的个体化和个人整合，同时帮助家庭成员形成更强烈的家庭归属感。在这里，家庭治疗师不会关注索引病人的症状，而是立即让整个家庭参与进来，迫使整个家庭作为一个团体来检查他们作为一个家庭单元存在的基础。

在惠特克对治疗过程的生动描述中，"家庭治疗之旅从事先一无所知的会面开始，以空巢告终"（Whitaker & Bumberry, 1988, p. 53）。在家庭治疗的初

---

[1] 惠特克关于"好似"结构的概念指的是在治疗过程中可能发生的好玩的互动；这个意思与精神分析概念中同名的概念是非常不同的。后者指的是那些没有发展出正常的俄狄浦斯情结，因此通过认同（模仿）他人来确认他们的存在的患者。

期阶段，治疗师必须处理不可避免的结构之争（battle for structure），家庭会打量治疗师及其意图，并试图为即将到来的关系加上自己的定义：家庭的问题是什么、是谁的责任、谁需要治疗、治疗师应该如何进行治疗。在 S-EFT 中，治疗师从第一次电话联系开始就会坚持控制结构。因此治疗可以在一个富有成效的氛围中开始，且治疗师不必妥协自己的需要、信念或标准。如果治疗师失去了这一最初的争夺，那么家庭将会把与可能造成他们目前问题的相同行为模式带到治疗中。有关惠特克如何与家庭工作的例子，见专栏9.2。

 专栏9.2 治疗性碰撞

使用象征性体验式家庭疗法进行工作

斯泰恩一家前来寻求治疗，因为他们认识到，就像儿子所说的那样，共同的生活"渐渐远去"。16岁的男孩说："我们彼此不常说话，不常一起吃饭，而且多年没一起度假了。"母亲沉默不语，但点头表示同意。而父亲，一位非常成功的商人，什么也没说，也没有透露他可能有的任何感受。女儿没有参加第一次治疗，但参加了随后的治疗。她说哥哥经常嘲笑她。她超重、皮肤不好，且在学校的成绩不如哥哥。

一天，父亲来晚了。其他的家庭成员都已集合，然后在没有他的情况下开始了治疗。15分钟后，父亲出现了。他坐下来，看了看表，然后向窗外看去。治疗师注意到这个"表现"，然后说："你看起来并不想待在这里。"

父亲看起来生气了，说："坦白讲，我不想。我来这里已经几个月了，但是什么都没变。然后你知道，我一直在想，你比我年轻多了，我没有什么可以向你学习的。也许我们需要一位更有经验的治疗师。"

治疗师说："嗯，我可能比你年轻，但我可以教你一件事。比如要有礼貌。"父亲惊呆了，治疗师继续说："你没有因为迟到而向我们道歉。想想

看，艾伦，你也从来没有因为没来参加第一次治疗而向我们道歉。怎么，在这个家里，有迟到和粗鲁的习惯吗？我们必须准时到这儿。如果我们不得不迟到或不能来，我们需要告诉对方。"

"我不需要做任何事情，而且我也不欠你什么。艾伦也是。我付了钱，然后如果我想要来晚一点，我会来晚一点。"

"没错，你付钱了，但是这不代表你可以不礼貌。"

"我以为治疗师应该是闭上嘴巴，解释我们的梦的。你是一个混蛋，不是吗？"

"要一个混蛋来了解另一个混蛋。这样的话，要不混蛋1号帮混蛋2号找出他的家庭为什么会分崩离析？当你不为自己负责，不为迟到而道歉时，别人为什么要和你联系呢？如果艾伦觉得你都不会来参加我们的治疗，她怎么会来呢？我讨厌别人失约。你呢？"

父亲态度缓和了。"是的，当别人和我约会迟到或放我鸽子时，是令人恼火的。"治疗师看向儿子和母亲。男孩面带微笑，而母亲显得很焦虑。大家安静了几分钟。

治疗师承认自己是一个"混蛋"引起了父亲

的注意。讨论继续以这种方式进行：让父亲意识到相比于不愿谈论他的想法和考虑家人的情感需求，做一个混蛋（不管这对他来说意味着什么）的问题没那么大，因为每个人都有暴躁的时候。治疗师和家庭开始明白，对于这位父亲来说，成为一个混蛋完全是因为他担心他的孩子并不会真正关心他。在治疗师的帮助下，这位父亲看到了他的愤怒和被孤立的感觉是如何让他无法与妻子和孩子沟通的。

在这个过程中，治疗师与家庭建立了一个"我"的立场，刺激他们，最终把作为一个家庭可识别的"我们"的立场拼凑起来。例如，通过坚持自己的自主性，惠特克是在告诉这个家庭，他对于来自他们共同经历的个人成长很感兴趣，而且他们不必担心去保护他。对于惠特克来说，真正的关心是需要距离的。这可以通过关心他自己而不仅仅是他的来访者家庭来实现。惠特克和邦伯里（Whitaker & Bumberry，1988）强调在"元立场"的象征性层面上治疗家庭——建立对彼此的期望。惠特克经常会使用体育方面的类比，将自己看作一位教练。他对在队里打球不感兴趣，只关心如何帮助球队更有效地打球。他认为，如果他上场打一垒，就意味着他对他们的一垒手评价不高。而这是一条具有破坏性的信息。相反，作为教练，他鼓励他们开发自己的资源。治疗师从一个全能的位置开始，随着家庭越来越多地为他们希望如何改变而采取行动，治疗师最终会成为一个推动者和提供资源的人。

如果治疗师必须赢得结构之争，那么家庭必须在主动性之争（battle for initiative）中获胜（Napier & Whitaker，1978）。正如结构之争决定了治疗师的完整性，主动性之争决定了家庭的完整性。他们对自己的生活负责，对他们想要走的方向负责。任何改变的主动权不仅必须来自家庭，而且必须得到家庭成员的积极支持。这些治疗师会避免改变家庭的责任，特别是寻求家庭领导能力的责任。

S-EFT的实践者坚持让家庭在所有成员到场的情况下集合，强调他们的家庭意识，并且坚持整个家庭是来访者。他们会鼓励家庭调查他们之间的关系——用惠特克的话说，就是"分摊"——尽管家庭试图找出问题出在哪些特定成员身上。治疗师不会安慰或安抚，而是直言不讳和敢于承担风险，动摇根深蒂固的家庭模式。基斯（Keith，1998）提出了一个增加家庭焦虑的初步目标（"比你想象的糟糕得多"），以迫使家庭成员为他们所创造的模式承担更多责任。

然后，在惠特克看来（Whitaker，1988），家庭治疗是分阶段进行的。

1. **预治疗或卷入阶段**（a pretreatment or engagement phase）。在这个阶段，整个核心家庭都会参与；治疗师或共同治疗师会确立原则：在治疗中，他们全权负责，但治疗室会谈之外，家庭必须为自己的生活做决定（后者旨在传达一个信息，即关于家庭成员要如何经营自己的生活，治疗师并不比家庭成员有更好的想法）。

2. **中间阶段**（a middle phase）。在这个阶段，治疗师和家庭之间的相互参与度增加；治疗师要注意不被家庭系统困住，症状被看到并被重新标定为家庭想要成长的努力；会通过对峙、夸大、逸事或荒谬来刺激家庭改变。

3. **后期阶段**（a late phase）。在这个阶段，只需要治疗师或治疗团队最少量的干预，家庭的灵活性就能增加。

4. **分离阶段**（a separation phase）。在这个阶段，治疗师与家庭分开，但会认识到相互的依赖和丧失。在最后阶段，家庭越来越多地使用自己的资源，并为自己的生活方式承担更多的责任。在分离的"空巢"里，有喜悦，也有失落。[1]

象征性体验式的制造改变的干预具有一种隐秘的、内隐的性质。该干预很少直接攻击症状。内省似乎发生在感受和行为之后而非之前。查看历史有时候是重要的，但并不是常规的；在任何情况下，它都不能妨碍这一流派主要的治疗目标——与整个家庭建立亲密的和私人的联盟，并提供一种对家庭具有象征意义但不会加剧其痛苦的体验（Keith & Whitaker，1982）。惠特克认为，家庭治疗师最能提供的是自身的个人成熟；治疗师个人的发展阶段会影响他给家庭的支持或帮助。惠特克坚持认为，如果治疗师在治疗上不能从自己的工作中获益，那么他在治疗上也不能给来访者家庭带来什么。共同治疗师的使用可以使两位治疗师联合起来，一起开心、产生分歧甚至是争吵，也许还可以沿不同的方向走——一个表现得"疯狂"，另一个提供稳定性——作为自然的和富有成效的互动榜样。

象征性体验式家庭治疗的证据

S-EFT因缺乏临床疗效的研究证据而受到批评。Mitten和Connell（2004）从惠特克的家庭治疗阶段归纳并确定了一个概念框架，提供了一组包含六个可

---

[1] 内皮尔和惠特克（*Napier & Whitaker*，1978）在他们的《家庭熔炉》（*The Family Crucible*）一书中提供了对于他们与布赖斯一家（两位家长；一个有自杀倾向、离家出走的青少年；一个处于青春期的儿子；一个6岁的女儿）所进行的有趣的、完整的家庭治疗描述。

进行研究的变量。

- 创建一个人际集，在模型中将索引病人的概念去掉，从而将焦虑平等地转移到所有家庭成员身上。
- 创建一个超系统。
- 刺激象征性背景。
- 激活系统内部的压力。
- 创造象征性体验。
- 移出系统

我们仔细看看每个方面。创建人际集对应的是惠特克不提索引病人。相反，他通过识别情感负载问题和家庭生活相关主题，接触到家庭象征性的基础设施。索引病人被一组人（家庭）代替。在这组人中，所有成员都会被看作在体验焦虑。这一焦虑的重新分布以及卷入家庭动力中，有助于家庭体验到自己是一个整体。这个"整体"构成了一个"超系统"。惠特克作为治疗师，会寻求加入这个超系统，但不会完全成为其中的一部分。治疗师会重复加入家庭，然后从中疏远。他以各种方式刺激运动，然后退出，起到促使改变的催化作用。

一项重要的治疗性干预是治疗师通过象征性内容进行的刺激。作者注意到，当惠特克感觉到他和家庭的联系时，他会通过倾听家庭正在说的话而不仅仅是听"到"，而从真实的内容转向象征性内容。追随一个分析性概念，惠特克会进入家庭的象征性世界，以促进与"主要过程"的联系。作者提供的一个例子是退缩或孤立的父亲（现实）被家庭成员称为"隐士"（象征性的称呼）。现在，这个家庭可以玩隐士这个象征性概念了。

一旦这些步骤完成了，治疗师就会有意激起家庭内部的压力；上升的焦虑会促使改变。例如，如果治疗师对孤立的隐士父亲说："你还没有绝望到能改变的地步"，父亲的焦虑可能会增加，并感到有必要改变其与家庭的关系。或者治疗师可能会创造一种象征性体验，可能是通过放大家庭成员所承担的角色。妻子说："是的，我的丈夫常常像是在另一个星球上。"治疗师可能会回应"隐士"的妻子，跟她的丈夫说类似这样的话："孩子，我知道，如果我必须和家里其他人一起生活，我有时也会想去火星。"当然，这样做的目的不是强化父亲–丈夫的孤立，而是要说一些非常刺耳的话，促使他们产生更多的感受并进行更多的交流。或许父亲会因为治疗师的评论而生气；在这种情况下，治疗师可能会回答，"对我来说，这听起来并不是那么孤立的"。这里至关重要的一点是，这种干预来自治疗师真实的情绪自我，并且这种情绪自我是与治疗室里的情绪氛围有共鸣的。否则，治疗师可能会有施虐或粗鲁无礼的风险。

Mitten 和 Connell 发现的最后一个变量是移出。治疗师在创造了此时此地的体验，以及改变家庭成员各自意识到的象征性表征后，就会将自己从家庭系统中移出。隐士了解他需要独处，也需要联结。妻子和孩子们明白，丈夫－父亲需要一些独处的时间，然而现在当他离开太久时，他们可以提醒他，他们想念他们的隐士了。参见专栏 9.3，获得像 S-EFT 治疗师一样思考的经验。

最近，关于体验式治疗的研究已经拓展到关注"注意"——治疗师通过关注"来访者的言语或非言语情感姿态"来聚焦此时此地的实践工作。这表明，促进、转变或干扰治疗师行为的相对影响（Muntigl & Horvath，2014，p. 89）。此外，体验主义者在调查来访者的情绪生产力（client emotional productivity，CEP）——一种对来访者在治疗中的情绪体验类型的评估，有助于向体验式治疗目标迈进。CEP 这一构念包括情绪激活、情绪类型（初级或次级；适应性或非适应性），以及加工方式（是否富有成效）。初步的研究表明，CEP 可以预测针对抑郁症的体验式治疗中的抑郁症状的减轻（Auszra，Greenberg，& Herrmann，2013）。

专栏9.3 像临床工作者一样思考

S-EFT

默瑟一家来找你做治疗，因为这对父母担心他们16岁的养女艾米丽似乎不像其他人那样愿意与家人交流。母亲（你觉得她控制欲过强）说，她的女儿会通过在宵禁时间还待在外面来"付诸行动"。父亲（看上去很慈爱，但是很羞怯）承认，他怀念自己和艾米丽过去的互动方式（"我们在一起很开心。"他带着若有所思的微笑说）。而现在，他发现他根本不想和她待在一起。艾米丽一句话也没说。别人说话的时候，她一直开着iPod[1]。她弟弟（看起来有点羞怯）没说什么，除了觉得一家人一起进行治疗很酷之外。对此，艾

米丽假笑着说："是的，我是这个完美家庭中的陌生人。"妈妈回答说："不，你不是陌生人，但你通常是公牛，而我们是瓷器店。"

使用上述情境以及在第258页列出和描述的六个 S-EFT 变量，在每个问题右侧的空格中，写下作为 S-EFT 治疗师的你可能有的任何想法，或你可能采取的任何干预措施。如果你需要更多的空间作答，可以使用单独的表格或文字处理软件。提示：在写下你的回答和设想你的临床情境的时候，密切注意自己的感受。你的感受可以如何帮助你进行干预？

---

[1] 美国苹果公司设计和销售的系列便携式多功能数字多媒体播放器。——译者注

1. 你对索引病人艾米丽有什么看法?	
2. 你怎样才能帮助这个家庭意识到他们都是"患者"呢?	
3. 你如何使用象征性语言来帮助家庭成员理解他们自己作为个人和作为一个家庭单元的重要方面?	
4. 设想一个情境,你可以有意义地激活家庭系统中的压力。	
5. 设计一个情境来展示你会如何帮助这个家庭使用其象征来获得一次有意义的情绪体验,从而促使他们成长。	
6. 设计一个情境,可以用以表明默瑟一家已经实现了成长/变化。	

格式塔家庭治疗(凯普勒)

　　本章的家庭治疗方法或多或少都是存在主义的(existential)。与其说它是一种正式的心理治疗流派,不如说它是一种理解人类行为的取向。受到存在主义影响的疗法寻求的是进入和理解单个家庭成员以及家庭作为一个功能整体正在体验的世界。这些疗法都强调患者基于存在(existence/being)的意义。因为人们会通过当前的选择、决定来定义自己,所以当下的行动,而非对过去的反思,才是理解存在主义的关键。即便是未来——人们选择变成的样子——也比过去的问题和冲突更具影响力。在存在主义疗法中,患者会被要求审视自己的生活并对此负责。无意识的材料可能会被提及,但是不被自动认为比生活中有意识的资料来得有意义。

　　在这个框架下的心理治疗是两个或两个以上的人之间的碰撞。他们不断地发展并实现内在潜能。这些治疗不再强调技术,以防止一个人将另一个人看作要被分析的客体。与通常认为理解源于技术的观点不同,存在主义治疗师认为技术源于理解。正式的和传统的医生-患者角色被更加平等和开放的安排取代。在这种安排中,每个参与者都向作为存在性伙伴的另一个人打开自己的世

专栏9.4　治疗性碰撞

惠特克：作为治疗师的人

在惠特克治疗个体和家庭的过程中，他强调了他个人作为一个人和一个治疗师"保持活性"的需要。他经常直言，"没有什么值得知道的是可以教授的。"他坚信治疗师必须表露自己的信仰体系和象征性世界，然后使用这个自我（而不是特定的治疗技术）来成长，并帮助家庭这样做。他为治疗师提供了一套松散的规则。这些规则在今天看来仍然适用（Whitaker，1976，p.164）。

1. 将所有重要他人放到第二位。

2. 学习如何去爱。与任何可接触的婴儿玩。在孩子3岁以后，可能就不存在无条件的积极关注了。

3. 尊重自己的冲动，并对自己的行为序列保持怀疑。

4. 喜爱你的伴侣多于你的孩子，并以孩子气的方式对待你的伴侣。

5. 随意和反复地打破角色结构。

6. 学会从你所处的每一个位置中撤退和前进。

7. 把你的无能为力当作你最有价值的武器之一来守护。

8. 建立长期的关系，这样你就可以自由地、安全地去恨了。

9. 面对直到死亡你都必须成长的事实。培养一种对生活——你的和你周围的人的——良性的荒谬感，从而学会超越经验的世界。如果我们能放弃传教士般的热情，我们被食人族吃掉的机会就会减少。

10. 发展你生活的主要过程。和让你感到安全的人一起疯狂。组织一个职业拥抱小组，这样你就不会用一天工作后留下的垃圾来虐待你的伴侣了。

11. 正如柏拉图所说的，"练习死亡"。

这些"规则"促使治疗师在照顾他人的过程中，也能照顾好自己的需要。他们需要将自己向他人打开，允许自己去爱，同时不要求所爱对象完美。惠特克敦促治疗师放弃严格的规则，因为它们会抑制成长，并且要努力保持灵活性，开放地对待新的体验，而不是坚持总要知道正确答案。惠特克说，牢固的关系是值得培养的，一旦牢固的关系发展起来，就可以容忍愤怒的冲突。放手；你不可能解决所有的问题！

学会玩耍——无论是在家里还是在工作中——并充实地过好每一天！

界。重点是在场（presence）；在两个或两个以上的人之间真实的、直接的、持续的关系中，每个人都试图尽可能理解和体验另一个人（其他人）的存在。

如果说存在主义关注的是人们如何体验他们即刻的存在，那么格式塔心理学关注的是人们如何感知他们即刻的存在。人们普遍认为，是弗雷德里克（弗里茨）·皮尔斯［Frederick（Fritz）Perls］在美国发起了格式塔治疗运动。皮尔斯治疗的是个体。他（Perls，1969）认为，当来访者的想法和感受变得一致时，改变就得以促发；来访者实现更深层次的自我觉知，从而变得更自我指导、更集中、更协调。通过移除根深蒂固的理智化思维模式，来访者可以突破他情绪上根深蒂固的内在体验。（皮尔斯喜欢这么说：失去理智，找到你的感受。）从关注个体出发，格式塔家庭治疗师将注意力集中在当下——"人们在说什么，他们是如何说的，当他们说的时候发生了什么，它如何与他们正在做的事情相对应，以及他们试图实现什么"（Kempler，1982，p. 141）。这里的目标是把不和谐的元素（个体内部或家庭成员之间的）带入自我表露的对峙以及最终的解决方案中。

格式塔家庭治疗在20世纪七八十年代很流行，如今看起来是过时的，但我们仍把它当作当代模型的前身，这是因为：（1）它鼓励开放和诚实地表达所有的情绪（希望、恐惧、愿望和焦虑），这是当今的治疗方法把目标定为实现真实性和与他人联结的前身；（2）它强调家庭系统内的个体成长和自我发展，这又是一个当代的观点；（3）它在很大程度上依赖治疗师作为所期望的行为的榜样，一个真实的人和使用治疗师的人格来实现改变，这是当前许多合作过程的组成部分。

领军人物：沃尔特·凯普勒

最著名的格式塔家庭治疗师是沃尔特·凯普勒（Walter Kempler）。他曾与皮尔斯一起学习，而他的技术来自他对皮尔斯个体治疗的改编。凯普勒是一名医生。在20世纪50年代末，他回到加州大学洛杉矶分校的神经精神病学研究所（UCLA Neuropsychiatric Institute）做精神科住院医生。后来，他在加利福尼亚州南部建立了凯普勒家庭发展研究所（Kempler Institute for the Development of the Family）。凯普勒在退休前大量旅行，特别是去斯堪的纳维亚地区，讲授和展示他对家庭成员刺激性的和对峙性的干预。和惠特克一样，凯普勒的治疗

 专栏9.5　临床笔记

格式塔家庭治疗的信条

凯普勒（Kempler，1981，p.38）坚持认为，有效的治疗性碰撞要满足以下四个要求。

1. 在任何时候都清楚"我是谁"。这需要对我的需要时刻保持着动态的觉察。

2. 对和我在一起的人以及我们碰撞的环境保持

敏感的认知或评价。

3. 开发或利用我的操纵技巧，以尽可能有效地从碰撞中提取我所需要的东西。

4. 结束一次碰撞的能力。

工作也是反理论的，旨在帮助来访者拓展他们的意识，为他们的行为负责，并获得一种自主感和真实感。和惠特克一样，凯普勒也认为家庭掌握着其成员个人发展的关键。

治疗性碰撞

格式塔家庭治疗（Gestalt family therapy）在与家庭进行工作时采用一种个人互动的方式。它融合了家庭治疗和格式塔治疗的一些原则和流程，以帮助人们超越他们惯常的自我欺骗游戏、防御和假象。为了做到这一点，治疗师要依靠其对于自己所经历的事情的直率表达，以帮助来访者意识到和释放先前未被承认或压抑的感受。

凯普勒（Kempler，1981）的治疗努力是挑衅的、高度个人化的、毫不妥协的诚实，并且是强有力的。他会敦促家庭成员自我表露，期望他们对解决问题或改善关系的希望或需求给他们暴露自己弱点的勇气。他会主动和直接地坚持每个人，包括他自己，要更强烈地意识到他们在做什么、说什么和感受到了什么。就像一个机修工宁愿听一台有故障的发动机的声音，也不愿听对它的描述一样，凯普勒首先会发起一次家庭谈话。

转录	评论
母亲：我们15岁的儿子吉姆最近给我们制造了很多问题。	家庭越健康，其成员就越容易相互交谈。例如，当吉姆听到母亲的指责时，如果他能马上回答"那不是真的！"，就表明他既自信又希望被听到。让我们假设吉姆没有跳出来。
治疗师（以能唤起共鸣的方式对吉姆说）：你同意这个家庭最大的问题是你是一个麻烦制造者吗？	
吉姆：不太同意。	
治疗师：告诉她你的想法。	
吉姆：没有用的。	
治疗师（对母亲说）：你对他的不抱希望有什么要说的吗？	
母亲：我想该说的我们都说了。	家庭成员通常不愿意直接交谈，特别是一开始的时候。如果有必要，治疗师会自己提供帮助。

治疗师（对吉姆说）：我想知道你觉得问题是什么，吉姆。

吉姆：他们太死板了。

治疗师：他们是一样的？

吉姆：母亲比父亲更死板。

治疗师：那么，你或许可以从父亲那里获得一点帮助。

吉姆：他太弱了。他总是会向母亲屈服。

治疗师（对父亲说）：你同意吗？

父亲：当然不。

治疗师：你没有告诉他。

通常是父母站在一条战线上。如果是一场混战，会更好。

来源：Kempler (1974, pp. 27-28).

凯普勒感兴趣的是每个人想要的是什么，想从谁那里得到，并尽可能用最具体的术语表达。参与者被要求以面对面、类似会心团体的方式相互交谈。如果妻子向凯普勒抱怨她的丈夫缺乏理解或敏感性，那么凯普勒会让她将这些告诉她的丈夫，而不是治疗师，而且抱怨要具体。如果她争辩说这样做没用，那么凯普勒会坚持让她把这一点也告诉她的丈夫。如果她崩溃了，承认她的绝望感并开始哭泣——所有这一切都没有激起她丈夫的回应——那么凯普勒会指出他的沉默，并邀请他回应她。从初始访谈到后来的治疗，重点仍然是此时此刻。如果要解决家庭问题或打破僵局，那么自我表露和与他人开放地、诚实地交流是家庭成员需要遵守的基本规则。

格式塔家庭治疗师试图帮助每个家庭成员实现最大程度的个体化，同时促进不同成员之间更重要的关系。在家庭成员探索他们的意识如何被阻碍之后，治疗师会引导他们更多地去意识，这样他们与彼此互动的过程会更富有成效，更有成就感（Kaplan & Kaplan，1978）。

格式塔治疗师会促进自我探索、风险承担和自发性。如果个人或家庭担心自我探索可能是有害的，那么这些任务几乎是不可能完成的。因此，治疗师必须为自我表露提供一个不受约束的、明确的榜样。根据凯普勒（Kempler，1982）的观点，摆出一副熟悉的、仁慈的、接纳的治疗师姿态，只会迎合来访者的幻想，即不赞同是危险的。相反，凯普勒是情绪强烈、自信、真诚、挑衅的，有时候甚至会残忍地坦率（如果令人耳目一新的话）；简而言之，他会表达他此刻的任何感受，并希望对家庭产生影响。

　　凯普勒要求与家庭成员进行完整而诚实的情绪交流，这反映了他的格式塔传承。尽管在今天，这一技术远不如几十年前会心团体和敏感性训练的全盛时期那么受欢迎，但它提供了一种有用的平衡力量，以对抗对认知分析和行为改变的强烈关注。没有束缚，没有压抑。治疗师是一个真实的人，知道自己是谁，需要什么，以及在与家庭共同的治疗过程中，每时每刻的体验是什么。与此同时，他坚持让所有参与者寻找、揭露和表达他们现在体验到什么。因为对于格式塔主义者来说，除了在当下这一刻，什么都不存在（nothing exists except in the now）。他敦促来访者保持和体验待在一起，直到他们识别和"拥有"每时每刻的感受。因为就是在当下这一刻，人们在或不在成长，在或不在提高他们的应对能力，或者在或不在与自己和现实保持联结。

人性验证过程模型（萨提亚）

　　人性验证过程模型本质上是体验式的，强调治疗师和家庭成员协作努力，通过释放每个家庭固有的潜力来实现家庭的"健康"（Satir & Bitter，2000）。清晰、一致的沟通对于维持一个平衡的和滋养的家庭系统来说至关重要。如果所有成员都想作为个体和功能系统的一部分茁壮成长，那么建立自尊会被认为是必不可少的。对于这一模型来说，尤其重要的是——在所有的体验式疗法中——体贴的治疗师个人的参与，其通常会通过自我表露来展示他自己诚实和自发的感受。治疗师鼓励家庭成员发展一个可以直接表达情绪的过程，学习改变那些根深蒂固的、会阻碍或在某些情况下会阻碍成员在感受层面处理彼此关系的规则。

领军人物：弗吉尼娅·萨提亚

　　在本书的前面部分，我们已经提到了弗吉尼娅·萨提亚在家庭治疗运动历史上的重要地位。在20世纪50年代，在家庭治疗运动的创始人中，萨提亚处在一个特殊的位置上，因为在白人男性精神病学家中，她代表了女性和社会工作者的双重身份。事实上，她可能比大多数男性同行更早开始与家庭工作。据报道，她在1951年第一次做家庭治疗，并于1955年在伊利诺伊州精神病学研究（Illinois State Psychiatric Institute）所开展了有史以来第一个家庭治疗培训项目（Satir，1982）。几年后，她获悉有一群人在加利福尼亚州帕洛阿尔托从事家庭研究工作（Bateson，Jackson，Haley，& Weakland，1956）；在与他们取得联系后，杰克逊邀请她帮他创办了后来的精神研究所（MRI）。对培训比对研究更感兴趣的萨提亚很快开始展示她在家庭中所使用的技术。这样的展示在第一次发表的关于联合家庭治疗的描述中达到顶峰（Satir，1964）。这对治疗师和学生来说都是一篇具有开创性的论文。

直到1988年去世，在30年的时间里，萨提亚一直是一位多产的作家。她尤其以鼓舞人心的家庭治疗展示而闻名世界。尽管萨提亚由于早期隶属于MRI，与沟通疗法有关联，但是她于20世纪60年代在依莎兰的一家成长中心的工作促使她加入人本主义的框架，并强调若干促进成长的技巧（感官意识、舞蹈、按摩、会心团体技术），以唤起感受和澄清家庭沟通模式。在她后来的著作中，萨提亚（Satir，1986）将她的疗法确定为**人性验证过程模型**（human validation process model）。在这个模型中，治疗师和家庭联合起来刺激家庭中固有的健康促进过程。开放的沟通和情绪体验是有助于达到这一目的的机制。因为家庭成员在治疗师的带领下，学会了承担开放地、一致地、不带防御地表达感受的风险。

弗吉尼娅·萨提亚是一位有魅力的带领者，是真正的创始者。如果不致敬她的观点，那么任何关于体验式家庭治疗的讨论都是不完整的。她在家庭面前所呈现的形象是一个充满活力的、滋养的、随和的、真诚的人，相信人的善良和"爱的治愈力量"（Satir & Baldwin，1983）。尽管后者让她在批评者面前显得过于单纯和盲目乐观，但是她受到了追随者的尊敬，且深深打动了那些与她一起工作的家庭。她和来访者一起实践的以及她认为是实现个人能力的必要条件的"爱"，基于她对什么最能促进改变的假设。

萨提亚假设人们希望完整、真实、敏感和真诚地对待彼此。因此，她会寻找和发现人们健康意图的迹象，即使是这些迹象嵌在不健康的行为中的时候（Lawrence，1999）。对萨提亚来说，症状性行为是"适应性尝试出错"，而不是这个人固定的特征（Waters & Lawrence，1993）。关于她的哲学假设和治疗技术的总结，可以在 Woods 和 Martin（1984）、Brothers（1991）、Andreas（1991）、Satir、Banmen、Gerber 和 Gomori（1991）以及 Satir 和 Bitter（2000）中找到。

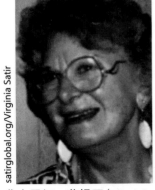

弗吉尼娅·萨提亚（Virginia Satir），社会工作硕士

症状和家庭平衡

萨提亚认为家庭是一个平衡系统。特别是，她想要确定系统的每个部分"支付"的"价格"能够保持整个单元的平衡。也就是说，她将单个成员身上的

任何症状都看作成长受阻的信号，都与家庭系统有内稳态的联系。为了保持平衡，家庭系统需要以某种形式阻碍或扭曲所有成员的成长。

萨提亚（Satir，1982）从家庭成员的主诉症状中得到初步的线索，"解开每个人被歪曲、被忽视、被否定、被投射、没有得到滋养和未被开发的部分，从而使他们能够与自己的能力相联结，以使他们能够健康而快乐地应对"（p.41）。

个体成长和发展

学习目标4

萨提亚相信，所有人都在为成长和发展而奋斗，且我们每个人都拥有实现潜能所需要的一切资源，只要我们能获得这些资源并学会滋养它们。她指出了三个影响人类发展的因素：（1）不可改变的遗传禀赋，决定了我们的身体、情绪和气质潜能；（2）纵向影响，在成长过程中获得的学习结果；（3）持续的身心相互作用。

纵向影响——自出生以来学习的总和——尤其重要。萨提亚强调儿童主要的生存三元（父亲、母亲、孩子）是自我认同的重要来源。成人的自我价值感或自尊是从这三元关系中建设性互动体验相对于破坏性互动体验的比例中发展出来的。孩子还学会了解读父母的信息；语言、语气、触觉和外表之间的差异塑造了未来成人的沟通模式。

个人成长的另一个因素是思想、身体和感受的三元。身体的各个部分可能具有隐喻性意义。每个部分都有其主人所赋予的积极或消极的价值。有些部分是被人喜欢的，另一些部分是不被人喜欢的，还有些部分是需要唤醒的。在萨提亚所谓的治疗各部分的聚会中，来访者会被鼓励去了解这些部分，并学会"以和谐而完整的方式"使用它们（Satir & Baldwin，1983，p. 258）。

建立自尊、提升自我价值、扩大意识、暴露和纠正家庭沟通方式的差异——这些都是萨提亚在试图帮助家庭成员发展"健康"并尽可能变得"完整"时所处理的问题。他们识别和实践新可能性的程度决定了他们将变化融入家庭生活的机会。

家庭角色和沟通类型

萨提亚认为，家庭沟通的方式反映了家庭成员的自我价值感。功能不良的沟通（间接的、不清楚的、不完整的、不明确的、歪曲的、不恰当的）是功能不良的家庭系统的特征。萨提亚深远的贡献之一是她对沟通类型的简单（但不简化的）分类，这些沟通类型在处理压力时尤为显著。她认为，在有压力的情况下，处在关系中的人会以五种沟通方式中的一种进行沟通（Satir，1972）。这

专栏9.6 临床笔记

萨提亚自我的八个方面

萨提亚（Satir，1986）认为，自我是每个人的核心。它由八个独立但相互作用的元素或水平组成。这些元素或水平共同对个体的幸福产生持续的影响。萨提亚在人的各个部位寻找不同程度的力量。在开发个体的滋养潜能时，她会尝试在以下一个或多个水平上工作。

1. 身体的（躯体）。
2. 智力的（思维、逻辑、事实加工、左脑活动）。
3. 情绪的（感受、直觉、右脑活动）。
4. 感官的（声音、视觉、触觉、味觉、嗅觉）。
5. 互动的（自我与他人之间的交流）。
6. 背景的（颜色、声音、光、温度、运动、空间、时间）。
7. 营养的（为提供能量而摄入的固体和液体）。
8. 精神的（一个人与生命意义、灵魂、生命力的关系）。

些沟通类型会通过身体姿势和身体语言以及语言行为表达出来。讨好型的人（placater）会表现得软弱、犹豫、谦逊，总是同意、道歉并试图取悦他人。指责型的人（blamer）占主导地位，总是对别人吹毛求疵，并自以为是地指责别人。超理智型的人（super-reasonable）会采取一种僵硬的姿态，保持超脱，像机器人一样冷静、冷酷和保持理智，同时确保不会情绪化。打岔型的人（irrelevant）会分散别人的注意力，似乎无法与任何正在发生的事情产生联结，害怕在一个问题上采取立场会冒犯或伤害别人。只有一致型的沟通者（congruent communicator）看起来是真实的，其表达是真诚的，在合适的情境传达直接的（而不是双重束缚的或令人疑惑的）信息。

这些类型的不同组合存在于大多数家庭中。举个例子，一个爱指责的妻子、一个爱指责的丈夫和一个喜欢讨好别人的孩子的三元："这是学校的问题，他们什么都不教""是街上那个孩子，她就是在他那里学会那些脏话的""是你养育她的方式的问题，她就跟你一样""我会努力做得更好的，爸爸。你是绝对正确的。我明天不看电视了，去图书馆……把盘子放下，我明天放学洗。"在一对指责型与超理智型结合的伴侣中，妻子可能会痛苦地抱怨："我们几乎不再做爱了；你对我没有感觉了吗？"丈夫可能会冷冷地回答："我当然对你有感觉，否则我不会娶你。可能我们对爱的定义不同。"在一位超理智型的家长（"我们今晚准确地讨论一下为什么你在解决数学问题上有困难"）和一个打岔型的孩子（"现在是我看电视节目的时间了"）之间的对话中，不会有任何事情得到解决；紧张的氛围即使没有加剧，也会保持下去。表9.1阐述了萨提亚关于功能失调的家庭沟通的四种模式。只有一致型的人能在压力下保持自尊，并确保他的内在感受与清楚直接的外部沟通和行为相匹配（Satir & Bitter，2000）。

表9.1　在压力下采取的四种功能不良的沟通姿态（萨提亚）

类别	夸张的描述	典型的言语表达	身体姿态	内心感受
讨好型	服务	"你想要什么都行。我只是来让你开心的。"	感激的、拍马屁的、乞讨的和自我鞭笞的	"我什么都不是。没有你，我就是死的。我一文不值。"
指责型	权力	"你从来没有做对过。你怎么回事？"	指手画脚的、吵闹的、专横的、愤怒的	"我是孤独和不成功的。"
超理智型	智力	"如果一个人可以仔细观察，就会注意到在场的某个人的手都累坏了。"	单调的声音、僵硬、像机器一样、像计算机一样	"我感觉很脆弱。"
打岔型	自发性	言语和其他人说的话无关。例如，在家庭争吵中，"我们晚餐吃什么？"	不停地动、不停地唠叨，让人分心	"没人关心。没有我的位置。"

来源：Based on Bandler, Grinder, and Satir (1976).

萨提亚认为，这些角色在本质上是一种姿态，让痛苦的人无法表露他们的真实感受，因为他们缺乏自尊，无法做自己。如果为自己说话、表示反对或者采取任何独立于父母或伴侣的行动，他们都会害怕有被反对的风险。指责型的人也会觉得自己处于危险之中。他们会通过攻击来掩饰自己空虚、不值得和不被爱的感觉。超理智型的人只有在一定的距离处才会感到安全。他们依靠自己的智力来避免承认自己也有感情，也很脆弱。打岔型的人（通常是家里最小的孩子）只有通过表现得可爱和无害才能获得认可。萨提亚是一位热情、有爱心、会滋养人的人——但也有能力无所畏惧地直面问题——必然会尝试促进家庭成员之间进行坦率的谈话，鼓励他们在沟通中保持一致，并毫无保留地将言语、感受与身体姿态匹配起来。

"威胁和奖赏"以及"种子"模型

在萨提亚的工作坊中，她通常会提出两种截然不同的世界观。她称之为"威胁和奖赏"模型和"种子"模型。前一种模型假设关系存在层级，其中一些人定义规则，让另一些人毫无异议地遵守。层级是建立在权力者坚持终生的角色上。虽然那些处在顶层的人不一定有恶意，但他们的行为制造了那些感到软弱和低自尊的个体。无论基于性别还是较低的社会地位，在威胁和奖赏模型中，服从都是被期待的。不服从的代价是内疚、恐惧或拒绝。怨恨和敌对情绪也很常见，而对于一些人来说，可能会有绝望的感觉。

在种子模型中，人格（personhood），而不是角色，决定了同一性，且每个人天生就具有可以被实现的潜能。当角色存在时，它们只在特定的情境中定义关系，而不是基于永久的状态或角色差异。在种子模型中，改变会被视为一个持续进行的生命过程和成长的机会。萨提亚是种子模型的坚决倡导者。她坚持认为，在适当的养育条件下，儿童会像幼苗一样，可以成长为健康的成人。

家庭评估和干预

萨提亚试图帮助人们形成良好的自我感觉，这多半是由于她自己对生活无限的、乐观的态度。相比着手澄清和改善家庭的沟通，她不怎么关心如何开展正式的评估或了解主诉问题的具体内容。她对家庭的诊断性理解来自她与每个家庭成员不断发展的关系。她倾向于根据家庭成员的日常功能和他们彼此之间的情绪体验来对家庭进行工作。她通过帮助人们恢复他们对感官的使用，以及他们接触和接受自己真实感受的能力，教人们以一致的方式进行交流。因此，她会帮助个人和家庭建立自我价值感；她为做选择和让关系发生改变提供了可能性（Bandler，Grinder，& Satir，1976）。

因为萨提亚相信，人类自身拥有茁壮成长所需要的一切资源，所以她的干预旨在帮助家庭获得他们的滋养性潜能，然后学习如何利用它们。这是一种促进成长的方法。在这种方法中，她会鼓励人们承担掌控自己生活必然会有的风险。在治疗过程的早期，萨提亚将自己作为一位老师，向家庭介绍一种新的语言，帮助他们理解他们之间沟通的"差异"，阻止那种重复的序列——最终会导致家庭成员陷入之前讨论过的不一致的家庭沟通风格的序列。

萨提亚的主要才能是做治疗师和教练，而不是理论的创建者或研究人员。她的写作风格力求让人容易理解，这与她想要清晰直接的交流的愿望一致，尽管她的概念（自尊、家庭痛苦、家庭健康）通常缺乏精准性。她是一个充满活力的、滋养的、有同情心的、脚踏实地的且有洞察力的人。从第一节治疗开始，她就会以权威的方式让家庭参与进来。她说话简单而直接，坚持将她和家庭所做的内容都记下来，试图将她的沟通技巧传授给家人，然后根据她教给他们的规则安排家庭成员之间的会面。

在一个早期或许有些过时的治疗例子中（见专栏9.7；Satir，1967），萨提亚同时见了一对父母和他们的孩子，10岁的强尼和7岁的佩蒂。强尼是索引病人，在学校有问题行为。萨提亚想要澄清每个成员对治疗的期望以及对大家为什么在这里的看法。请注意她是如何努力帮助家庭成员的：（1）通过让每个成员为自己说话来认识他们之间的个体差异；（2）接受对同一情况有分歧和不同的理解；最重要的是，（3）说出他们看见什么、想到什么和感受到什么，从而把分歧说清楚。

 专栏9.7　治疗性碰撞

萨提亚澄清家庭沟通

佩蒂：妈妈说我们要谈家庭问题。

治疗师：那爸爸呢？他跟你说了同样的话吗？

佩蒂：没有。

治疗师：爸爸说了什么呢？

佩蒂：他说我们要坐车出去逛逛。

治疗师：我明白了。所以你从妈妈和爸爸那里各自得到了一些信息。强尼，那你呢？你是从哪里得到信息的呢？

强尼：我不记得了。

治疗师：你不记得是谁告诉你的吗？

母亲：仔细想想，我想我没有对他说过什么。我猜他当时不在。

治疗师：你呢，爸爸？你是否跟强尼说过什么？

父亲：没有，我以为玛丽已经告诉他了。

治疗师：（对强尼说）好的，如果没人告诉你，那你怎么会记得呢？

强尼：佩蒂说我们会去见一位女士，谈有关我们家庭的事情。

治疗师：我明白了。所以你是从妹妹那里得到信息的，而佩蒂从妈妈和爸爸那里得到了清楚的信息。（不久之后，她问父母，他们是否记得自己说了什么。）

治疗师：那么，妈妈？你有没有跟爸爸一起解决这个问题？关于你们，要告诉孩子们什么？

母亲：嗯，你看，我想这就是我们的问题之一。他和他们一起做一些事情，而我和他们一起做另一些事情。

父亲：我认为这是一件很不重要的事情，不需要担心。

治疗师：从某种意义上说，当然是这样。但是我们可以用它来观察信息在家庭中是如何传递的。我们对家庭进行工作的事情之一就是看家庭成员是如何沟通的——他们如何清楚地传达他们的信息。我们得看看妈妈和爸爸怎样才能团结在一起，这样强尼和佩蒂才能得到明确的信息。

（之后，她向孩子解释这家人为什么在这里。）

治疗师：嗯，然后，我来告诉你们，妈妈和爸爸为什么来这里。他们来这里是因为他们对家里发生的事情感到不开心，然后他们想找到办法让每个人都从家庭生活中得到更多的快乐（Satir，1967，pp.143-145）。见萨提亚治疗展示的转录稿（Satir & Baldwin，1983），包括对她的技巧和干预的解释。

在这段简短的摘录中，我们也能看到萨提亚会努力建立每位家庭成员的自尊，并强调每个人都是独特的，且有权力表达自己的观点，而不需要另一个人（如父母）来替他回答。她让家庭成员知道她的目标，从而使他们知道当他们一起工作时会发生什么。萨提亚本人是温暖和有爱的，带有一套强烈的人本主义价值观。她强调亲密在家庭关系中的作用是所有家庭成员成长的媒介。对萨提亚来说，一个健康的家庭是这样一个团体——在这个团体中，成员能够要求他们所需要的东西，需要会得到满足，而且个性能得到充分的发展。功能不良的家庭不允许个体化，且他们的成员也无法形成自我价值感。如果父母给彼此或给孩子传达的信息是不一致的或令人困惑的，那么几代人间的家庭沟通往往也是不清晰或令人困惑的。低自尊的家长沟通困难，导致孩子也感到低自尊。

在早期的技术中，萨提亚通过编制**家庭生命事件年鉴**（family life fact chronology）来开始对家庭的治疗。家庭生命事件年鉴会描述家庭演变的关键因素，从最年长的祖父母的出生开始，以理解家庭的发展史。她的目标是迫使家庭成员思考典型的家庭模式，特别是形成他们正在发展的关系基础的相关概念。

家庭重建

萨提亚开发的另一种创新技巧是**家庭重建**（family reconstruction）。家庭重建会引导来访者解开源自其原生家庭的功能不良模式。该技巧融合了格式塔治疗的元素、受引导的幻想、催眠、心理剧、角色扮演和家庭雕塑（如前所述，将家庭成员的身体摆成典型的姿势，能代表其对于特定时刻——如祖母去世后——的家庭关系的看法）。其理念是为了摆脱成长中的家庭规则和消除早期的误解。通常被用于家庭与团体治疗（Nerin，1986），家庭重建会带着家庭成员经历生活的某一特定阶段。通过他们家庭多代际戏剧的再演绎，成员有机会重新认识根源，也许还可以从新的角度看待旧观念，从而改变根深蒂固的观念、感受和信念（Nerin，1989）。

家庭重建有三个目标：（1）向家庭成员揭示他们旧有认知的来源；（2）使他们对父母的人格有更现实的认识；（3）为家庭成员发现他们自己的人格铺好道路。当治疗师没有机会接触真正的原生家庭时，这一技巧对于处理家庭问题来说特别有用。

在团队设置中，通常需要有足够的成员，这样不同的演员就可以扮演各个家庭成员，来访者（称为"探索者"）会引导其他人扮演至少三代的大家庭历史中的关键角色。治疗师作为指导者，会通过提问引导探索者修通残留的家庭冲突（例如，"治愈"他和妈妈的关系），以重建他过去生活的迷思，带来对过去事件的全新理解，从而自由地最大化其潜能。

萨提亚（Nerin，1989，p.55）曾说，

> 当一个人将生命视为神圣，正如我所做的，家庭重建就能成为一种精神上和认知上的体验，将人的能量从过去的枷锁中解放出来，从而为发展成更完整的人铺平道路。

Avanta网络

在萨提亚生命的最后10年里，她在家庭治疗运动中的影响力逐渐减弱。这可能是因为她与其他领导者之间的冲突，以及她对改变更大的系统感兴趣。她脱离了家庭治疗运动的主流。[1]虽然萨提亚继续以人本主义家庭治疗巡回使者的身份环游世界，但她也被说服，试着为她的干预提供一个系统的理论基础，这样她的风格才可以被其他人学习，而不仅仅是她自己独特的技巧。她与两位同事（分析并设计了萨提亚与家庭工作时的语言风格模型；Bandler，Grinder，& Satir，1976）一起确定了她的方法中的关键要素：挑战家庭现有沟通模式中固有的期望；帮助家庭成员合作，以了解他们想要改变什么；为家庭面对新的成长体验做准备；帮助成员学习新的家庭应对过程；提供他们在治疗后延续改变过程所需的工具。更重要的是，这些研究人员的语言分析表明，萨提亚教会了家庭以不同的方式沟通所必需的实际技能。学会了这些技能后，家庭成员可能会以更有创造力、更有效的方式应对任何新问题或危机。

在全球范围内拥有一批追随者后，萨提亚将她的注意力转向更大的系统。1977年，她成立了Avanta网络（Avante在意大利语中是"前进"的意思；因此，Avanta指的是"超越"）。作为她人本主义取向的产物，Avanta网络是一个非营利组织，旨在用她的治疗观和流程培训学员。如今，它被称为弗吉尼娅·萨提亚国际网络（Virginia Satir Global Network；Haber，2011）。

---

[1] 加速萨提亚离开的一件事——据当时在场的Pittman（1989）所说——发生在1974年，在委内瑞拉举行的具有影响力的《家庭过程》杂志的委员会成员会议上。在与萨尔瓦多·米纽钦关于家庭治疗未来方向的激烈辩论中，米纽钦批评了他所认为的萨提亚热衷的方法，坚持认为修复家庭内部的功能障碍不仅仅包含爱的疗愈力量。萨提亚不这么认为。她呼吁她的同事们加入她的运动，通过家庭治疗拯救人类。当所有与会者都清楚地认识到米纽钦的立场代表了该领域前进的方向时，萨提亚不满于其有限的使命，不再致力于主流的家庭治疗，而是把精力集中在Avanta网络和类似的组织上。

学习目标5　萨提亚的遗产

萨提亚的贡献——坚持开放和直接的沟通的重要性,致力于帮助来访者建立自尊,相信每个家庭的心理弹性——对于家庭治疗的早期发展至关重要,并在与不太关注情绪的治疗方法的竞争中取得了必要的平衡。尽管萨提亚在这一领域有着巨大的影响力——在她的一生中,她都被认为是世界上最好的家庭治疗师之一(Braverman,1986)——但是如今她治疗家庭时所采用的富有艺术性的直觉方式的追随者越来越少。这可能是因为许多人认为她的干预更多的是她人格和创造力的表现——因而难以学会——而不是一套基于理论的系统的治疗程序。

然而,Brubacher(2006)提出了萨提亚的模型和情绪聚焦疗法之间的联系。情绪聚焦疗法是一种建立在牢固而明确的理论、关系原则、治疗技巧和过程的基础上的治疗方法。此外,Cheung(1997)认为,萨提亚强调语言的重要性,以及她将治疗师看作参与者-推动者的观点,可能代表了早期与社会建构理论一致的影响。在Cheung看来,家庭重建类似于重新审视信念和重新构建过去经历的意义的叙事疗法。

情绪聚焦治疗

当代最著名的体验式家庭治疗模型将对自我的关注与系统观整合在一起,提出了一个基于明确理论和有效性研究支持的模型。情绪聚焦治疗(emotionally focused therapy,EFT)从心理内部和互动这两个方面来看待伴侣和家庭,帮助他们了解对于每个人来说在情绪上重要的是什么。同时,该疗法会帮助他们审视是什么引导了他们的体验和行动,并帮助他们探索发生在亲近的、个人的治疗师-来访者关系中正在进行的互动。

EFT实践者关注的是人与人之间的过程,而不是每个人内在的东西。每个人都要学会审视他与他人的互动是如何触发关系中的痛苦和功能失调的。重点是帮助来访者探索他们每时每刻的内在体验和关系事件,特别是阻碍情绪参与(emotional engagement)的僵化模式。治疗师是一名推动者,帮助来访者探索体验,而不是了解来访者正在体验什么的专家(Greenberg,Rice,& Elliott,1996)。格林伯格(Greenberg,2014)将治疗师视为"情绪教练",帮助来访者修通感受,而不是控制或避免它们。

领军人物：约翰逊和格林伯格

苏珊·约翰逊（Johnson & Bradley，2009）是加拿大渥太华大学的一位心理学家，同时也是情绪聚焦治疗中心（Center for Emotionally Focused Therapy）和渥太华伴侣和家庭研究所（Ottawa Couple and Family Institute）的主任。莱斯莉·格林伯格（Les Greenberg，2014）是加拿大多伦多约克大学的一位心理学家，也是该学校心理治疗研究中心的主任。她们两人是情绪聚焦治疗的发起者和主要支持者。伴侣版本（emotionally focused couple therapy，EFCT）和家庭治疗版本（emotionally focused family therapy，EFFT）的情绪聚焦治疗被认为是目前最具实证支持的干预方法。

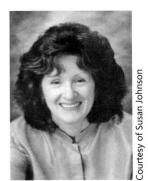

苏珊·约翰逊（Susan Johnson），教育学博士

一个短程的整合的疗法

这个短程（8~10节）的体验式疗法是人本主义治疗的产物，特别是卡尔·罗杰斯（Carl Rogers）以来访者为中心的治疗程序（创建一个安全的治疗环境和做主动的共情性理解的榜样）和弗里茨·皮尔斯的格式塔治疗（引导来访者通过参与解决增强的情感过程来增加觉察）。此外还包括萨提亚强调在治疗师-来访者关系中一致的沟通和亲近，以及对于鲍尔比提出的依恋理论的改编用于成人的爱情关系。

EFT的实践者相信，人类有一种内在的倾向，就是最大化我们的能力，自我实现。经过我们当前的情绪状态以及我们对经验进行组织的方式的过滤，我们对所看到的进行组织，并赋予它意义。如果能帮助伴侣和家庭改编他们消极的情绪模式，以积极的和关怀的情绪与彼此建立联结，并学会重构他们的关系，使他们变得更和谐并对彼此回应更多，那么治疗性改变就会发生。

改变的过程

EFT的改变过程分为三个阶段（Johnson & Bradley，2009，pp.405-412）："第一阶段：负性循环的降级和稳定"（评估人际模式和基本的依恋相关情感，并建立对其的理解）；"第二阶段：创造新的姿态和互动模式，以促进开放的回应和更安全的联结"（"离群者重新参与，指责者变温和"），允许依恋需求浮出水面，并在"转化的情绪联结"中得到满足；"第三阶段：巩固/整合"（根据新模式处理问题）。

加强共情性探索和相互理解的技能会被教授，并且EFT练习能够帮助个体

专栏9.8 临床笔记

概述EFCT的改变过程

格林伯格和约翰逊（Greenberg & Johnson，1986，p.261）以这种方式说明改变的过程。

1. 通过将过去在该个体的自我观中并不占主导地位的体验引入焦点意识，个体得以用不同的方式感知自己。例如，"我看到并接受我的脆弱。"

2. 配偶在看到伴侣新的情感表达后，以新的方式感知伴侣。例如，"我看到你需要关心和接触，而不是你的敌意。"

3. 个体的个人重组导致其在与配偶的互动中表现出不同的行为。例如，"我现在请你让我从脆弱的处境中得到安抚。"

4. 配偶对伴侣新的感知会带来不同的反应。例如，"我会安抚你而不是退缩。"

5. 由于伴侣新的行为，个体开始以新的方式看待自己。例如，"既然我能满足你的需求，我认为我对你来说是有价值的和必要的。"

Wetchler和Piercy（1996，p.87）将其简而言之，"当玛丽开始将约翰的退缩视为害怕情感上受伤，而约翰理解她的愤怒是因为害怕被他抛弃时，他们会开始以不同的方式和彼此对话，并发展出稳定的联结。"

认识和识别自己的和他人的内在认知、情绪和身体过程。Brubacher（2006）认为，萨提亚能够凭直觉实现的事情，比如似乎能很神奇地发现目前问题背后的积极意图和资源，EFT会以逐步的治疗任务和治疗指南的形式系统地完成，以促进情绪的改变。

具体来说，EFT帮助来访者重构习惯性的负性互动模式（攻击—退缩、追求—疏远）。这些互动模式已经造成了情感上的疏离或疏远，或者已经导致了攻击-攻击般的交战。在痛苦的关系中，这些模式会变得僵化和伤痕累累，限制了亲密或信任，并阻碍了新模式或新反应的发展。EFT治疗师试图修改伴侣双方关键的情绪体验、他们在这段关系中所处的位置，以及定义他们依恋质量的关系事件，从而使他们建立更安全的情绪联结（Johnson & Bradley，2009）。

依恋理论和成人关系

依恋理论[1]（Bowlby，1969；Meyer，Jones，Rorer，& Maxwell，2015）解释了成人的关系是如何变得令人困扰和功能失调的。每个人都需要重要他人可预测

---

[1] 在这里使用的依恋概念和客体关系理论中的有所不同。情绪聚焦疗法的治疗师承认早期依恋关系会为后来的成人关系提供模范，因而认为所有人都需要感到安全和被保护；在痛苦的关系中，这些本质上是健康的依恋需求会因伴侣僵化的互动模式而受阻。EFCT试图帮助亲密关系中的伴侣建立安全的依恋关系（Johnson，2003）。

的情绪可及性和回应性，以体验到个人的安全、信任和安全的感觉，以及自信。如果没有这些，就没有情绪上的投入，而这个人就会感到分离、沮丧、愤怒、抑郁和疏离。在这种绝望的情况下，破坏性的互动模式几乎肯定会随之而来。

正如约翰逊（Johnson，2003）所观察到的，

　　……当一方的依恋需求变得紧迫而另一方未能即时回应时，这些事件将会对关系的情感基调产生极严重的和不相称的负面影响。相反，当伴侣能够在这种时候做出反应，将加强他们之间的联结。（p.266）

专栏9.9　临床笔记

依恋伤害可能会导致愤怒

　　一个愤怒的配偶声称自己被伴侣背叛了，那么他很可能正在经历强烈的依恋伤害。其伴侣在参加重要的家庭活动，如生日聚会或葬礼时，在另一方迫切需要支持或其他关心表示的关键时刻，被认为情感上遥不可及、不予回应或注意力不集中。如果问题得不到解决，那么受伤的一方很可能会多次提起这件事，有时甚至时隔多年都会提起，以此作为对方不值得信任和缺乏关心的象征性例子。

　　例如，婚姻不幸标志着依恋关系无法提供安全、保护或亲密，导致一方或双方产生焦虑或脆弱感。伴侣们可能会隐藏他们的初级情绪（他们实际的感受，例如害怕被拒绝），取而代之的是防御性或威胁性的情绪（次级，反应性情绪，例如害怕时表达愤怒或责备），导致伴侣双方都害怕表露自己的初级情绪的负性互动。经过一段时间的不断重复，这一模式导致害怕信任对方，以致难以诚实地表现初级情绪，这些情绪反过来又会被进一步隐藏。EFCT的治疗师使用治疗关系来帮助伴侣获得和重新处理隐藏在他们互动立场下的初级情绪，加强他们的情绪联结，以及改变他们消极的互动序列，以增加依恋安全感。

　　Nelson（2005）指出，EFCT基于浪漫爱情的依恋观，整合了心理内部和人际关系理论的元素。治疗师通过建立安全的治疗联盟来关注情绪，以此反映依恋需求。此外，治疗师从治疗联盟中理解和扩展每个伴侣体验的情绪基础，然后帮助他们以不同的方式与彼此进行互动。

学习目标6	**EFT的有效性证据**

越来越多的研究证明EFT在各种临床情境和人群中的有效性，如婚姻痛苦（Wood，Crane，Schaaljc，& Law，2005）；婚姻满意度（Dalgleish et al.，2014）；伴侣一方面临末期癌症时的婚姻功能和患者的共情性关怀体验（McLean et al.，2013）；伴侣关系中的原谅（Menesses & Greenberg，2014）；抑郁（Dessaulles，Johnson，& Denton，2003，比较EFCT与药物治疗在治疗重度抑郁症方面的疗效，发现两者在减轻症状方面效果相同）；当伴侣一方是儿童期性虐待的幸存者时的伴侣满意度（MacIntosh & Johnson，2008，发现约有一半的伴侣报告了临床上显著提高的平均关系满意度和减少的创伤症状；创伤症状，如情感失调和过度警觉，被认为在幸存者全面参与EFCT治疗的过程中起一定作用）。此外，个案研究为EFT治疗创伤后应激障碍（Greenman & Johnson，2012）、慢性疾病（Chawla & Kafescioglu，2012）和广泛性焦虑障碍（Priest，2013）提供了初步支持。

这些努力合并在一起——在发现成功结果的研究的支持下，实施治疗干预程序——预示着家庭治疗的体验式流派的复兴。

专栏9.10　临床笔记

EFT治疗手册中的步骤

约翰逊和格林伯格（Johnson & Greenberg，1995）提供了一个EFT治疗步骤过程，这样其他人就可以复制这一治疗过程。

1. 描述核心斗争中的冲突问题。
2. 识别负性互动循环。
3. 评估互动位置背后未被承认的感受。
4. 根据潜在的感受、依恋需求和负性循环来重

新定义问题。

5. 促进对被否认的需求和自我某些方面的认同，并将这些整合到关系互动中。
6. 促进对伴侣体验和新互动模式的接纳。
7. 促进需求和欲望的表达，并创建情感参与。
8. 确立新的解决方案。
9. 巩固新的位置。

总　结

　　体验式家庭治疗师利用其与家庭成员直接的治疗接触来帮助催化家庭成长的自然驱力，以及实现每个成员的潜能。早期的体验式努力在本质上是非理论的和非历史主义的，强调行动而不是内省或解释，且主要通过家庭-治疗师的互动来提供促进成长的体验。对每时每刻的情绪体验的关注仍然是这种家庭治疗形式的一个典型特征。

　　体验式流派的主要实践者有卡尔·惠特克、沃尔特·凯普勒和弗吉尼娅·萨提亚。惠特克强调发展和成熟的心理障碍和人际障碍。他的家庭治疗方法通常包含一个共同治疗师，充分利用治疗过程中产生的真实和象征性的体验，旨在带来个人成长。他声称，他的干预在很大程度上是由他的潜意识控制的，因此他会为自己寻找促进成长的体验。他相信从治疗的角度说，一个不能从治疗中获益的治疗师，也无法给来访者家庭多少帮助。

　　凯普勒是格式塔家庭治疗的实践者。他坚持只处理此刻（now）——治疗师和家庭成员共享的时刻。像大多数格式塔治疗师一样，凯普勒引导个体超越他们惯常的自我欺骗游戏、防御和假象。他毫不妥协地以诚实的态度要求所有家庭成员探索他们的自我意识是如何被阻碍的，并将他们不断增强的自我意识引导到更有成效、更令人满足的人际关系中。

　　最有名的人本主义家庭治疗师是弗吉尼娅·萨提亚。她的家庭治疗展示闻名世界。她治疗家庭的方法结合了她早期对澄清家庭成员间沟通"差异"的兴趣，以及在所有成员中建立自尊和自我价值的人本主义导向的努力。萨提亚相信，人类自身拥有茁壮成长所需的资源。因此，她认为自己的任务之一是帮助人们发掘他们的滋养性潜能，以及教人们如何有效地利用这些潜能。

　　如今，体验式家庭治疗最好的代表是情绪聚焦治疗（EFT）。EFT有伴侣版本（EFCT）和家庭治疗版本（EFFT），是由莱斯莉·格林伯格和苏珊·约翰逊开发的。这一方法是系统的，遵循以来访者为中心和格式塔原则，帮助伴侣和家庭改变负性互动模式，同时建立安全的情感纽带。依恋理论为其提供了理论基础。治疗程序以逐步治疗项目的形式提供，易于模仿。而且，以数据为基础的效果研究也支持了EFT的临床有效性。

推荐阅读

Greenberg, L. (2014). The therapeutic relationship in emotion-focused therapy. *Psychotherapy,* 51(3), 350–357.

Johnson, S., & Bradley, B. (2009). Emotionally focused couple therapy: Creating loving relationships. In J. H. Bray & M. Stanton (Eds.), *Handbook of family psychology* (pp. 402–415). Oxford, UK: Wiley-Blackwell Publishers.

Kempler, W. (1981). *Experiential psychotherapy with families.* New York: Brunner/Mazel.

Satir, V. M., & Baldwin, M. (1983). *Satir step by step: A guide to creating change in families.* Palo Alto, CA: Science and Behavior Books.

Whitaker, C. A., & Bumberry, W. M. (1988). *Dancing with the family: A symbolic experiential approach.* New York: Brunner/Mazel.

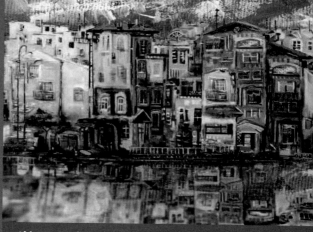

第十章

结 构 模 型

学习目标

目标1 讨论互动模式中的边界、结盟和联合对抗，以及它们是如何决定家庭结构的

目标2 比较结构式家庭治疗对内省和行动的使用

目标3 解释家庭地图如何解释结构式家庭治疗

目标4 描述活现如何促进结构式家庭治疗中的改变

家庭治疗的**结构流派（structural approach）**的许多基本概念已经为读者所熟知：家庭规则、角色、联合对抗、子系统、边界、整体性和组织。这些概念是家庭治疗日常词汇中的一部分。而这一事实凸显了这个模型的历史重要性。它清楚地阐述了家庭组织理论和由米纽钦及其同事所提供的应用该理论的指南（Minuchin，1974；Minuchin & Fishman，1981；Minuchin，Lee，& Simon，2006；Minuchin & Nichols，1993；Minuchin，Rosman，& Baker，1978），确保了一大批系统取向的家庭治疗师会采用结构式观点。确实，在20世纪70年代，这一精心设计的与家庭进行工作的结构式观点，帮助家庭治疗在许多专业人士和公众中普及开来。

结构式的观点

结构式家庭治疗的独特之处在于它对空间和组织隐喻的使用，包括在描述问题、确定解决方案和坚持主动的治疗师指导上（Colapinto，1991）。该模型的主要观点分为三个部分。

● 个体的症状根源于家庭互动模式的背景。
● 在症状缓解之前，必须改变家庭组织或结构。
● 治疗师必须在改变症状所嵌入的结构或环境方面提供指导性带领者角色。

萨尔瓦多·米纽钦和接受他督导的治疗师（Minuchin，Lee，& Simon，2006）描述了结构式理论的主要决定因素。

● 家庭系统的**整体性**。
● 家庭**层级**组织的影响。
● 家庭**子系统**功能的相互依存性。

家庭的基本组织结构及其在整个家庭生命周期中对不断变化的情况做出反应的灵活性，有助于控制能运转的或功能失调模式的出现。米纽钦（Minuchin，1984）认为，家庭在其整个生命周期中都在维持稳定和改变之间微妙的平衡。米纽钦认为，家庭的功能越健全，其在家庭转变期对变化和结构调整越开放，依据新情况所需要的那样。

结构式治疗师的主要角色是推动功能失调家庭的组织变化。其背后的假设是随着家庭互动背景的改变，个体的行为会随之发生改变，且症状也会随之减少。当家庭结构转变时，家庭成员的地位也会发生变化，且每个人都会经历变化。作为改变的工具，治疗师主动让整个家庭都参与进来，以引入能促使适应性改变发生的挑战[1]，并在家庭试图应对这些后果时给予支持和指导（Colapinto，1991）。

---

[1] 著名的挑战性技术之一是"安抚一下踢一脚（stroke and kick）"，一种重构的策略。治疗师首先说一些积极的和强化性的话（例如，对一个在恢复中的瘾君子，"你在试图处理你的问题上做得很好。"然后转向被丈夫忽略的妻子，问她："在过去的6个月，没有丈夫是什么感觉？"）。

领军人物：萨尔瓦多·米纽钦

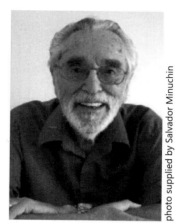

萨尔瓦多·米纽钦（Salvador Minuchin），医学博士

　　萨尔瓦多·米纽钦的父母是欧洲移民，在阿根廷抚养他长大。他在接受医学训练后做了儿科医生。1948年，以色列宣布建国时，他在社会使命感的指引下，志愿担任军医为以色列服务，长达18个月。在美国接受了进一步的儿童精神科医生培训（部分是受内森·阿克曼的指导）后，米纽钦于1952年回到以色列，为在大屠杀中流离失所的儿童和以色列的犹太移民工作。

　　1954年，米纽钦回到美国，开始在威廉·阿兰森·怀特学院（William Alanson White Institute；在那里，沙利文的人际精神病学思想占主导地位），最终成为威尔特维克学校（一所位于纽约市外针对少年犯的寄宿学校）的精神科医生。1959年，受到唐·杰克逊的一篇文章的启发，米纽钦开始将目光放到个体的孩子之外，来审视和分析他们的家庭困境。他主要帮助来自纽约市中心低收入的非裔美国人和波多黎各青少年。米纽钦和他的治疗团队开始发展一套理论和一套特殊的干预技术，以应对他们所遇到的家庭结构不连贯和缺乏组织所带来的多种问题。逐渐地，他转向对社会环境的社会学分析——生活在贫困中的经历如何影响了家庭功能。米纽钦和他的同事开发了改变家庭环境的治疗方法，而不是关注人格或行为问题。

　　由于发现长程的、解释性的精神分析技术对这一人群无效，米纽钦和他的同事设计了许多简短、直接、具体、以行动为导向和问题解决的干预，通过重构家庭来影响环境的改变。（这里明显有内森·阿克曼关于连锁病理学及其在家庭中的主动性和魅力性的影响。）米纽钦在威尔特维克学校的8年时间里，开发了许多非常新颖的、以行动为导向的技术，来帮助弱势家庭。这些技术在《贫民窟的家庭》（*Families of the Slums*；Minuchin，Montalvo，Guerney，Rosman，& Schumer，1967）中都有描述，并为米纽钦赢得了普遍的认可（Simon，1984）。威尔特维克学校关注家庭重组和家庭成员之间有效的层级，为结构式家庭治疗奠定了基础。

　　1965年，为了在包括工人阶级和中产阶级在内的更广泛的家庭中试验他的技术，米纽钦出任费城儿童指导中心的主任。他请来了威尔特维克学校的社会工作者布劳略·蒙塔尔沃，并且招募了帕洛阿尔托小组的杰伊·黑利来协助培训。费城的儿童指导中心最初只是一个有10名员工的小诊所，为非裔美国人服务。在米纽钦大胆而富有想象力的领导下，它发展成为该类型诊所中有史以来规模最大的、精心设计的现代综合设施，有近300名员工，隶属宾夕法尼亚大学内的儿童医院。这是美国第一家以城市贫困家庭为主要服务对象的诊所。1974年，米纽钦出版了一本被广泛阅读的著作《家庭和家庭治疗》（*Families and Family Therapy*），阐述了通过结构式家庭治疗改变家庭的思想。

米纽钦于1975年卸任费城儿童指导中心主任，于1981年卸任该中心的培训主任。此后，他将大部分的职业时间花在教学、咨询、督导、写作以及在世界各地的专业观众面前展示他富有戏剧性的治疗技巧上。1981年，他在纽约市建立了一个名为"家庭研究（Family Studies）"[现在更名为"米纽钦家庭中心（Minuchin Center for the Family）"]的小型机构，并一直领导该机构到1996年。该机构为社区组织提供咨询服务，特别是那些与贫困家庭打交道的组织（Minuchin，Colapinto，& Minuchin，2007）。现在，米纽钦已经退休去了佛罗里达，但仍继续在世界各地演讲。

专栏10.1　家庭多样性

对多样的家庭进行结构式家庭治疗

早些年在威尔特维克学校的时候，米纽钦对纽约市低收入的波多黎各人和非裔美国人家庭工作，从而发展了他的流派。后来，他担任费城儿童指导中心主任时，使用诊所服务的大多数家庭是非裔美国人或拉美裔美国人，通常需要依靠社会福利。在这个过程中，结构式家庭治疗得以成形，并被改编，以适应来自不同民族和社会经济地位的家庭的需求。最近，在关注家庭组织的同时，米纽钦也指出了根本性改变，"对每个性别的可能性有更广泛和更复杂的概念，但同时也增加了家庭模式的多样性"（Minuchin，Reiter，& Borda，2014，p.50）。

个案研究呈现了结构式家庭治疗在不同人群中的适用性和证据。Becerra和Michael-Makri（2012）讨论了如何将家庭主义和女性角色等文化因素用于墨西哥家庭及墨西哥裔美国家庭，甚至是家中有儿童残疾等复杂问题时。Kim（2003）展示了它在处理家庭成员的文化适应问题上的作用。

结构理论中的其他领军人物

多年来，米纽钦身边都围绕着来自不同学科的临床医生。他们对结构式家庭理论和治疗的形成做出了巨大贡献。精神科医生查尔斯·菲什曼（Charles Fishman，1993）、社会工作者哈利·阿庞特（Harry Aponte，2009）和心理学家玛丽昂·林德布拉德-戈德堡（Marion Lindblad-Goldberg；Lindblad-Goldberg，Dore，& Stern，1998）都来自费城。他们通过提供家庭治疗培训（通常针对经济困难的家庭），为推进结构式观点做出了贡献。

玛丽安娜·沃尔特斯是华盛顿特区的一名社会工作者。她和她的同事（Walters，Carter，Papp，& Silverstein，1988）因其开创性工作而闻名，她们在长期的妇女计划（Women's Project）开创了一部分项目，采用性别视角来审视家庭关系。精神科医生 Jorge Colapinto（2000）是米纽钦中心的培训和咨询协调员。最初的费城儿童指导中心曾培训过数千名家庭治疗师，但在10年前关闭，并被更现代的费城儿童和家庭指导培训中心（Philadelphia Child and Family Guidance Training Center）所取代。在林德布拉德-戈德堡的领导下，该中心仍以结构为导向。

身心症状家庭

在费城儿童指导诊所，米纽钦将注意力转向家庭环境在身心疾病中的作用，特别是像糖尿病和厌食症这样紧急的医疗问题。更具体地说，对于因酸中毒（体内碱的消耗）而需要紧急住院治疗的糖尿病患儿数量众多这一现象，当时的人找不到医学上的解释。此外，这些糖尿病患儿对于旨在帮助他们应对压力的个体心理治疗也没有响应。米纽钦及其同事开始积累研究和临床数据，并从家庭的角度重新界定这个问题，包含了整个家庭的干预才变成可能。后来的研究扩展到包含有严重的、反复发作的哮喘儿童和厌食症儿童中；另外的数据印证了米纽钦的观点，即病状发生在家庭环境中，而不仅仅是在受折磨的个体身上。

正如《身心症状家庭》（*Psychosomatic Families*；Minuchin，Rosman，& Baker，1978）中所指出的那样，有严重身心症状的儿童的家庭都存在互动问题，而这类互动问题会鼓励躯体化症状。纠缠是普遍的，子系统的功能也很差，而且家庭成员之间的边界过于弥散，不允许个人的自主性。有身心症状的家庭被发现是过度保护的，会抑制孩子发展独立感、能力或对家庭所界定为安全之外的活动的兴趣。反过来，生理上脆弱的孩子会感到自己有保护家庭的重大责任。症状的表现通常发生在压力使得家庭已经失调的应对机制不堪重负的时候。因此，这些症状被认为是能调节家庭系统的，即生病的孩子通过转移家庭对更基本但较难解决的家庭冲突的注意力，来缓解家庭冲突。

不像威尔特维克学校面对的那些缺乏组织且通常是单亲的家庭，费城儿童指导中心接诊的主要是中产阶级、完整、组织常常显得过于紧密的家庭。因此，米纽钦及其团队必须修改干预，以便首先打破家庭僵化的模式，然后重构这些模式，使其具有更高的灵活性。治疗的目的是改变家庭内部关系的结构，帮助家庭发展更清晰的边界，学会协商以获得期望的改变，并更直接地处理隐藏的、潜在的冲突。根据Colapinto（1991），米纽钦的团队在治疗神经性厌食症（与糖尿病或哮喘不同，神经性厌食症没有生理基础）上选择关注家庭，从而获得的成功为结构模型吸引了许多家庭治疗师。

学习目标1　结构式家庭理论

米纽钦（Minuchin，1974）这样描述他的观点，

> 在本质上，家庭的结构流派是基于这样的一个概念——家庭不仅仅是其成员个体的生物心理动力过程。家庭成员按照特定的安排关联在一起。这些安排控制着他们的互动。尽管这些安排通常没有被明确说明或者识别，但是它们构成了一个整体——家庭的结构。该结构的现实与个体成员的现实是不同的。（p.89）

像大多数系统理论家一样，结构主义者感兴趣的是系统的组成部分如何相互作用、如何达到平衡或内稳态、家庭反馈机制如何运作以及功能失调的沟通模式是如何发展出来的，等等。和米纽钦的儿童精神病学背景相一致，米纽钦也影响了他的同事去观察家庭是如何处理发展任务和在转变期如何做出适应性改变的。结构主义者关注家庭的互动模式，因为这些模式为家庭结构、家庭子系统边界的可渗透性以及结盟或联合对抗的存在提供线索——所有这些最终都会影响家庭在稳定和变化之间取得微妙平衡的能力。根据这一模型，家庭内必须先发生结构上的改变，然后个体的症状才会减轻或消除。

家庭结构

家庭需要某种形式的内部组织，规定如何、何时以及与谁联结。随后的互动模式构成了家庭的结构（Colapinto，1991）。换句话说，家庭的结构是一组隐秘的功能性需求或规则，会组织家庭成员之间的互动方式（Minuchin，1974）。结构代表的是家庭为了实现其重要功能而逐渐形成的运作规则的总和。它为理解那些一致的、重复的和持续存在的模式提供了一个框架。而这些模式解释了某一特定的家庭如何组织自己以保持稳定性，或在新的条件下如何寻找到适应性的替代选择。这些模式一旦建立起来，就会自我延续并抵制变化，直到变化的环境在系统内造成关系紧张和不平衡。

例如，一个家庭可能会形成一种互动的模式——年幼的儿子拒绝母亲让他打扫房间的请求，但会毫不犹豫地服从父亲的要求。在一段时间内和在不同的情况下，这一模式重复出现，可能就会形成一个基本的家庭结构。在这个结构中，父亲在家庭中被视为有最高的权威，而母亲被视为没有足够的权力或影响力来让人服从她。

随后的互动模式可能会反映这个现在已经建立的蓝图，逐步结合形成基本不变的关系（Umbarger，1983），并调节家庭的日常功能。然而，结构并不是静态或固定的。相反，某些临时的结构（比如对于不稳定的学校出勤率或糟糕的成绩，母子联合对抗，而父亲毫不知情）可能会出现，但只是一个短暂的安排，不会持续存在，因此必须将其看作动态的。结构式家庭治疗师在治疗过程中会观察可重复的家庭过程，以发现有问题或无效的、需要重构的模式。

一个家庭的互动模式会控制其成员的行为，并通过两组约束得以维持：通用的或普遍的规则以及特殊的或个体性化的规则（Minuchin，1974）。例如，结构主义者认为，功能良好的家庭应该是层级架构的，这是一条普遍的规则。父母能行使的权威和权力比孩子多，年长的孩子的责任和特权比他们的弟弟妹妹多。

此外，功能的互补性是普遍的——例如，丈夫和妻子作为一个团队运作，并接受他们之间的相互依赖。伴侣双方的需求和能力相吻合的程度以及互惠的角色关系提供满意度的程度是家庭和谐运转的关键因素。在功能良好的家庭中，互补性是以团队合作的形式存在的。特殊的约束适用于特定的家庭，并涉及关于家庭之间行为的相互假设。虽然某些期望的来源可能不再是清楚的，隐藏在多年内隐和外显的协商中，但是家庭仍然保持着相互顺应和功能有效性的模式（Minuchin，1974）。

一些女性主义者反对米纽钦对家庭层级的坚决主张，并声称他们在冒着强化性别角色刻板印象的风险。Luepnitz（1988）认为，米纽钦关于家庭组织的许多想法都是基于具有影响力的功能性社会学家Talcott Parsons（Parsons & Bales，1955）的著作。Parsons认为，正常的家庭生活是按照性别角色、家庭功能和层级权力来组织的。此外，Parsons认为，要适应社会，丈夫就要在家庭中扮演"工具性"角色（例如，做出管理决策），而妻子则扮演"表达性"角色（照顾家庭的情感需求）。引用Simon（1984）的话，黑尔-马斯廷认为，在与家庭进行工作时，米纽钦自己做出的是男性执行功能的模范，实际上在要求父亲恢复对家庭的控制并发挥领导作用，就像米纽钦带领和指导治疗过程一样。

Colapinto（1991）认为，米纽钦并未持有把工具性与表达性进行刻板划分的观点，而是认为所有家庭都需要某种结构、某种形式的层级制度以及子系统之间的某种分化。一个家庭将尽可能长时间地保持其首选的模式，即其当前的结构。虽然可以考虑替代模式，但家庭在试图重建平衡的过程中，偏离既定规则太远或速度太快时，都会遇到阻力。另一方面，家庭必须适应不断变化的环境（孩子成长为一个年轻的成人；母亲到家外工作；祖母来和他们一起生活）。家庭必须有范围足够广的模式（包括在必要时可用来代替的模式），如果成员要继续作为一个家庭，那么家庭必须足够灵活，从而在面对即将发生的变化时调动这些新模式。

家庭子系统

正如我们在第四章中所指出的，家庭通常会按照层级的顺序排列组织自己进入共存的子系统。通常，子系统的划分根据性别（男性/女性）、代际（父母/子女）、共同兴趣（智力/社会）或功能（谁负责家务）。其他的可能性（年长的孩子与年幼的孩子；父母与青少年）也会出现在大多数家庭中。所有家庭都包含许多共存但独立的子系统。

子系统是家庭结构的组成部分。它们的存在是为了执行整个家庭系统运作所必需的各种家庭任务。每个成员可以同时属于几个子群体，且家庭能够将自己组织成无数个这样的单元。每个人在不同的子团体中可能有不同的权力级别，可能扮演不同的角色，可能行使不同的技能，可能与家庭内其他子系统的成员进行不同的互动。角色的互补性（再次，受到阿克曼的影响）是这里的关键——正如米纽钦（Minuchin, 1974）所指出的，孩子必须像儿子一样行事，这样他的父亲才能像父亲一样行事，但当他与弟弟单独在一起时，他可能会承担起执行权力。

子系统由人际边界和成员规则定义；实际上，它们调节了子系统与其他子系统的接触程度。这些边界决定了在成员与彼此交往和与未包括在子系统中的外人交往时，谁会参与以及参与者将扮演什么角色。它们可能是临时地结盟（母亲和女儿在周六下午一起去购物），并可能有关于排斥的规则（父亲和兄弟不受欢迎）。或者，它们可能更持久（基于父母和孩子之间角色和兴趣的代际差异），有明确定义的边界分隔两代人（一代人观看公共电视纪录片，另一代人会在脸书网和推特[1]上花费几小时）。家庭内的子系统组织在训练不同水平的人际交往能力的过程中，为自我意识的发展提供了宝贵的训练。

配偶、父母和兄弟姐妹子系统是家庭中最突出和最重要的子系统。配偶子

---

[1] Twitter，是美国的一家社交网络及微博客服务的网站。——译者注

系统的强度和持久性对于家庭稳定性来说尤其关键。配偶如何学会协商分歧和顺应彼此的需求，以及如何发展互补角色，会影响家庭稳定和灵活地适应不断变化的环境的可能性。

虽然孩子的到来迫使这对伴侣转变他们的系统，成为父母子系统，要努力承担新的责任，但角色互补仍然是至关重要的，因为这对伴侣要协商他们在养育子女的态度和风格上的分歧。随着孩子的成长，父母往往要重新协商对彼此观点的顺应。而且，在人生的不同阶段，父母需要做出不同的反应。至关重要的是，无论养育子女的要求如何以及有效的父母子系统怎样演变，父母都要努力维持和加强其配偶子系统，这是家庭幸福的基础。

同胞子系统提供了成为同伴群体的一部分的初体验，以及学习支持、合作和保护（以及竞争、战斗和谈判差异）的初体验。同胞子系统与父母子系统一起，找出与其正在经历的发展变化相适应的关系变化。在功能良好的家庭中，三个子系统都以整合的方式运作，以保护家庭系统的分化和完整性。当整合的家庭结构足够灵活，足以应对正在发生的家庭发展性挑战时，我们可以认为家庭是能运转的。当家庭不能适应不断变化的环境时，我们认为它是功能失调的。从结构上看，家庭功能障碍通常涉及边界问题，如纠缠、疏离、结盟、权力和联合对抗。

家庭功能失调

Rosenberg（1983）将结构式立场总结为："当一个家庭遇到困难时，我们可以假定它是在功能失调的结构内运作的"（p.160）。这可能发生在家庭进入某个生命周期阶段而遇到困难的时候，例如孩子出生、孩子离家去上大学或退休。家庭成员或许已经变得纠缠在一起，或是在连续谱的另一端，也就是他们变得疏离了。功能失调表明，支配家庭互动的隐秘规则已经变得无效且需要重新协商了，即便只是暂时的。

威尔特维克的家庭（Minuchin et al.，1967）通常会因贫穷所带来的严重外部压力源而承受沉重的负担。我们可以从这些家庭中区分五种功能失调的家庭结构：（1）纠缠的家庭；（2）疏离的家庭；（3）有一名处于外围的男性的家庭；（4）父母不参与的家庭；（5）有未成年父母的家庭。这些家庭通常由单亲妈妈主导。她们需要努力控制或引导她们违法的孩子。因此对于这些家庭来说，不知所措和无助的感觉是常见的。

在威尔特维克人群中，正如社会背景显然是压力源一样，对压力的内部反应不足——功能失调方程的另一个部分——在费城患有身心障碍的工人阶级和中产阶级家庭中起了重要作用（Colapinto，1991）。这里的问题来源于灵活性的缺乏，特别是家庭无法改变那些已经不能满足家庭成员需要的互动模式。例如，一对伴侣在孩子到来之前协商了一种互补关系，而这种关系不允许发生太多公开的冲突。在孩子到来之后，他们无法顺利地适应父母的角色，因为父亲和母亲的新角色之间存在冲突。或者父母习惯了与年幼的孩子相处后，现在无法适应成长中的、要求更多自主性的青少年。害怕偏离既定模式会导致失败模式的僵化重复。

疏离或纠缠——避免与彼此接触或持续争吵——都旨在规避变化，从而无法实现冲突的解决。整个家庭对患病儿童的过度保护有助于掩盖潜在的家庭冲突，并且往往会阻碍有症状的儿童的胜任感、成熟或自立意识的发展。

对于那些在面对压力时，互动模式和边界的僵化程度会增加，从而阻止任何对替代模式的进一步探索的家庭，米纽钦（Minuchin，1974）为其保留了病态的标签。相反，正常家庭能保持家庭的连续性，以及允许家庭重构。

边界的可渗透性

子系统的具体组成不如其边界的清晰性重要。家庭的边界在**可渗透性**（permeability）上各不相同，而且这种可接触的程度有助于确定家庭成员之间接触的性质和频率。子系统之间清晰定义的边界有助于保持分离，同时强调对整个家庭系统的归属。在理想的安排中，清晰性通过提供支持和方便子系统之间的沟通和协商，同时鼓励不同子系统的成员的独立性和尝试的自由，从而增强家庭的整体幸福感。

过于僵化或不灵活的边界导致子系统之间不可渗透的屏障。在这种情况下，父母和孩子——代际层级——是独立和不同的；两个子系统的成员都不愿意也不能够进入对方的世界。由于父母和孩子无法在必要时改变或跨越子系统的边界，自主性得以保持，但养育、参与和彼此轻松的情感交流通常是缺失的。虽然这种家庭中的孩子可能会获得独立感，但这样做的代价可能是感觉自己与他人隔绝，以及在关键时刻得不到支持。

弥散的边界过于模糊和不清楚，因此很容易被其他家庭成员侵入。在这样的家庭中，父母太容易接近，可能会以盘旋和侵犯隐私的形式接触孩子。孩子有与父母交往过于紧密的风险，因而在这个过程中无法发展独立性或学习发展家庭之外的关系的技能。由于没有清晰的代际层级，成人和儿童可能很容易交换角色，然后成员变得难以为之后的成年期建立自我感或个人的同一性。在这里，孩子们可能会感觉自己得到了父母的支持和照顾，但往往是以牺牲自由地采取独立（而且可能是不被赞成）的行动为代价的。

在功能良好的家庭中，清晰的边界给了每个人"我"的意识以及"我们"的团体意识。每个成员都能保留他的个体性，但不以失去对家庭的归属感为代价。大多数家庭系统位于**纠缠**（enmeshment；弥散的边界）和**疏离**（disengagement；僵化的边界）之间的连续谱上（Minuchin et al., 1967），尽管它们可能包含纠缠的或疏离的子系统。米纽钦和尼科尔斯（Minuchin & Nichols, 1993）描述了一个虽混乱但熟悉的家庭模式——疏离的父亲全神贯注于工作，忽视他的妻儿，而纠缠的母亲过度关注她的孩子，其与孩子的亲密代替了婚姻中的亲密。

纠缠是指家庭互动的接近性和强度的一种极端形式，即成员会过度关心和过度参与彼此的生活。家庭的子系统之间缺乏分化，使得从家庭中分离成了一种背叛行为。对家庭的归属支配着所有体验，牺牲了每个成员的自我发展。无论一个家庭成员发生什么事情，都会在整个系统中回荡：一个孩子打喷嚏，他的姐姐跑去拿纸巾，他的母亲去拿温度计，而他的父亲对家里的疾病感到焦虑。

纠缠的家庭的子系统边界是低分化、弱且容易跨越的。孩子可能像父母一样行事，而家长的控制可能是无效的。过度团结导致分离的缺乏；对痛苦迹象过度警惕和反应的成员，会侵入彼此的想法和感受。纠缠的家庭的成员对家庭凝聚力过于重视，因此他们会放弃自主性，几乎没有兴趣去探索和理解家庭安全以外的问题。正如我们在前面所指出的，纠缠在有身心症状的家庭中是常见的。

而在另一个极端，疏离的家庭成员单独而自主地运转，但几乎没有家庭忠诚感。人际距离很大，其成员通常缺乏相互依靠的能力，或在需要时向他人请求支持的能力。沟通是紧张和谨慎的，且家庭的保护功能有限。当一个人处于压力之下时，纠缠的家庭会做出快速和高强度的反应，而疏离的家庭几乎不会探望、提供情感支持或做出回应。正如米纽钦（Minuchin, 1974）所阐述的，如果在一个纠缠的家庭中，孩子不吃甜点，父母可能会非常沮丧；而在疏离的家庭中，他们可能不关心孩子对学校的厌恶。

结盟、权力和联合对抗

边界是由家庭组织的方式决定的，而**结盟**（alignments）是由家庭成员在开展家庭活动时是团结还是对立的方式决定的。

家庭中的**权力**（power）与权威（谁是决策者）和责任（谁执行决策）有关。

因此，结盟指的是家庭成员与彼此建立的情感或心理联结。另一方面，权力说明了每个家庭成员对运作结果相对的影响力。

阿庞特和范杜森（Aponte & Van Deusin, 1981）认为，家庭互动的每个事例都能说明边界、结盟和权力的情况。如前所述，子系统的边界决定了谁参与互动以及他们在执行特定职能所必需的互动或运作中将扮演什么角色的规则。（例如，幼儿的性教育应该由父亲、母亲、年长的兄弟姐妹进行，还是共同的责任？抑或是应该把任务留给学校？）结盟是指成员在进行一项操作时对彼此是支持还是不支持。（例如，父亲是否同意或不同意他的妻子对子女的处罚？）权力很少是绝对的，但与环境或情况有关。（例如，母亲可能对她青春期的女儿在家中的行为有相当大的影响，但对女儿在家以外的社会交往的影响很小。）权力也关系到家庭成员主动或被动地结合力量的方式。（例如，母亲的权威取决于丈夫的支持和协助，以及孩子的默许。）

结构主义者认为某些结盟是功能失调的。在米纽钦（Minuchin, 1974）所说的**三角化**（triangulation）中，每个父母都要求孩子与他结盟，以对抗另一方。然而，每当孩子站在父母中某一方的一边时，另一方就会认为这种结盟是攻击或背叛，使得孩子处于失利的境地。孩子做的每一个动作都会使父母的一方或另一方感到被联合起来对抗

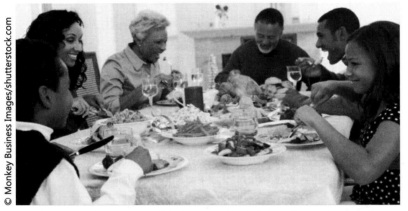

© Monkey Business Images/shutterstock.com

用餐仪式通常能为公开交流提供机会，帮助确保几代人之间边界的可渗透性。

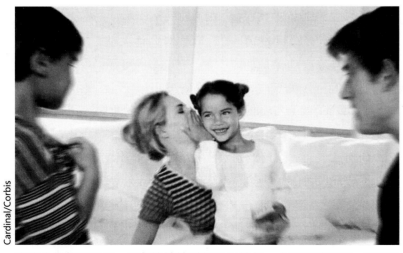

Cardinal/Corbis

在这个模拟场景里，母亲的悄悄话加强了她与一个孩子的结盟，但可能会对家庭的整体功能产生破坏性作用。

和攻击。由于父母无法解决问题，第三人会被带进来（类似于鲍恩的三角关系概念），并成为互动的一部分。

联合对抗（coalitions；Minuchin，Rosman，& Baker，1978）指的是特定家庭成员联盟来对抗第三个成员。稳定的联合对抗是固定的和不灵活的联盟（如母子），其成为家庭日常运作的主要部分。而迂回的联合对抗是两个人让第三个家庭成员为他们之间的困难负责，以减少他们的关系压力。

联盟、权力、边界和联合对抗是家庭系统中相互关联的现象。权力通常是由成员之间的联盟产生的，并且可能是能运转的或功能失调生活的重要决定因素。结构主义者认为，父母稳固的联盟的力量有利于养育孩子和边界设定。另一方面，父母和孩子之间针对另一方的联合对抗可能会对家庭功能产生破坏作用。迂回，虽然可能会给人以家庭和谐的印象，但对保持清晰的边界来说往往是具有破坏性的。

结构主义者相信要在家庭中实现理想的结果，就必须有

- **清晰定义的代际边界**，父母可以形成一个有执行权力的子系统。
- **父母在关键问题上的联盟**，如管教。
- **与权力和权威相关的规则**，说明如果父母意见不一致，他们中的哪一方占上风，以及他们在意见一致时是否可以实现他们的愿望。

请注意，稳固的代际边界也会阻止来自祖父母的干扰，就和它们可以防止孩子接替教养职能一样。联盟必须正常运转，否则个体将跨过代际边界来得到他们想要的——如果母亲说不，就去找祖母获得许可。

结构式家庭治疗

据阿庞特等人（Aponte & DiCesare，2000）所说，结构流派为家庭治疗实践做出了两个特别值得注意的贡献：（1）表明贫困家庭，包括那些生活在混乱环境中的家庭，是可以从家庭治疗中受益的；（2）审视家庭的结构，包括那些已经支离破碎或组织混乱的家庭，可以作为治疗家庭功能失调的有效方法。该模型认识到社会因素对家庭功能和在社区这一更大的系统内工作的影响。

治疗目标

结构主义者将家庭成员的症状的来源和维持看作源于家庭结构无法适应不断变化的环境或发展需求，因此当家庭重构自身并能让家庭成员自由地以非病理性的方式与彼此相处时，他们就达到了治疗目标。改变一个家庭的结构需要改变其与彼此相处的规则，这反过来又涉及改变系统僵化或弥散的边界，以达到更高的边界清晰度（Prochaska & Norcross，2014）。

结构式治疗的工作会根据当下的情况做调整，且基于行动先于理解的原则。结构式家庭治疗的主要治疗重点是积极和直接地挑战家庭的互动模式，促使成员不仅仅着眼于索引病人的症状，而在家庭结构的背景下看待他们所有的行为。他们的目的是帮助家庭改变其刻板的互动模式，并重新定义家庭关系，帮助成员更好地处理他们生活中的压力（Colapinto，2000）。例如，在婚姻关系中，伴侣中一方的行为可能会受到另一方行为的束缚（Minuchin & Nichols，1998）。他们的行动是共同决定的，并且受制于支持关系或让关系两极分化的交互力量。结构式治疗师的任务是将这对伴侣从他们自动受束缚的反应中解脱出来，帮助伴侣双方发现他的个体性、权力和责任。例如，家庭成员相对位置的变化可能是有序的，例如，夫妻之间更加接近或母子之间更疏远。

父母通常行使其权威的层级关系可能会被重新定义，在某些情况下会变得更加灵活，而在另一些情况下会得到强化。会对结盟和联合对抗进行探索，潜藏的冲突得以识别，替代的规则也会被考虑到。在Colapinto（1982）提供的例子中，母亲可能会被敦促不要在每当丈夫和儿子之间的互动达到某种程度时就自动介入，而父亲和儿子可能就被鼓励不要只因会让母亲心烦意乱，就自动中止争论。对于结构主义者来说，改变功能失调的行为和消除症状的最有效的方法是改变维持这些行为和症状的家庭互动模式。

结构主义者的治疗通常遵循以下顺序，虽然在实践中并不总是能够如此清晰地区分它们。

1. 加入和顺应。
2. 评估家庭互动。
3. 监控家庭功能失调的组合。
4. 重构互动模式。

加入和顺应

为了帮助那些可能怀疑或害怕自己会被挑战或被指责的家庭成员，让其感到更舒服，结构主义者开始的时候通常会调整适应家庭的情感风格。与一个保守的家庭工作时，治疗师尽量不要有太多的感情流露；但与一个开朗的家庭工作时，他更开放，并会使用表达性动作。治疗师叫每位成员的名字来问好，并鼓励他参与，但不会坚持要他回应，或与沉默或阻抗的成员对峙。治疗师首先会问父母观察到了什么，以表示对家庭层级的尊重。（如果先问孩子，父母可能会觉得治疗师因为家庭问题而责备他们，然后他们可能会拒绝治疗师之后的工作，认为其工作是有偏见的。）结构式治疗师在不威胁、友好、愿意帮忙但又不会太激进的同时，要适应家庭组织，同步到家庭的语言模式、互动风格和常用说法——以及获得对家庭模式和结构的感受。

作为一名治疗师，米纽钦（Minuchin, 1974）会将自己描述为表现得像一个遥远的亲戚，**加入**（joining）一个家庭系统，并带着敬意**顺应**（accommodating）其风格。随着治疗师开始理解家庭主题和家庭神话，去感受一个成员被排斥或成为替罪羊的痛苦，以及区分哪些人之间的沟通途径是开放的，哪些人之间的沟通是封闭的，他开始获得对家庭层级结构、子系统运作、边界、联合对抗等的了解。

模仿（mimesis，"复制"的希腊语）指的是治疗师通过模仿家庭沟通的方式、风格、情感范围或内容来加入家庭，以巩固其与家庭的治疗联盟的过程。治疗师可能会讲述个人经历（"我有一个叔叔也是这样"）或模仿某个家庭成员的行为（脱下外套、坐在特定的位置上、和婴儿玩耍）。这些努力有时是自发的，有时是有计划的；不管怎样，随着治疗师成为系统的一部分，这些努力通常能够起到增加治疗师与家庭的亲切感以及建立信任的作用。

"加入"让家人知道，治疗师是一个非永久的但关心他们的成员，会理解他们，并且正在与他们共同寻找处理家庭问题的替代方法。在这个过程中，结构式治疗师不断鼓励家庭，让其感到足够安全，来探索其他更有效的互动和一起解决问题的方式。认识到他们感到痛苦或有压力的方面，治疗师会让家庭成员知道，他会敏感地回应他们，因此面对之前回避的痛苦问题是安全的。

治疗师可能会对每个成员的积极面做出肯定的描述。这一技术可以建立自尊，并允许其他家庭成员以新的眼光看待那个人。另一种肯定的描述出现在治疗师描述一位家庭成员明显的消极特征，同时"解除"其对该行为的责任时。这样做的一个影响可能是这个人会反抗或开始寻求改变，反对被另一个人控

制。米纽钦和菲什曼（Minuchin & Fishman，1981）给出了以下论述，

> 治疗师可能会对一个孩子说："你看起来很幼稚。你的父母是如何做到让你一直不成熟的？"治疗师可能会对一个成人说："你做事非常依赖你的配偶。她做了什么让你一直都是无能的？"（p.34）

通过这一技术，这个人会感觉自己有问题的地方被认识到了，但又不会觉得自己被批评、内疚或会因此被责备。因此，这个人更容易承认其功能不良的行为，而不是否认它或变得防御。通过将功能障碍认定为人际间的，这个家庭准备好了以循环而非线性的方式思考他们的互动，并关注家庭关系的互补性。治疗师以这种简单的、非病理性的方式巧妙地暗示，如果参与者们一起努力，重新调整他们与彼此相处的方式，他们就有能力做出（结构性的）改变。

学习目标3　　评估家庭互动

评估的过程需要治疗师加入家庭。结构式治疗师开始对家庭进行评估时，需要关注家庭的组织结构和持续的互动方式，并且留意功能失调行为产生的社会背景。在整个家庭评估过程中，治疗师最终关心的问题是家庭的层级组织，家庭子系统行使功能的能力，家庭成员之间可能的结盟和联合对抗，家庭当前边界的可渗透性，以及当环境需要时，家庭在满足个体成员需求上的柔韧性或僵硬性。结构式治疗师将注意力放在家庭在应对发展变化与危机情境的灵活性上，以及家庭成员团结在一起解决冲突的顺畅性和有效性上。

从第一次会谈开始，治疗师评估的总体目标就是评估家庭将不再有效的互动模式转换为更适应家庭发展的模式的能力。但早期评估的首要目标是绘制一张能够让治疗师走进这个家庭的地图——适应该家庭处理问题的惯有风格——一旦治疗师走进该家庭，就可以规划对家庭的重组干预。

治疗师通常能够立即形成对于家庭结构安排的假设——有时在与家庭会晤之前，治疗师就可以根据预诊表上的信息形成一些假设。请使用专栏10.2，去练习对家庭的评估。

这些早期的直觉虽然可以不断地调整与修正，但其可以指引治疗师对家庭组织进行探索。家庭哪部分系统是功能不良的？为什么会这样？这个系统是如何出问题的？为什么是现在出问题？家庭中哪一部分的互动模式尤其有问题？家庭在过去经验中有哪些潜在的适应性结构可以用于解决目前的危机？结构式治疗师在觉察家庭交往的过程中可能提出类似的问题，因为他已经开始

专栏10.2 像临床工作者一样思考

评估一个家庭

阅读以下关于一个家庭的描述，根据提示句，评估家庭的适应性功能/非适应性功能。

洛马克斯一家找到你进行治疗。琳达·洛马克斯夫人通过电话告诉你，她的家庭遭遇了危机。她的丈夫威廉是一个旅行推销员，他承认自己在出差的时候有过出轨经历。洛马克斯一家有两个儿子，分别叫布伦特和哈利，现在都处于青少年晚期。琳达提到她的两个孩子以前在学校表现得都很糟糕，但她的丈夫根本没有意识到儿子学业表现糟糕的严重性。事实上，他看上去好像认为自己孩子的前途一片光明，完全无视他们现在没有工作，整天在家白日做梦的事实。

当这个家庭开始第一次会谈时，你注意到丈夫威廉似乎很疏远。你在想他是不是有点抑郁。相反，妻子显得过于有活力。她温柔地看着丈夫，并解释说虽然他工作时间很长，但家里的经济状况一直都不好。她补充说，虽然他们离拥有自己的房子只有一笔抵押贷款，但他们没有钱支付。

丈夫威廉此刻突然振作精神，并说道："医生，我们现在开始说正事吧。我们需要告诉你什么？我们的孩子可以告诉你我们的家庭很亲密，我们的钱很快就会流动起来。我不想因为工作到处出差了，所以要求调回镇上工作。昨晚，我的两个儿子本来准备带我去餐厅庆祝的，但他们没来。没关系，我不介意他们让我空等一场，他们自己也有很多事情要忙。失败的人才去学校上学，我的儿子是赢家！"你注意到布伦特看向远方，哈利似乎快要哭出来了。琳达将双手放在大腿上，面带微笑地坐着。哈利看向母亲，并摸了摸她的手。他非常轻柔地说道："妈妈所忍受的痛苦比我们所有人加在一起都要多。"此时，威廉生气地说道："你认为她忍受了什么？这里除了我以外，没有人需要忍受任何事。只有我在这把年纪还要到处出差，这样你们才有一个家！"

哈利按了按母亲的手，并对父亲道了歉。你看到布伦特好像非常愤怒。

1. 描述该家庭的层级。	
2. 识别可能存在的子系统，评估这些子系统行使功能的能力。	
3. 你注意到该家庭是否存在结盟和联合对抗？如果有，请描述一下。	
4. 评估家庭成员之间的边界。	
5. 家庭成员现在面临什么环境？	
6. 评估该家庭在面对个人需求和家庭需求时所展现出来的柔韧性或刚性。	

对家庭功能形成初步诊断了。

　　一项技术是直接让家庭注意到他们当前的组织结构,用图表的形式画出家庭内部的关系图。正如鲍恩家庭系统治疗师使用家谱图来构建跨代际的家庭关系,结构式治疗师使用家庭关系图描绘家庭当前的互动模式。

　　结构式治疗师采用结构化地图这种简单的绘图方式来形成相关假设,家庭在哪些领域功能良好,在哪些领域功能失调。**家庭地图**(family mapping)帮助提供组织图示,从而更好地帮助治疗师理解复杂的家庭互动模式——尤其当某个子系统一直陷于某个问题时——这对治疗师设定治疗计划有很大的帮助。正如米纽钦和菲什曼(Minuchin & Fishman,1981)所指出的,

> 　　家庭地图表明了家庭成员之间的相对位置。它反映了家庭成员的联合对抗、附属关系、显性和隐性冲突,以及在冲突解决中家庭成员的组织方式。它识别了家庭中的哪些成员在冲突中绕道而行,哪些成员负责信息的交换。家庭地图记录了家庭中哪些成员是养育者,哪些是治愈者,哪些是替罪羊。子系统之间的边界轮廓也表明了子系统之间是如何运转的,并表明各个系统之间有什么样的长处或不足。(p.69)

　　图10.1表明了结构式治疗师常用的符号,来描绘家庭边界的清晰度(清晰的、弥散的还是僵化的)、子系统的运转以及家庭互动的风格。图10.2提供了两

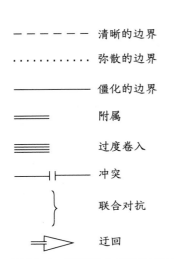

图10.1 米纽钦家庭地图符号
来源:Minuchin (1974),p.53.

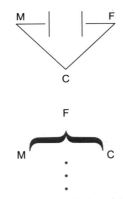

图10.2 压力对家庭子系统边界的影响。上方的图形表明家中父亲(F)和母亲(M)的工作压力都很大。回到家后。夫妻双方总会发生争执。但他们迂回转移了自己的冲突,转而攻击家中的孩子(C)。下方的图形表明丈夫批评妻子,妻子和孩子联合对抗丈夫。请注意母亲和孩子之间有僵化的跨代际子系统;她们的结盟有利于将父亲排除在外。米纽钦将这种模式称为跨代际适应不良的模式。
来源:Minuchin (1974),p.61.

个结构式地图的案例，用来描绘家庭冲突。图10.2的上半部分展示了家庭中常见的迂回联合对抗，父母通过关注孩子身上的问题来应对自身关系内的冲突。图10.2的下半部分是结构式治疗师的标注，表明母亲和孩子之间边界弥散，双方结成了跨代际的联合对抗。

图示提供了无数种可能的组合方式，用以展现家庭边界、联盟、附属关系、联合对抗、迂回策略等。例如，纠缠的家庭可以通过过度介入或支持的符号表达，以确认是否存在某些家庭成员联合对抗另一个成员。家庭地图这种便利的手段起两种作用：首先，它可以通过图形画出家庭是如何组织的；其次，它可以帮助治疗师探测需要重建的家庭子单元（Umbarger, 1983）。图10.3描绘了过度卷入的亲子关系，以及家庭如何结成联盟联合对抗一方家长。结构性地图的绘制是贯穿整个治疗的，当新的家庭信息出现时，可以对其进行修订或者废弃。

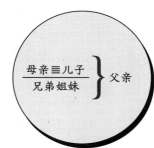

图10.3 这幅图展示了一种紧密的家庭单元边界，描绘了母亲和儿子之间过度卷入的亲子子系统。这对母子和家中其他孩子之间有着僵硬的边界，但他们一起形成了一个联盟去对抗父亲。

来源：Umbarger (1983), p.36.

监控家庭功能失调 学习目标4

结构式干预过程中最关键的是监控并帮助调整有问题的互动模式。一旦结构化治疗师加入家庭，他们就开始对家庭结构进行调查，寻找具有灵活性和可能做出改变的领域。比如，有家庭因为青少年女儿害羞退缩和社交困难的问题前来治疗。治疗师观察到这个家庭是如何进入治疗室的：女儿坐在妈妈的身边，母女两人将椅子靠得更近了些。当治疗师询问问题是什么时，只有母亲在回答，完全无视一旁的女儿想要表达自己的想法。母亲表明自己太了解自己女儿的个人生活了——比一般人更了解。随后，结构化治疗师开始了初次干预，让父亲和母亲交换了座位。结构化治疗开始了：将父亲纳入，并以此测试了家庭的灵活性；暗示了母亲和女儿之间的关联呈现病理特性，这个家庭原有的主诉需求是青少年社交问题，现在被重新阐释或标定为更大关注点的问题。

两种结构派技术在这个案例中被予以使用。**制定边界代表（boundary making）**的是在相互纠缠的母女之间创造更大的心理距离，拉近被边缘化的父亲，开始调整家庭原有的互动模式。当与母亲之间弥散的边界变得清晰后，女儿则可以发展自己的独立性。得到强化的亲子子系统能够提升父母和孩子之间分化的可能性。与此同时，治疗师也在使用**去平衡（unbalancing）**的技术——通过让父亲在家庭中承担更扩充的角色，从而尝试改变亲子子系统中各个成员间的层级关系。治疗师看上去似乎和父亲站在一边，实质上是打破了家庭内稳态，先打破原有平衡，再重新建立联盟，从而初步改变原有的家庭模式。在制定边界中，治疗师尝试去改变子系统之间的距离；而在去平衡中，治疗师尝试去改变子系统成员之间的层级关系（Minuchin & Fishman，1981）。

通过**追踪（tracking）**的方法，结构化治疗师采用家庭成员在交流过程中所使用的符号（如生活主题、价值观、重要的家庭事件），并故意在家庭对话中使用这些符号。治疗师努力证明他很看重家庭成员所说的话，而不仅仅是了解他们的情况，这也会进一步影响他们后面的互动模式。米纽钦（Minuchin，1974）将这个技术称为"跟随式引领"。追踪特定的家庭主题还可以给治疗师提供家庭结构的线索。比如米纽钦在与纠缠的家庭一起工作时就注意到父亲说自己不喜欢关门。米纽钦发现孩子们在家不允许关自己房间的门。弟弟睡在姐姐的房间中，父母之间也不能有性生活，因为他们的房门也要打开。接下来，米纽钦以门做比喻，帮助家人澄清家庭的界限。所以追踪是一种重新构建的技术。

活现（enactment）是治疗师现场性的工作，将外在的家庭冲突带入会谈，这样家庭成员可以展现他们是如何应对冲突情境的。治疗师可以在这个过程中观察到冲突序列，并开始尝试使用某种方案改变家庭成员的互动方式，并创造结构性变化。通过使用这种技术，治疗师让家庭成员直接表现出适应不良的互动方式，而不是仅仅通过描述（Colapinto，2000）。比如，Rosenberg（1983）描述了一位母亲抱怨自己2岁的女儿总是乱发脾气，让自己在孩子祖父母面前、公交车上或者其他情境中丢脸。这个小女孩在会谈的早期表现得都不错，尽管（也可能是因为）她的母亲一直坚持说治疗师不在时，女儿就表现得很不好。在第三次或第四次咨询时，小女孩要吃口香糖，Rosenberg看到了机会：他让母亲不要给女儿口香糖，因为午餐时间马上就要到了。

小女孩开始小声啜泣，接下来开始大哭，恳求母亲给自己口香糖，最后她躺在地板上脱自己的衣服——母亲考虑要投降了——Rosenberg鼓励母亲忽略女儿的吵闹声，保持自己的立场。大概半个多小时之后，孩子啜泣着停了下来。虽然治疗师和母亲被折磨得筋疲力尽，小女孩看上去却还好。然而，在活现过程中，母亲坚持了自己的控制立场，因此知道自己有能力面对这种情境，并且自己要比之前所认为的有解决办法。从结构派的角度来看，这个互动过程重新定义了孩子的问题行为；重新建立了代际边界；引入了其他可行的互动模式；家庭的层级秩序再度回归正常（母亲再次可以负责）；从那以后，女儿在家乱发脾气的行为大大减少，因为她也知道母亲可以应付自己。

Nichols和Fellenberg（2000）确认了活现的三个阶段：开始、推进与结束；

每一个阶段都有多种可能的干预方式。进一步，他们提出两个临床问题：(1)
治疗师需要做什么去推动活现的有效运用；(2) 治疗师做了什么或没有做什么，
而让活现不能有效进行？他们的研究表明，在一次成功的开始阶段，治疗师会
指导来访者谈话；治疗师坐回自己的椅子，将自己从对话中"移除"。他们会详
细说明谈话的主题，并让来访者面对面坐在椅子上，可以看见对方。成功的推
进阶段包括：治疗师不能打断家庭成员的谈话；鼓励成员之间相互交流，而不
是跟治疗师对话。当对话停滞时，治疗师需要推动来访者多说一点，多谈谈自
己的感受。在活现结束阶段，治疗师的任务是帮助来访者获得内省，明白如何
从这个经历中获益。他们的研究表明，成功的结束阶段需要治疗师解释正在发
生的有问题的动力过程，建议来访者如何不断改善自己的沟通技巧，对来访者
表达和倾听感受予以赞赏，并强调继续对话的必要性。

Davis 和 Bulter（2004）也提出了一个活现三阶段模型：开始、干预和评估。
他们的研究表明，活现的成功需要以下要素。

- 促进沟通技巧。
- 转变关系过程或模式。
- 重构关系。
- 促进依恋导向的情感表露。
- 评估。

Bulter 及其同事识别出新手治疗师在使用活现时经常掉入陷阱（Bulter，
Davis，& Seedfall，2008）。在对一组新手治疗师的工作进行分析后，他们发现
尽管多数在开始活现时是有效的，但是会受困于促进和评估阶段。他们提醒活
现不应该是毫无结构或自由发挥的，对于那些不稳定或有情绪反应的来访者而
言，这可能会让他们的临床体验变得糟糕。

结构式治疗师有意在家庭中扮演决策者角色，因为家庭成员往往将治疗
师，而不是任何治疗技术、解释或处方，看作最终可以让家庭发生改变的工具
（Colapinto，1991）。在治疗上，他们积极挑战僵化、重复的互动模式，一些家庭
试图通过这种模式组织自己和应对压力但不成功，然后，通过故意"解冻"这
些模式和不平衡的系统，为家庭创造一个机会来进行结构重组。

值得注意的是，虽然治疗师非常关注家庭互动模式，但他们也会确保自己
不丢失对于每个家庭成员正在发生什么的了解。正如米纽钦等人（Minuchin，
Rosman，& Baker，1978）所发出的警告，治疗师如果"只以家庭为中心而忽视

个体"，就是在犯严重的错误（p.9）。也就是说，虽然他们相信问题或症状化的行为通常源于家庭僵化地抵制改变，但同时他们也意识到家庭中某些个体成员会因为身体、性格、行为或学习障碍对家庭产生影响，治疗师在促进家庭重建的过程中都需要考虑这些因素。

结构式治疗师探索家庭内部功能失调的层级问题，是因为他们坚持认为，家庭要功能良好，父母就要对自己的孩子负责，家庭子系统之间应该有所分化。父母应该在一起形成和维持执行联盟，也就是父母子系统；他们有责任去照顾、保护、帮助社会化他们的孩子。兄弟姐妹也必须建立同伴的工作子系统，学着去协商、合作、竞争，并发展出归属感。配偶之间也需要从对方身上获得支持，一起构建婚姻子系统，彼此表达欣赏与喜欢，帮助对方应对压力，一起解决冲突。如果配偶子系统出现了功能障碍，会对整个家庭都造成影响（Minuchin & Fishman，1981）。

米纽钦（Minuchin，1974）认为家庭的病理状态源自功能失调的设置，每次家庭有冲突时，家庭在应对压力时发展出来的反应就会重复，而不会进行调整。在工作中受到压力的丈夫回家后会对自己的妻子大吼大叫，妻子会进行反击，双方的战火不断升级，直到最后有一方放弃战场，但夫妻双方都知道问题并没有得到解决。或者，母亲在言语上攻击了自己青春期的儿子，父亲选择站在儿子的立场上，家中年幼的孩子抓住这个机会一起攻击自己的哥哥。此时，所有家庭成员都参与这次冲突；但家庭组织仍然保持不变，在下一次冲突时，还是会重复这种功能不良的设置。

重新构建互动模式

结构派治疗师认为，寻求治疗的家庭正在经历压力，而这种压力超出了他们的日常适应与应对机制，妨碍了家庭成员在这个过程中发挥最优的功能。因此，治疗师的任务是帮助家庭成员整顿现有的组织——重新构建管理互动的系统——这样才能更好地发挥家庭功能，最大化每个家庭成员的成长潜能。

重新构建需要改变家庭规则、重组，改变一些支持了不良行为的模式，以及改变互动序列。我们已经阐述了一些结构派治疗师用于促进结构化变化的技术——活现、制定边界、去平衡。为了凸显家庭特定的互动模式，从不同的成员间获取信息，治疗师也会通过增强情感的部分，进一步增加谈话的强度。比如，父母如果一直不同意给青春期的儿子设立一些规则，治疗师就可以对父母说："这是对于父母的基本要求。"或者，治疗师可能会对拒绝长大的孩子重复这一信息："但你现在有多大呢？"

重释（refaming）是一项特别有用的技术，它改变了某一事件或某一情境的原本意义，将其放入一个新的背景之中，在这个背景中可能存在一样合理的其他解释。这个技术重新标定了发生的事情，提供了一种更具建设性的视角，从而改变来访者看待事物或情境的方式。正如结构派治疗应用的方式，重释重新将问题界定为家庭结构的功能。通常，治疗师会在活现的背景下对主诉问题进行初次的重新界定。比如，家中有一个患厌食症的女儿，治疗师给这个女孩贴上"固执"的标签，而不认为她是"病了"，这可以迫使家庭成员重新考虑自己先前认为女儿生病了的观点，因而不需要再为正在发生的事情负责。

给女孩的行为赋予新的意义可以创造一种新的背景，最终改变家庭的互动模式，这也许可以帮助家庭调整原有的功能失调的联合对抗或改变存在问题的家庭边界和子系统。女儿不吃东西的事实并没有改变，但对这种行为赋予的意义改变了。结构派治疗师或其他流派的家庭治疗师（尤其是策略派治疗师）使用重释技术，并不是为了故意欺骗，而是为了改变家庭的观点，为家庭提供了新的选择，最终改变家庭的行为模式。

结构派干预通常会给家庭系统增加压力（另一种重建技术），甚至可能会引发家庭危机来打破家庭内稳态。但这也为转变家庭结构提供了出路。现在，家庭没有别的选择，不得不面对长期回避的冲突。例如，在一个相互纠缠的家庭系统之中，家庭成员通常都相信家庭作为一个整体既不能忍受变化，也不能适应变化。因此，这样一个系统需要某些家庭成员发展出一些症状来维持功能失调的内稳态。

当家庭压力上升到危险的程度时，持有症状的人被激活作为一种避免冲突的手段。家庭强化症状的持续来帮助维系系统的平衡与现状。结构派治疗师的工作是让每个人都意识到，通过重释的方式，问题属于整个家庭，而非个人；家庭中必须推行新的功能设置以取代原有的功能失调的设置；家庭在定位和识别出问题后，可以做出一些必要的结构化调整一起解决潜在的冲突。

结构派治疗师所使用的治疗性策略往往充满戏剧性，偶尔显得有些夸张。他们和舞台导演一样，会设置一个情境，营造活现的氛围，将角色和任务发放给家庭，然后再观察家庭成员的行为（Colapinto，2000）。比如米纽钦在处理厌食症青少年的案例时，会安排首次面谈是与家庭共进午餐（Minuchin，Rosman，& Baker，1978）。他刻意创建这样的活现，引发围绕进食的危机，然后来体验家庭成员正在经历的事情。他观察到父母双方如何为自己辩护，提出需求，哄骗对方，最后变得绝望，产生挫败感。

他观察到青少年女儿为了表达自身的无望感和无助感，可悲地采用拒绝进食的方式来坚持自己的立场。她之前在父母面前总是会有所退让，以牺牲自己为代价，但她不愿意再这么做了。尽管女儿被贴上了问题的标签，但是米纽钦对情境进行重释，帮助家庭看到厌食症的症状是对家庭功能失调的一种反应，而不仅仅是青少年的一种逆反行为。所有的家庭成员都被困在一种无效的互动模式之中，而这种模式已经成了他们生活的中心。每一个家庭成员都需要为这种症状负责。

继续以厌食症女儿为例，结构派治疗师向家庭展现了症状是如何在维持家庭内稳态中发挥重要作用的。结构派家庭治疗帮助家庭中的每个成员认识症状，并且承担对症状做出贡献的相应的责任。通过制造家庭危机，米纽钦迫使家庭改变系统，采取更具有功能性的互动模式。

在这个案例中，米纽钦采用了他典型的指导性的、坚定的、制造危机的方法，坚持要求父母必须让孩子吃饭。他们劝导、哄骗、威胁、咆哮，最后将食物强行塞入女儿的口中，直到女儿崩溃大哭。米纽钦相信，现在这个女孩会愿意吃饭了。他在后来解释，

> 厌食症的女孩困于她的绝望、不足、邪恶和丑陋。我制造了一次人际冲突，让她不要再想自己有多糟糕，而是开始想想自己的父母有多混蛋。在演示中，我对她的父母说："让她吃饭。"当父母这样做时，女儿必须将他们作为人来对待。之前，父母一直说："我们控制你是因为我们爱你。"而现在，处在我给他们设置的位置上，他们最终说的是："该死的，你给我吃下去！"这让女孩得到解放。她可以选择吃，也可以选择不吃；她可以将他们作为清晰勾勒的人物而表达愤怒。（Malcolm，1978，p.78）

通过这种方式，米纽钦展现了厌食症症状如何嵌套于有问题的家庭组织。改变家庭组织可以帮助消除症状性行为。当家庭成员开始用不同的方式体验自己和彼此，新的互动方式出现的舞台就搭建好了。新模式将有症状的病人与整个家庭当作一个整体。由于消除了原有不合适的、约束性的家庭规则，家庭成员不再需要坚守原有的刻板位置和功能，因此就不再需要症状来维系家庭内稳态了，于是它就在心理上变得不必要了（Colapinto，1982）。未来症状发生的可能性会降低，因为对于所有成员以及家庭作为一个整体而言，增强其成长潜能的机会已经增加了。

菲什曼（Fishman，2006）的一项研究回顾并肯定了结构式家庭治疗在治

疗厌食症上的效果。根据菲什曼的观点，家庭治疗是这种情况下可做的治疗选择。他也展示了作为治疗这种障碍的核心概念的危机诱导、活现以及治疗性紧张（源于米纽钦的方法）。这些技术可以作为整体结构派治疗方法的总结。

1. 危机诱导：治疗师将危机和焦虑引入家庭系统，迫使一种即时感来克服惰性。它被设计用于改变僵化的系统，而这些系统会导致身心问题家庭进入症状化模式。

2. 活现：治疗师鼓励家庭成员在会谈中直接面对彼此，从而允许治疗师观察和调整他们的互动。通过检视已有的角色并且鼓励采取新的、基于更具功能性的行动方式的角色，问题行为序列得以在活现中予以治疗。前面所展示的米纽钦著名的"午餐会谈"就是活现技术的一个例子。这其中很关键的一点在于治疗师与家庭保持治疗距离，这样才可以观察、澄清和修正家庭的角色和行为。

3. 治疗性紧张：治疗师（通过活现）设定一个情境，有着延长的强烈情感、重复的干预以及压力。活现之后跟随特定的行为干预，例如在治疗厌食症的午餐会谈之后，有让体重增加的行为干预。

对于厌食症的治疗是在实践中应用结构式治疗的卓越例子。专栏10.3提供了一个详细的案例，这个案例中呈现了一种三角关系，上一段婚姻中的一个孩子被带进来与新婚夫妇一起生活。特别注意治疗师如何运用各种结构式家庭治疗技术（家庭地图、重释、重新设定边界、强化配偶子系统）来帮助家庭改变原有的破坏性路径。

 专栏10.3　个案研究

对分裂的重组家庭的结构式治疗

乔伊斯和大卫·奥利弗婚后仅8个月就将家庭咨询作为婚姻最后的救命稻草了。夫妻双方都马上30岁了。乔伊斯此前从未结过婚，她已经在商业上建立了自己的事业。大卫之前结过婚，离婚一年后在一个滑雪胜地认识了乔伊斯。他们在一起相处得很愉快，在回到城里后，他们几乎天天见面，几个月后就决定要结婚。大卫曾经简单跟乔伊斯提到自己有一个4岁的女儿科莉，她跟前妻在另一个州生活。但乔伊斯并不认为孩子跟自己有多大关系，因为她跟着自己的妈妈生活。在婚礼之前，乔伊斯只见过自己未来的继女一面。

然而在婚礼后不久，大卫的前妻朗达表示，自己有一些个人问题要解决——包括和科莉的一些问题，因此她将科莉送来与大卫和乔伊斯一起生活，家庭问题从这里开始产生。大卫对待自己的亲职责任非常严肃，这是一个好机会，让他每天都可以见到科莉，积极参与她的成长。最终，他拥有了自己梦寐以求的完美家庭，实现上一段婚姻没有达到的完美和谐。乔伊斯没有带孩子的经验，不确定自己该期待什么。但如果能让自己的丈夫开心，她非常愿意分担亲职的责任。

不幸的是，大卫没有实现自己的梦想，这在很大程度与他自己的行为有关，当然也与科莉有关。她并不是一个容易相处的小孩，又突然离开了过于亲密的母亲。科莉感到困惑和害怕，所以紧紧黏住自己的父亲，并迅速对他过于依恋，而排斥她的继母。大卫反过来对孩子明显的不适感到内疚，也变得非常依赖科莉——以至乔伊斯时不时感到他更偏爱孩子的陪伴，而不是自己。乔伊斯并没有能够学着如何与自己的新婚丈夫相处，相反，她感到自己像是陷入了"速食家庭（instant family）"。在这个家庭里，她觉得自己像一个局外人。大卫每天下班回家前都会给科莉打电话，问她是否需要自己带一些东西回家。当妻子表示反对并抱怨自己感到了"被排斥"时，大卫会为自己辩护，说他只是在像任何关心孩子的父母那样行事，并补充说乔伊斯的嫉妒会迫使他为科莉做得更多，相比于如果乔伊斯能多做一点。

大卫答应乔伊斯晚上哄科莉入睡不能超过10分钟，如果超出这个时间，乔伊斯会变得抑郁和退缩，接下来整个晚上都不和大卫说话。大卫表示，乔伊斯自己就是一个被宠坏的小孩，还在和自己4岁的女儿竞争；他正在失去对她的尊重。在家庭咨询的联合会谈上，大卫说到他是独子，由寡母养大，家庭的亲密感在他的生活中非常重要。另一方面，乔伊斯坚持说大卫不想让自己和科莉发展关系，而是期待她能迅速爱上他所爱的人，却从来不向科莉灌输他们三个需要重新组建一个家庭，这个家庭是包含他们三个人的。乔伊斯自己被一名离异的单亲妈妈抚养长大，她们的家庭关系相对比较疏离，三个孩子各过各的生活。

当他们两人来做婚姻咨询时，他们的冲突已经到了一触即发的态势。大卫认为自己的妻子是一个"邪恶的后妈"，如果她不"纠正自己的行为"，他就会离她而去。乔伊斯反过来也控诉自己的丈夫和他的女儿有一段"罗曼史"，并强烈暗示他们之间并非表面所呈现的父女关系。这对夫妻没有一位愿意听咨询师在说什么，很显然，他们想要咨询师在判断孰是孰非时站在自己这边。乔伊斯想要听到的无非是将科莉送回她妈妈家；而大卫坚定地表明，在处理自己孩子的事情上，他不会受到任何最后通牒的影响。当咨询还处于初始阶段时，前妻朗达宣布自己和一名叫梅尔的男人再婚了，并且自己已经怀孕了。

咨询师表明，自己并不是来评判孰是孰非的，但会帮助他们掌握理解现在正在发生什么的方法。很显然，夫妻双方和科莉都过得不幸福。如果他们还继续这样，最后只有走向离婚——这对他们双方都是一个不幸的结果，因为他们都没有给自己一次机会。

为了减少夫妻间白热化的争吵，让咨询有所进展，咨询师尝试了两种早期干预技术。一是通过让他们描述自己童年被抚养的经历来减少两人之间的紧张。这些信息不仅在后续的咨询中会发挥作用，在当下也有助于这对夫妻意识到他们在养育孩子的过程中有哪些不同的经历和期望。咨询师所尝试的另一种初始干预技术是问他们是否愿意听对方觉得必须要讲的内容，而不谴责、防御或骂人；由于夫妻双方都不想被贴上难以相处或不可理喻的标签，所以他们都同意了。

　　夫妻两人谈论了各自关于养育孩子的观点。由于双方的经历不同，所以他们有着明显的分歧，咨询师帮助他们倾听和尝试理解。咨询师重释了乔伊斯对科莉的拒绝行为，将其解读为经验不足而非邪恶；大卫的过度卷入被重释为渴望成为一名好父亲。乔伊斯承认自己可以向大卫学习，因为她对于父母的关注和成长爱护知之甚少。但乔伊斯坚定地认为，如果大卫想让她有所改变，就需要减少对她的挑剔。大卫也承认自己在为人父母上可能做得有些过度，因为他自己并没有父亲可作为参照。咨询师帮助他理解拥有抚养权的父亲往往会对孩子继母的表现有一些不切实际的期待。在这个案例中，当大卫确信乔伊斯愿意尝试后，他也愿意放手一些亲职家务。咨询师也鼓励大卫避免与科莉结成任何形式的联盟去对抗乔伊斯。

　　咨询的下一个环节是重新建立边界。咨询师解释，重组家庭的融合并非自动或一蹴而就的，需要逐步对新家庭结构进行重新规划。大家都同意，乔伊斯所看到的最好的办法是大卫允许她在父母职责上承担更多——即便这与大卫的方式不同。大卫需要向科莉解释，虽然朗达仍然是她的妈妈，但当她和他们住在一起时，乔伊斯会在他的允许下照顾她的日常生活。这就意味着，科莉会被告知，乔伊斯并不是要取代自己的生母，只是想要照顾自己。科莉如果想见自己的亲生母亲，随时都可以安排——科莉有这样表达过自己的愿望，特别是当她同母异父的妹妹出生后。大卫和乔伊斯一起告诉科莉，她有两个家；她在这两个家中可以随意出入，不需要有忠诚感冲突。

　　大卫和乔伊斯也有他们自己的忠诚感问题需要解决。当大卫开始理解自己给予了女儿第一位的忠诚后——主要来自失败的婚姻给科莉造成的影响而引发的愧疚感——他认识到自己让现有的婚姻关系变得疏离。乔伊斯也意识到自己因为感到处于次要的位置，所以她过于排斥科莉，这又促使大卫保卫自己的孩子。因此，她也导致了婚姻的衰败。咨询师帮助夫妻双方解开了这些难题，并让他们增强夫妻的身份认同，向对方保留最主要的忠诚。咨询师鼓励夫妻花更多的时间相处，一起做一些没有科莉参与的活动。当这一切发生时，伴侣的纽带就增强了；也许他们之间仍然存在差异，但他们会用更开放的方式协商这些问题，而不是通过父女与继母的冲突表现出来。当大卫、乔伊斯和科莉开始发展他们自己的传统并将彼此定义为家人时，新的规则和更愉快的解决方案就会随之而来。

　　在这个案例中，咨询师的目标如下。

1. 减少成人之间惯常的控诉和指责。
2. 重释或重新标定对方让自己讨厌的行为或认为其有意为之的行为，这样可以冲淡一些自以为是的愤怒。
3. 呼吁每个成人的愿望，都希望在听到伴侣的看法后被认为是合理和公正的。
4. 将问题定义为系统的问题，家庭中的每个成员，包括孩子，都是造成问题的原因。
5. 强化配偶子系统，鼓励双方对彼此忠诚，一起达成共同的目标和家庭认同。
6. 夯实父母在孩子心中的权威感和一体感，同时不让孩子体验到失去生母的感觉。
7. 帮助减少孩子和成人之间的忠诚度冲突。
8. 让再婚系统变成一个开放的系统，家庭边界是可渗透的，因此孩子不仅可以在当前的家庭中获得安全感，也可以在另一个家庭中保留自己作为家庭成员的身份。

9. 帮助家庭成员容忍彼此的差异，或是与理想完整的家庭模式之间的差异。

10. 鼓励发展新的家庭规则、行为模式和家庭传统。

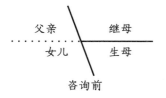

父亲和女儿之间弥散的边界表明他们形成了过度卷入，或者纠缠的关系；继母被孤立和排斥，消失的生母也是如此。

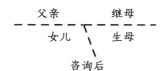

进行重组后，女儿和联合在一起的父母之间形成了清晰的边界，女儿和生母之间也形成了清晰的边界。

图10.4　奥利弗一家咨询前和咨询后的结构地图

来源：Goldenberg & Goldenberg (2002), pp.195-198.

结构式家庭治疗可与其他的治疗方法联合使用。比如，家庭导向的结构式治疗就是基于结构式家庭治疗的传统概念，但加入了基于优势的方法与团体工作理论的一些方面（McLendon，McLendon，& Hatch，2012）。这种治疗方法有时间限制，并且是目标导向的。它会识别出家庭成员所拥有的优势，并且找到可以在会谈内外都得以发展的具体技巧。使用专栏10.4去深化对结构式家庭治疗技术的理解。

 专栏10.4　像临床工作者一样思考

监测功能失调的设置

在读接下来的文字之前，请回顾一下专栏10.2中有关洛马克斯一家的描述。根据表中的提示词对家庭功能失调的设置进行监测。

你已经见了洛马克斯一家有2个月的时间了。在这段时间，你成功地让他们用一种新的方法看待家庭系统。尤其是妻子琳达，她已经看到

将自己从家庭里独立出来有多困难，虽然这是一种更能满足她自己需求的方式。在这次会谈中，布伦特提出了一个爆炸性消息：他准备离开家。

家庭陷入一片沉默之中。威廉看上去非常恼火。琳达面带微笑，好像这没有什么问题。哈利看上去坐立不安，而布伦特面带不屑地坐在椅子上。

"好的，小子，告诉医生你有什么计划吧。"威廉说。

"威廉，布伦特不需要做任何他不想做的事情。"母亲琳达看着你说。

"闭嘴！"威廉吼道，接着转向布伦特，并再次说："告诉医生你荒谬的牛仔梦想吧。"

布伦特挺直身子开口说："我要和一个朋友去怀俄明州经营一个农场，他占股70%，我占股30%。"

"如果你问我，我会告诉你这个算法有多么蠢。"威廉说："他会一直是你的老板。你要到哪里去赚钱？"

布伦特无视自己的父亲，转向母亲对她说：

"我做这个决定可能有点蠢——我什么也不是，只会白日做梦——但我一定要离开家。我再也受不了这里了。我们来这里2个月了，但我们根本没有触及问题的根本。这根本不可能。我们甚至都不知道父亲是否还在见他那个女朋友。"

"你给我闭嘴！"威廉咆哮着。

"我再也不想保持沉默了。我选择离开，哈利也会跟我一起离开这里。他已经辍学了，就在我们来到这里之前。"布伦特指着眼泪汪汪的弟弟说道。琳达看上去非常震惊。威廉耷拉着脑袋坐回自己的椅子。

这个家庭再度陷入一片沉默。

1.在这个互动模式中，你看到了怎样的功能失调的设置？	
2.你注意到这家人是如何走进你的办公室的？	
3.你如何在这次会谈中使用制定边界的技术？	
4.你会如何平衡这个家庭的层级？你为什么想这么做？	
5.你想要追踪哪些家庭沟通元素？为什么？你会如何使用这项技术来帮助这个家庭？	
6.想一个你或许可以使用的活现，来看看家庭会如何在这个互动模式的最后度过他们的沉默。你会说些什么？	
7.如果有，这个年龄的孩子会有什么并发症？	

结构式家庭治疗有效性的相关研究

研究支持了在各类人群和问题中应用结构式家庭治疗的有效性。比如，使用结构式治疗方法可以帮助一些有急性儿童疾病的家庭，比如帮助白血病的家庭提高应对技巧和精神状态（Meng，Mei，& Wu，2003），帮助改善母亲和孩子们的抑郁和焦虑症状（Weaver et al.，2013），处理当祖父母充当孙子孙女的主要照顾者时，所体会到生命循环中的悲伤与丧失（Lever & Wilsonm 2005），还包括处理寄养家庭中的问题（Lewis，2011）。其他的研究也表明了一些治疗概念的有效性，如在处理青少年外化问题（Etkin，Ross，Cummings，& Davis，2014）或色情作品成瘾（Ford，Durschi，& Franklin，2012）时的三角关系。

总　结

结构式家庭治疗最初由萨尔瓦多·米纽钦和他的同事创立，一开始在威尔特维克学校，随后在费城儿童指导中心。结构式家庭治疗基于系统，关注家庭单位作为活跃且有组织的整体，以及家庭通过其互动模式组织自己的方式。为了更好地理解家庭结构，结构式家庭治疗研究了家庭子系统、边界、联盟以及联合对抗。功能失调的结构指的是家庭互动中的隐性规则已经变得不起作用或者需要重新商讨。

结构式家庭治疗适用于处理当前的家庭互动，更重视行动，而不是内省或理解。所有的行为，包括索引病人的症状，都应被放置在家庭结构的背景下看待。结构式干预方法是主动的、经过精心设计甚至是操纵的，从而来改变僵化的、过时的、不再奏效的结构。为了实现这种变化，家庭成员需要针对这些过时的家庭规则进行再度协商，寻找更清晰的家庭边界。

通过加入家庭和顺应其风格，结构式治疗师会找到一个据点，评估家庭成员处理问题和彼此的方式，最终帮助他们改变功能失调的设置，对家庭组织进行重组或重新联盟。家庭地图作为一种简单的观察技术可以帮助描绘出家庭现有的互动模式。

活现（让家庭成员在这个治疗环节中展现出典型冲突）、边界制定（重组不合适或过时的家庭边界）、去平衡（支持家庭中的一个成员打破家庭内稳态）以及重释（治疗师对问题进行重新界定或重贴标签，将其解读为家庭结构的一种功能）是经常使用的促进家庭结构转变的治疗性技术。最终目标是通过在家庭子系统之间建立更为恰当的边界，强化家庭的层级秩序，对家庭互动规则进行重组。最后一个案例分析就阐述了一些结构式的治疗技术。

推荐阅读

Aponte, H. J., & DiCasare, E. J. (2000). Structural therapy. In F. M. Dattilio & L. J. Bevilacqua (Eds.), *Comparative treatments for relationship dysfunction* (pp. 45–57). New York: Springer.

Colapinto, J. (2000). Structural family therapy. In A. M. Horne (Ed.), *Family counseling and therapy* (3rd ed., pp. 140–169). Itasca, IL: Peacock.

Minuchin, S. (1974). *Families and family therapy*. Cambridge, MA: Harvard University Press.

Minuchin, S., Lee, W.-Y., & Simon, G. M. (2006). *Mastering family therapy: Journeys of growth and transformation* (2nd ed.). Hoboken, NJ: John Wiley & Sons Inc.

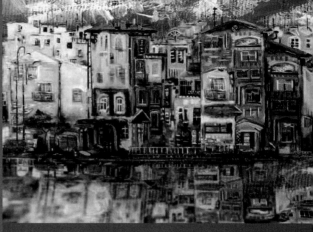

第十一章

策略模型

学习目标

目标1　讨论悖论技术及它们如何改变行为

目标2　解释米兰小组对家庭治疗理论的贡献

目标3　描述循环提问对家庭成员的影响

目标4　讨论策略式治疗的效果

策略式治疗提供积极、直接的治疗性干预，旨在减少或消除家庭主诉问题或行为症状。策略式治疗师较少关注症状的意义或起源，而是通常给家庭发布一系列指令或任务。这些指令或任务的目的是改变重复出现的、导致代际冲突的互动序列。有时候，这些指令或任务是在没有家庭成员的合作或家庭成员没有意识到他们被操控去完成这些指令或任务的情况下进行的。策略式家庭治疗有两个优点：一是坚持将注意力放在通过持续追踪家庭的人际交往模式，来消除令人不安的症状或功能失调的行为序列上；二是使用布置任务的方法来达到治疗目的。

策略式家庭治疗起源于帕洛阿尔托小组于1952—1962年的家庭沟通项目。格雷戈里·贝特森、唐·杰克逊、杰伊·黑利、约翰·威克兰德、保罗·瓦兹拉威克及其同事都对策略式家庭治疗有所贡献。反馈回路、冗余原理、双重束缚、家庭规则、婚姻契约和家庭内稳态都是该理论模型的组成部分。这些概念和技术已经成为家庭治疗的特征，以至今天的很多学生可能会认为这些概念技巧是一直存在的。但并不是，它们其实是沟通理论的一部分。沟通理论是贝特森及其同事在研究精神分裂症患者的家庭沟通模式时提出的。

这一章展现了策略流派相关的主要概念和临床技

巧。本章最后会提到一个相关的流派——米兰系统模型，其将后现代（非线性的）思想引入策略式观点。

沟通的观点

沟通理论家关注家庭中的言语和非言语信息是如何交换的。他们关注正在发生的是什么，而不是为什么它会发生——关注系统内的成员之间正在发生的过程，他们互动、定义和再定义彼此关系的方式，而不是推论每个成员的内在冲突。沟通模式——家庭内部信息交换的方式，信息传递的精确度、清晰度或模糊程度，沟通的行为效应或语用效应，以及沟通的内容——可以帮助决定这些关系。

这些家庭治疗的先驱将病理的发生位置从个体转移到社会背景中，与此同时，他们并没有否认内在心理机制会影响个体的功能。相反，他们更加相信家庭规则在管理互动行为方面的力量。对于策略式家庭治疗师而言，家庭规则的崩塌会带来个体或整个家庭功能的崩塌。反馈回路揭示了很多关于家庭成员如何与其他成员进行交流、他们如何解决冲突及在他们的排名中存在着怎样的命令链。直到今日，策略式治疗师看待问题的主要方式是关注家庭的**互动序列**和**互动层级**（Keim，1998）。

沟通理论家认为，人与人之间的循环互动之所以能够持续，是因为每个参与者都会在交流的内容上加上自己的**标点法（punctuation）**；也就是说，每个人都相信自己所说的话是由其他人所说的话造成的。在某种程度上，家庭成员之间使用的标点法就好像小孩子吵架时的对话："你先开始的！"（"我只是回应你所说的话。"）"不，明明是你先开始的！"正如威克兰德（Weakland，1976）所主张的，寻找两个人冲突的起点是没有意义的，因为互动是复杂和重复发生的，而非简单、线性、有因果、有清楚的开始和结果的情况。在沟通的过程中，一方往往会把自己的行为归结到另一方身上。

沟通的观点从产生到现在已经经历了相当大的修改。比如，将家庭内部沟通的冗余模式作为家庭功能失调的线索这一观点，在概念上是一次飞跃，并在新兴的领域发挥重要作用。此外，认为治疗师是权威专家，有策略地指导——操纵——家庭进行改变，这种早期观点已经在很大程度上被那些对家庭应该如何改变没有固定观点的协同治疗师或教练所取代。

我们在本章呈现了策略式模型的四个观点：（1）最初的精神研究所（MRI）的互动观点；（2）当前MRI活动的主要治疗原则和治疗流程；（3）经过杰伊·黑

利和克洛伊·麦德尼斯（Cloé Madanes）改进和完善后的策略式治疗；（4）玛拉·塞尔维尼－帕拉佐利及其同事在意大利米兰发展的策略相关工作。

策略式观点

追求效率和技术上的简约是这些模型的特点。它们以改变为导向，持续时间短。所有四种观点都不以病理学的视角看待家庭。所有都包含积极的治疗师，会根据家庭的主诉定制策略或干预方法，并在主诉解决后立即终止治疗。他们不太关心来访者的个人成长，或修通任何潜在的家庭情绪问题，或教授具体的问题解决技巧（Rohrbaugh & Shoham，2015）。家庭所接受的帮助就是所寻求的那些帮助，治疗师不会去猜测是否仍然存在其他尚未确认的问题领域，或者进一步的治疗是否有益。

虽然四种方法存在显著差异，但我们仍将其放在一起，因为这些方法在某种程度上都阐释了这样的治疗主题，即来访者决定问题是什么，治疗师负责改变。

MRI互动式家庭治疗

唐·杰克逊

精神研究所由唐·杰克逊于1959年成立，最初只有弗吉尼娅·萨提亚和朱尔斯·里斯金（Jules Riskin）两名职员。这家研究所最初位于帕洛阿尔托，与贝特森项目组相邻。1962年，黑利和威克兰德，还有贝特森本人，作为研究员加入了MRI。研究所其他成员还包括心理学家保罗·瓦兹拉威克、阿瑟·博丁和精神科医生理查德·菲什。本章还会讨论其他一些杰出的家庭治疗师，如约翰·贝尔、卡洛斯·斯鲁兹奇（Carlos Sluzki）、克洛伊·麦德尼斯（Cloé Madanes）和史蒂夫·德·沙泽尔（Steve de Shazer）。他们都曾隶属于这个杰出的培训中心。

发展沟通范式

MRI互动方法的理论基础在很大程度上来自一般性系统理论、控制论和信息理论。研究人员集中研究了所有家庭的互动序列，以理解错误的沟通模式如何导致家庭的功能失调。瓦兹拉威克、贝文和杰克逊于1967年所撰写的《人类沟通语用学》（*Pragmatics of Human Communication*；Watzlawick，Beavin，

& Jackson，1967）一书被认为是沟通领域的经典先驱著作。它鼓励同时研究语义学（所说内容和所接收内容之间的清晰性）、语法（信息传递的模式、方式或风格）以及语用学（沟通的行为效应或后果），运用一系列有关人际沟通的公认法则。

- **所有行为都是在某一层面上的沟通。** 正如人们不能不做出行为一样，人也不能不沟通。妻子沮丧地抱怨丈夫"拒绝和她沟通"，而是整晚盯着电视看，简直是在回应就是不想跟她说话。在非言语层面上，她接收的是一个响亮而明确的信息：他在拒绝她，离开她，可能对她生气或厌烦，想要离她远点，等等。

- **沟通可能同时发生在多个层面上。** 不仅仅是说话的内容，手势、肢体语言、语调、姿态和强度也都是沟通的组成部分。在一些情况下，信息的一个层面可能会和另一层面相互矛盾。人们可能在说一件事，却想表达另一层含义。他们可以修正、强调或反驳自己刚刚所说的话。换句话说，人们可能一边沟通（"你好吗？"），一边在另一个层面上沟通着他们的沟通（"我既不期待你回答，也不是很想知道答案"）。所有的沟通都至少在两个层面上发生：第一层是表面或内容层面；第二层被称为**元沟通**（metacommunication），它限定了第一层所说的内容。当第一层信息（"很高兴遇见你"）与通过面部表情或声音语气来沟通的第二层的其他信息（"我要如何远离这个无聊的人？"）相矛盾时，就会产生问题。

- **每一次沟通都包含内容（报告）层面和关系（指令）层面。** 每一次沟通不仅会传递信息，也会定义说话双方的关系。例如，当丈夫说"我饿了"时是在提供信息，但更重要的是，他可能是在告诉妻子，他希望她来准备晚餐，从而对他在这段关系中所感知到的权利做出陈述。而妻子回复他的方式则表明她是否接受丈夫对这段关系的定义，还是想要进入重新界定的过程（"今晚轮到你做饭了"，或"我们今晚去餐厅吃吧"，或是"我现在还不饿"）。

- **关系是由指令信息定义的。** 这些信息稳定了关系并且界定了家庭规则，从而维持了家庭的内稳态。在一个家庭中，如果家中的青少年宣布自己怀孕了，或父母决定离婚，或新生儿患有残疾，或家庭成员患上精神分裂症，就好像气温宜人的房间突然打开窗户的效果。家庭需要重新建立平衡。

- **关系可能是对称的，也可能是互补的。** 在以平等为基础的关系中，互动模式是**对称的**（symmetrical）；参与者镜映彼此的行为：如果 A 吹牛，B 会吹更大的牛，导致 A 继续吹牛，双方在这个占上风的游戏中循环往复。**互补的**（complementary）关系建立在不平等及差异最大化的基础上。在通常情况下，一方（通常为男性）"占上风"，另一方（通常为女性）服从性地"占下风"。

然而，尽管表面如此，但这些位置可能并不能表明伴侣的相对优势或劣势，或影响关系的权力。

- **对称的关系有变得具有竞争性的风险**。每一方的行为都会影响另一方的反应，这种螺旋效应被称为**对称性升级**（symmetrical escalation）。双方的争执可能会朝失控的走向发展，并迅速恶化，因为一个人的恶意嘲弄会带来另一个人更恶毒的反击，而这又会导致第一个人变得更加刻薄，如此反复。没有一方愿意让步，也不会就此停止争吵。（在伍迪·艾伦的一部电影中，有一对夫妻争吵时会这样说话："大西洋是全世界最好的海洋""你疯了吧——太平洋明明更好""你才是疯了，你根本不知道他在说什么"，等等。）显然，争吵的内容毫无意义；这是显著的定义这段关系的权力斗争。

- **互补的沟通中不可避免会有一方占上风，一方占下风**（一个强势的妻子，一个顺从的丈夫或反之）。一方的行为与另一方的行为互补。如果 A 独断，那么 B 就会变得顺从，这又会鼓励 A 变得更加独断，以此类推。

- **每个人都以不同的方式对自己参与的一系列事件的发生顺序下标点**。这些标点法可以将正在发生的行为事件组织到每个参与者自己对于原因和结果的观点中，因此对进行中的互动至关重要。

- **在冗余互动模式和递归反馈循环的背景下，问题得以发展和维持**。黑利作为沟通学的研究生首先加入贝特森的研究项目。她强调，每段关系中对权力和控制权的争夺，在传递者和接收者交流的信息中是固有的。谁定义关系？定义关系的那一方会将它转化为对称的关系还是互补的关系？谁决定谁来做决定？要回答这些问题，可以观察伴侣如何分配支出，看什么电视节目，谁接电话，谁负责平衡账簿，谁去冰箱拿零食，谁将卧室地板上的臭袜子和脏衣服捡起来。通过观察这些，你可以知道伴侣们是如何定义他们的关系的。

悖论式沟通　　　　　　　　　　　　　　　　　　　　　学习目标1

沟通理论家强调，并不存在单一信息这种东西。人们不断地发送和接收各种言语和非言语信息，而每一条信息都可以被另一条信息在另一个抽象层级上进行限定或修改（Weakland，1967）。并不罕见的是，信息接收者会因言语信息和声音手势所表达的信息之间的矛盾而感到困惑。

双重束缚信息是一种特别具有破坏性的**悖论指令**（paradoxical injunction）。当一个人，尤其是处于权力上风的人，对另一个人发起指令，而该命令又同时包含了两个层面的、在逻辑上不一致或相互矛盾的信息或要求时，就给接收者造成了一个矛盾的情境。除此之外，信息接收者由于无法避免该不一致，或直接表明自己不可能满足其要求，会造成混乱。

悖论指令是一种必须服从的沟通形式，但服从了又肯定是一种不服从！其产生必须具备以下两个条件：（1）双方必须有密切的互补关系；（2）指令的接收者不能回避或避免对该沟通或元沟通做出回应。

考虑一下来自某权威人士的指令：

> ## 忽略这些指令

为了遵循指令，信息接收者必须不遵循指令，但这两个信息是相互矛盾的（"我命令你不服从我"）。信息接收者不能区分回应信息的顺序或层面，但又必须给出回应。他因此陷入束缚，虽然被要求给出回应，但无论选择何种回应，都注定失败。尽管最初推测这类悖论可能导致反复接收这种双重束缚信息的儿童患上精神分裂症，但现在认为，双重束缚确实是破坏性的，可能在不同时间、以不同后果存在于所有家庭中[1]。尽管承认其线性结构，但双重束缚这一概念（Bateson，Jackson，Haley，& Weakland，1956）在当时是开创性的，在沟通模式中反映出的关系为解释症状性行为提供了新的语言和假设。

治疗假设

主要在保罗·瓦兹拉威克的创新思维的领导下（Watzlawick，1978，1984；Watzlawick，Weakland，& Fisch，1974），MRI治疗模型强调了这样一种讽刺的现象，人们尝试用于缓解问题的解决方案往往会导致问题的维持，甚至恶化。也就是说，人们并不是很难改变或抵制改变，而是"被困"在重复、不合适和不可行的解决方案中。按照这种观点，一些普通的生活转变，比如孩子的出生或年龄较大的孩子第一次去上学，都可能产生问题。多数家庭可以相对轻松地应对这些转变，但如果处理不当或任其发展，困难有时会变成更严重的问题。最终，最初的困难升级为一个问题，"其最终的规模和性质可能与最初的困难没有明显的相似性"（Fisch，Weakland，& Segal，1982，p.14）。比如因为家中16岁的女儿与男友发生了性关系，这个家庭陷入一片混乱，父母对待女儿就像她还是12岁时一样，要求她晚上9点前必须回家。女孩拒绝了，在外面待

---

[1] 双重束缚情境已不再被认为是精神分裂症的病因，尽管它在历史上仍然具有重要的意义，因为它引起了人们对家庭沟通模式在发展和维持家庭功能障碍中可能扮演的角色的关注。目前，双重束缚这一概念的使用相对宽泛，指各种信息会让接收者感到困惑的互动沟通模式。

到凌晨1点。父母因而又会采取更严厉、更适合年幼女孩的惩罚方式来应对，如此反复。对彼此的大吼大叫接踵而来。一天晚上，女儿很晚才回家，喝得酩酊大醉。显然，这个问题正在升级，尽管家里的每个成员都在遭受越来越多的痛苦。

一个实用的、治疗师指导的方法突破家庭重复的消极循环。MRI治疗师想知道是什么让这种行为持续下去的，以及他必须做什么来改变这种行为（Watzlawick，Weakland，& Fisch，1974），但并不关心是过去的什么导致了这种行为，或是这个家庭需要怎样的内省或重组。

首先，治疗师必须用清晰具体的术语仔细描述问题。以上文中性行为活跃的女儿为例，治疗师可以用这样的方式去表述这个问题："霍莉感到自己陷入了爱情之中，而性是这种爱的恰当表达。作为她的家长，您认为她太年轻了，不能进行性行为。您还认为她的饮酒行为证明了她的不成熟。"接下来，治疗师必须仔细研究家庭之前尝试过的解决办法。现在，治疗师在实施达成改变的策略或治疗计划之前，需要尽可能精确而具体地定义家庭所寻求的改变（Watzlawick，1978）。治疗师可能会提出家人正在经历一个困难的时期，要去理解霍莉在逐渐长大，如今她的需求已经与两三年前不一样了。而霍莉可能会被要求考虑，基于父母对她这么明显的关心，她的行为会对他们造成什么影响。通常，互动式治疗师会设法改变过时的家庭规则，揭示隐藏的个人议题，修改或尝试消除矛盾的沟通模式（专栏11.1提供了一个植入小改变的例子）。

初级改变和次级改变

关于治疗师寻求改变的水平，瓦兹拉威克、威克兰德和菲什（Watzlawick，Weakland，& Fisch，1974）提出了一组特别有用的概念。**初级改变**（first-order changes）是指系统内部表面的行为变化，这种变化并没有改变系统本身的结构。这些变化往往是线性的，只不过是对原有状态的美化，或者仅仅是家庭美好愿望的反映——例如，治疗师可能会建议霍莉和她的家人不要总是朝对方大吼大叫。初级改变很可能是短暂的。即使这个症状被消除了——伴侣努力控制住他们的争吵——但支配着他们之间互动的潜在系统规则并没有改变，两人的战火迟早可能再度燃烧。

次级改变（second-order changes）要求对系统结构和功能进行根本性修正。在这里，治疗师不仅要帮助消除症状，而且要努力帮助家庭改变其系统性互动模式，对系统进行重组，以使其达到不同的功能水平。如果治疗成功，旧的规则就会被抛弃，家庭就会尝试以一种新的方式重建自己。根据瓦兹拉威克

专栏11.1   个案研究

治疗酗酒的症状

在下面这个案例中，治疗师要求患者在处理酗酒问题的方式上做一个看似很小的改变。患者认为这只是一个很小的改变，很容易就接受了指导，并没有意识到自己已经开始修改对于酗酒问题的"解决方案"了。当主诉症状消除或主诉的问题得到解决时，即便仍存有其他问题，治疗也结束了。

唐是一名38岁的高中老师，10年前因为无法确定自己的生涯规划进行过咨询。这次，他焦虑的紧急预约让治疗师意识到肯定发生了某些危机事件。第二天，当唐来到咨询室时，看上去焦躁不安、心烦意乱。他告诉治疗师他在一场家庭婚礼上让自己、妻子和十几岁的孩子都出丑了。他平时是很温和的人，但那天因为喝了太多酒，所以和一个陌生人打起来了。他说家人对此感到很生气，他下定决心戒酒，准备现在就开始解决这个问题。

治疗师建议唐去参加自助式12步匿名戒酒项目，但唐坚持认为自己就可以解决这个问题。治疗师对此保持怀疑，并鼓励他至少向已经戒酒的哥哥寻求支持，每天可以把哥哥当作"担保人"进行谈话。

在接受了几次每周一次的治疗后，唐的酒瘾复发了。当时，他从机场接妻子格温回家，格温邀请他去喝一杯。格温也有酗酒问题，但她声称已在控制之中。到现在为止，治疗师明白了酗酒是他们关系的核心部分。但当要求格温和唐一起参与心理治疗时，她拒绝了，并解释说唐才是无法控制问题的人。

治疗师最初想让来访者看到喝酒和婚姻关系之间的联系，但这似乎不奏效。治疗师因此将注意力集中在已有的症状上——唐的酗酒问题。治疗师建议唐做出一个小小的改变：只有在和妻子格温在一起时才喝酒，其余时间都不喝酒。由于妻子出差，他要独自承担照顾孩子的责任，他早些时候就决定在妻子不在时不喝酒，所以唐同意治疗师给出的指导。

后来，唐告诉治疗师，她布置的任务并不难完成，他在周五晚上放学后并没有像往常一样去和其他老师喝酒。唐很高兴自己可以控制喝酒这件事。当妻子格温回来后，唐也会和她一起喝酒，就像他被指导的那样，但唐意识到他和妻子的关系需要更多东西，而不仅仅是作为酒友。他们开始讨论他们的关系——这么多年来第一次——格温决定寻求戒酒方面的帮助。6个月后，唐给治疗师打电话，他很自豪地报告说，他的酗酒问题已经得到了控制，现在他和妻子、孩子的关系也变得更亲密了。

（Watzlawick，1978）的观点，治疗必须完成次级改变，而非局限于初级改变。以霍莉及其家人为例，次级改变可能包括开诚布公地谈论性、性传播疾病、双方对怀孕的预期、霍莉对男友的感觉，以及父母将霍莉更多地当作成人来对待会是怎样的感觉。其中一个治疗目标是改变父母对霍莉成长过程中逐渐形成的想法和感受的假设。

部分研究者将次级改变看作任一有效的治疗方法、策略或其他措施的关键方面。次级改变这一概念已经被用于理解教育和商业环境的变化；对于处理这些领域问题的家庭治疗师来说，次级改变的概念是非常重要的（Fraser & Solovey，2007）。

治疗性双重束缚

互动治疗师（以及一般的策略治疗师）认为，作为局外人，他们有责任给家庭成员提供一种使之改变其规则和元规则的经验。家庭必须检查自己的沟通模式（包括报告和指令功能）与沟通语境。

在聚焦主诉问题以及帮助家庭制定清晰具体的目标的同时，策略式治疗师经常试图通过提供明确或含蓄的指示来诱发改变——治疗性任务的目标是消除无效的互动序列。这些努力都是为了默默地获得对于症状的控制，迫使家庭成员尝试不同的解决方案。对家庭成员而言，这些指令往往与他们的常识相悖。这种悖论方法的目的是通过间接的方式来阻挠或打断已经建立起来但无效的互动模式。由于次级改变才是目标，治疗师会努力避开家庭对改变维持问题行为的互动模式的抵制。

病理性双重束缚的一种变式是**治疗性双重束缚**（therapeutic double bind）。这是一个通用的术语，用来描述一系列改变根深蒂固的家庭模式的悖论技术。病理性双重束缚将个体置身于无法赢的困境中，而治疗性双重束缚旨在迫使个体、伴侣或者家庭置身于不会输的情境。例如，治疗师指导一个抑郁的人不要如此匆忙地放弃抑郁，尽管这个人期望得到帮助以获得改变。实际上，治疗师的指导是通过维持原样来谋求改变。此时，这个人会落入一个陷阱：如果不做任何事情的指示被违逆了，个体试图挣脱抑郁，他就学会了自己控制症状，这样就达到了预期的治疗变化；如果这个人遵循指示，不做任何改变，他就承认自己可以自发地控制症状。这样，这个人就不能再声称自己的症状性行为与己无关。无论是哪种方式，这个人都可以控制自身的症状，而不是被症状控制。

在一种被称为**开症状处方**（prescribing the symptom）的治疗性双重束缚中，策略式治疗师会通过敦促或指导来访者参与或练习他的症状来产生一个失控的系统，至少在目前一段时间。家庭被指示继续甚至夸大已经在做的事情（例如，不断吵架的母亲和女儿可能会被指示定期吵架，比如每天吃完晚饭立即吵15分钟）。由于这个家庭很希望得到治疗师的帮助（治疗师本人资历高，有丰富的经验），而治疗师的指示又不需要改变什么，看上去很容易遵守，因为症状性行为（争吵）不管怎样总在发生，于是这个家庭会尝试按照治疗师所说的做。

被要求帮助他们改变的治疗师似乎根本没有要求他们改变。然而，这样的任务消除了家庭成员对于要努力去发生改变的恐惧性抵抗，把这种抵抗变得没有必要了。治疗师实际上是在让家庭战胜任何对改变的抵抗。与此同时，治疗师挑战了症状的功能和目的，暗示着家庭这样做是因为它有助于维持家庭平衡。在我们的例子中，将争吵这一令人厌恶的任务变成定期要做的事，从而练习了对于先前失控情况的自愿性控制，这对母女开始抵制这个指导，并用不同的方式进行互动。她们可能会更加清楚自己以前所遵循的未声明的规则，也就是说，她们的争吵并不是自动"就发生了的"，而是可以被置于自愿控制之下的。[1] 由于她们的互动模式不再为家庭提供平衡的功能，整个家庭必须寻求新的互动方式。

另一种治疗性双重束缚——**重新贴标签**（relabeling；将一个人或问题的标签从消极改为积极）——试图通过以一种使人们对情境有不同认识的方式来改变其概念和/或情绪背景，从而改变该情境的意义。语言被用于改变对已经发生的事情的解释，带来了对行为做出新的反应的可能性。虽然情境保持不变，但对该情境赋予的意义以及由此产生的后果被改变了。

一个经典的案例是马克·吐温笔下的汤姆·索亚，他给粉刷栅栏这种苦差事贴上了有趣的标签，然后让其他男孩出钱帮他干活。重新贴标签通常都是强调积极的一面（"妈妈没有在过度保护，她只是想帮忙"），并帮助家庭以更同情、更积极的方式重新定义令人苦恼的行为。重新贴标签为审视互动过程提供了一个新的框架；随着家庭规则变得更加明确，家庭成员开始意识到旧的模式不一定是不可改变的。与其他治疗性双重束缚技巧一样，重新贴标签的目的是改变家庭关系和互动模式。

---

[1] Maurizio Andolfi（1979）是意大利罗马家庭治疗研究所的主任。他特别擅长打破僵化的家庭体系的平衡，通常是通过有效地使用"开症状处方"的技巧。比如，家庭中有一个厌食的青春期女孩，她控制了家庭的沟通系统，并定义了所有的关系。Andolfi在和这家人共进午餐时，会禁止这个女孩吃饭。由于她的症状（不吃东西）现在不是她自愿的，她的家庭再也无法传达不一致的信息——"吃，但不要吃"。这个处方中断了以女儿进食问题为基础的家庭游戏，并帮助揭示厌食症家庭系统的规则。

专栏11.2　像临床工作者一样思考

重新贴标签

当指令中有真实层面的描述时，重新贴标签的效果最好："你说你的妻子爱唠叨，她只是希望把东西收好，这样你们就能有一个更整洁的家来享受。"

MRI短程家庭治疗

MRI的短程家庭治疗是有时间限制的（通常不超过10次）、实用的、不追溯历史的和步骤化的策略式方法。它基于这样一种观念，即人类的大多数问题都是由于对生活中正常困难的处理不当而产生的。在MRI的观点中，家庭实施的"解决方案"本身变成了问题，因为人们总是弄巧成拙，翻来覆去还是原来的那些解决方案。从MRI的行为观点看，来访者的主诉就是问题，而不是潜在障碍的症状，像心理动力学的理论所认为的那样。

这种方法有时间限制，迫使来访者明确定义他们当前的问题（"我们相信家里那个青春期的儿子在吸毒"），而不是笼统地说（"我们有家庭问题"）。治疗师感兴趣的是，准确而言，这个问题到底如何影响着每个成员的生活，以及他们为什么现在（而不是更早或更晚）来寻求帮助。

一旦策略导向的短程治疗师对具体问题以及当前维持问题的互动行为有一个清晰的认识，就可以制订计划去改变系统中使问题永久化的各个方面（Segal，1987）。通过阻止家庭重复无效的解决方案和改变系统，治疗师可以帮助他们打破功能不良的行为循环。

三种误导人的解决方法

MRI的观点认为，有三种误导人的、会带来更大问题的解决方法：（1）没有采取一些必要的行动（例如，家庭试图通过否认问题的存在来解决问题——屋顶没有漏水；女儿没有怀孕；就算父亲失去工作，钱也不是问题）；（2）在不必要的时候采取行动（例如，新婚夫妇举办完婚礼后没多久就分开了，因为婚姻生活没有他们想象中的理想）；（3）在错误的层面采取行动（例如，靠"常识"或初级改变来解决婚姻冲突或亲子冲突，如双方都同意下次会更努力，但事实上，家庭系统需要的是次级改变）。第三种解决方法可能是最常见的，因为带有问题的人总是用现有的参考框架解决问题。重复的失败只会导致困惑、挫折和对同种反应的强化。

MRI短程治疗的运作

短程治疗对改变具有强烈的期望。与此同时，治疗师倾向于"从小处着想"，满足于微小但逐渐发生的改变。治疗师敦促他们的来访者"慢慢来"，并对戏剧性的突然的进步持怀疑态度。这种限制性悖论技术实际上是为了促使快速改变发生，因为家庭会被激惹，想要证明治疗师的谨慎和悲观是错误的。一般来说，治疗师并不关注来访者对于改变的阻抗，既不会与家庭对峙，也不会做出可能让家庭成员有消极或防御性反应的解释。该短程治疗的目标在于避免与家庭进行权力斗争，但同时，重塑家庭成员对当前问题的看法和他们之前克服困难的尝试。

MRI短程治疗师并不强调所有家庭成员都加入治疗；他们接受只对那些有足够动机参与治疗的成员工作。他们工作的一个重要方面是，首先收集之前失败的解决方案，以免重复。然后，他们制定具体的治疗目标，形成个案计划，并在有机会打断早期反复尝试的、仅仅使问题持续的解决方案时实施干预（Segal，1991）。

MRI短程治疗项目是一个团队工作。虽然每个家庭都被指派了一位主治治疗师进行访谈，但治疗团队中的其他人可以从单向镜后面观看，并在治疗过程中打电话给治疗师提供意见、建议与反馈——所有这些努力都是为了加速家庭互动模式的改变。在特殊情况下（例如，治疗师和家庭陷入僵局），团队中的一个成员可能会进入房间，跟主治治疗师或来访者谈话，更可能站在来访者一边，以增加来自观察者的指导被执行的可能性。家庭在治疗前不接受评估，基于第一次来、第一次治疗的原则。在首次接触之后的每次治疗开始前和结束后，团队成员会一起讨论案例。在最后一次会谈后的第3个月和第12个月，在中心接受过治疗的每位家庭成员都会进行电话随访，访谈由除主治治疗师以外的团队成员进行，评估主诉问题的变化。

问题形成和问题解决的系统属性，及其递归反馈循环和循环因果隐喻，是MRI思维和治疗努力的基础。Schlanger和Anger-Dizz（1999）是MRI的拉丁短程治疗中心（Latino Brief Therapy Center）的主任，他们提出了一些短程治疗的相关步骤，用来处理来访者的初次电话咨询。

- 定义问题。
- 识别已经尝试过的解决方案。

- 决定来访者的处境。
- 设计干预方案。
- 向来访者推销干预方案。
- 布置家庭作业。
- 追踪家庭作业。
- 结束。

专栏11.3中的案例阐述了MRI短程治疗方法的有效性。治疗团队帮助一名妻子修正了其早期自我挫败的问题解决方案，并在她与阻抗的丈夫之间的互动中建立次级改变。参考专栏11.3，发展你自己的策略式治疗技巧。

 专栏11.3　治疗性碰撞

有策略地为长期问题设计新颖的解决方案

作者（Segal）和Fritz Hoebel博士一起研究和治疗了10个家庭。在这些家庭中，丈夫都有严重的心脏病，但仍然保留着一些高风险行为：不良的饮食习惯、抽烟、缺乏锻炼、过度饮酒。所有这些家庭都是由心脏病专家或心脏康复项目的工作人员转诊而来的，他们已经放弃了对这些个体的治疗，但又担心这些病人自杀。在所有的10个病例中，确诊的心脏病患者都不会再接受任何进一步的治疗或康复治疗。

我们没有花大量的时间和精力尝试劝说病人自己来接受治疗，而是对他们的配偶进行工作。由于治疗时长限制在五节内，我们把注意力集中在妻子试图减少丈夫高风险行为的方法上——我们的目标是通过让妻子改变她们所尝试的解决方案来改变这个系统（即丈夫的行为）。在大多数情况下，妻子们会争吵、说服或唠叨，要丈夫做出改变，所以我们首要的努力是让妻子从这样的处境中抽离。在一个特别成功的案例中，妻子听从我们的建议，回家后告诉丈夫，自己过去为他考虑了很多事情。

她说，她已经决定，丈夫有权以自己想要的方式度过余生，不管剩下的日子到底还有多长。她现在最担心的是自己和孩子们，以及他死后如何供养他们。然后，她坚持让丈夫核对保险和财产规划，并教自己如何处理他的后事。除此之外，这位妻子还给人寿保险公司打电话，询问是否有办法增加她丈夫的人寿保险额度。按照我们的指示，妻子要求保险公司的人在自己不在家时回电，这样丈夫就会接到这个电话。在她开始使用这种方法后不到2周，丈夫就重新参加心脏康复训练计划了，并开始注意自己的饮食了。

来源：Segal (1982), pp.286-287.

策略式家庭治疗（黑利-麦德尼斯）

如果说最初的MRI沟通/互动方法在20世纪60年代引起了家庭治疗专业人员极大的关注，而米纽钦的结构模型在20世纪70年代得到最为一致的研究，那么公平地说，各种策略方法在20世纪80年代登上了中心舞台（而社会建构主义和叙事疗法的地位在20世纪90年代逐渐上升，并延续到21世纪）。正如我们所提过的，策略式治疗的主要特点在于治疗师负责设计策略来解决来访者的主诉问题。

黑利-麦德尼斯的策略方法会以一种可以将问题解决的方式来界定主诉问题。消除特定问题的目标被清晰地设定，治疗是经过精心计划的，会分阶段地实现这些目标。问题的界定通常涉及至少2个人，最常见的是3个人，这样才能检查有问题的家庭结构（破裂的层级规则，跨代际的联合对抗）和功能失调的行为。干预会改变家庭组织，使当前的问题或症状在家庭中不再发挥原有的作用。改变并不是通过内省和理解发生的，而是需要家庭成员遵从治疗师所发出的指令。参考专栏11.4来训练你的策略式家庭治疗技巧。

杰伊·黑利、约翰·威克兰德和米尔顿·艾瑞克森

杰伊·黑利的职业生涯在策略式家庭治疗的发展中发挥着重要作用。20世纪50年代，黑利是贝特森精神分裂症研究项目中的主要成员，并帮助发展了双重束缚的概念。贝特森感兴趣的是概念的理论意义，而黑利（Haley，1963）看到了它的临床应用价值。他的观点是，每一次的人际交往都隐含着对定义关系的控制权的争夺。他将伴侣一方的症状性行为看作适应不良的控制策略，并警告治疗师必须保持对治疗关系的控制，以免让来访者获得控制权，并将他的困难延续下去，从而"继续用症状性方法获得控制权"（Haley，1963，p.19）。

黑利，还有威克兰德，对理解催眠师与被催眠者之间的沟通感兴趣，并参加了米尔顿·艾瑞克森（Milton Erickson）所举办的工作坊。艾瑞克森采用隐喻的治疗风格通过催眠来间接地提出建议，这激起了黑利和威克兰德的兴趣。他们在几年时间内定期去凤凰城拜访艾瑞克森。艾瑞克森对策略式治疗的许多基本假设和随后的治疗技术的影响是巨大的。黑利（Haley，1973，1976）事实上将艾瑞克森看作策略式家庭治疗一般方法的发明者。

艾瑞克森的治疗是短程、积极、指导性和经过精心计划的。

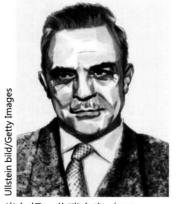

Ullstein bild/Getty Images

米尔顿·艾瑞克森（Milton Erickson），医学博士

专栏11.4　像临床工作者一样思考

策略式家庭治疗

拜尔斯一家前来参与治疗。比尔和玛利亚是家长，维罗妮卡和朱斯蒂娜是他们的两个女儿，分别为16岁和14岁。

比尔：我们来见你的理由是因为我们总是在吵架。我们不能在一起愉快地生活了。

玛利亚：（打断）胡说！我们陷入困境是因为我们没有钱。仅此而已。比尔虽然有MBA的学位，但他一直不去找工作。我们本应该过得很好，却还在靠我父亲留给我们的钱过日子——钱花得太快了。如果比尔能鼓起勇气找份工作，我们就都好了。

（你注意到比尔退缩了，维罗妮卡在妈妈讲话时忍不住翻白眼。）

玛利亚：我每天要工作10小时才能赚一点点钱养活我们一家人。但我回到家发现，家里没有一个人做任何一件对家庭有帮助的事情。比尔像一个12岁的小孩，一直在打游戏；女儿们在不停地发信息。有一天晚上，我拒绝做晚餐，自己去餐厅吃的。在我回来前，他们就一直饿着。我

当然不想事情发展到这种地步，但我应该怎么做呢？难道要我在每天的生活上不停地做出让步吗？坦白讲，我嫁给了一个懦夫，我的女儿们都被惯坏了。没有人关心我。

比尔：这不是真的，玛利亚，我们都非常关心你的感受。

玛利亚：是啊，说得容易。证明它。去找份工作。

比尔：我在试着找工作，但现在就业环境并不好，你知道，我每天都在投送简历。

维罗妮卡：我受够了听他们这些不断重复的争吵。妈妈说爸爸是一个无能的人，爸爸要妈妈冷静。（转向她的父母）你们为什么不离婚？你们都不爱对方了。

玛利亚：你现在知道我的意思了吧？她真的是一个捣蛋鬼。我当然爱比尔，我们只是正在经历一段艰难的时期。

维罗妮卡：是啊，都长达一个世纪了。

（你注意到朱斯蒂娜一直保持沉默。）

1.澄清拜尔斯一家问题的特性是什么？	
2.你识别出家人间有什么样的互动行为让问题一直存在？	
3.找出家庭为解决其自身问题而提出的任何错误的解决方案。	
4.确定治疗目标。创建一份个案计划。	
5.你会提供哪种治疗性双重束缚来打破该家庭已建立的模式？	
6.针对下次治疗，你会给家庭布置什么样的作业？	

他承担了改变的责任，为每个案例量身定制新的方法，通常是寻找该个体有资源的领域，并让其发挥作用（Hoffman，2002）。他使用的催眠技术通常集中于症状的消除，要求治疗师完全掌控整个治疗过程以及发布指令（尽管是微妙或间接的），作为消除令人苦恼的症状的一种手段。加入患者，相信其与生俱来的智慧能帮到自己，获得患者的信任，然后艾瑞克森会提出间接的建议，鼓励来访者打破旧的行为模式，在过程中逐渐放弃主诉症状。艾瑞克森认为，一名有效的治疗师必须是一名策略家，为每一位新的来访者制订具体的治疗计划，有时是简单的指令或悖论，适用于该名患者，旨在解决其问题。艾瑞克森的策略虽然是非正统的，但充满艺术性。他尤其擅长观察，似乎有一种超群的能力可以识别来访者身上之前未被发现也未使用的资源（通常是个体而不是家庭），这些都被黑利（Haley，1973）和齐格（Zeig，1980）记录下来。杰弗里·齐格（Jeffery Zeig）继承了艾瑞克森的衣钵，并在凤凰城建立了米尔顿·H.艾瑞克森基金会（Milton H. Erickson Foundation），致力于通过在世界范围内提供催眠和心理治疗的培训项目来促进和推进艾瑞克森的思想。

艾瑞克森因其创造性和非常规的催眠技巧而闻名。他尤其擅长通过使用悖论指令来"绕过来访者的阻抗"。他先说服来访者坚持一个症状（既不与症状对抗，也不要来访者放弃它），然后巧妙地介绍其指令，诱发改变。因此，他能够避免与症状进行直接的对峙（这一策略很可能遇到阻抗），并利用来访者自身的动力迫使其放弃症状。这种技术的发展是为了让被催眠的人不感到在催眠师面前失去控制，后来成为黑利在治疗家庭时所使用的策略式干预的基础。家庭害怕把控制权交给治疗师，这常常使他们对改变产生阻抗。通过不直接面对这种阻抗，治疗师减轻了家庭成员对于他们会被要求做违背自己意愿的事情的恐惧。一旦他们感到安全，治疗师就迅速启动改变过程，人们开始动用自身的资源来尝试用新思维和行为方式。

黑利在费城儿童指导中心工作（1967—1973），长期与萨尔瓦多·米纽钦和布劳略·蒙塔尔沃一起工作，因此也受到他们的影响。Mitrani 和 Perez（2003）实际上将黑利的观点归类为一种结构-策略式方法。米纽钦自己指出，结构式和策略式的观点有许多相似之处（Simon，1984）。黑利关注维持家庭代际层级以及避免破坏性的联合对抗[1]（两个家庭成员共同对抗第三个成员的行动），这

---

[1] 正如 Mitrani 和 Perez（2003）所观察到的，联合对抗对家庭功能是有害的，因为它使用迂回的方式面对冲突，遏制了关系在三者之间的充分发展。如果茱莉亚和萨曼莎发生了不能直接处理的冲突，而艾米丽联合一方去反对另一方，原来的两个人就没有机会去解决她们的问题，因此也没办法修复关系。

让黑利与结构派站在一起。与此同时，黑利对使用悖论指令和其他非侵入方式来处理阻抗感兴趣，这又与策略式的关注点是一致的。

1975年，黑利和克洛伊·麦德尼斯（当时是黑利的妻子，在加入费城儿童指导中心前接受过MRI训练）一起创办了华盛顿家庭治疗研究所（Family Therapy Institute of Washington，DC）。这是一个非常受人尊敬的家庭治疗师培训中心。黑利作为一名高产的作家，写了三部影响深远的著作：《问题解决治疗》（*Problem-Solving Therapy*；Haley，1976）描述了改变家庭组织方式的策略；《折磨治疗》（*Ordeal Therapy*，1984）提出了这样一个前提：如果一个来访者被操纵而达到一种状态，即发现维持一种症状比放弃它更痛苦，来访者就会放弃该症状；《指导式家庭治疗》（*Directive Family Therapy*；Haley & Richeport，2007）是黑利与马德琳·里奇波特-黑利（Madeleine Richeport-Haley）共同完成的作品，总结了黑利的核心观点，并提供了有效的临床干预的例子。

症状的意义

尽管当时人们普遍接受的观点是，从定义上说，症状是不自觉的和适应不良的，但黑利很早就认为症状是一种适应当下社交情境的策略，在其他策略都失败的情况下用来控制一段关系。所有参与者都被困在一个重复的序列中，周而复始。有症状的来访者只是否认任何控制的意图，并声称症状是自然而然不受控制地发生的。（"不是我在拒绝你。是我的头痛让我今晚不想和你做爱。"）因此，症状常常间接地控制另一个人，这种通过症状形成的间接沟通方式可能对整个家庭系统起作用。

黑利认为，家庭功能的核心是权力和控制。争夺控制权的行为在所有家庭以及任何两人或多人关系中都会发生。多数伴侣会发展出处理控制权的直接方法。根据黑利的说法，出现症状的个体会采用微妙而间接的方法。他认为，在一段关系中，控制权的争夺是不可避免的。一个人不可能不去定义一段关系或尝试控制结果。黑利认为，只有当一方或双方都否认试图控制对方的行为，并且/或在控制过程中表现出症状性行为时，这种操控行为才是病理性的。

所有的策略主义者都认为，沟通定义了伴侣关系的本质。如果丈夫晚上和妻子待在一起时只愿意谈论天气，那么他可能把这段关系定义为双方只能谈论常规或非个人事务的关系。如果妻子拒绝对明天的天气预报发表评论，而表达今晚他们似乎彼此疏远了，那么她是在以更私人和更亲密的方式重新定义他们的关系。他们的冲突并不是为了控制另一方，而是为了控制对关系的定义。正如我们之前所提到的，在一些婚姻中，伴侣一方的症状（如焦虑发作、恐怖症、抑郁症、酗酒）控制着伴侣之间发生的事情——他们去哪里，他们一起做什么，一方是否可以离开另一方一段时间，等等。策略式治疗师将症状定义为人际关系事件，即一个人用来对付另一个人的策略。在他们看来，治疗师的目标是引导来访者发展其他定义关系的方法，这样一来，症状化的方法就会被抛弃。

 专栏11.5　像临床工作者一样思考

症状：自愿还是非自愿的控制努力？

黑利引用了一名女士的案例。这名女士坚持要丈夫每晚都在家，因为她独自在家时会焦虑发作。她没有意识到自己的需求是一种控制丈夫行为的手段，而是将其解释为她焦虑发作而带来的功能，她对此无法控制。她的丈夫面临着两难：他不能承认她在控制他的行为（焦虑发作是罪魁祸首），但他也不能拒绝让妻子控制他的行为（毕

竟，她确实焦虑发作了）。

妻子通过表现出无助，在关系中获得了相当大的权力与控制。策略主义者不会提供内省或其他方式向来访者传达她的焦虑症状是在其控制之下的观点，而是努力改变情况——也许是帮助夫妻重新分配权力和责任——这样焦虑症状就不再是必要的。

三角关系、序列和层级

在黑利-麦德尼斯的方法中，问题涉及至少三方成员（至少有两方结成联盟去对抗至少一方的成员）。虽然家庭中可能会有更多的成员，但他们认为三角关系是描述家庭互动的首选方式（Keim，1999）。面对婚姻冲突的案例时，策略式治疗师不会认为这是伴侣之间的问题；相反，他会关注其他人（孩子、姻亲和同事）对这对伴侣的影响。

策略式治疗师也会追踪事件的互动序列。这些序列很可能是环状的。凯姆（Keim，1999）引用了一个青少年入店行窃的案例，来阐述这不仅仅是一个个人行为。这是涉及同伴和家长的一个事件序列。策略式治疗师并不治疗这个个体罪犯，而是要改变主诉问题相关的互动序列，帮助家庭成员之间以更平静、更协调的序列取代痛苦或不断升级的序列。

家庭的层级制度是米纽钦结构观点的核心，也被纳入策略式思考中。关于层级在家庭治疗中的应用，可以参考专栏11.6。策略主义者并不将来访者的家庭结构层级视为功能良好或功能失调的，而是想知道每位成员在家庭中扮演着什么样的角色，以及问题的出现是否是因为成员对自己的角色有不满。正如凯姆（Keim，1999）所阐述的，根据策略式的思想，一个在家庭中扮演成人角色

的孩子本身并不是一个问题；但是，如果因为孩子承担了成人的角色而在家庭中产生不愉快，孩子的角色就会成为一个问题。策略治疗师尤其擅长处理对立行为，当家庭成员对被分配或布置的角色感到不舒服或不再合适时，冲突的沟通和行为序列会接踵而至。

 专栏11.6　像临床工作者一样思考

不偏不倚的联盟

治疗师需要保持不偏不倚的态度，不要和在家庭层级中处于相对弱势的家庭成员（如过度保护的孩子或索引病人）结成联盟，去对抗那些权威或权力更高的家庭成员。

制定治疗策略

根据麦德尼斯（Madanes，1981）的观点，策略式治疗的重点不在于设计一种适用于所有案例的治疗方法，而在于就现有的具体主诉问题制定一个独特的策略。策略式治疗的重点自始至终是巧妙地缓解主诉问题，而不是探索问题的根源或隐含的意义。黑利－麦德尼斯策略式治疗大多是短程的，只针对特定的问题提出解决方案。

因其治疗风格具有操纵性而受到批评，黑利（Haley，1963）指出在所有形式的家庭治疗中，治疗师和来访者都处于不断的相互操纵之中。害怕改变的家庭成员可能会对治疗师采取操纵、欺骗、排斥或征服的手段，为了维持他们已经达成的稳态平衡，即使这是以一个成员出现症状性行为为代价的。他们这样做并不是为了折磨治疗师，而是因为他们坚信只有这样才能解决问题。因此，策略式治疗师必须采取权威的姿态。黑利（Haley，1976）认为，他的任务是担负起改变家庭组织的责任，解决导致家庭来见他的问题。他有很高的指导性，可以给家庭成员精确的指示，并坚持要他们遵守。

比如，黑利引用了一个案例（Haley，1976），其中的祖母和孙女（10岁）一起结成联盟反对母亲。他一起会见女儿和母亲，指示孩子去激怒祖母，然后告诉母亲必须站在女儿这边对抗祖母。这项任务迫使母女结成联盟，因此可以将女儿与祖母的联盟分裂开，从而建立更合适的层级结构。

这个案例展现了策略式治疗师通常如何在三元关系（在这个案例中是孩子、母亲和祖母）中处理问题，通过关注他们的指令对参与者之间的行为顺序产生的影响。作为积极的负全责的治疗师，他们的目标是发出改变功能失调的序列的指令。通常，就像在这个例子中，这些序列事件围绕着一个人的家庭层级，因为家庭中混乱的层级设置通常被认为是家庭成员问题行为的根源。黑利主张，治疗师应该在认为有必要时介入（而不是等到家庭要求治疗师提供意见时），公开谈论家庭是如何影响或控制他们的，给出指示，布置任务，并暂时承担家庭团队中的领导角色。策略式治疗师试图避免卷入家庭内部的联盟；然而，他们可能会与一个或多个家庭成员结成联盟，以打破僵局，但在陷入家庭各个小团体的纠缠之前，他们很快就会脱身。

另外一个策略式技巧是强调积极面，通常是将先前定义为功能不良的行为重新贴上合理且可以被理解的标签。据说，黑利有一个广为流传的案例，他大胆地（乍一看是凶狠地）告诉一位妻子，她的丈夫用斧子追着她跑只是想接近她。在这里，黑利遵循了之前所描述的沟通理论的一个原则，即所有的沟通都发生在两个层面上，第二层的信息（元沟通）限定了发生在表层的信息。

黑利通过重新贴标签的方式所传达的信息，也是这位妻子感受到的，是丈夫确实想与她建立联系，但他的愤怒妨碍了他以任何建设性方式这样做。（在日常交流中，信息发送者在正常对话中所传递的信息可能会被视为笑话或攻击，也可能被视为赞扬或责备，这取决于信息接收者将其放在何种语境之下。）通过对元信息的强调——丈夫想和妻子更亲近——黑利让他们摆脱思维的牢笼，从而有了不同的行为方式。

初始访谈

黑利（Haley，1976）主张，初始访谈时所有的家庭成员都要参加，为接下来的整个治疗过程奠定基础。分阶段系统地推进，策略治疗师与家庭协商，决定需要关注的具体问题，然后制订一份行动计划去改变家庭功能不良的序列或错误的层级，从而消除问题。通常，在开始的简短社交阶段，治疗师会营造合作放松的氛围，在这样的氛围下观察家庭互动，并试图让所有成员都参与进来（不仅仅是索引病人），并在治疗中发声。

接下来，在这个高度结构化的过程中，受黑利影响的策略主义者会转向问题阶段，开始了解为什么这个家庭会出现在这里（例如，为了解决当前什么样的具体问题？）。他们会提出这样的问题："你们为什么现在寻找帮助？你们中的每个人想改变什么？想迅速改变还是慢慢改变？你希望了解正在发生什么，还是就是想要改变？你愿意为改变做出牺牲吗？（Haley，1988）"在这个信息收集阶段，所有的成员都会被敦促要参与对主诉问题的界定，对话是由治疗师来主导的。治疗师会表现出兴趣，但不会解释成员所表达的想法和感受。

在互动阶段，家庭成员会在治疗师面前相互就主诉问题进行讨论，允许治疗师去观察是否存在任何功能不良的沟通序列、联合对抗、有问题的层级以及任意两人之间的冲突等，从而为未来的治疗干预提供线索。

第四个阶段是目标设定阶段，这个阶段给治疗师和家庭提供一个机会去精准地确定他们想要解决或消除的主诉问题。在这个阶段，双方会签订一份合约，清晰界定目标，允许所有参与者在治疗进程中衡量变化和评估成效。

在最后阶段或任务设定阶段，策略式治疗师在结束初始访谈时会首次布置一些简单的家庭作业或指令，从而开始改变家庭中互动序列的进程。如果初始访谈是成功的，家庭成员会对治疗师感到满意，并且承诺一起努力改变现状（Haley，1976）。

指令的使用

指令，或需要在治疗会谈以外完成的任务，在策略式家庭治疗中非常关键，原因如下：（1）让人们有不同的行为表现，这样他们就会有不一样的主观体验；（2）通过在会谈间的家庭行动中卷入治疗师来增强治疗关系；（3）通过家庭成员的反应来收集信息，看家庭成员是如何应对所建议的变化的。意见、直接的建议、教练、家庭作业，甚至是在出现症状时要遵循的指令，都是治疗师为了改变一个不可行的系统和实现问题解决方案而提出的直接指令。它们通常是精心准备的，根据家庭的风格量身定做，并以精确的方式发布，并带有对家庭成员下次会谈时汇报任务执行情况的期待。

正如麦德尼斯（Madanes，1991，p.397）所强调的，"策略式治疗中所下达的指令等同于精神分析流派所做出的解释，是该流派的基本工具"。在某些情况下，策略主义者会直接下达指令（同时下达一份报告与命令）给家庭成员，让他们采取特定的行为（如当父亲和儿子尝试去交谈时，让母亲不要打断），家庭成员会听从治疗师的指令，因为他们想要改变他们对待彼此的行为。然而，要求某人停止某项具体行为是一个难以执行的指令，其成功与否取决于治疗师给予指导的状态、行为严重程度或持续性、指令的重复频率，特别是家庭成员是否有与治疗师合作完成任务的意愿。

通常，直接的方法是不会成功的（如果直接的建议能成功，那么家庭很可能会听从朋友所给的建议，而不会来找治疗师）。还有另一种更为间接的任务分配方式是，治疗师试图影响来访者采取某些行动，但不直接要求他们这么做。策略治疗师通常以悖论的形式提出任务（见表11.1），希望激起家庭的反抗和抵抗，从而使他们放弃症状。悖论任务的分配可以是针对单个家庭成员的、针对成对的人的，也可以是针对整个家庭系统的（Weeks & L'Abate，1982）。

表11.1　悖论干预的常见例子

重释	"他每天多次检查你在什么地方，并不是因为他嫉妒心很强，而是因为他总是在想你。"
重新贴标签	"你的妻子一直提醒你家里有什么没有完成的任务，这是很有帮助的，因为她想让你有一个温馨舒适的家。"
给症状下处方	"每天一醒来就要练习和对方吵架。"
限制	"本周不要对这个问题采取任何行动，让我们看看到底会有多糟糕。"
提供处方	"列一份清单，写出白天让你担心的事情，每晚花1小时看这份清单，做一个尽责的担忧者。"
提供描述	"你们作为已婚伴侣，应该尽可能避免双方因为差异所带来的冲突。现在要改变的话，风险太大了。"
预测复发	"你们这周相处得更融洽了，但你们可能很快会有一次大争吵。"
表达无望	"你可能是对的。你什么都做不了。让你继续治疗可能会对你造成伤害。"

来源：Seltzer (1986); Weeks and L'Abate (1982).

当来访者处于危机中或特别抗拒改变时，应相对少用悖论指令。悖论指令通常有两种形式——开处方或描述。开处方的悖论会让来访者做一些事情，而描述的悖论会以一种积极的方式给已经做过的事情重新贴标签。

正如Wachtel和Wachtel（1986）对前者的描述，寻求解决拖延症的患者被要求不要试图在接下来的一周中完成更多的任务，而是记录他每天浪费时间的各种方式以及每种方式所花费的时间。改变的设置或者不愉快的任务通常会导致拖延症的减少。来访者可能会报告，因为他已经完成了工作，所以前一周没有什么可写的。如果记录了清单，来访者通常会更清楚地意识到自己的自我挫败行为，或者了解自己对自己要求过高或期望过高，而不是一个拖延者。我们在前面举了一个描述性悖论的例子，黑利将丈夫挥舞斧头的行为重新定义为一种爱的行为。

正如策略式治疗师所使用的那样，悖论指令要求来访者不要去改变，目的是激起来访者的反抗。治疗师告诉来访者保留想要改变的行为（即继续保留症状）。治疗师试图间接地让来访者或家庭决定不会去做他们现在被指示去做的事情。家庭成员会对这样的任务分配感到困惑，因为治疗师一方面说要帮助他们改变，另一方面又不要他们做出任何改变。

例如，一个聪明、但学习成绩总是不好的儿子，被告知要让自己的成绩一直不好，这样他受教育程度低的父亲可以自我感觉良好。如果小男孩遵从治疗师的指令，他就承认了自己能控制，承认了他的行为能让家庭得到次级收获（一种优势或好处，如通过疾病或症状表现让父亲安心）。如果他不听治疗师的指令，那么他其实就放弃了自己的症状。这个悖论指令反映了来访者的症状表现（成绩差）是如何给家庭带来次级收获的，隐晦地表达出改变是可能的，也是可取的。

悖论干预（paradoxical interventions）[1]是操纵个体或家人放弃功能不良行为的一种特别巧妙的方式。与"开症状处方"类似，这个技巧对于策略式治疗师尤为合适，因为策略式治疗师假定寻求帮助的家庭也会感到害怕，因此会对所提供的帮助产生抵触情绪。Andolfi（1979）警告，如果不小心，治疗师很容易陷入家庭自相矛盾的逻辑陷阱之中，即"帮我改变，但不要改变任何事"。策略式悖论方法针对的是那些不服从以顺从为基础的干预方法的家庭，其将来访者置于双重束缚之中，包含以下几个阶段。

在第一阶段，治疗师试图与预期改变的家庭建立关系。在第二阶段，对需要纠正的问题进行清晰的界定。在第三阶段，清楚陈述目标。在第四阶段，治疗师必须提供一份具体的计划，计划中最好能包含一种理念，使得悖论任务看上去是合理的。在第五阶段，目前问题中的权威人物（如医生或家长）被取消资格，因为他们没有正确处理这个问题。在第六阶段，治疗师发出指令。在第七阶段，也是最后一个阶段，治疗师观察来访者的反映，并继续鼓励常见的问题行为，以维持悖论。

治疗师在使用悖论干预时，最重要的是给当前的症状开处方，并谨慎地鼓励行为需要改变的成员继续保持这种行为——一个专横的妻子继续掌管家庭的一切；不想上学的女儿还是待在家里；在公共场合手淫的青春期男孩要继续

---

[1] 这一方法被许多家庭治疗师采用，特别可用于处理那些违逆的或阻抗的家庭。悖论命令（如"要自发"）就是双重束缚的原型。命令某人自发做到被要求的行为，这是无法做到自发的，因为这是一份命令。因此，信息发出者看似无辜，实际上是困住了信息接收者，如果接收者遵从了命令，其实也违反了其中的规则（Watzlawick，Weakland，& Fisch，1974）。信息接收者面临两层矛盾的信息，因此会十分矛盾，不知道如何做出回应。事实上，家庭被告知的是，"违抗我"。因此，被告知不要改变的家庭实际上违反了治疗师的指令；家庭开始发生改变，证明治疗师假定症状无法改变的设定是错误的。如果治疗师允许自己放低到错误的位置，甚至认为家庭的改变很可能是暂时以及会复发的，那么家庭就会抵抗复发，持续改变以证明治疗师再次犯错。其中的关键是，治疗师从不宣称肯定能够帮到家庭——确实，治疗师对于改变也是困惑的——从而来诱发家庭反抗复发的需求。

这样做，但是要记录多久一次，什么时候他最喜欢手淫等。策略主义者可能会要求一直吵架却吵不出结果的夫妻回到家中持续吵架3小时。问题会变得可控。如果专横的妻子按照治疗师的指令去做，她就不再掌控一切；如果她不听治疗师的指令，她对丈夫就会变得不那么专横。同样的，策略主义者认为，在其他情况下，如果症状现在让人处于不利的境地，那么本来是为了获利而出现的症状将得到解决。在上述的夫妻案例中，策略主义者希望夫妻双方不再争吵；但人们不喜欢自己的痛苦是因为别人让他们这么做。

若是个体或家庭遵从指令，继续表现问题或症状性行为，治疗师就被赋予了权力和控制来使症状按照他所设定的方向发展。若是个体或家庭抵制悖论干预，症状性行为在治疗过程中就被放弃了（再次，治疗师享有权力和控制）。策略治疗师会将大量时间用于设计无伤害性的、虽然有时看上去有点荒谬的悖论任务上，而这些任务适用于这个想要改变或去除紊乱症状的个体的问题。

开处方指令的另一种形式是折磨治疗（Haley，1984），再次基于艾瑞克森的工作。策略治疗师指导来访者如果白天出现症状，就需要做一些令人不愉快的家务（如半夜起床给厨房的地板打蜡），从而让症状后果带来的痛苦远大于原先的症状本身带来的痛苦。治疗师可以选择一些无害或伤害较小的任务，这个任务需要符合来访者的需求（如让房子一尘不染），但在执行的过程中让人感到折磨。黑利通过这种方法再一次让来访者发现，维系症状比放弃症状更为困难。折磨治疗需要来访者清晰地陈述想被解决的问题或症状，还需要来访者做出改变承诺，即便需要忍受一些痛苦，并且保证遵循治疗师的指令，无论该指令的逻辑性或问题相关度如何。

帕普（Papp，1983）表明，设计一个悖论有三个主要步骤：重新定义、开处方和约束。重新定义是有意改变家庭对症状的感知。维持症状的行为被定义为家庭出于关爱和良性的动机去维系家庭的稳定。愤怒被重新命名为关爱，苦难被命名为自我牺牲，而疏远被命名为一种强化亲密的方式。治疗师不会直接改变系统，而是去支持和尊重系统运转的情绪逻辑。

其次，开处方的措辞（"练习抑郁""继续反抗你的父母"）必须是简明扼要且让人无法接受的（为了让家庭收到指令后有所畏缩），但治疗师必须给出令人信服的处方理由，让自己看上去是真诚的。随后，当家庭成员被要求改变时，治疗师会通过督促家庭成员约束，指出可能会出现的新困难，来调节改变的速度。与此同时，治疗师似乎又会谨慎地允许家庭改变，尽管有这些可预知的困难。

约束策略（"慢慢来"）是努力强调，如果改变发生得太快，系统的稳态平衡就会有危险。如果指令是以一种令人信服的理由陈述的（"改变需要时间，必须一步一步地进行；如果太多的变化发生得太快，就会有复发的危险"），来访者就会遵从它。这种策略的目的是让来访者为改变做好准备，承认他们对于改变的犹疑，并在开始时就对改变进行巩固（Shoham，Rohrbaugh，& Cleary，2008）。菲什（Fisch et al.，1982）表明，"慢慢来"所传递的信息还可以减轻来访者想找到新方法的急迫感。这样的信息有附加效果，即可以使复发正常化，而不会使家庭变得消沉或放弃尝试。

黑利（Haley，1976）有过这样一个案例，一对年轻的中产夫妇担心自己年幼的孩子弄脏裤子。黑利询问他们，如果孩子能正常去上厕所会有什么后果。（这一举动表明，黑利可以帮助他们解决这个问题，但在确定此事对整个家庭的积极影响之前，他宁愿不这么做。）当这对夫妇下周回来并表示他们想不出任何不利的结果时，治疗师提供了一些可能的结果：比如，母亲能容忍自己孩子的成功吗？这种举动挑战了母亲对孩子的关爱并重释了她的行为，包含了几个层面的信息：（1）黑利认为她可以容忍孩子的成功；（2）黑利是出于好意关心她，所以他想确保她能容忍；（3）母亲发现不容忍孩子的成功的建议是不可接受的。黑利很清楚，没有一位母亲会认为自己无法忍受孩子的成功。在这样的刺激下（父亲也被进行了类似的对峙），父母双方都变得非常积极地解决他们的问题，以证明他们可以容忍正常的生活，孩子的问题行为也就停止了。

米兰系统模型 学习目标2

意大利的米兰团队最初是策略学派（尤其是早期MRI模型）的追随者。随后，米兰团队将策略理论和实践扩展为后现代范式。简而言之，米兰团队的工作将治疗的重点从观察家庭互动序列和模式转向质疑家庭信念系统。治疗师帮助家庭意识到重复出现的信念和行为模式，并在关系背景下看待自己（即从其他家庭成员的角度），从而审视不同的角度以解决当前的问题。

历史和领导者

在玛拉·塞尔维尼-帕拉佐利的带领下，这个模型最早由意大利米兰的一组家庭治疗师提出。米兰团队的模型在概念与方法上都与贝特森关于循环认识论的观点一致（MacKinnon，1983）。其特点是系统地寻找行为上、关系上、各个家庭成员对事件的理解和解释上的差异，并努力揭示将家庭成员联结起来以及使系统保持稳态平衡的关系。这种方法被称为**系统式家庭治疗**（systemic family therapy）。

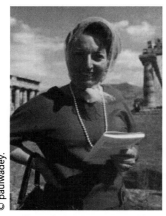

玛拉·塞尔维尼－帕拉佐利
（Mara Selvini-Palazzoli），医
学博士

© paulwadey.

在20世纪60年代，共有8名精神科医生加入塞尔维尼－帕拉佐利的团队，其中包括路易吉·博斯科洛（Luigi Boscolo）、詹弗兰科·赛钦和瑰丽阿娜·普拉塔。起初，他们治疗的是儿童有严重障碍的家庭，其中许多孩子患有神经性厌食症。为了改善精神分析的局限性，米兰团队又转向借鉴帕洛阿尔托小组的工作，尤其借鉴了《人类沟通语用学》（Watzlawick，Beavin，& Jackson，1967）。

1971年，其中4人成立了米兰家庭研究中心，更为专注于研究家庭系统。最初几年，瓦兹拉威克是他们的主要咨询顾问，但随着时间的推移，这个团队发展了他们自己的理论和一套策略式干预技术（Boscolo，Cecchin，Hoffman，& Penn，1987）。他们提出了治疗的团队方法和诸如积极含义这样的技术，旨在克服治疗僵局和改变僵持的家庭互动序列。

他们的第一个综合模型出现在《悖论与反悖论：精神分裂症性交互的家庭的新治疗模型》（*Paradox and Counter parodox: A New Model in the Therapy of Family in Schizophrenic Transaction*；Selvini-Palazzoli，Boscolo，Cecchin，& Prata，1978）一书中。10年后，这4个人分成了两个独立自主的团队（塞尔维尼－帕拉佐利和普拉塔；博斯科洛和赛钦），在思想和实践上追求不同的侧重点，但保持着相似的系统观点。

核心概念：悖论、反悖论、积极含义和仪式

虽然米兰学派在当今的家庭实践中已失去了很大的影响力，但它的几个核心概念仍然很有价值，包括悖论、反悖论、积极含义和仪式。

米兰团队一开始就会下不要改变症状性行为的处方。他们改编了MRI技术中的悖论干预，以适用于他们的系统构想，即家庭中所有的态度和行为模式都是为了延续家庭游戏，因此不能正面质疑或挑战。通过使用治疗性**反悖论**（counterparadoxes）——本质上是治疗性双重束缚——家庭被警告不要过早改变，让家庭成员感到更能接纳自己原本的样子，以及更少责备自己，因为治疗团队试图发现和对抗家庭的悖论模式，从而打破重复、无效的游戏。

积极含义（positive connotation）则重释了家庭中维持问题的行为，使症状被看作积极的或好的，因为它们有助于维系系统的平衡，从而促进家庭的凝聚力和福祉。举例来说，一个有症状的孩子不会被认为是"坏的""生病的"或"失控的"，而是会被认为是出于好意和自愿这么做的。值得注意的是，不是说

症状性行为本身（如拒绝去学校）被认为是积极的，而是行为背后的意图是积极的（家庭凝聚力或和谐）。现在，症状性行为被家庭视为自愿的，就大大增加了改变的可能性。

仪式（rituals）处理的是家庭关系的各个方面。治疗师或团队假设这些方面对于与当前困难有关的家庭功能来说是重要的。一般来说，仪式是由治疗师所提出的一种短暂的、具有实验性质的仪式行为。治疗师并不会坚持进行这种仪式，但会暗示进行仪式是有用的。以一对父母为例，两人行为不一致，相互竞争，试图保住对孩子破坏性行为的控制。治疗师可能会提出这样一种仪式：母亲在奇数天全权负责孩子（父亲负责观察，并就母亲和孩子的互动行为做好精确的记录），父亲则在偶数天全权负责孩子（母亲做好相应的观察记录工作）。父母双方都被要求在某几天履行被分配的角色，然后在一周余下的几天"自发地"表现。对于父母来说，进行这种仪式可以澄清他们在教养方式上的差异，并让他们更清楚地意识到他们的差异会给孩子带来困惑。这突出了以双亲一致性作为目标的重要性，如果想让孩子达到放弃破坏性行为也能够舒适的必要水平。

结构化的家庭会谈

经典的米兰治疗访谈形式被分成五个部分：会谈前、会谈、会谈间歇、干预和会谈后。家庭治疗从家庭最初打的电话开始。团队的一个成员与来电者进行详细沟通，并记录相关信息。整个团队的成员在会谈前会一起讨论初诊相关问题，并就家庭的主诉问题提出了一些尝试性假设。

每次会谈前召开团队会议，主要是回顾前一次会谈，以及为即将到来的会谈制定策略。这些举措呼应了米兰团队的信念，即家庭和治疗师都是一个系统的组成部分。在会谈期间，家庭访谈会有一次中断（会谈间歇），因为观察团队要和治疗师避开家庭展开一次讨论，去验证或修改一些假设；然后治疗师会回来给家庭提供团队的干预方案（通常是一个处方或仪式）。团队在会谈后的讨论集中在分析家庭面对干预的反应上，并给治疗师一个机会计划接下来的治疗（Boscolo，Cecchin，Hoffman，& Penn，1987）。

一个进化中的模型：假设、中立和循环提问　　学习目标3

具有里程碑意义的论文"假设-循环-中立：给会谈带领者的三条准则（Hypothesizing-Circularity-Neutrality: Three Guidelines for the Conductor of the Session）"（Selvini-Palazzoli，Boscolo，Cecchin，& Prata，1980）介绍了三种

新的干预策略——假设、循环和中立——这是后米兰技术创新的核心。

假设（hypothesizing）是一个对家庭状况不断进行推测和假设的互动过程，引导着系统化的会谈。假设并无对错之分，只是作为一个起点，随着新数据的积累，家庭和治疗师会修正或抛弃它。这一技术允许治疗师寻找新的信息，确定维持家庭行为的联结模式，并推测家庭中每个成员对系统功能的贡献。专栏11.7提供了一个在家庭治疗中形成对症状的假设的例子。

团队提出的假设通常是对系统的或关系的陈述。这些陈述将所有家庭成员连接在一起，建立一个关于家庭规则和互动行为的循环结构。假设可以帮助团体成员组织来自家庭的信息，并帮助他们理解这个时候的家庭为何会出现症状性行为。假设是为了引出家庭是如何围绕症状或主诉问题进行组织的整体图景。正如Burbatti和Formenti（1988）所认为的，治疗性假设的目标是改变，而非事实。

另一个系统性的治疗立场——**中立**（neutrality）——意味着治疗师对每个成员对问题的独特感知感兴趣，并且接纳且不质疑。没有一个家庭成员的观点被认为比其他成员的更正确。因此，每个家庭成员可能会不断地体验当一个或另一个成员说出自己的观点时，治疗师分别与其结盟，但从来没有与任何一个参与者固定结盟。对于米兰派的治疗师而言，中立指的是努力与所有家庭成员保持联盟关系，但避免陷入家庭内部的联合对抗或结盟。

循环提问（circular questioning）是指向每个家庭成员提问，以解决家庭中其他两个成员之间的差异，或定义他们之间的关系。这些差异是为了反映不同家庭成员的不同视角，并揭示递归的家庭模式。治疗师描绘了家庭成员间相互联系的地图，认为就这些感知到的差异进行提问是描绘这一地图最有效的途径（Campbell，Draper，& Crutchley，1991）。比如，让一个小孩比较父母在处理姐姐不吃饭时的反应，或者用10点量表对他们的愤怒指数进行评分，或是假设父母离婚会发生什么——这都是一些相对温和的提问方式，可以让人们将注意放在差异上。因此，在整个治疗过程中，每个家庭成员都在不断地接受他人的反馈。正如塞尔维尼-帕拉佐利、博斯科洛、赛钦和普拉塔（Selvini-Palazzoli，Boscolo，Cecchin，& Prata，1980）在他们的论文中所定义那样，

我们所说的循环指的是治疗师基于家庭的反馈进行调查的能力，这些反馈源于家庭对于它所引出的关于关系以及关于差异和改变的信息的反应。（p.3）

专栏11.7　治疗性碰撞

一位厌食症青少年和家庭游戏

思考以下关于厌食症症状如何为家庭游戏提供线索的假设。

一个13岁的女孩的母亲最近重返工作岗位，而女孩开始节食以减掉自己的"婴儿肥"，并持续拒绝吃东西，直至出现厌食症症状。女儿身上所出现的症状与隐藏的危害都需要母亲辞掉新找到的工作，积极监管女儿的饮食习惯。比母亲年长9岁的父亲鼓励妻子监管女儿。

从这个家庭的关系模式的背景出发，孩子的自我毁灭行为可以被看作一次巧妙的尝试，在父

亲的暗中支持下，使母亲被依赖和被束缚在妻子和母亲的角色之中。同样，女儿的这个行为也可以被看作支持母亲对于就业的矛盾心理，和她用担忧来表示想让父亲离这个家更近一点的需要。最后，正如塞尔维尼－帕拉佐利（Selvini-Palazzoli，1986）指出的那样，孩子的行为可能代表了所有家庭成员共同努力的结果，以证明竞争是行不通的。

来源：Gercer, McCabe, and Smith-Resnick (1990), pp.52-53.

后米兰学派的系统式认识论

博斯科洛和赛钦继续对在"假设－中立－循环"那篇论文中首次提到的系统观进行阐述。从策略式访谈技巧出发，他们基于访谈过程本身发展出了后米兰合作治疗的干预风格，特别是对循环提问的使用。通过倾听不同家庭成员对同一情况的不同看法，每个参与者都能在关系的背景下看待自己的行为，而不是从线性或狭隘的自我中心视角看待自己的行为。他们的模型与当代的建构主义和叙事疗法一致。事实上，博斯科洛和赛钦声称，治疗师本人并没有答案，但治疗师可以和家庭共同构建或共同演变出新的看待家庭系统的方法，解构原有的家庭假设，创造出新的叙事或新版本的现实的可能性，而非一味沉浸于过去的问题或无效的解决方案。

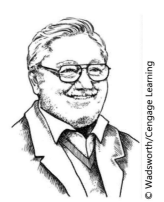

路易吉·博斯科洛（Luigi Boscolo），医学博士

反思性提问

卡尔·托姆（Karl Tomm，1987a，1987b，1988）在原有的米兰技术上加入了"策略指定"，呼吁持续性的"干预式访谈"。不仅仅是寻找可行的干预措施，托姆（Tomm，1987a）敦促治疗师深入加入访谈过程，尤其要关注自身的意图，所采用的导向是：访谈者做的、说的或没做的、没说的任何事情都可以是治疗性的、非治疗性的或反治疗的。

托姆（Tomm，1987b）提出了反思性问题，旨在帮助家庭成员反思他们从当前感知、行为、信念系统中提取的意义，激发他们考虑其他的建设性认知与行为。托姆区分了八种不同类型的反思性问题。

1. **未来导向问题**：旨在帮助启发对未来的替代行为的考虑。（"如果未来你们两人的关系变得更好了，会发生哪些现在没有发生的事情？"）

2. **观察者角度问题**：帮助人们成为自我观察者。（"当你的妻子和十几岁的儿子吵架时，你有什么感受？"）

3. **意外的反改变问题**：通过改变行为被看待的背景来开启之前未被考虑的选项。（"如果你们两人不吵架，你会有什么感受？"）

4. **嵌入建议式问题**：治疗师指出有用的方向。（"如果你告诉她，你感到受伤或愤怒而不是一味退缩，会发生些什么？"）

5. **正常化 - 比较性问题**：表明有问题是正常的。（"有没有你的哪个朋友最近处理过最后一个孩子离家的情况，他们也许可以理解你现在的感受？"）

6. **区分 - 阐明类问题**：区分行为模式的成分。（"哪个对你来说更重要——展示出你老板的无知，还是帮助他成功地完成这个项目？"）

7. **引入假设性问题**：用试探性的治疗假设来概括在治疗外与他人相处时的行为。（"你知道吗？当你认为你的丈夫生你的气时，你就会变得很沉默。如果下次告诉他你的感受，会怎么样？"）

8. **打断过程式问题**：在会谈过程中突然转换话题。（"你刚刚看上去很沉默，也很沮丧，我在想，你是不是认为我和你妻子站在一边？"）

这些问题促使策略式干预性访谈得以实施，问题旨在帮助家庭打破当下固化的思维，在重组其行为的过程中实现新的意义。

托姆也向社会建构主义/叙事角度迈进（Collins & Tomm，2009），他帮助个体和家庭找到健康的人际模式（healthy interpersonal patterns，HIPS），来代替病态的人际模式（pathologizing interpersonal patterns，PIPS）。对于托姆而言，病态的人际模式中的互动模式（如主导和控制对屈服和顺从）受到了污染，而不是某个人陷入了惯性模式。如果健康的人际模式有了生长之地（欢迎他人进入自己的生活，并愿意滋养这段关系），那么病态的人际模式就逐渐萎缩，这可以进一步增强我们的防御能力，切断关联性。参考专栏11.8，进一步探索健康的人际模式、病态的人际模式和反思性提问。

专栏11.8 像临床工作者一样思考

探索人际模式

阅读以下临床资料。你对这件事持什么态度以及你的态度会如何影响整个家庭？你认为它们是治疗性的、非治疗性的还是反治疗性的？请回答对话后的问题。

丽莎和凯茜一起生活15年了。丽莎是一名兽医，而凯茜在一个护士学校做兼职教师。她们共同负担着一个富人区的房子。她们在经济上一直是宽裕的。然而，最近财务却出了问题。由于花钱一直没有预算，她们最近总是在吵架。双方都不能理解对方的观点。关于钱的斗争好像拉开了两人酝酿已久的矛盾。

丽莎：我一直比凯茜赚得多，钱对我们来说不是问题。我们分享所有的东西，从不担心谁比谁赚得多。当我告诉凯茜我们要减少花销时，她好像很憎恨我。

凯茜：我理解你的工作没有像以前那么好，但我相信会再好起来的。我们已经存了很多钱，所以我不觉得有紧迫感。这只是你典型的控制欲。你有问题，我就得服从命令。（对治疗师说）她的控制欲太强了，我受够了这一切。你知道吗？她甚至没有告诉我就取消了我们的假期。

丽莎：不，我没有。我只是取消了即将要去的。我取消了去埃及和希腊的日程，但我没有想取消我们的假期。我只是想不要去那么贵的地方。我在规划去哪里时，都会记着你。

凯茜：你难道没有看到其中的问题吗？

丽莎：没有，我削减了旅行的预算，所以我就取消了这段旅行。

凯茜（讽刺地）：还真是分享所有的东西呢？

丽莎：好吧，也许我们没有分享所有东西。

你总是享受着我所提供的一切。你知道吗？你总是这样。我付出，你接受。

凯茜（生气地）：你说得好像我什么也不给你一样。虽然我没有你挣的钱多，但我也为我们的关系付出了很多。我希望是你现在面临的压力让你的话这么伤人，因为如果你真的认为我什么也没做，我会非常受伤，非常生气。

丽莎（柔和地）：是的，你确实做了很多，我很抱歉。但这几个月来，我的生意一直很糟糕，你都没有问过我的感受。这也很典型。你问的都是我要怎么去提高收入。听上去就好像你更关心我的钱而不是我这个人。

凯茜：当然不是那样。

丽莎：那为什么你不关心我呢？我感觉我就像是你的员工。

凯茜：好吧，你知道吗？你没有问过我对咱们的处境的感受。你所做的就是，回到家，喝不知道多少杯白葡萄酒，然后上床睡觉。就算我们去希腊度假，你可能也会这么过吧。

丽莎：你又来了。（对治疗师说）她现在会告诉你我总是不陪在她身边。工作是我的一切，我爱我的工作胜过爱她。我听这些话都听烦了。你认为我这样赚钱是为了什么？

凯茜：停一下，我知道你爱工作胜过爱我，好多年前我就接受了这个事实。（对治疗师说）想象一下，15年以来，爱一只沙鼠胜过爱你的伴侣。我忍受这件事情这么多年是为什么？我一定是完全没有自尊心了。

丽莎：也许你根本不在意被谁养活，只要那个人有工作就可以了。

> 凯茜：如果你再这样说，我现在就离开。
>
> 丽莎：听着，我们哪儿都不去。（对治疗师说）我们的问题最近非常严重，几乎每天都像这样吵架。我很爱凯茜，但我不想再这样吵架了。我知道她也爱我。我只是不知道如何将我们的生活拼回原样。天啊，我们不能让我们的关系像股市一样充满变数。

1. 识别该对话中非适应性的人际模式。
2. 识别对话中健康的人际模式。
3. 回顾你所提出的问题，以及你在"倾听"时的反应。制定一份或许可以帮助凯茜和丽莎的干预方案，帮助她们识别和发现不同的方法，从而取代适应不良的模式。

学习目标4 策略式方法的有效性

策略式治疗有效吗？该流派的多数倡导者在很大程度上依赖逸事性的个案报告。在早期的研究中（Watzlawick et al., 1974），治疗结束后的定期电话随访发现了不错的结果：40%表明症状完全解除，32%表明有相当程度的缓解；28%表示没有长期的帮助。Stanton 和 Todd（1982）展示了一份设计严谨的控制研究，将结构化策略技巧应用到有一位成年的海洛因成瘾者的家庭中；实验后续的随访调查显示出积极的结果。Stanton 和 Shadish（1997）在一份综合性调查研究中发现，结构化策略式家庭治疗比不以家庭为基础的干预方法更有效。

策略式治疗方法已被证明是一种有效的方法，可以减轻创伤后应激障碍导致的回避行为（Sautter et al., 2009）。Powell 和 Ladd（2010）发现了策略式/结构式家庭治疗中介青少年攻击性倾向导致欺凌行为的有效性。他们指出，这一治疗帮助减少了家庭中的消极沟通模式，同时提升了解决冲突的技巧。

一项受到大量研究支持的相关临床模型是短程策略家庭治疗（brief strategic family therapy，BSFT）。该模型融合了策略式家庭治疗和结构式家庭治疗的元素，目标在于改变"允许或鼓励了青少年问题行为的家庭互动模式"（Szapocznik et al., 2015，p.122）。在长达40年的研究中，BSFT 显示能够有效降低青少年的问题行为与物质滥用，增进家庭功能；成功使家庭参与治疗并减少脱落；在社区设置下也有效；可以改善青少年和家庭的结果（Szapocznik et al., 2015）。该方法最初关注西班牙家庭，但在非裔美国人和白人家庭中也同样有效（Robbins et al., 2011）。

专栏11.9　临床笔记

一套人本主义的策略？

有两种不那么具有挑衅或权威性质的策略式家庭治疗。麦德尼斯（Madanes，1981，1984）的假装技术是悖论性的，但没有黑利的那么具有对抗性。基于游戏式、幽默以及幻想式等更为温和的方式，治疗师会建议例如有症状的儿童（如会周期性尿床或反复胃疼）"假装"在此刻出现症状，然后父母"假装"去采取帮助。事实上，治疗师巧妙地让来访者自主控制行为（掌握行为的开关），而他们之前认为这些行为是不可控制的。

如今，策略式家庭治疗师已经没有那么重视对于家庭的控制和权力了，而是采用后米兰系统治疗中的合作式角色（Rhodes，2013）。凯姆（Keim，1999）表明，当家庭中的儿童或青少年的对立行为是主诉问题时，这种方法是有效的。将之称为层级中"软的一面"，凯姆指导父母在避免家庭权力斗争的同时保持权威。治疗会帮助家长与孩子创建更令人满意的应对积极和消极后果的系统。孩子在感到被更好地理解后，能够获得情绪上的安全状态，从而可以在家庭中讨论他们的问题。

总　　结

20世纪50年代产生于帕洛阿尔托的心理研究所的沟通理论对家庭治疗领域产生了深远影响，它将人类问题重新解读为互动性与情境性的（与维持问题的一系列情境绑定）。由贝特森、杰克逊等人提出的这一方法论，为最初的互动治疗方法奠定了基础，现在被认为是策略式家庭治疗。它因为使用治疗性双重束缚或悖论技术来改变家庭的规则和关系模式而闻名。

悖论——从一致的前提中经过正确演绎后的矛盾——被用于治疗性地指导个体或家庭不要改变，尽管他们处于期待改变的背景之中。该流程促使改变发生，无论采取了何种行动——服从或反抗。"开症状处方"是一种悖论技术，通过使改变变得不必要而削弱对改变的抵抗。

MRI的互动观点如今最好的典型就是短程治疗中心的工作。在这里，由家庭尝试采取的有误的或误导的解决方案被认为是问题，而干预的目的就在于通过提供新颖的、由治疗师设计的指导来对先前失败的干预方案进行纠正。

黑利和麦德尼斯提出了策略式家庭治疗的相关版本。他们的方法以仔细计划的策略和指导为特征，用以解决家庭的主诉问题。黑利尤其会运用直接的指令或任务，以及间接的悖论干预；后者迫使家庭在反抗不做出改变的指令的同时，自愿放弃了功能失调的行为。

麦德尼斯将悖论原则以"假装"技术的形式来应用，这是非对抗性干预，旨在不唤起抵抗的状态下促成改变。现在，策略治疗师采取的是一种更为柔和且安抚的方式，应用于儿童或青少年有对立行为的家庭。

米兰小组实施系统式家庭治疗，其观点基于贝特森的环形认识论。他们的方法包括许多创新性访谈技术，目的是抵制持续而根深蒂固的家庭游戏。最初强调于悖论干预手段，米兰流派后来引入了假设、循环提问以及治疗师的中立，作为进行会谈的指导原则，帮助每一位家庭成员了解其他成员的知觉，从而打断破坏性的家庭互动模式。积极含义和运用处方仪式也是米兰治疗的其他标志。

博斯科洛和赛钦在激发人们对次级控制论思想的兴趣方面有重要的影响力，形成了影响后现代疗法的后米兰观点。托姆详细阐述了博斯科洛和赛钦的思想，归纳出一系列循环问题，目的在于鼓励家庭对其生活模式的意义进行反思，从而诱发家庭思考新的认知和行为选择。

治疗师作为观察者也是被观察的一部分（因此不可避免地成了他正在提供治疗的那个系统的一部分）的理念对治疗师进行了重新界定，认为它跟其他参与者一样，对于家庭或是什么对家庭最好有自己的观点，但不是正确和客观的观点。这一思想的一个结果就是，把"真相"从治疗师那里拿开，从而使目标设定变成一个治疗师和家庭成员一起卷入的参与式过程。

推荐阅读

Collins, D., & Tomm, K. (2009). Karl Tomm: His changing views on family therapy over 35 years. *The Family Journal*, 17(2), 106–117.

Fisch, R., Weakland, J. H., & Segal, L. (1982). *The tactics of change: Doing therapy briefly*. San Francisco: Jossey-Bass.

Haley, J. (1973). *Uncommon therapy*. New York: Norton.

Haley, J. (1984). *Ordeal therapy*. San Francisco: Jossey-Bass.

Madanes, C. (1981). *Strategic family therapy*. San Francisco: Jossey-Bass.

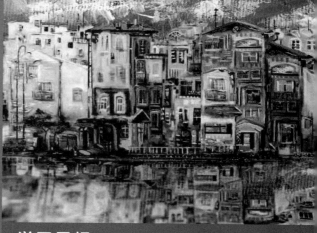

第十二章

行为和认知行为模型

行为主义和认知行为的心理治疗模型在过去30年左右才被应用于家庭治疗。然而，针对个体使用治疗性的行为方法可以追溯到20世纪60年代，当时的运动开始将科学的方法用于心理治疗过程。应用于家庭的**认知（cognitive）**治疗则是对干预冲突中的伴侣的行为疗法的拓展（Dattilio，2010）。

学习目标1　行为治疗和家庭系统

早期用于矫正行为的工作包括将学习理论和其他基于实验的原则应用于改变来访者的行为。最初采用该方法时，家庭成员被当作来访者所处自然环境的一部分。在寻找消除来访者问题或适应不良行为的方法的过程中，治疗师观察家庭成员激发或唤起了来访者相应行为的方式。虽然该方法认为矫正了个体的偏差行为也必然带来核心家庭成员行为的改变，却很少将家庭作为一个整体进行干预。

领军人物

行为治疗的三位先锋人物来自相关学科——社会工作者理查德·斯图尔特（Richard Stuart，1969）、心理学家杰拉德·帕特森（Gerald Patterson，1971），以及精神病学家罗伯特·利伯曼（Robert Liberman，1970）。他们关注家庭中具体的行为问题（配偶之间的沟通问题，儿童与青少年的发泄行为），在家庭评估过程中识别它们，而不关注家庭复杂的动力过程（Sanders & Dadds，1993）。通过将他们的治疗性工作限制于可观察的行为上，而不推断其内在的或人际的因果关系，这些治疗师用强化的方式来消除或操纵特定的靶行为。**强化（reinforcements）**指的是紧随某一行为或与该行为关联出现的结果。

正如Fallon（1991）所阐述的，他们假定孩子的偏差行为模式至少有一部分来自其他家庭成员的强化。虽然行为主义治疗师将治疗聚焦于个体，但他们会自然而然地指导核心家庭成员更好地改变或者修正自己的行为，这样来访者的偏差行为才不会被维系下去。由帕特森（Forgatch & Patterson，2010）所发展的**父母行为训练（behavioral parent training）**在临床上采用了源于实验室的学习原则，用于矫正多重问题孩子的行为，同时改变家长的强化反应。帕特森的治疗通常会在来访者的家中进行。

采用家庭框架

对伴侣或家庭进行工作的行为治疗将自身角色界定为教师、教练和榜样，同时其干预流程的目标在于传授技能（比如问题解决技能、沟通技能），包括积极行为的互换，从而改变早期适应不良的模式。利伯曼（Liberman，1970）和斯图尔特（Stuart，1969）虽然是独立工作的，但都是**行为伴侣治疗（behavioral couples therapy）**的早期倡导者。该疗法以**操作性条件作用（operant** conditioning）为基础，遵循斯金纳（Skinner）所提出的原则，某些自发的行为可以通过有选择地奖励或强化而得到增强，因此这些反应未来出现的频率高于未被奖励过的其他反应。

加州大学洛杉矶分校的利伯曼率先将心理教育的方法应用在对有精神障碍成员的家庭的工作中。斯图尔特则主要面向处于痛苦中的伴侣，为他们提供一种**关联性契约**（contingency contract），即用书面化的日程表来规定家庭成员间相互强化行为的互动，从而减少不想要的或问题行为的互动。还有一些早期的行为治疗师，如Joseph Wolpe（1958），率先采用一系列以伊万·巴甫洛夫（Ivan Palvov）和约翰·华生（John Watson）的**经典条件作用**（classical conditioning）实验为基础的脱敏技术。专栏12.1列出了行为治疗的主要假设。

 专栏12.1 临床笔记

行为治疗的十条潜在假设

1. 所有行为，正常的和异常的，都通过相同的方式（相同的学习原理）获得和维持。

2. 行为障碍代表着习得的适应不良模式，不需要假定存在某些推测的潜在原因或看不到的动机。

3. 适应不良的行为，如一些症状，就是障碍本身，而不是某一更为基础的潜在障碍或疾病过程的外在表现。

4. 揭示障碍习得的确切情况或环境并不是必要的；毕竟这些环境通常是无法挽回的。相反，关注点应放在对于当下支持和维持该不想要的行为的决定因素的测量上。

5. 已经习得的适应不良行为可以被消除（去习得），并用新习得的行为模式来代替。

6. 治疗包含对于通过科学心理学所发现的实验结果的应用，其重点在于发展出一种方法学，它是准确界定、客观评估和易于重复的。

7. 评估是治疗中不断进行的部分，因为治疗的效果需要持续评估，然后可以根据特定的问题量身定做具体的干预技术。

8. 行为治疗集中于"此时此地"的问题上，而不是对过去的揭露和重建。治疗师的兴趣在于帮助来访者识别和改变当下环境中强化了不想要行为的刺激物，从而改变来访者的行为。

9. 治疗结果的评估基于可测量的改变。

10. 行为治疗师持续开展具体治疗性技术的学术研究。

来源：Goldenberg (1983), p.221.

家庭认知行为疗法的兴起

直到20世纪70年代晚期，一些行为主义心理学家开始承认认知因素（态度、想法、信念、归因和期望）也会影响行为，从而在主流的行为治疗中引入了认知因素作为辅助治疗手段，这种方法尤其适用于有冲突的伴侣。自那以后，强调家庭成员之间认知和行为互动的重要性的**认知行为治疗（cognitive-behavioral therapy）**受到许多家庭治疗师的青睐，当然其中有很大一部分原因也是由于认知行为治疗具有实证支持，研究表明了其有效性（Baucom，Shoham，Muser，Daiuto，& Stickle，1998）。如今，和其他治疗模式相比，认知行为伴侣治疗（cognitive-behavoir couples therapy，CBCT）已成为控制更为严格的结果研究的焦点（Dattilio & Epstein，2005）。

领军人物：艾利斯和贝克在家庭中的应用

阿尔伯特·艾利斯（Albert Ellis）是纽约的一名心理学家，而阿伦·贝克（Aaron Beck）是费城的一名精神科医生。他们被广泛认为是最早将认知观点引入伴侣亲密关系之中的人。根据艾利斯（Ellis，2014）对于功能不良行为的ABC理论，并非是人们生活中的激发事件（activating events，A）导致了紊乱的结果（consequences，C），而是人们对于事件不合理的解读，或对于所发生事件的不合理信念（beliefs，B）给他们带来了麻烦。例如，伴侣一方对于关系可能持有不现实的期待，从而"灾难化"一个常见的分歧，并在事后做出负面评价（"我毫无价值，就是一个失败者"）。艾利斯认为，不是争吵本身，而是夸张、不合逻辑或其他有缺陷的解释造成了混乱，导致对自己或未来关系的负面看法。他主张，**认知重构（cognitive restructuring）**可以帮助来访者修正自己的知觉，从而允许自己产生新的自我叙述（"我们意见不合是让人不愉快的，但是这不意味着我是一个失败者，也不能说我们的婚姻是不幸的"）。

贝克的观点更为广阔，关注家庭互动模式的深度。由于其视家庭关系、认知、情感以及互动行为是相互影响的，因此，贝克的观点与系统的观点更为一致（Dattilio，2001）。贝克在对抑郁症患者进行相关研究时，发现抑郁症患者之所以有抑郁的感受，可能是他们具有错误的思维模式（对自我、世界和未来的消极想法）。贝克（Beck，1976）提出假设，这些抑郁的人在生命早期经历了各种各样不幸的个人和人际事件，这使他们形成了消极的**图示（schemas）**（用以组织后续想法和知觉的关于人类、关系等的一套持久的核心信念和态度）。

当一种新的情况出现，在他们的思维中，类似于那些图示被习得的情况时，这些图示被重新激活。随后就会出现认知歪曲，导致对现实情况的错误解读。贝克所做的治疗性努力是为患者提供新的体验，可以在治疗会谈之内，也可以在咨询室之外，来推翻消极的结论（如"我们的婚姻是无望的"；"我需要被谴责"），并且尝试改变消极图示。除了改变现有的错误信念，贝克还提倡咨询师和来访者共同工作，教来访者新的方法，让他可以在未来将其用于评估自己的其他信念，所有这些努力都是为了改变功能不良的行为。

将贝克的理论应用于家庭，每个成员都会有一套图式，包括特定的事件为何在家里会发生的归因，配偶关系应如何运作，预期婚姻中会出现哪类问题，每个家庭成员应该承担怎样的责任，养育孩子的最佳方式是什么，以及关于家庭生活的相似认知（Schwebel & Fine，1994）。这些图示影响了每个人在家庭中如何思考、感受和行动。家庭图示是关于家庭中正在发生什么的共享信念，因此必然会出现错误、曲解和疏忽，进一步影响家庭成员之间在情绪上和行为上如何回应对方。从治疗上来说，任务就在于帮助家庭成员对家庭的功能失调的信念进行重建，那么作为结果，就能帮助改变他们的行为模式。

与彼时最流行的更复杂的系统理论相比较，许多家庭咨询师都认为艾利斯的理性情绪疗法和贝克的认知疗法中的许多初始理念过于简单，因此他们很少受到关注。但是随着时间的推移，由于对系统友好的研究探索了伴侣的感知、想法和期望对彼此行为的影响，认知干预在婚姻和家庭治疗中有了立足之地。今天，该领域的主要研究人员有宾夕法尼亚医学院和哈佛医学院的弗兰克·达蒂里奥（Frank Dattilio，2010）、马里兰大学的诺曼·爱泼斯坦（Norman Epstein；Epstein & Falconier，2015）、北卡罗来纳州立大学的唐纳德·鲍科姆（Baucom & Boeding，2013），以及迈阿密大学的布雷恩·多斯（Brain Doss）。认知理论和研究都对婚姻或伴侣治疗做出了极大的贡献（Epstein & Falconier，2015）。

认知行为理论

认知行为学家认为，个体功能的运作是自身行为与受控制的社会条件长期交互作用的结果，强调在改变行为的过程中，自我调节和自我导向的重要性。认知行为治疗试图通过影响个体的有意识的思考模式来改变想法和行为。Gambrill（1994）将行为实践定义为"对于个人和社交问题的实证方法，其中测评和干预方法的选择也要尽可能基于相关研究"（p.32）。这一方法的独到之处不是对心理病理学的概念化，也不是对某一特定理论或潜在原则体系甚至是一套独特干预方法的坚持，而是坚持以数据为基础的严谨过程，以及规范监测的科学方法。

尽管认知行为流派的观点是将索引病人视为出现问题的个体，在这一层面上，这种方法仍然是一种线性模式，但有一些早期的行为导向的治疗师（Alexander，Waldon，Robbins，& Neeb，2013；Christensen，Doss，&Jacobsen，2014）提出了一种系统/行为/认知的观点。当今的大多数认知行为家庭治疗师仍然将家庭互动视为由每一成员行为之前或之后的环境事件所维持的。这些事件或关联条件和中间的认知一起，决定了每个家庭成员行为的形式和频率（Esptein & Falconier，2015）。

评估的关键角色

行为与认知行为家庭治疗师都努力对问题进行精确辨别，采用量化的手段去测量变化，并采取进一步的研究验证他们的结果。他们设计了一些程序对主诉问题进行仔细评估［对家庭问题的**行为分析（behavioral analysis）**］，包括用一些直接、实用的治疗手段去缓解症状，并且教授家庭如何改善沟通技巧和自我管理技巧（Beck & Weishaar，2014）。

行为评估

Fallon（1991）认为，对家庭功能的行为评估通常发生在两个层面。（1）**问题分析（problem analysis）**，试图定位问题领域之下具体的行为缺陷，如果该行为得以矫正，就能导致问题的消除。例如，在一个心急如焚的家庭中，主诉问题是4岁男孩"脾气暴躁"，行为治疗师可能想知道这个家庭对于"暴躁"的确切定义，以及这种行为的频率和持续时间。（2）**功能分析（functional analysis）**，揭示那些行为缺陷与人际环境之间的交互关系，其间，它们是功能上相关的。继续以爱发脾气的小男孩为例，治疗师会观察家庭中不同成员对该行为的具体反应，特别是这些脾气发作的前因和后果事件。这可以衡量问题的程度以及维持问题行为的环境因素（例如，是否有某一位特定的家庭成员在场；有特定的线索，如家长宣布睡觉时间到了；特定的时间和地点，如在家吃晚餐）。环境因素尤为关键，因为行为主义治疗师相信，所有行为（想要的和不想要的）都由其后果维持。

治疗师的兴趣并不限于改变反对或阻碍家庭积极互动的环境条件，还会训练家庭成员保持住改善了的行为。个体或家庭都没有必要弄清当前问题的根源是什么。相反，重点被置于影响行为的环境、情境与社会决定因素（Kazdin，2013）。

认知行为评估

相对而言，对家庭进行工作的认知行为治疗师涉及对内在体验的功能分析，内在体验指人们的想法、态度、期待和信念。这是更为系统性的，治疗师认为，个体是互动的参与者，对他人的行为进行解读、判断并施以影响。通常，他们主要会通过三种临床测评来获取数据：自我报告问卷、个别和联合访谈，以及对家庭互动的直接行为观察（Epatein & Baucom，2002）。一次典型的评估会以伴侣双方的联合访谈开始，倾听各自如何概念化主诉问题（Bevilacqua & Dattilio，2010）。家庭自我报告的例子，比如家长抱怨孩子对于睡觉时间安排的反抗，会被要求记录家庭日志，监控和记录具体的行为及他们的具体反应（"在过去的4个晚上，我们8岁的儿子会在我们俩之间磨叽，直到他父亲最终同意他看电视，不按时睡觉"）。在成人关系问题的例子中，可使用一些测验。例如，Eidelson 和 Epstein（1982）的关系信念量表（Relationship Belief Inventory）测量了亲密关系中的不合理信念。Fincham 和 Bradbury（1992）的关系归因量表（Relationship Attribution Measure）测量了影响亲密关系相关事件的原因，如一方感知到来自另一方的过度批评（Dattilio，Epstein，& Baucom，1998）。在联合访谈开始前，治疗师会在个体访谈中评估个体来访者对于这些测验的反应。

若来访者报告与对方的不愉快经历，基于访谈的数据或许可以揭示自动化思维与信念（"他晚上躲着不愿意与我交谈"）、期待（"我讨厌与朋友制订计划，因为他总是迟到"），或归因（"他这样做的原因是他根本不在意我的感受"）。对于伴侣的直接观察，例如，可以是伴侣按指示在一个没有孩子打扰的夜晚关注他们的沟通技巧缺陷，或是他们的协商技巧不充分，从而导致无法妥协，最终冲突升级。另一方面，当被要求在治疗室里共同解决问题时，他们或许会发现之前未发掘的问题解决技巧。认知行为治疗师经常使用结构化任务（如角色扮演，青少年如何要求更晚的宵禁时间），以检查目标行为预期变化的进程（Epstein，Schelesinger，& Dryden，1988）。专栏12.2提供了伴侣之间常见的认知歪曲类型。

专栏12.2　临床笔记

伴侣之间部分常见的认知歪曲

武断推论：在没有实证支持证据的情况下就下结论。("她下班后又晚归了，她一定是出轨了。")

选择性提取：在背景中提取信息，只关注特定细节而忽视其他内容。("我们起床时，他没有对我说早安，他一定是生气了。")

过度泛化：将孤立的一两件事件推广到所有类似的情境中，而不管这类情境是否有关联。("她拒绝了我周六晚上的约会。我总是被拒绝。")

夸大和缩小：用夸大和缩小的眼光去看待某一个事件或情境。("我们的账单收支不平衡。我们要破产了。")

两极化思维：经历被标定为完全成功或完全失败。(丈夫问妻子他贴墙纸贴得怎么样，妻子回应贴合处有点不平整。丈夫回应说："在你看来，我做什么都不对。")

读心：没有问对方却知道对方在想什么，因此会妄加揣测他人的意图。("我知道她在想什么，她想找一种方式和我结束关系。")

片面的解释：一种对伴侣怀疑性的思考方式，尤其在有人际压力时，会假设对方图谋不轨。("他现在表现得情意绵绵是因为他之后会让我做我不想做的事。")

来源：Adapted from Bevilacqua and Dattilio (2010).

受行为影响的家庭治疗形式

与许多基于系统的家庭治疗师相比，以行为为导向的家庭治疗师更倾向于使用不同的临床程序（如技能训练），而不是坚持让整个家庭都参与进来。部分时候，家庭会谈之所以会发生，是因为个体治疗失败，或行为观察显示家庭成员对个体的症状性行为有贡献。治疗的这一阶段结束后，家庭会被准许离开，而治疗师会继续实施个体导向的程序。

大家庭成员更少可能被卷入行为治疗。普遍而言，行为家庭治疗师认为家庭是患者的负担，或是其无意的反应方式可能支持和维持了患者的问题行为，而多数系统导向的家庭治疗师则认为家庭参与始终存在，并在症状维持中发挥积极作用（Todd，1988）。

正如之前所说，严格意义上的行为家庭治疗师倾向于采取线性观点，而不是像大多数系统导向的治疗师所秉持的环形因果观。例如，家长对于孩子发脾气所采取的不恰当、不一致或者其他不良的回应方式被认为是导致和维持孩子的问题行为的原因（这与许多家庭治疗师普遍所持的系统观点正相反，认为发脾气构成了一个互动,包括发生在家庭系统内部的信息反馈的互换)。可以预见,行为家庭治疗师更倾向于改变双方的二元互动方式(例如,母亲如何处理孩子的脾气问题),而非采取三元的观点,即任何互动的参与者都会同时对其他家庭事务做出反应(例如,妻子感到丈夫忽视自己,就会倾向于事无巨细地照料孩子;父亲则会恨妻子为了与儿子交流,而把太多注意力从他身上移开)。

虽然部分主要的行为主义家庭治疗师将家庭看作一个社会系统(其中,成员有对彼此的社会强化流程的控制),但也有部分人对此并不赞同。例如,Gordon 和 Davidson(1981)曾表明在一些案例之中,紧张的伴侣关系会导致孩子偏差行为的产生和/或维持(或是反过来),但是他们认为系统治疗师夸大了这个现象的出现概率。根据他们的经验,孩子的偏差行为可以发生在有或没有婚姻不适的家庭中;他们认为,"在这些家庭中,单纯的婚姻不和谐可能与孩子的问题有因果关系,也可能没有因果关系"(p. 522)。

行为伴侣治疗

学习目标2

早期的行为治疗师将这一模型应用在应对伴侣不和中。罗伯特·利伯曼和理查德·斯图尔特分别提出了一套简明直接、步骤化的干预方法,将操作性条件作用的原理应用到痛苦的婚姻关系之中,在很多案例中都有效地增加了伴侣的满意度以及关系的稳定性。由此开始,行为婚姻治疗(behavioral marital therapy,BMT;现命名为行为伴侣治疗)就有一个基本假设,即婚姻中伴侣双方的行为都是被环境事件塑造、强化、减弱和修正的,特别是那些涉及另一半的事件(Holtzworth-Munroe & Jacobson,1991,p. 97)。

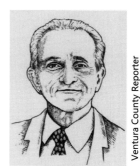

罗伯特·利伯曼(Robert Liberman),医学博士

Ventura County Reporter

专栏12.3   临床笔记

行为家庭治疗的部分特点

行为家庭治疗师(包括认知行为治疗师)的工作具有一些特征,从而能够将其与系统导向的家庭治疗师区别开。

- 直接关注可观察的行为,例如症状,而不是试图假设人际因果关系。
- 对有待改变的具体且通常是外显的行为进行仔细而持续的评估。
- 通过直接操纵外在强化物的偶联关系,关注增加(加速)或减少(减慢)目标行为。
- 致力于教授和训练沟通及问题解决技巧。
- 努力训练家庭监控和矫正他们自身的强化关联物。
- 对于治疗性干预效果的标准化实证评估。

操纵强化的关联物　利伯曼（Liberman，1970）开始行为分析时，就提出了这样的问题："大家希望自己或者伴侣改变哪些行为？"或者"当前有哪些人际间的关联物支持了问题行为？"接着，他开始尝试，通过直接操纵外部强化的关联物来增加特定的靶行为和减少其他行为，从而重组伴侣之间奖励的互动交换过程。与此同时，伴侣也需要监测和调整自己的强化关联物。利伯曼的目标十分简单直接，特别是治疗方案的早期形式，他会牢牢关注行为的改变：增加令人愉快的互动，减少令人厌恶的互动。

斯图尔特（Stuart，1969）发展了一套治疗流程，他称之为**操作性人际治疗**（operant interpersonal therapy），会特别运用关联性契约，来尝试帮助伴侣最大化其积极行为的互动。他认为，成功的婚姻与不成功的婚姻的区别在于，伴侣会互换积极强化的频率和范围（"如果你下个月能陪我去棒球比赛／芭蕾演出，我会很乐意在这周末款待你的父母"）。虽然今天的大多数家庭治疗师认为这个方法对于复杂的婚姻互动来说过于简化、冷酷和机械，但斯图尔特在试图将斯金纳的操作性学习原理与社会交换理论相融合（Thibaut & Kelley，1959）。关系满意度被换算成奖励成本比：若是那些被遗漏的但具有潜在奖赏性的事件能够得以识别和最大化，同时过度发生的不愉快的事件也能够得以识别且最小化，那么奖励成本比就能够显著提升，伴侣各方不仅能够感到更为满意，而且会更愿意为对方提供更多奖励。斯图尔特要求伴侣双方记录自己关爱行为的数量和类型。表12.1描述了诸如"关爱日"要求的示例。

从强化到技能塑造　之后会加入沟通／问题解决训练，来帮助伴侣用非强制的手段协商出问题的解决方法，创造积极的关系改变。在一些案例之中会磋商签订**治疗性契约**（therapeutic contracts）——伴侣之间书面化地规定了具体行为改变的协议。在这里，每一方都要清楚地说明其想要增加的行为，避免许多婚姻中所出现的读心术这一通病："如果你真的爱我，你就该知道我想要什么。"表12.2是斯图尔特（Stuart，1980）制定的协议，给伴侣各方提供了一系列建设性选择，每个选项都能满足他们相互的义务。通过避免期望对方马上回报（"如果你这么做，我就那么做"），契约增加了自发回报的可能性。简单来说，任何伴侣行为之间的互动往往被忽视了（Atkins，Dimidjian，& Christensen，2003）。

对行为婚姻治疗的批评集中在它的部分假设过于简化上：双方都不会拒绝改变，且会遵循治疗师的建议；关注外显行为改变就足够了，不需要关注潜在的感知过程和人际冲突；不和谐源于相同的原因，例如在关系的整个生命

表12.1　关爱日需求清单的示例

在《帮助伴侣改变》(*Helping Couples Change*) 一书中，斯图尔特 (Stuart, 1980) 描述了"关爱日"技巧的标准，帮助伴侣在不稳定的婚姻关系中建立承诺：(1) 必须是积极的（"请询问一下我是怎样度过这一天的"而不是"不要如此忽视我"）；(2) 必须是具体的（"晚上6点回家吃晚饭"而不是"展现一下对家庭的关心"）；(3) 必须是小的行为事件，可以至少每天展现一次（"你回家后请把孩子们的自行车靠着车库的后墙摆好"而不是"训练孩子们把自行车摆放在合适的位置"）；(4) 不能是最近发生了强烈冲突的主题（因为在这个治疗阶段，双方都不愿意在关键点上让步）。

伴侣1	伴侣2
● 我在家时不要花那么多时间上网。	● 理解我时不时需要一些"独处时间"。
● 告诉我你爱我。	● 去厨房给自己准备食物时，也问问我是否需要一些吃的或喝的。
● 你去商店时可以问一下我有什么东西需要带。	● 如果我们在一起不是都看爱情电影也会很好。有时，我也想和你看其他类型的电影。
● 让我用电视遥控器。	
● 给我发信息。	● 你自己也可以管教孩子，而不是总把他们送到我这里。
● 如果你回家早，可以去学校接孩子。	
● 告诉我你觉得我性感。	● 和我一起探索我们的性生活。
● 理解我需要花时间和父母在一起，因为他们变老了。	● 看到我沮丧时，你要抱抱我。
● 不要总是让我来组织我们的社交生活。为我们策划一次惊喜活动。	● 有兴趣问问我一天在工作上的情况。
	● 做我爱吃的晚餐。
● 做爱后要抱我。	● 洗碗。
● 记住我的生日和我们的纪念日。	● 不要把自己的东西散落得到处都是。
● 理解我的政治观点。	
● 时不时送我花。	
● 离开家前亲吻我。	

表12.2　一份全面的治疗性婚姻契约

可以理解简想要山姆这样做	也可以理解山姆想要简这样做
洗碗。	晚上6:30之前做好晚餐。
修剪草坪。	给玫瑰园除草。
主动提出做爱。	每晚洗澡并且在10:30前上床睡觉。
承担平衡收支的责任。	每天在办公室里给山姆打一次电话。
每6～8周邀请商业伙伴共进一次晚餐。	每两周至少安排一次两人单独的外出约会。
每周至少有一次和简在她的店铺里共进午餐。	提出接送孩子去上足球课和游泳课，偶尔陪山姆去钓鱼。

来源：Stuart (1980), p.248.

周期中，互惠行为不足；令人不快的行为，如愤怒，应该被简单地控制住，而不去探究冲突的隐秘原因；伴侣与治疗师之间的关系可以被忽略（Gurman & Knudson，1978）。

越来越多地基于**社会学习理论（social learning theory）**（学习是在和他人互动的过程中发生的）以及行为互换原则，行为伴侣治疗逐渐变得较少技术化，并且日趋灵活。治疗师，如 Jacobson 和 Margolin（1979），致力于通过在两个阶段教授伴侣更为有效的问题解决技能来减少问题。阶段一是问题界定，学会用清晰、具体、不责备的方式陈述问题，并学着认可自己在创造或激化问题中所扮演的角色。在这一阶段，一方还需要学习如何重新解读对方的观点，即使其与自身的观点并不一致。第二个阶段是要解决问题。在这个阶段，伴侣或家庭成员一起进行头脑风暴解决方案，并且学习协商妥协（之后或许会落实到书面上）。相比于使用谴责性句式，比如"你不再爱我了"，治疗师会建议伴侣使用更加具体、不带挑衅、表露真情的陈述，例如，"如果你一周不愿和我做爱，我就感觉自己被拒绝了"（Jacobson & Margolin，1979，p.230）。

意识到行为的改变会带来更高水平的婚姻满意度，行为伴侣治疗会从两方面入手改变行为：（1）鼓励伴侣界定他们希望配偶展现的具体行为，然后知道他们如何增加那些行为出现的频率；（2）教导伴侣沟通和问题解决技巧，使他们能够有所改变（Eldridge，Christensen，& Jacobson，1999）。

扩展理论：认知角度

认知行为治疗的支持者认为，关系中的痛苦和冲突受到了认知、行为和情感因素之间交互作用的影响，严格的行为方法过于线性化，并没有充分重视其中复杂的相互作用（Fischer，Baucom，Hahlweg，& Epstein，2014）。他们主张，单纯的行为改变是不充分的，无法实现伴侣之间冲突永久性的消除，特别是当冲突呈现持续紧张的趋势时。为了解决不断恶化的对立、挑衅行为，伴侣需要掌握技巧来清晰地识别和界定问题，确认双方都可以接受的问题解决策略，并且迅速有效地实施这些解决方案（Dattilio，2010）。

认知行为家庭治疗指向重建歪曲信念（图式），那些习自原生家庭、文化传统、社交媒体和关系经验的信念。这些图示反之会影响人们的自动化思维和对他人的情感回应（Dattilio & Epstein，2003）。伴侣双方也会发展出对当前亲密关系的特定图式。在对伴侣进行工作时，认知治疗师尽力修正各自对应该从关系中期待什么的不切实际的期望，并教会他们如何减少破坏性互动。闪现在脑海中的负性自动化思维导致的经验评估的歪曲（"我们每次出去，她总是看着其他男人；她一定在想如果是跟别人一起出去就好了”）被标定为缺乏支持证据的、武断的、推论的信念。有时，此类自动化思维（要教会伴侣去监控的）可能以过度泛化（忘记做家务的伴侣被标定为“完全无法依靠”）的形式出现。而在其他情况下，可能发生选择性提取（“你总是很善于发现我忘了做的事情，但是你从来都看不到我做了的事情”）。通过识别和展现各自对于自身、伴侣以及关系的潜在图式，治疗师与伴侣一起帮助他们降低正在经历的痛苦（Fischer，Baucom，Hahlweg，& Epstein，2014）。治疗师通常会布置一些“家庭作业”（见专栏12.4），重点是减少特定的消极行为，用伴侣在治疗中要求的对方的特定积极行为来代替，并在下一次治疗会谈中回顾双方的表现（Kazantzis & Dattilio，2010）。

 专栏12.4　临床笔记

作为治疗辅助手段的家庭作业

许多伴侣和家庭治疗师会布置需要在咨询室外完成的任务，并在下次咨询会谈中进行讨论。认知行为咨询师会特别运用这一技术来使得治疗在会谈之间仍保持活性，从而使治疗成为一天24小时的体验以及日常生活的组成部分。真正地改变不想要的行为或想法，而不仅仅是在咨询环节谈论要这么做，或是每次回想上次谈了什么。Bevilacqua和Dattiio（2010）以及Schultheis、O'Hanlon、O'Hanlon和Schultheis（2010）曾经提供过一个有用又简短的家庭治疗作业方案。

家庭作业可以采取多种形式：

1. 布置阅读内容［如Markman、Stanley和Blumberg的《为你的婚姻战斗》（*Fighting for Your Marriage*，2010）］。
2. 对会谈进行录音，特别是录像，回家后回放，回顾咨询中发生的互动。
3. 一起尝试不熟悉的活动，观察伴侣间的互动，学习更好的应对彼此的方式。
4. 练习在咨询过程中学习的技巧（决断力练习、令人愉悦的行为），改变不想要的行为。

整合性伴侣治疗

华盛顿大学的Neil Jacobson和加州大学洛杉矶分校的Andrew Christensen（Christensen，Doss，& Jacobson，2014；Jacobson & Christensen，1996）开发了以行为为基础的治疗性策略，在传统技术上促进更为包容、合作的态度——“伴侣接纳”——来帮助伴侣获得积极的行为改变。

在这种折中的方法中，在传统行为方法的基础上（运用评估工具、治疗师示范、行为互动干预，以及沟通/问题解决训练），又加入了策略性技术（重释）

和人本主义/体验式技术（伴侣对于问题的共情性加入、自我照顾），用亲密和理解去代替愤怒和责备（Christensen，Doss，& Jacobsen，2014）。这些技巧旨在帮助双方克服将二人之间的问题归因于对方的趋势，从而尝试（不成功地）改变对方的行为，而这些改变是不可行的。相反，**整合性伴侣治疗（integrative couples therapy）**采取各种手段，帮助伴侣看到双方的差异是无法避免的，同时帮助他们培养对于对方消极行为的耐受力，并接受微小的不兼容性。通过认可各自情感上的脆弱点和人格上的差异，他们主张伴侣朝着积极接纳各自的感受和行为迈进一大步，同时朝着远离互相指责迈出一大步，走向可调和的差异。这种治疗方法可以促进伴侣间的接纳和改变（Christensen，Doss，& Jacobson，2014）。

虽然整合性伴侣治疗保留了传统行为治疗中对功能分析和行为外部决定因素的强调，但它被认为是**行为治疗的"第三浪潮"（"third wave" of behavioral therapy）**的一部分，因为它增加了对于接纳、情感和正念的强调（Christensen，Dimidjian，& Martell，2015）。早期的方法主要集中在达成改变上，因为一方过度或不足的行为被认为是另一方痛苦的原因。治疗旨在帮助伴侣改变他们行为的规则（如，丈夫回到家会亲吻妻子，因为治疗师指导他增加积极的行为能带来妻子更高的满意度）。

不幸的是，这依然没有解决潜在的问题主题——例如，他依然"没有领会"在更广泛的程度上如何对妻子变得更加体贴和关心，她觉得这无法忍受。在其他的案例中，受规则支配的行为感觉是虚假的、做作的或不真诚的，因此适得其反，被弃用。受规则支配的过程或许能带来变化，这些治疗师认为，当伴侣无法或不愿意采取他人想要的变化时，这些额外的策略就是必需的。

情感接纳指的是在一些情景中，行为改变要么没有发生，要么改变的程度不能让对方满意。不再要求对方就不足的事情做得更多（或过度的事情做得更少），在这里，治疗敦促伴侣改变自己对于伴侣身上先前被视为不可忍受或无法接纳的行为的反应。事实上，对于那些无法轻易改变的事情，伴侣要学着平衡改变和接纳。接纳可以从两个方面得到增强：（1）用一种新方法体验问题，将其视为共同的敌人（共同加入对于问题的共情性理解，或是从问题中抽离，让其变得不那么具有攻击性）；（2）减轻对伴侣行为的厌恶感，要么增加对其行为的耐受度，要么增强在面对伴侣消极行为时照顾好自己的能力（Christensen，Dimidjian，& Martell，2015）。伴侣可能依然不喜欢这些行为或希望它变得不同，但无论如何，要学会把它看作伴侣身上吸引人和令人烦恼的品质的一部分。事实上，这种方法并不是要求伴侣改变令人厌恶的行为，来达到一定的关系满意度，而是鼓励来访者接受伴侣的那些无法改变的行为（Christensen，Doss，& Jacobson，2014）。

戈特曼的方法

学习目标3

约翰·戈特曼（John Gottman）是婚姻领域的一名高产的研究者，尤其活跃于开发科学的方法来帮助处于冲突中的伴侣（Gottman，2010）的工作中。作为华盛顿大学的退休教授和西雅图戈特曼研究所（Gottman Institute）的共同创建者［与他的妻子朱莉·施瓦茨·戈特曼（Julie Schwartz Gottman）一起创办］，他关注的是婚姻稳定和离婚预测。

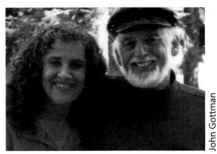

约翰·戈特曼（John Gottman），哲学博士；朱莉·施瓦茨·戈特曼（Julie Schwartz Gottman），哲学博士

戈特曼（Gottman，2011）描述了区分幸福婚姻和不幸婚姻的婚姻互动过程。他的研究包含了异性恋和同性恋伴侣（Gottman et al.，2003）。戈特曼和他的研究团队（Gottman，Coan，Carrere，& Swanson，1998）使用录像、心电监测仪、电流感应器和一些特殊设计的观察工具，比较了伴侣如何进行言语和非言语的沟通，采用了微秒级的测量。研究者对争吵中的肢体动作、面部表情、姿势，甚至是心率等指标进行研究，尝试识别稳定的婚姻所必要的行为和生理反应，以及那些可能预测伴侣将要离异的指标（Gottman，1996）。

戈特曼（Gottman，2011）的研究发现，与大众甚至是专业的观点不同，可以预测离婚的并不是愤怒，而是四种消极性形式，戈特曼称之为"世界末日的四骑士"——批评（攻击伴侣的性格）、防御（否认对于特定行为的责任）、蔑视（对伴侣采取侮辱、谩骂的态度）和筑墙（退缩，不愿意倾听对方）。在一个典型的要求-退缩互动中，女性被发现更倾向于批评，而男性比女性更容易筑墙。运用这四个变量，戈特曼及其同事对于婚姻中断的预测力能够提升到85%。除此之外，次级的疏离和孤立瀑布（情感淹没；将问题视为严重的；不想和伴侣一起解决问题；过着平行的生活；感到孤独）将婚姻中止的预测力提高到超过90%（Gottman，Ryan，Carrere，& Erley，2002）。很显然，积极的情感在发展满意和持久的亲密关系中起着关键作用。

戈特曼（Gottman，2011，pp.15-20）识别了八种关系失调模式，可以预测离婚或不幸的关系。

- 更多的消极而不是积极——在将要离婚的关系中，积极和消极情感的比例是

0.8∶1或更少，而在持久的伴侣关系中的比例为5∶1。

● 消极情感升级——批评、防御、蔑视和筑墙。

● 离开——想要建立联结的尝试被忽视。

● 尝试修复失败——即使是正常的冲突，也没法修复伤口。

● 消极情感观点占主导——对于伴侣行为消极的潜在假设。

● 保持警觉和生理唤醒——一种激越的状态，伴随消极思维，阻碍加工，去除幽默。

● 长期弥漫的生理唤起——对于感知到的威胁的泛化反应，促进防御性，弱化了建设性解决问题的能力。

● 男性无法接受来自妻子的影响——通过疏离或强烈的反应来拒绝被影响。

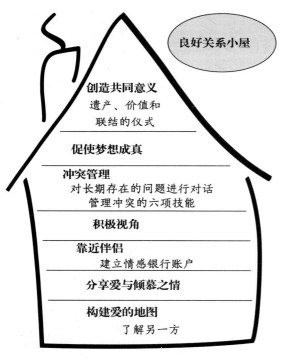

图12.1　良好关系小屋

当戈特曼从单纯的研究转向基于其研究（Gottman，2011）进行治疗，他提出了"良好关系小屋（Sound Relationship House）"的理论，用于描述能够良好应对生活挑战的关系（见图12.1）。这个模型共有七层。前三层反映了关系中的友谊：构建爱的地图（对于伴侣精神上的理解）；分享爱与倾慕之情（欣赏伴侣的积极品质）；靠近而非远离（回应和关注伴侣）。其他建立在友谊基础之上的几层包括：积极视角（对关系潜在的积极性，可以克服可能的消极性）；冲突管理（对于正常的差异进行温和、修复和妥协的互动）；促使梦想成真（理解和促进伴侣实现梦想）；创造共同意义（在关系中找到共同的价值；pp. 29-37）。之后，戈特曼（Gottman，2011）还指出，信任是一项重要的元因素，贯穿了这些层级。

 专栏12.5　临床笔记

父母对孩子的治疗意见不一致

父母对孩子的治疗需求经常意见不合，这通常提供了一条线索，需要予以探索，可能存在婚姻冲突。

家长行为训练和家庭管理技能

多数家长行为训练（behavioral parent training，BPT）的倡导者将其目标设定为改变孩子不适宜的行为（尿床、乱发脾气、完成家务、听家长的话、多动、睡眠问题以及睡觉恐惧，而不是孩子更广泛的个人或人际问题；Dangel，Yu，Slot，& Fashimpar，1994），并接受父母的观点，即孩子就是问题。通过改变家长的回应方式，行为治疗师希望带来孩子行为上的相应变化。杰拉德·帕特森是家长训练领域的一位先锋，他认为，当失控的孩子出现愤怒、学业表现不好、缺乏自尊、与家长关系较差等表现时，这些因素都是正在进行的过程的次级副产品，而不是品行不良的原因。在帕特森和约翰·里德（John Reid）的领导下，美国俄勒冈社会学习中心（Oregon Social Learning Center）的心理学家研发了一系列治疗方案，基于社会学习的原则，教授家长如何减少和预防儿童与青少年的反社会行为（Forgatch & Patterson，2010）。

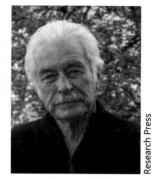

杰拉德·帕特森（Gerald Patterson），哲学博士

家长技能训练具有许多值得推荐的实用特征。它是经济划算的，因为治疗计划是标准化的。其聚焦点在于家庭的赋权。最小化家庭对于合格专业治疗师的依赖。针对某一孩子而学习的技能也可用于可能会出现相似情况的兄弟姐妹身上，不会降低父母的权威，治疗如果成功，能够为家长带来胜任感和自信心。它具有预防效应。或许最为重要的是，父母拥有产生行为改变的最大潜能，因为他们拥有对于孩子所处环境的显著方面的绝对控制权（Forgatch & Patterson，2010）。将家长作为训练师也可以让孩子们更容易真正使用习得的新行为，因为他们不需要经历从咨询室到家庭环境的转变过程。Griffith（2010）的报告表明，该行为改变的方法能够有效地减少儿童和青少年问题行为的比例。

最初的治疗需求往往来自担忧孩子紊乱的（或正在变得紊乱）显性或隐性反社会行为的家长（见表12.3）。帕特森等人（Forgatch & Patterson，2010）发现，有问题的亲子互动模式可能是通过胁迫的互动过程产生和维持的（"用一种不好的行为去控制另一种行为"；p.161）。家长行为训练旨在改变这种相互破坏的互动模式，通常是训练家长观察和测量孩子的问题行为，然后采用社会学习技术来增加想要的行为，减少不想要的行为，以及维持认知和行为上的改变。

表12.3　显性和隐性反社会行为

显性行为	隐性行为
"相对无害的行为变得逐渐有害"	"作为逃避父母过于严苛的管教手段而发展出来……受到同伴和兄弟姐妹的积极强化的支持"
● 过度不顺从	
● 发脾气	● 撒谎
● 多动	● 偷东西
● 踢	● 逃学
● 咬	● 纵火
● 打架	● 虐待动物
● 其他直接反对他人的行为	● 使用或者滥用物质

来源：Forgatch and Patterson (2010)，p.160.

　　与所有的认知或行为干预一样，家长训练在一开始时会进行一系列评估，包含访谈、问卷、行为核查表以及对亲子互动的自然观察。这个开始阶段主要是为了识别问题行为的前因和后果事件。通过这一行为分析，治疗师可以更加准确地理解问题；并就问题的形式、频率和对家庭产生的影响进行评估；系统地训练父母使用社会学习原则，用更为积极、相互强化的互动过程代替靶行为。

　　父母管理训练的俄勒冈模型（Parent Management Training, the Oregon Model；PMTO）是帕特森所提倡的家长行为训练版本（Forgatch & Patterson，2010）。这个模型运用角色扮演教授家长在易感的时间和场合下（例如，在购物时）也要通过调节情绪来采取主动，采用积极的教养行为，减少使用胁迫。很多成人都会"自然而然地"使用这些技巧，不需要特意参照某一项目。干预顺序从关注促进改变的力量开始（让高度关注家庭问题的父母感到惊讶），到教父母如何提供良好的指导（界定特定的期望行为；冷静下来；通过称呼孩子的姓名来吸引孩子；加上"请"字来陈述想要的行为；保持中立10秒），再到介绍如何通过鼓励来教授行为。在完成这些基础性技能后，该模型会集中在设定界限、解决问题、情感调节、监控、学业成功以及积极投入上（Forgatch & Patterson，2010）。各种行为练习和强化被构建在学习模块中，例如，关联积极强化、激励图表、比较、物质奖励、暂停以及不听话时罚款或做家务。该模型可能还包括观察孩子行为的计划，用以建立**基线（baseline）**，聚焦于家长想要改变的具体行为，观察和记录他们自身的行为，与孩子协商一个契约等。图12.2是针对一名有很多失控行为的小男孩所制定的核查表。父母和孩子共同商讨、签订了这份亲子契约，规定了父母会每天和老师核实一些关键信息，从而调整孩子行为的后果。这些后果包括适应性行为的"回报"（例如，免除洗碗家务，允许看电视）。此外，若问题行为持续，也会有中度但合理的惩罚。在制定契约的过程中，孩子一起设置每一条的"价格"，每天能够看到结果（要放在家里很显眼的地方，比如贴在冰箱门上），并和父母协商累计分值的后备强化物（例如，电视节目）。

戴夫的项目						
	周一	周二	周三	周四	周五	周六
按时上学（2）	2					
没有在房间里大喊大叫（1）	0					
完成老师让做的事（5）	3					
和其他孩子相处融洽（5）	1					
完成家庭作业（5）	2					
家庭作业做对了（5）	3					
在校车上表现得不错（2）	2					
晚上和兄弟姐妹相处融洽（3）	0					
合计	13					

1. 如果戴夫得了25分，他当晚就不需要做任何家务，并且可以由他来决定今晚看什么电视节目。
2. 如果戴夫只得了15分，他当晚就不能看电视。
3. 如果戴夫只得了10分，他不能看电视，还要去洗碗。
4. 如果戴夫只得了5分或更低，他不能看电视，要去洗碗，未来两天要关禁闭（下午4点放学回家后只能待在家里）。

图12.2 亲子协商所得的契约清单，说明孩子要履行的具体职责，以及基于目标实现程度的计分制

关联性契约和其他技术

基于操作性条件作用原理所形成的关联性契约，可能是一种特别有效的"付出就有回报"的技术，可用于减少父母和青少年子女之间的问题。这个技巧十分简单直接：每个成员经过协商而达成契约，各方都具体了解谁要为谁做什么，在怎样的环境、时间和地点做。这通常需要一份书面协议，清晰陈述协议涉及的各方之间积极奖赏行为的互换机制。最初，斯图尔特（Stuart，1969）为伴侣们设计了这一技术，之后，这一概念被应用于家长－青少年子女的冲突上，双方的冲突在于父母先前过度使用令人厌烦的控制（唠叨、命令、威胁），遭到

了青少年子女同样令人不快的回应。契约的目标在于认可双方都拥有的权力，通过互换积极的和协作式的悦人的行为，从而逆转持续的消极互换（Falloon，1991）。关联性契约也能够有效地帮助年少儿童。一项研究（Stove，Dunlap，& Neff，2008）表明，关联性契约可以帮助消除5—7岁儿童的夜间遗尿（尿床）。

契约的协商过程是公开的、非强制的。其中的条目要以清晰和明示的语句进行陈述。例如，家长与青少年针对考试成绩差协商的契约要具体到她"这周的小测验拿到'C'等级或更高"，而不是"在学校表现更好"。后面这条模糊的界定会使得青少年认为自己已经做得更好、满足了协议的要求，而家长认为进步不显著，所以他们之间关于学业表现的冲突依然无法解决。同样，奖赏也必须是具体的（"若是你每周的测验都能拿到'C'等级或以上，我们就会给你15美元用于购买新衣服"），而不要是宽泛或模糊的（"如果你的学习成绩更好，我们就会在给你买衣服这件事上更大方一点"）。这里的关键点在于，每一方都必须精确地了解别人期待自己做什么，以及可以获得怎样的回报。

一份契约（图12.3）是成功、成就和奖赏的机会。然而，家长想要的行为，如孩子取得"C"的成绩，必须是现实可行的，在签订者的能力范围之内。除此之外，每个成员必须明白其理念，即奖励是相应责任的具体表现的后效。行为

父母		青少年
"他需要的哪些东西是我们可以提供的？"	1 识别给他人的奖励	"他们想要的哪些东西是我可以提供的？"
"我们想要的哪些东西是他没有提供的？"	2 识别自身的奖励	"我想要的哪些东西是他们没有提供的？"
"对我们来说，什么最重要？"	3 设定奖励的优先级	"我最想要什么？"
"他为我们做这些会有怎样的感受？"	4 共情	"他们为我做这些会有怎样的感受？"
"我们为他做这些有多困难？"	5 为提供的奖赏设定成本	"我为他们做这些有多困难？"
"为了得到我们想要的，我们愿意付出多少？"	6 讨价还价	"为了得到我想要的，我愿意付出多少？"

图12.3 家长和青少年之间建立关联性契约的协商步骤。这是由行为取向的家庭治疗师实施的一次结构化的学习经历，旨在帮助家庭成员识别自己和他人的需要和欲望（奖励），为自己设定奖励的优先级，与他人共情，设定为他人提供奖励的成本，最后讨价还价以及妥协。

来源：Weathers and Liberman (1975).

治疗师认为，在可以预期到积极结果的情况下，家庭成员会愿意用适应性行为来替换适应不良的行为。青少年的责任（更好的成绩）是家长的强化物，而家长的责任（金钱）则是青少年的强化物。家长行为训练帮助家庭设定了一个监控和记录系统，治疗师可以和签订者测量各方对于契约条款的完成度。若持续满足条款，会有额外的奖励；若没有坚持住，就会有相应的惩罚。需要注意的是，与所有行为流程一样，治疗成功与否可以通过契约对各方起效的程度进行测量。关于使用关联性契约进行工作的经验，请参考专栏12.6。

专栏12.6　像临床工作者一样思考

协商关联性契约

赫尔南德斯一家来找你咨询一系列问题。伊内兹·赫尔南德斯是母亲，她指出自己16岁的女儿珍妮弗正在被社会化为一个"坏"混混。她很担心珍妮弗受到伤害。伊内兹表示，在过去6个月里，女儿的成绩不断下滑，甚至有两次当女儿超过宵禁时间很久才回家时，她在女儿身上闻到酒味。罗蒙是父亲，他同意妻子所说的，并且补充，比女儿小2岁的儿子里奇也开始出现跟姐姐类似的行为。两个孩子都不认为自己做错了什么，并称父母是伪君子，虽然他们不是酒鬼，但他们都喝很多酒。尤其是父亲罗蒙，几乎很少回家。珍妮弗补充道："我也不关心他到底在哪里。"里奇说，他们的父母近乎荒诞的守旧，晚上11：00的宵禁时间简直"愚蠢"又尴尬。

在进行两次家庭咨询后，母亲伊内兹告诉你，珍妮弗学校的校长通知她，珍妮弗总是旷课，并被捉到抽大麻。如果不做出改变，她将面临退学的风险。珍妮弗打断母亲，说这并不是大问题，她计划成为一名歌手，而不是学习几何与社会学。你注意到，当珍妮弗说了自己的梦想时，里奇在暗自嘲笑。伊内兹说女儿绝对不能当一名艺人，她必须上完高中并取得好成绩，这样才能去读大学。父亲罗蒙边听边点头，目光却没有离开过自己的手机，珍妮弗挖苦说："如果你肯将花在手机上的时间的一半花到我们身上，也许我们可以是幸福的一家人。"父亲很快收起了手机，但是你可以感受到他现在很焦虑。儿子里奇说，他的父母只关心姐姐，因为珍妮弗总是制造很多麻烦。而自己就算取得了好成绩，也没法得到父母的关注。他就想，如果自己付出了努力却什么也得不到，那用功学习的意义又是什么。他笑了笑说，也许自己也该吸吸大麻。伊内兹对你说："我想你应该告诉这些孩子，如果他们不走正道，以后会有大麻烦的。"

你提出建议，可以拟定一份契约，帮助每个人得到自己想要的，同时也知道其他家庭成员的需求。通过帮助他们协商出一份关联性契约，来帮助赫尔南德斯一家。请遵循以下步骤。

1.珍妮弗和伊内兹表示并不知道自己最想要的奖励是什么。为了帮助她们对想要的奖励进行排序,你会说些什么?	
2.你会如何针对契约条款向每位家庭成员表达共情?请具体针对每位家庭成员或许会出现的困境。	
3.当家庭成员意见不一致时,你要如何促进双方讨价还价?	

家长行为训练的其他技术包括示范、**塑造(shaping)**(对想要的行为的连续接近项进行强化,直至达成想要的行为)、暂停、使用代币,以及其他的操作性强化策略。制定契约的过程或许可以打开家人之间的沟通,帮助家庭成员第一次相互表露想从对方那里获得什么。在一些案例中,拟定契约的过程甚至让家庭成员意识到,自己之前都没有识别的愿望。最后,这一方法之所以重要,是因为它通过将家庭成员的期望具体化为行动,从而关注目标和成就。通过关注成就,家庭也发展出了更为积极的互动。通过这样一个过程,行为治疗师教授了一种协商的方法,或许能够作为解决其他家庭生活领域冲突的样板。

家长行为训练的下一个愿景是将项目从建立组织扩展到日常实践。实施模型,例如,帕特森等人(Forgatch,Patterson,& Gewirz,2013)描述了让家长行为训练得到更广泛使用的步骤和过程。科技和互联网资源的便利性也是项目推行的重大助力。

对伴侣和家庭行为治疗的研究

行为伴侣治疗可以说是伴侣治疗中被研究得最多的方法(Sexton,Robbins,Holliman,Mease,& Mayorga,2003)。由一项大型的设计完善的临床比较研究,比较了传统行为伴侣治疗(traditional behavioral couples therapy,TBCT)和整合性行为伴侣治疗(integrative behavioral couple therapy,IBCT),在治疗结束后的5年间对参与者进行追踪,发现在两种模式中的伴侣都在满意度上得到了提升,尽管二者的具体操作不同(IBCT关注长期因素的即时性,而TBCT首要关注改善积极互动)。二者在治疗结束和5年后的追踪中都显示出了临床显著的改善,尽管IBCT的效应稍强一些(Lebow,Chambers,Christensen,& Johnson,2012)。一项针对行为治疗的"第三浪潮"的综述也发现它们都得到了实证支持(Kahl,Winter,& Schweiger,2012)。

正因为行为取向技术的效果得到验证,所以得到了研究基金和保险补助的青睐。例如，与离婚所花费的公共财政相比，政府支付行为婚姻治疗（以及情绪聚焦治疗）在减少离婚率上所花费的成本更低（Caldwell，Woolley，& Caldwell，2007）。与离婚相关的医疗费用相比，保险公司偿付行为治疗也有类似的结果。

行为婚姻治疗也可以经过调整后应用于面对出轨后果的伴侣身上，采用三阶段的原谅模型（Gordan，Baucom，& Snyder，2004）。初步结果显示，TBCT和IBCT能够运用原谅的成分成功治疗出现出轨事件的伴侣，但是IBCT能够允许以下的阶段按需求采用，而不需要提前设定好所有的伴侣都必须经历所有阶段（Baucom，Gordon，Snyder，Atkins，& Christensen，2006），这三个阶段分别如下。

- **阶段一**：处理出轨所带来的影响，确定在如此紧张的情况下，双方如何相处。伴侣就一些因素进行协商，例如，是否睡在一张床上，是否一起吃饭，治疗期间是否住在一起。提供自我照料的指导。其目标在于稳定这段关系。
- **阶段二**：探索出轨的背景和意义。此外，治疗师还帮助伴侣双方评估出轨的持续性影响。
- **阶段三**：前进。通过整合之前所获得的信息，思考原谅，重新评估关系，决定两人是否有未来，这些都可以帮助伴侣做出正式的决定——如何"前进"。

心理学家霍华德·马克曼（Howard Markman）针对伴侣的纵向研究的焦点在于什么导致了婚姻不适。他和同事一起研究了伴侣在为人父母之前消极情感的互换对于他们之后婚姻和家庭功能的影响（Markman，Stanley，& Blumberg，2010）。在后续讨论伴侣和家庭心理教育项目时，我们会再回到这项工作上。

功能性家庭治疗   学习目标4

基于一套清晰陈述的原理和较强的研究证据支持，**功能性家庭治疗**（functional family therapy，FFT）（Alexander，Waldron，Robbins & Neeb，2013；Sexton，2011）旨在促进个人和家庭认知与行为上的改变。该模型自称整合了学习理论、系统理论和认知理论，超越了多数行为模型，目标不单单是为了改变显著的行为问题。功能性家庭治疗认为，来访者首先需要理解行为在调节关系中所发挥的功能。功能性家庭治疗作为临床相关度高且有实证基础的干预方法，被广泛应用于治疗青少年行为问题之中，特别是那些有暴力、品行不端和物质滥用问题而医疗条件较差的年轻人（Onedera，2006）。

　　问题家庭的父母总是将自己的困难归结为孩子的消极品质（懒惰、自私、不负责任），在想要改变时往往有无力感。由亚历山大和帕森斯（Alexander & Parsons, 1982）所开发的功能性家庭治疗，旨在创造一种不责备的关系，寻找对于所有成员行为的原因的解释，而不强加动机给任何人（Alexander et al., 2013）。通过督促使用这一新的观点，功能性治疗师努力调整整个家庭的态度、假设、期望、标签和情感。新的知觉以及最终的新行为会跟随这些认知改变而出现。

　　对功能性家庭治疗师而言，如犹他大学的詹姆斯·亚历山大（James Alexander），所有的行为都是适应性的。个体的行为不被认为是"好的"或"坏的"，而是将其视作有某种功能，是想在关系中实现某种特殊结果的努力。尽管人际回报或家庭成员的功能可能会以不同的形式出现（孩子通过发脾气来引起父母的注意；青少年通过离家出走的方式来宣告独立；丈夫通过晚上加班的方式来回避争吵），它们都会被理解为是在行使某种功能的行为，用于界定和创造与问题相关的人际关系模式，这些模式只有两大类：关系联结（推或拉的模式）和关系层级（一方占上风、对称或者一方处于劣势，体现了关系中权力和控制的混合；Alexander et al., 2013，p.119）。

　　功能性家庭治疗共有三个阶段，为了实现每个阶段的目标，都配有临床策略与治疗师技术（Sexton, 2009, 2011）。初始时为参与和动机，之后是行为改变，最后是泛化（见图12.4）。第一阶段有四个目标：创造联盟、减少消极性、减少指责以及在主诉问题上达成共识。治疗师感兴趣于确认不同的家庭成员的行为序列带来的功能。通过他们的人际模式，他们是更亲密了，还是更疏离了？通常，家庭成员在开始治疗时都有对他人问题惩罚性的、指责性的解释（"我妈妈真的很烦，她还认为我是一个小孩""我女儿一直都在撒谎，她让整个家里都弥漫着紧张的氛围"）。治疗师在这个阶段的任务就是改变这种个人主义、责备的氛围，让所有成员都意识到他们一起组成了一个系统，要共同承担家庭行为序列的责任。在与高风险青少年及其家庭一起工作时，治疗师需要揭露他们互动中的风险与保护性模式的特征。"问题"行为不被视为家庭问题的来源；相反，家庭关系系统处理问题行为的方式带来了困难（Sexton, 2011）。

　　第二阶段，行为改变，需要家庭成员间的能力，以一种与他们的关系功能相匹配的方式来执行与其风险因素相关的活动。这包括矫正态度、期望、认知模式与情感回应，从而形成保护性行为。功能性家庭治疗师并不想要改变家庭的关系性体验。例如，青少年可能仍然想要获得关注，但之前实现该目标的方式（自己离家出走）被改变了。在处理高风险青少年时，功能性家庭治疗改变年轻人达成目的的手段（毒品、拉帮结派），特别是当这些手段会伤害他人时。

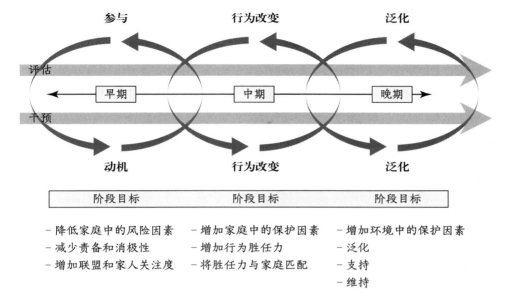

图12.4 功能性家庭治疗的各个阶段

来源：Sexton (2011).

第三阶段，泛化会与行为改变有重叠，将改变扩展到新的事物和环境中，以此帮助家庭巩固新行为，避免原有的行为模式复发（Sexton，2009）。会动用社区资源来帮助家庭与社区互动（Sexton，2011）。

研究数据表明，功能性家庭治疗对于让家庭参与治疗的过程并留在治疗中尤为有效（和典型的高脱落率相比，留存比高达78%～89%），并且显示出比缓刑服务更能减少累犯和有害活动（Alexander et al.，2013；Sexton，2011）。例如，Sexton 和 Turner（2010）发现，当治疗师坚持使用这一模型时，重罪可减少35%，暴力犯罪可减少30%。然而，在减少轻罪惯犯的效果上仅有边缘效应。在另一项研究中，该项研究关注对酒精滥用和离家出走青少年的治疗，功能性家庭治疗的疗效被用来与居家（生态）家庭疗法和庇护所提供的典型服务进行比较。或许并不令人惊讶，两种治疗都比庇护所提供的服务有效。在这个案例中，功能性家庭治疗的目标在于改变对酒精滥用和离家出走行为有所贡献的功能失调的家庭模式。研究人员认为，功能性家庭治疗成功地将系统框架和行为治疗的方法结合起来，带来了积极的改变。Baglivio、Jackowski、Greenwald 和 Wolff（2014）发现，功能性家庭治疗在处理少年犯的问题上有与多系统治疗一样好的效果。最后，功能性家庭治疗具有较好的经济效益，相比功能性家庭治疗的成本，它大大节约了司法系统和犯罪导致的受害者成本的支出（Sexton，2009）。

专栏12.7　家庭多样性

行为和认知疗法在多样化家庭中的适用性

- 达蒂里奥（Dattilio，2010）指出，在将以西方价值观为基础的**认知行为家庭治疗**运用于来自不同文化的伴侣和家庭时，保有文化敏感性至关重要。认知行为干预非常适合改编，因为其基于来访者的自动化思维，而不是意识形态，所以治疗师可以通过采取"合作式方式，允许个体家庭的文化信念来引导治疗目标和流程"，从而推进治疗（p.185）。
- **戈特曼的方法**的相关研究表明，同性伴侣间的关系满意度与他在异性伴侣关系中识别的类似情绪特征相关（Gottman et al.，2003）。

- **功能性家庭治疗**一直以来在"多种族、多文化和各地域中"成功运用（Sexton，2009，p.327）。该疗法至少在九种语言下被实施（西班牙语、英语、阿拉伯语、越南语、汉语、荷兰语、瑞典语、海地语以及克里奥尔语），由"与来访者一样在性别、年龄、种族上各异的"治疗师开展（Sexton，2011，p.8-2）。功能性家庭治疗的核心理念是"匹配"，使得治疗师能够将实证因素与来访者的文化进行匹配（Alexander et al.，2013）。

学习目标5　联合性治疗

　　行为和认知行为技术都可以运用到性治疗上，特别是可以以相对快速、有效的方式治疗多种形式的性功能失调（Kleinplatz，2012）。总的来说，这些干预是短程、密集的针对症状的治疗，不管源头或潜在的心理或情绪诱因。治疗，不管是针对男性还是女性的，都旨在减少或去除性行为中的机制性问题。近年来，在该领域，药物的使用越来越多，例如万艾可。

　　然而，性相关问题可能只是伴侣关系动态过程的一个隐喻，治疗师关注的是帮助他们修复二人之间的关系困扰。或者说，性相关问题只是一个直接的经验问题，需要进行性教育、认知重建或是学习行为技能（Mason，1991）。更常见的是，两方面都要涉及，因为性功能越发被视为一种生物-心理-社会现象，需要伴侣治疗（McCarthy & McDonald，2009）。

　　临床工作者（家庭治疗师和/或性治疗师）必须评估性功能失调的心理、生理以及人际状况，同时也要注意伴侣双方或单方会因功能失调而感受到的痛苦、羞耻、窘迫、丧失自我价值或是害怕被拒绝。治疗涉及关系评估，包括各自的承诺、他们的性历史和性期待、就性和其他事情进行沟通的能力、协商想要什么或什么能给他们带来快乐的能力，以及对于一起解决问题感到舒适的程度

专栏12.8　治疗性碰撞

进行性状态检查

对于伴侣的性相关问题的任何评估都有一个必不可少的环节，就是性状态检查（Kaplan，1983），评估人需要探索主诉问题的直接成因，以及医学或心理因素可能扮演的角色。此时，评估人在就他们最近的性活动提问前，必须帮助伴侣对于谈及性活动的细节感到舒适。这次经历发生在什么时候？在哪里？在什么环境下？是谁先主动的？另一方是如何回应的？是否碰到了什么问题（例如，男性早泄、女性无高潮反应），以及各方是如何反应的？在整个过程之前、之中和之后，每个人有怎样的想法和感受？

在一些案例中，可以有指导性地问及自慰、梦或性幻想，因为这些可能有助于找到伴侣问题的原因，也有助于制定一些适合在会谈之外完成的行为作业（Plaut & Donahey，2003）。

（Walen & Perlmutter，1988）。

卡普兰（Kaplan，1979）依据性反应周期的不同阶段，认为性功能失调可以分为以下几类：性欲障碍（从性欲低下到性厌恶）、性唤起障碍（难以达到性兴奋）、性高潮障碍（早泄、延迟或不愉快的高潮体验）、性疼痛障碍（性活动过程中出现的疼痛）以及性频次问题（伴侣双方就想要的性频次出现分歧）。

性治疗的产生要追溯到马斯特斯和约翰逊（Masters & Johnson，1970）开拓性的工作——《人类性功能障碍》（*Human Sexual Inadequacy*），该书基于11年的临床研究。这项意义非凡的研究开启了针对性功能失调的讨论，并针对一些特有的性功能失调提出了基于学习的治疗计划，涉及的性功能失调包括男性的勃起障碍或早泄、女性的无高潮反应（之前会被打上性冷淡的标签）和性交困难（插入时疼痛）。马斯特斯和约翰逊提出，性相关问题可以源于不同的早先经验（或者缺乏性经验），这并不一定意味着带有症状的个体有神经功能上的困扰，因此不用过多关注成因就可以成功地治疗（性行为表现得到改善）（Burg & Sprenkle，1966）。

在马斯特斯和约翰逊（Masters & Johnson，1970）的方法中存在一个假设，使其与系统框架有一些接近，即在一段存在某种形式性不足的关系中，没有一个不相关的伴侣。以研究为导向的妇科医生威廉·马斯特斯（William Masters）和心理学家弗吉尼亚·约翰逊（Virginia Johnson）共同对伴侣进行了治疗，强调功能失调必然有一部分是关系问题，而不是仅属于伴侣的某一方的问题，这在他们所处的时代极具创新性。

马斯特斯和约翰逊的2周居住项目开始于全面的评估；采集各方详细的性历史，包括性经历的编年史和与性相关的价值观、态度、感受以及期待。接下来会进行医学史调查，伴侣会进行全面的身体检查。之后，联合治疗师与伴侣会面，回顾这些临床材料，开始将个体和婚姻的历史与当下的性困难联系起来。在接下来的几天里，治疗师会集中给伴侣相应的指导，可以在治疗会谈之外进行练习。

专栏12.9　临床笔记

个体或联合性状态检查

尽管有时适合做联合性状态检查，这样双方就都可以听到对方的版本；但是也有一些时候，这个过程会让一方或者对方感觉很不舒适，此时需要分别进行检查。在这里，治疗师应该建议在后续的联合治疗环节披露这些信息，从而使伴侣的性问题得到更充分的探索。

治疗师会教伴侣聚焦感官，即学会抚摩和探索对方的身体，发现对方的敏感部位，但不要带有任何有关性表现和高潮的压力。聚焦感官练习可为伴侣双方提供愉悦感，从而取代之前伴随性唤起或性交的要求而产生的焦虑感。这个技术基于处理物体和情境恐怖的经典条件作用。

在马斯特斯和约翰逊的观点中，性功能失调的一个主要原因是表现焦虑——参与者挑剔地注视（他们将其称为"观众化"）自己的性表现，而没有将自己沉浸在与伴侣互动的性快感中。马斯特斯和约翰逊指出，要想全然享受当下的过程，伴侣必须收起所有分心的想法或关于自己的性表现被评价（或评价自己）的焦虑感。虽然马斯特斯和约翰逊本身不是认知行为治疗师，但他们的治疗涉及很多与认知行为原则和干预过程完美匹配的成分（性教育、沟通训练、行为练习、聚焦于症状消退而不是探寻源于过去的解释）（Heiman & Verhulst，1990）。

精神病学家海伦·辛格·卡普兰（Helen Singer Kaplan，1974）尝试将心理动力学的模型与马斯特斯和约翰逊的行为模型相整合，描述了许多伴侣性功能失调的个人和人际原因，包括性忽视、害怕失败、对表现的要求、过度想要取悦对方，以及不能公开交流性感受和体验。她识别了多种内在冲突，比如早期的性创伤、内疚感和羞耻感，以及一方或双方对性想法和感受的压抑，从而阻碍了满意的性活动。

最后，卡普兰提到了第三种性功能失调的心理决定因素——来自关系的因素——如各种形式的婚姻不合、缺乏信任、伴侣间的权力斗争以及破坏从性经历中获得快乐的努力。这些困难或冲突不管是单独出现还是组合出现，都会引发性相关症状，通过增加张力而造成婚姻危机，甚至导向婚姻解体。

卡普兰作为独立治疗师，在门诊以每周 1～2 次的频率会见伴侣，并成功地进行治疗，其方法是一套整合的流程，基于各种各样的行为干预（系统脱敏、聚焦感官和放松训练）、认知疗法（认知重建）、心理动力学疗法、抗惊恐药物和家庭系统干预。贯穿于她的"性心理治疗"，她一直强调治疗的关系性或人际本质。在她之后的工作中，卡普兰（Kaplan，1995）描述了她治疗性欲障碍（性欲抑制或低下）的工作。通常，这类性障碍最难治疗。

今天的认知行为性治疗师会运用一系列技术——聚焦感官来减少表现焦虑，促进快感；刺激物控制，来让性与舒适和快感联系起来；将性技能训练引入新的行为；以及通过认知重建来矫正功能失调的性信念（Nobre，2014）。认知行为家庭治疗师在伴侣治疗中向来访者提供了关于性的正确信息，通过伴侣互动联系促进性欲相关的因素，帮助伴侣设立积极和合理的期待，以及在生物-心理-社会框架下解决常见的女性和男性功能失调问题（McCarthy & Breetz，2010）。

鉴于性治疗已变得越发"医学化"（McCarthy & McDonald，2009），药物（如万艾可）、给阴茎注射睾丸素或者真空设备，都可被用于改善勃起障碍，从而进行成功的性交活动。（睾丸素也被用于针对女性的治疗。）然而，也有批评意见认为，单纯使用医疗手段——也许可以提高性表现——倾向于模糊任何潜在的人际困扰，即伴侣困境的可能原因或导致复发的因素（McCarthy & McDonald，2009）。例如，低关系满意度可能损伤女性性功能改善的积极效应（Stephenson，Rellini，& Meston，2013）。医疗手段的脱落率通常比较高，因为期望往往是不切合实际的，而且不能促进伴侣之间的亲密感（McCarthy & Breetz，2010）。Tiefer（2012）就医学化的性治疗手段提出了女性主义视角的批评，包括弱化了性体验的关系层面，以及否认了男性和女性的权力差异。她还指出，聚焦于药物往往会忽视与性有关的社会、文化和经济因素。Tiefer 倡导的性治疗应该不局限于技术手段，也要拥抱多样化的目标和价值体系。

Hertlein、Weeks 和 Gambescia（2009）指出，由于伴侣治疗和性治疗之间的分歧，性治疗的理论支离破碎，这种分歧从培训项目开始，一直延续到专业组织上。他们提出了一个基于 Week 的**系统间流派**（intersystem approach）（系统的认知-情感-行为模型，用于识别个体的生物、医学和心理因素，以及双方关系、原生家庭的影响与历史-文化-宗教的社会动力影响）的针对性功能的整合范式，并加入了 Sternberg 的爱情三角理论，以及 Strong 和 Clairborn 的互动理论。他们相信，这个模型可以通过以系统理论为基础，将性治疗放置于全背景之下，从而避免技术驱动的折中方法的潜在错误。

最后，虽然性治疗可以处理性方面的困难，但并不能挽救失败的婚姻。针对这一点，David Schnarch（2010）有不同于行为的观点，在对性相关问题概念化时，关注关系背景，从而整合了伴侣和性治疗。在他所谓的熔炉治疗中，Schnarch 教导伴侣如何通过发展情感上承诺的关系来实现更高的个体自主性和性亲密感，而不限于纠正主诉的性失调症状。

治疗主要基于自我分化（包括使用自我分化量表；Schnarch & Regas，2012），他试图通过增加伴侣各方在关系中的自我感和归属感，帮助伴侣解决以往的个人问题和人际问题。Schnarch 认为，自我分化较差的个体有一种由焦虑引发的追求整体感的压力，因而逐渐失去自主性，并将功能行使的责任放在对方身上。相反，发展出清晰界定的自我感能够允许伴侣有更多的卷入，而不会有"在要求保持距离的过程中迷失自己"的风险（Schnarch，1995，p. 240）。就 Schnarch 而言，达到亲密的性爱就是庆祝自主。

与建构主义的联系

一些认知治疗师将建构主义的观点整合到他们的工作中（Mahoney，2001）。加拿大滑铁卢大学的唐纳德·梅肯鲍姆（Donald Meichenbaum）是"认知革命"的奠基人之一，他在压力预防和自我教育培训方面的工作极具影响力，旨在帮助来访者自学克服以前的压力情境。

在治疗暴力和虐待行为的受害者时，在倾听人们关于创伤经历的"故事"后，梅肯鲍姆的认知取向让他采用了一些叙事建构的理念（参考第十四章），构建他们的个人现实，创造他们自己对于世界的表征模型。建构主义者认为，现实是被创造的，是每个个体所创造的个人意义的产物。从叙事的角度来看，受过创伤的个体通过建构故事来解释他的情况（Meichenbaum，2014）。

为了帮助来访者实现"叙事修缮"——改变他们关于世界的假设和图示以及他们处理压力的能力——梅肯鲍姆（Meichenbaum，2014）及其同事会开展合作式会谈。其间，痛苦的人们要学习如何发展和接受对于痛苦的重新建构，而这份痛苦是他们在过去参与共建的。这些认知行为治疗师会帮助来访者用不同的口吻与自己对话——融化他们的信念，创造新的叙事——最终获得不同的行为表现。

总　　结

家庭治疗的行为模型试图通过开发定期监测的、基于数据的干预程序，将科学方法应用于治疗过程。最初基于人类学习的原理，这些方法强调环境、情境和社会因素对行为的决定作用。逐渐地，多数行为治疗师也意识到了认知因素在中介家庭互动中的作用。个人功能被看作行为和控制它的社会条件的持续性相互作用的结果。认知行为治疗师试图增加家庭成员之间的积极互动，强调自我调节和自我导向在行为改变中的重要作用。

在当下，认知和行为的方法在不同的领域发挥着显著作用：行为伴侣治疗、家长行为训练、功能性家庭治疗和性功能失调的联合治疗。恰当的评估过程在这些治疗中发挥着关键作用，需要识别问题、测量过程和确认改变。行为伴侣治疗融合了社会学习理论和社会交换理论的原则，教授伴侣如何使用积极的互惠以使他们的关系更好地满足双方。认知干预将问题关系中的压力视为受认知、行为和情感因素交互作用的影响：认知重建的目的是在伴侣习得问题解决的技巧时改变其功能失调的互动模式和歪曲的信念体系（图式）。伴侣间的接纳是整合性伴侣治疗的关键。

虽然研究表明，稳定的婚姻有不同的形式，但戈特曼的研究显示，在不稳定的婚姻中，消极和积极互动比更高。家长行为训练大多建立在社会学习的理论基础上，代表了用行为原则训练家长管理孩子的努力。干预通常是帮助家庭发展出一套新的强化关联物，从而开启学习新的行为。技能获取、关联性契约以及行为原则的学习在家庭训练中扮演着重要角色。

功能性家庭治疗尝试整合系统、行为和认知的理论来对家庭进行工作。该疗法将所有行为看作服务于人际功能，在行为序列中创造特定的结果，因此功能性家庭治疗师努力改变用于维持功能的行为。该技术已被成功地应用于有行为不端、暴力或药物滥用风险的青少年的家庭中。

联合性治疗纳入伴侣双方，一起努力减轻性功能失调的问题。最初由马斯特斯和约翰逊提出，之后卡普兰对其进行了阐释，性功能失调的治疗通常会使用多种认知和行为技术（聚焦感官、系统脱敏、沟通训练）来帮助修复性相关问题。近年来，医学干预越发流行。尽管部分治疗师仅关注主诉的性相关问题，但另外一些治疗师在尝试将婚姻和性治疗进行整合，号召在治疗伴侣的性相关问题时关注其关系背景。

认知疗法的扩展使得部分临床工作者开始将建构主义视角整合到他们的工作中。经历过创伤或虐待的来访者被教导构建新的"故事"，来解释他们的处境或情况，解冻妨碍性的信念，从而为他们的行为带来更多的选择。

推荐阅读

Alexander, J. F., Waldron, H. B., Robbins, M. S., & Neeb, A. A. (2013). *Functional family therapy for adolescent behavior problems*. Washington, DC: American Psychological Association.

Christensen, A., Dimidjian, S., & Martell, C. R. (2015). Integrative behavioral couple therapy. In A. S. Gurman, J. Lebow, & D. K. Snyder (Eds.), *Clinical handbook of couple therapy*. New York: Guilford.

Dattilio, F. M. (2010). *Cognitive-behavioral therapy with couples and families: A comprehensive guide for clinicians*. New York: Guilford Press.

Gottman, J. M. (2011). *The science of trust: Emotional attunement for couples*. New York: Norton.

Hertlein, K. M., Weeks, G. R., & Gambescia, N. (2009). *Systemic sex therapy*. New York: Routledge/Taylor & Francis Group.

Sexton, T. L. (2011). *Functional family therapy in clinical practice: An evidence-based treatment model for working with troubled adolescents*. New York: Routledge.

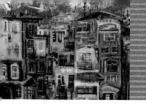

第四部分

家庭治疗的新方向

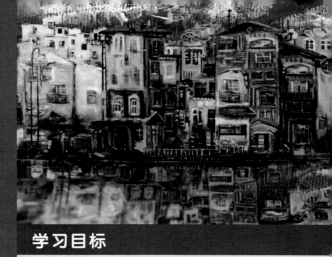

第十三章

社会建构模型Ⅰ：
焦点解决治疗和合作取向治疗

学习目标

目标1 对比现代和后现代观点

目标2 解释社会建构主义观点蕴含的部分假设

目标3 描述奇迹提问，寻找例外提问，以及量尺提问

目标4 解释反映小组如何工作

后现代社会建构治疗拒绝存在可观察到的唯一客观事实的理念。相反，他们关注每一位来访者对真实或现实所持有的主观知觉。现代科学的假设认为，真实是有待通过精细且客观地观察和测量来揭示的，后现代主义对此持怀疑态度。后现代主义的家庭治疗主张存在多种对于现实的观点，而绝对的真实永不可能被知晓。这是一种对于（在宗教、艺术、政治以及科学领域）被认为理所当然的假设的挑战，而这种挑战代表着对于固定的思考方式的**解构**（deconstruction），以及对于新的假设的探索和新的结构的建立。家庭治疗中的后现代思想源于哲学和文学批判方面的工作，其代表人物有法国哲学家雅克·德里达（Jacques Derrida）（解构的提出者）、美国文学理论家保罗·德曼（Paul de Man）以及后结构主义历史学家和社会批评家米歇尔·福柯（Michel Foucault）等。从后现代的观点来看，任何事物都是可以被挑战的，包括后现代主义自身。后现代运动，以及其**建构主义**（constructivism）现象学（其观点是，对于正在共同经历的事情，每个人都会构建出个人化的观点和解释）对家庭治疗领域产生了深远影响，现处于当今实践的前沿。从事此类治疗的家庭治疗师数量剧增（Bradley，Bergen，Ginter，Williams，& Scalise，2010），在北美，与行为和鲍恩

家庭系统治疗并驾齐驱。

了解后现代思潮出现的文化背景非常重要，社会和政治上对于多种生活方式和观念的认识在快速变化，这个现象已非常显著。所以，尝试植入意义的努力——无论来自印刷的文字、网络宣传、社交媒体还是其他方式——都提供了各异的条件和情境，意义需要在其中进行解读。如果三个不同的人——第一个来自法国巴黎，第二个来自中国香港，第三个来自美国纽约——都阅读了同样的网页内容，他们对于其内容意思的理解可能无法达到统一，部分原因就在于每个读者的社会和文化背景都会塑造他们的理解。

学习目标1　后现代革命

想要更好地理解后现代主义，就需要将其与早先的现代主义观点进行对比。对于现代主义者而言，世界是单纯存在着的、可被观察的（Gergen，2001）。尽管现代主义者认可对于世界的了解可以有无止境的观点（想想毕加索的立体主义或弗洛伊德的无意识），但是世界的可被认识性尽管具有挑战性，也并不是一个问题。相反，后现代主义认为，我们所谓的现实的东西并不是客观存在的精确复述，而是通过语言被社会建构出来的。一个人无法寄希望于真正了解绝对的真实；一个人只能不断地建构和重建它。正如 Freedman 和 Combs（1996）所观察到的，

> 后现代世界观的一条中心原则也是我们治疗方法的基石所在，是信念、法律、社会习俗、衣食习惯——所有这些一起构成了心理上的"现实"——源于漫长时光里的社会互动。换句话说，人们一起建构了赖以生存的自己的现实。（p.23）

后现代思想家强调我们对于世界的信念（其构成了现实）是社会产物，而不是对于世界的反映或地图；它们通过与他人的对话不断演化。通过言语的互动过程（不仅仅指语句，还包括姿势、面部表情、语音变化以及沉默），人们互相联结并且构建了共享的现实观。之后，知识的产生是一个社会和文化现象，通过语言的中介，而不是由客观的现实情况所决定的。例如，青少年这一概念直到近期才被认为是一个特定的人类发展阶段。是这个阶段突然出现了吗？还是说自20世纪开始，人们根据自己的认识对生理年龄进行了分类或分型？显然，后一种解释更合理。回想一下在第二章中讨论过的青少年期、成年初显期

以及成年早期。在过去，我们认为，仅有青春期和成年期，现在增加了新的类别。更为重要的是，我们需要意识到，我们不是仅仅给一个静态的人类发展阶段增加了一个标签，而是因为人们的体验在发生变化，同时我们用以描述和理解那些变化的语言也发生了变化。确实，在这个例子中，语言和体验之间的你来我往反映了现实和语言不断地相互影响着，从而挑战着最终的意义。

Gergen（2015）提出需要注意现代主义的一些概念，"浪漫之爱"或是"母性之爱"都是社会构建发明出来的。在我们这个时代，"相互依赖""酗酒的成年小孩""同性恋""直的""双性""边缘"或"正常"都是发明出来的术语——社会建构——我们用来具体指代某些具体的东西。在后现代主义的观点里，每个术语都仅仅是被发明出来的标签，是来访者和治疗师都会带到治疗里的东西。事实上，确实，这在沟通上是有用的。但它也有危险的后果，如德·沙泽尔（de Shazer，1991）提出，因为作为治疗师，我们可能承担着一些风险，包括将控制论的概念（如内稳态）具体化，以及将家庭描述成好像家庭真的拥有那些概念一样。

后现代主义的思想者使用建构主义这个术语来强调对于现实的主观构造。这就是说，我们每个人都基于自己之前所秉持的主流信念来构建对于世界的知觉，而我们所持有的主流信念在大多数情况下（但不是绝对一致地）反映了社会的主流信念（意义产生，包括特殊的经验和创造性）。这些信念维持生机并得以传递的途径就是我们与他人分享的故事或叙事。此外，这些叙事还帮助我们组织和维持着人生观。人们将自身的经历和记忆组织到自我叙事之中——个人和家庭故事、关于家庭性格或环境的传说、做或不做某事的理由——从而获得秩序感、连续性以及生活的意义。我们的身份认同感需要语言组织能力。我们"通过一连串故事滤镜——不仅仅是个人故事，还包括性别、社区、群组以及文化故事"来看待这个世界（Parry & Doan，1994，p.24）。

通过检视来访者对于自身问题的假设，而不是用互动行为和反馈环路来概念化他们的困境，后现代社会建构的观点挑战了部分系统式思维，特别是初级控制论类型的思维。通过相互的质询，治疗师要与来访者协作来帮助来访者寻找新的意义，而不再作为一个外在的专家。依循这个思路，治疗师会与来访者一起走向未知的有着新的意义和行为的终点（Anderson，2012），而不是以先前就已持有的理念将伴侣或家庭导向某处。来访者会通过语言来为其所处的世界赋予意义、获取知识、对经历进行归因并且创造出属于他们的现实。

后现代主义结构

后现代的治疗师拒绝现代主义的核心特征，包括聚焦于问题的、对于人类问题的客观导向。他们不关注受阻的冲动或无意识冲突、有缺陷的家庭结构、情绪能力不足、歪曲的认知，或是功能失调的人格特质。他们也不想在治疗师和来访者之间维持传统的隔阂。在 Gergen（1993）看来，"客观性、中立以及原因与主观性、偏差以及激情之间的神圣距离"已经与心理治疗没什么关系了（p. ix）。

尽管接受过教育或是有所专长，但是治疗师的预先判断不能被认为是客观或无偏的，因此不能决定家庭治疗应该走向的目标。确实，给予家庭功能失调的标签，或是由治疗师进行干预来改变家庭运作的模式，都有一定的风险，可能将世俗或是社会上认为的什么叫作正常、稳定或快乐的家庭强加给了某个家庭。

"正常"这个理念特别棘手。尽管现代主义者对于界定何谓"正常"的困难性有清晰的认识，但是他们依然倾向于认为存在可以被称之为"正常"的条件，并且该条件可以被定义，且可用某些测量手段测得。而根据后现代的观点，人们无法在真正意义上说清楚究竟何为主流社会所认定的正常，因为所有观点都是由他们自身建构的。即便是在社会或文化系统中，依然没有对于何为正常的定论。

后现代的理念影响了后现代治疗师理解多样性和文化，以及他们与家庭之间关系的方式。秉持后现代、建构主义或社会建构主义（参见专栏 13.1）的治疗师认为，预先就设定的何为功能良好（或功能失调）的家庭的观点只有对持有者本身是"正确的"。相比于仅使用单一的标准来决定家庭的功能水平，更应该同时考虑民族、文化、性别、性取向和家庭组织类型等多方面因素。个体家庭成员的个人经历和观点也应被纳入其中，家庭与更广阔系统（学校、社会机构）之间的互动也应有所顾及。对于事件和关系的所有观点都应被赋予同等的价值，无关其性别、社会阶层、文化背景以及性取向。

社会建构主义注意到了文化多样性对于治疗经验本身的重要性。现代主义的治疗师最小化了多元文化的影响，从而存在一定的风险，会将不太熟悉民族的家庭按照他们自身的标准来构建哪些"客观"因素组成了功能良好的家庭生活。后现代的观点拒绝此类所谓的客观知识，并对其确定性和普适性表示质疑。真实，相比于认为是不可变的或绝对的，更可以被认为是对于人群中所存

专栏13.1　治疗性碰撞

建构主义和社会建构主义

建构主义和社会建构主义（social construc-tionism）是相关但不完全相同的概念。二者都关注了解的本质，也都拒绝对客观现实进行描述的理念。然而，建构主义根植于认知的生物学，更具体地说，Humberto Maturana（1978）的神经生物学强调了人类知觉的局限性在于永远无法真正得知"那里"到底是什么，因为没有任何东西是直接被知觉到的，每个人的知觉都经过了个体神经系统的过滤。因此，对于相同的情境，我们每个人都带有自己的假设——我们对现实有不同的诠释——这是我们自身的精神和符号化过程以及意义产生结构所带来的结果。

社会建构主义也同意没有人能够看到客观现实，但是它对这一观点进行了拓展，关注到了我们与他人共享的语言体系、关系以及文化。我们的态度、信念、记忆以及情绪反应源于关系经验。通过语言，我们在社会化的过程中反复灌输预先包装好的对于所处社会的思想，从而学会以可被接受的方式说话，并且共享我们语言体系中的价值观和意识形态（Becvar，2000）。

霍夫曼（Hoffman，2002）举了一个例子，来论述传统客观现代主义立场、建构主义观点以及社会建构主义观点之间的差异，用的是三个裁判的笑话：第一个裁判（现代主义），"他们在那里，所以我叫了他们"；第二个裁判（建构主义），"我看到他们了，所以叫了他们"；第三个裁判（社会建构主义），"那里什么都没有，直到我（或者我们）叫了他们"。

从治疗上说，秉持现代主义（有时称为本质主义）观点的临床工作者，会作为外在观察者，探寻一个客观的可被了解的情况（问题的原因）并且尝试修复它。但是，秉持另外二者任一的临床工作者会以更加合作性的方式来与家庭成员一起工作；他们帮助家庭检验并且重新评估成员对于自身生活所持的假设，而不是关注家庭互动模式。建构主义认为，问题存在于持有者的眼中，因此会帮助家庭改变成员知觉该问题的方式。社会建构主义者会成为系统的一个组成部分，卷入与家庭成员协作式的对话之中，去发现新的可能性，来重构家庭给他们的生活所赋予的意义，从而帮助他们解决问题。

在的更高层面的相同观点的一种被良好表述了的理解。因此，西方的后现代主义者或许会发现，自己在与来自家长制价值观主导家庭生活的文化下的家庭一起工作时，会备感挑战。她不能将自身的西方价值观强加到他们身上，但也不需要羞于承认自身的经验和价值体系。

后现代治疗师采取的是"未知"的立场（Anderson，2012），用更为合作式的方式来取代预先清楚家庭该如何变化的方式，在这种合作性的方式中，所有参与者都能够对其信念系统进行检验，而这些信念系统是不同的家庭成员和治疗师所认为的"现实"。治疗师遵循的是开放导向，而不是强加一些预先设定的计划或框架，来揭示来访家庭的模式。每一位家庭成员都有自身关于世界的假设，并据此产生有关事件的意义。在每位成员都对自身的假设进行思考后，家庭和治疗师会一起进行"对话"，共建新的对于家庭"现实"的看法，并且发展出成员或许可以追寻的新的选项。不再聚焦于问题的根源，治疗师与家庭成员一起转而探寻可以工作的解决方案。在此过程中，家庭受到的帮助得以澄清，并且修订部分有关个人叙事或其成员故事的核心主题。

此处，这是一个好时机，来比较心理治疗中一个为人所熟知的现代主义概念和一个后现代主义的概念。相比于安德森的未知立场，想一下弗洛伊德所说的"均匀悬浮注意"，该概念指的是分析师应采用一种非评价式方式来倾听患者的自由联想，从而使得来访者从普遍的意义和文化所赋予的抑制中解脱，得到自由。然而，患者的语言产出最终得在弗洛伊德的图式（这本身也是一个结构）之下进行解释。如今，后现代的治疗师（包括精神分析师）认识到，环境是在不断变化的，这会形成人们理解自身及其不断变化的生活的方式。

后现代治疗性观点

后现代取向的治疗师会努力与家庭成员合作，大家都是具有创造力且独立的参与者。有一个假设就是，所有参与者都有共享的专业知识。治疗师不再是一个脱离的、强大的外在观察者或唯一的专家，而是一个参与者，带着自己先前的信念，准备参与家庭成员对所观察到的现实进行构建的过程中。治疗师不再作为唯一的专家来给出指导意见，他们会与来访者一起重新叙述和重新体验故事，并且一起构建可能的不同的故事或是新的结局。这就对治疗师提出了两方面要求：一是反应性，与来访者之间敏感地相互调整，从而达成目标；二是坚持性，持续聚焦于探索新的想法。最为理想的状态是以"反应性坚持"的方式进行表达，承诺不断对意义进行协商（Sutherlan，Turner，& Dienhart，2013，p.472）。治疗师与家庭成员对话，帮助他们松动对于自身生活的某种固定解释（某种在他们看来无法逃脱的生活故事），以使家庭成员或许能够思考更有前途的不同故事。例如，治疗师会帮助某位受困于酒精问题的来访者看到，在更大的层面上，他是一个人，一个带着饮酒问题的人。

后现代治疗师很感兴趣于家庭所共享的一套对于现实的前提假设，因为他们会将这套假设应用于问题之上，从而激发其行为。作为一个统合的治疗师-家庭观察系统，治疗会成为一个合作的过程，新的意义和理解得以在该过程中被共同构建出来，而不再是由治疗师单方给出的。有了这些新的观点，家庭成员（以及治疗师）能够发展出更多关于自己的赋权故事，也能找到新的途径来应对自身的困难。对于传统阻碍的回避经常横亘在治疗师和来访者之间，Doherty（1991）鼓励治疗师与家庭成员进行主观的、开放式的对话："他们的目标是让来访者找到生活情境的新意义，并且以一种从主流文化的催眠力量中解脱的方式'重新书写'他们的问题"（p.38）。

社会建构主义者（Gergen，2015）认为，我们对于现实所做出的假设并非客观的镜映，而是通过沟通（与他人的对话和语言）产生的，因此，我们在某种社会背景下所产生的任何知识都已受过语言的过滤。人们不是简单地将内部的想法和感受表达出来，语言塑造了人际关系，也被人际关系所塑造。现实若是条件性的和情境性的，那么我们每一个人都可以创造现实，只需通过观察、区分这些观察以及使用语言来与他人分享我们的觉知。正如Campbell、Draper和Crutchley（1991）主张的，"语言是人们共同同意的一个过程，因此也是人们认识现实的基础"（p.336）。

 专栏13.2　临床笔记

社会建构主义治疗的部分特征

- 探索对于主诉问题的假设。
- 允许治疗师不作为专家。不要带着预先设定的想法进入治疗，治疗师和家庭一起进行双向探寻。
- 来访者（而非治疗师）是其自身生活的专家。
- 对于整合主义的接受度更大。不关注使用特定的干预技巧，因此治疗师更容易整合各种技巧（认知的、系统的、建构主义的）或模式（个体的、伴侣的、家庭的）。
- 语言是形成新的建构的媒介。
- 关注的焦点是认知，而不是行为；信念塑造行动，文化塑造信念。
- 对于多样化议题的关注与日俱增。不是寻求该情境的"真相"，治疗师能够从不同的家庭成员所提供的不同观点之中学习，而不是推销治疗师自身在社会中习得的偏见。
- 来访者和治疗师同样会因为相信他们的境况是可以改变的而被赋权。目标在于帮助来访者探索生活中新的意义。

来源：Adapted from Goldenberg & Goldenberg (1999); de Shazer (1985).

社会建构主义治疗

本章将阐述四种社会建构主义治疗流派，在这些流派中，对于治疗师而言，语言以及事件被赋予的意义具有优先级，而不是关注行为序列或是家庭互动模式。这些治疗师决心将家庭卷入精心测算的谈话之中来促发改变，改变家庭成员对于其问题的知觉，从而使得他们有力量重新述说自己的故事，并且积极地改变生活方向。这些家庭治疗师敦促来访者要将注意力从探寻家庭主诉问题的缘由或精确的本质上挪开，转而检验家庭成员不断告诉自己的故事（解释、说明、关于关系的理论），那些用以阐述他们如何过着自己的生活的故事。例如，认为自己是一个"赢家"的家庭，很难应对不符合期望的成员。对他们来说，成为赢家的故事似乎是不可改变的。人们常常相信自己的故事是现实或真实的；事实上，他们把个人的世界地图和地图所代表的领土混淆了。"地图不是领土"这一概念最早是由哲学家阿尔弗雷德·科日布斯基（Alfred Korzybski，1942）提出的，贝特森（Bateson，1972）采纳了这一概念，指出我们在分析或解释一种情况时所采用的概念框架只是一个个人的参照点，不能与实际情况相混淆。相同的经历可能被赋予许多不同的解释或说明。

社会建构主义治疗师特别感兴趣于拓宽来访者僵硬和僵化的世界观。举例来说，"赢家"家庭的成员如果能重写自己的故事，允许不完美或失败，可能会感到非常解脱。一旦"赢家"的前提被解构，潜在的怨恨或激烈的竞争情绪可能会消失。来访者的观点会映射到他们在建构自身所认为的现实时使用的语言中。语言——对话——反过来会成为治疗性载体，通过思考导向新解决方案的解释来改变旧的行为。

短程焦点解决疗法

在当今最流行和最有影响力的家庭治疗中，短程焦点解决疗法（solution-focused brief therapy，SFBT）关注的是改变，而不是评估家庭为什么会出现问题。焦点解决的治疗师坚持认为，从治疗开始，在检查他们的麻烦处境时，就要加入家庭进行治疗性谈话。为了阻止家庭猜测为什么会出现这个特殊的困境，或者寻找潜在的家庭病理学，焦点解决治疗师会在家庭描述他们的处境和他们希望达到的解决冲突的方法时，仔细倾听他们所使用的语言。在治疗师的带领以及来访者目标的指引下，家庭成员共同构建了可能达成这些目标的解决方案。正如伯格和德·沙泽尔（Berg & de Shazer，1993）所述，当来访者与治疗师就想要一起构建的解决方案越谈越多时，他们就会相信自己正在谈论的现实或真相。这就是语言自然而然地工作的方式。（p.9）

不同于"问题谈话"（通过将关于问题生活的"事实"不断堆积的方式，来寻求对于来访者问题的解释），这些务实的、极简主义的治疗师敦促进行"解决方案谈话"（治疗师与来访者其同讨论双方想要一起构建的解决方案）。例如，在初始访谈中，焦点解决的治疗师不会跟家庭说，"跟我说说是什么问题促使你来见我"；相反，他们会问，"我们可以如何一起合作来改变你的处境？"治疗师搭建了对话的舞台，提出改变会发生的期望，并且引发来访者在达成改变过程中的积极和合作参与。专栏13.3中有一个案例，说明了治疗师如何促发改变。

 专栏13.3　治疗性碰撞

治疗师启动解决过程

让我们来看一下治疗师如何为一位一心想要成为完美母亲的女性创建对于改变的期待（de Shazer, 1985）。在此过程中，他帮助来访者创造了一种相应的感觉，在问题或主诉消失后可以对生活有怎样的期待。

贝克夫人前来治疗的原因是她养育孩子的方式。她认为，自己应该完全停止冲孩子喊叫的行为，因为喊叫并不能实现目标，只会让孩子感到受挫。为了找到最低程度的改变目标，治疗师问她："当你能够开始用冷静且合理的方式对待孩子时，你觉得会发生什么？"（p.35）

此类治疗性干预中有一些特点值得注意。在措辞上，将目标（一种更冷静、更合理的方式）重铸为比完全停止喊叫更小、更容易达成的目标。此间暗示的建议不仅仅在于贝克夫人应该采取一种更冷静、更合理的方式，还在于她会采取（这里运用的是"当……时"，而不是"如果……"）。更进一步的期望是，采取更冷静且合理的方式将会带来不同，足以让贝克夫人注意到

（事情会发生）。

通过将目标转变为一个小的开始，治疗师鼓励来访者继续进行她可能认为是自我生成的改变，从而将未来治疗可能的干扰降到最低。事实上，由于贝克夫人让自己的行为随机出现，允许自己根据不同的情况采取叫喊或冷静的解决办法，孩子们不再认为她的行为可预测（因而可以被忽视）；因此，她叫喊的"原因"在频率和强度上都有所减少。很快，她偶尔的叫喊就有了新的含义，向孩子们发出信号，她是认真的。贝克夫人不必像她在治疗开始时所相信的那样，为了成为一个完美的母亲，必须完全停止大喊大叫，她现在有了一个解决方案，就是可以根据情况和其他人的反应，选择大喊大叫还是不大喊大叫。德·沙泽尔所使用的技术完全接纳贝克夫人（作为一个叫喊者），不会因为她叫喊而责怪她，也不会告诉她必须消除叫喊来获得改变。任何后续的叫喊，只要发生在恰当的时候，都不会被视为阻抗的迹象，而是与治疗配合。

如果如社会建构主义者所坚称的，存在着无数个现实，而且每一种现实都是基于个人的建构或故事而武断且主观地存在的，那么我们共同称之为现实的东西不过是我们通过语言而达成的观点上的一致。焦点解决的治疗师通过解决方案谈话（solution-talk）的方式，帮助家庭采信他们与治疗师正在谈论的现实或真相，并基于该共同确认的知觉来构建解决方案。可以工作的解决方案源于对自身的重新描述——事实上，家庭创建了新的、赋权的、关于自身的故事。如果成功，来访者能够达成认知上的转变，重新建构对于自身解决问题、控制问题或是包容问题的能力的感知（Shoham，Rohrbaugh，& Patterson，1995）。

德·沙泽尔（de Shazer，1985，1988）的总体贡献是为这个家庭提供了"万能钥匙"———一种适用于各种锁的干预措施。这样的钥匙不需要完全适合一个复杂的锁；它们只需要足够好的匹配，以便解决方案得以发展。也就是说，在构建解决方案时，治疗师不需要知道问题的历史，也不需要知道是什么维持了主诉。治疗师对主诉的细节也不是特别感兴趣，相反，他们更愿意参与进去，随着家庭对改变和解决方案的期望而随时调整。通过限制治疗的次数（通常是5～10次），治疗师帮助创造了对于改变的期望，使目标看起来更容易实现。（SFBT也受到管理式医疗机构的青睐，因为这些机构持续向治疗师施压，要求缩短治疗时间。）

另一种将SFBT与MRI模型区分开来的理论观点是，SFBT拒绝接受这样一种观点，即要求改变的来访者同时也会抵制改变。焦点解决的治疗师主张，来访者确实希望配合并发生改变。对于治疗师的解释或其他干预，他们只有在认为这些不合适的时候才会拒绝。为了促进合作，治疗师会奉承来访者（"在如此困难的情况下，你也似乎真心想要成为一个好母亲"），关注来访者的优势或过去的成功（Seedall，2009）。一旦家庭成员意识到治疗师站在他们这边，他就可以提出建议，让他们尝试一些新的东西，可能会让他们感觉更好。通常，治疗师鼓励小的改变，一旦实现，就会导致进一步的改变（"玛丽似乎很喜欢你周三坐下来和她谈话的时刻。你觉得可以试着在下周找两个晚上做同样的事吗？"）。关于拓展改变选项的例子，请参见专栏13.4。

领军人物：德·沙泽尔、伯格、利普希克、米勒以及德扬 这一在国际上受到广泛认可的短程疗法采取的是非病理性的视角来看待来访者，并且努力帮助来访者找到当下具体问题的解决方案。该疗法主要源于社会工作者史蒂夫·德·沙泽尔（de Shazer，1988，1991，1994）、茵素·金·伯格（Insoo Kim Berg，1994）、伊芙·利普希克（Eve Lipchik，2002）、斯考特·米勒（Scott Miller，1994）以及彼得·德扬（Peter De Jong；De Jong & Berg，2012）的工作。

专栏13.4　　治疗性碰撞

……或……/……和……选项

　　焦点解决治疗师认为，关注问题的人们通常只给自己"……或……选项"（如在专栏13.3中，要么继续叫喊，要么完全停止叫喊）。然而，焦点解决的治疗会构建"……和……选项"（认为贝克夫人可以在恰当的时候继续叫喊，而在她自己觉得不必要的时候就不喊）。伴侣治疗师经常见到来访者各自采取"……或……"立场（"我是对

的，你是错的"）。焦点解决的治疗师不会宣布哪位是胜者，而会提供"……和……"立场的替代方案（双方都有坚实的立场，但是双方都不愿倾听对方导致了僵持不下、无法运作的局面），以此促使伴侣再次检验自身的观点（de Shazer，1985）。

德·沙泽尔及其妻子茵素·金·伯格（韩裔）共同创建了治疗中心，德·沙泽尔于2005年去世，他的妻子也于2007年过世，此时，中心的培训资料的所有权就转移到了短程焦点解决家庭协会（Solution Focused Brief Family Association）。利普希克继续在密尔沃基开展相关的实践工作，米勒则是在芝加哥工作。

　　德·沙泽尔曾在帕洛阿尔托的心理研究所与约翰·威克兰德共事，因此早期焦点解决理论与策略学派联结甚密。德·沙泽尔（de Shazer，1991，1994）后来转向了语言哲学家维特根斯坦（Wittgenstein）的思想，特别是他关于"语言游戏"的概念，即人们与彼此之间的对话决定了现实。今天，焦点解决的治疗显然属于社会建构主义阵营，强调语言在来访者如何看待自己及其问题中的

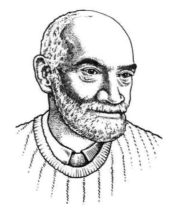

史蒂夫·德·沙泽尔（Steve de Shazer），社会工作硕士

中心作用。毫不奇怪的是，SFBT和MRI一样认为功能不良源于错误的问题解决方式。这个家庭认为自己陷入困境，已经没有办法解决这个问题（Duncan，Miller，& Sparks，2003）。然而，德·沙泽尔和他的同事采取了策略学家的思路，强调家庭已经发展出了一套错误的或消极的建构；因此，家庭成员继续使用与以前相同的语言来思考问题，几乎没有新的选择（Lipchik，1993）。

　　焦点解决的治疗师会辅助家庭发现属于自身的创造性的解决方法，从而"解困"。简单来说，MRI治疗师试图帮助来访者改变并不起效的行为，而SFBT治疗师试图帮助他们改变自身的认知，从而开启多种可能性来寻找解决问题的新途径。MRI模型是聚焦于问题的；密尔沃基模型是聚焦于解决的。前者促使来访者做一些不同的事情，而后者促使他们从不同的角度看待事情

（Shoham，Rohrbaugh，& Patterson，1995）。

此处的假设是，来访者其实知道该做什么来解决他们的困扰。治疗师帮助他们用不同的方式使用这些知识。该方法的整体目标在于帮助来访者开启解决的进程。解决方案并不需要与具体问题完美契合才能有效。事实上，焦点解决的治疗师相信解决过程在不同的问题中都是相似的。在对其流派进行描述时，德·沙泽尔运用了一个简单的比喻：来访者带到治疗师这里的困扰就像是通向更为满意的生活的门上的锁，只要他们能够找到钥匙。通常，时间都被浪费了，挫败感与日俱增，而这是因为当家庭应该寻找钥匙的时候，他们却试图探索为什么门会被锁上。

SFBT治疗师向来访者呈现的立场是，改变是必然会发生的，唯一的问题就是何时发生。这会带来一种期待，"钥匙"一旦被找到，改变就可以立马发生。治疗师或许可以询问来访者，当主诉问题消失时，来访者预期会发生哪些不同。根据德·沙泽尔所述，即便只是想到能够去到不同的、更为满意的地方，就能为来访者带来对于良好转变的期待，从而使得发生这些变化变得更容易。焦点解决的治疗师开发了各种治疗性提问来打断维持问题的行为模式，改变过时的家庭信念，并且放大那些从前被来访者认为无法改变的行为的**例外情况（exceptions）**。有三类问题通常在初始访谈中就会被问及，也是焦点解决流派的核心：（1）"奇迹提问"；（2）寻找例外；（3）量尺问题（De Jong & Berg，2012）。

奇迹提问（de Shazer，1991）如下所示，

> 假设有一天晚上你睡着后，奇迹发生了，促使你前来治疗的问题神奇地解决了。你醒来后，会怎么意识到问题解决了？哪里会变得不同？哪些线索会告诉你昨晚发生了一个奇迹？你的伴侣会注意到什么？（p.113）

这一治疗举措是未来导向的，并且旨在诱发一个假设性的解决方法，但其会为每一位家庭成员提供一个机会去猜测，当让他们前来治疗的问题解决时（例如，父母与青春期孩子之间的冲突或婚姻问题），他们的生活会变得怎样。设想一个更为光明的未来，在那个未来里，所有成员都发生了改变，这会提高改变发生的可能性，同时解决方案需要考虑如何达成家庭成员自己提出来的阶段性目标。需要鼓励每一位家庭成员都说出自身行为上能够让他人注意到的不同。这里的理念是让治疗师邀请来访者逐步构建有清晰目标的令人满足的、富

有成效的、值得的未来（De Jong & Berg，2012）。这些面向目标的动作构成了
"解决方案"（Fish，1995）。专栏13.5中提供了一个治疗师实施奇迹提问的例子。

 专栏13.5 治疗性碰撞

进行奇迹提问

以下是一段访谈的誊录，治疗师谢丽尔询问她的来访者罗茜，如果第二天早上她醒来时已经发生了一个奇迹，解决了她的问题，那么她会注意到哪些不同。罗茜是一位23岁的孕妇，高中辍学，现在已经有4个孩子了，2个学龄前的女孩分别是2岁和3岁，2个更大的男孩已经在上学。在领取福利金之外，她做着妓女的工作，并且认为这次怀孕可能是与一位客户之间无保护性交导致的。

罗茜（笑着说）：这太容易了；我中了彩票——300万。（注意罗茜提出了不切实际的奇迹，而治疗师将其重新导向可实现的目标。）

谢丽尔：这真的是太爽了，对吧？你还会注意到什么？

罗茜：会有一个友善的男人出现，有很多钱，而且对孩子很有耐心，我们会结婚。或者，我没有那些多孩子，我读完了高中，有一份很好的工作。

谢丽尔：Ok，这听上去是一个很大的奇迹。那你觉得你会首先注意到什么事情，让你知道今天有所不同，这是更美好的一天，肯定发生了奇迹？

罗茜：唔，早上，我在孩子起床前就先起来了，给他们做了早饭，然后坐下来跟他们一起吃早饭。

谢丽尔：如果你决定这么做，就是在他们之前起床，为他们做早饭，他们会怎么做呢？

罗茜：我想他们可能会过来坐在桌边，而不是过去打开电视。

谢丽尔：那对你来说，感觉怎么样？

罗茜：我会很开心，因为我们可以聊聊愉快的事情，而不是就电视发生争吵。宝宝们也不会因为我们的争吵而哭闹。

谢丽尔：其他呢？还有其他的方面会因发生了奇迹而有所不同吗？

寻找例外提问，一般用在治疗早期（De Jong & Berg，2012），会通过关注惯例的例外情况来对问题进行解构——那些小朋友们是合作的、宝宝没有尿床、早餐没有不欢而散的时刻。在这个例子中，随后治疗师询问了罗茜在过去的两周中是否有一些时刻正如她所描述的奇迹发生时一样，对此，罗茜报告说，事实上4天前，事情确实是有所不同的。治疗师帮助来访者看到她本身就是拥有这些技能的，如果她能够用不同的方式管理事情，改变就会发生。

罗茜：嗯，那天的前一天晚上，我19点就睡觉了，而且一觉到天亮。家里面有吃的，因为我在周六的时候去了超市。我甚至定了一个6：30的闹钟，并且在闹钟响起时就起床了。我做了早餐，然后叫孩子起床。他们吃了早餐，为上学做好准备，然后准时出门上学。（回忆了一下）其中一个甚至还从书包里拿了一点作业出来，在他上学前写了一点，非常快速地。

谢丽尔：（深受感触）罗茜，听起来，奇迹中

的绝大部分事真的已经发生了。我很激动。这是怎么做到的?

此处,焦点解决的治疗师鼓励来访者回忆能够控制问题的时刻。主诉总是很抑郁的来访者或许会被引导去注意"有元气的日子",然后描述一下那天他做了哪些不同的事。之后,当觉得这是抑郁的一天时,治疗师就会指导来访者去做元气日通常会做的事情,从而找到解决方案。对于主诉不明确的来访者,则会让他们回去观察和记录生活中发生的他们希望能够继续发生的事情,并在下次咨询中带来。而在接下来的咨询中,则会询问他们,要让那些令人满意的经历继续发生,他们可以做些什么。正如多数焦点解决技术,治疗师不需要教来访者具体不同的做法,或是教他们新的策略,才能实现行为上的改变。治疗师的干预倾向于简单且最少化,在大多数情况下已经足够打开一扇新的大门了。

量尺问题——请来访者量化他们对于当下情况的评估——用于塑造积极的形象并激励达成目标。该技术最早是由行为治疗师使用的,其使得治疗师得以评估每一位来访者的观点并且促发伴侣拓展他们的目标。以下是一个例子,在第一次会谈时给来访者的问题(Berg & de Shazer,1993,p.10)。

对于坚持做此事,你有多大的信心?如果10分意味着你特别有信心,立马就会着手去做,而且一年后你再回来时会说:"我做到了当时计划要做的事。"可以吗?然后1就代表你并不会去做这个事情。在10和1之间,你有多大的信心?

在这里,治疗师想让来访者承诺改变,并且一旦做了就要坚持下去,甚至预测未来依然有改善。当用于治疗中的不同时间点时,量尺问题可以帮助伴侣测量对方对于事件的知觉。(她对治疗师说:"我觉得昨晚我们处理钱的方式可以打7分。"他说:"好吧,至少我们没有大动干戈,但我觉得还有很长的一段路要走,我会打4分。")然后,治疗师就会运用这些数字来激发或鼓励来访者:"你们俩可以做一些怎样的小改变,来让数字达成一致?"治疗师也可能指出他们曾经的评分是2分或者3分,带来进步的例外是什么?通过这种方式,改变就被认为是连续且可被期待的了。

焦点解决治疗的工作大体上围绕两大块活动:创建界定清晰的目标以及基于例外来发展解决之道(De Jong & Berg,2012)。在每次构建解决式谈话会面结束时,都会提供反馈,同时对于来访者在达成满意的解决方案上的努力,也会进行阶段性回顾。治疗通常会在几次解决性谈话之后结束,在主诉问题有所减轻，来访者感到被赋权，并且重建了他的世界观的时候。

然而，在开始以解决为焦点的谈话之前，治疗师会先尝试评估治疗师－来访者关系的本质，并将来访者划分为访客（visitors）、抱怨者（complainants）或是顾客（customers）（de Shazer，1988）。访客或许是因他人的建议或要求前来的，因此不会描述出清晰的主诉，也不希望改变，也就不会真正投入治疗。（治疗师可以礼貌地予以回应，但不给予任何任务或是不寻求任何变化。）抱怨者会愿意阐述感受到的导致自身不快的原因，但是当下并不愿意致力于构建解决方案，或许是在等待伴侣先发生变化。（此时，治疗师是接纳的，有时也会提供一些任务建议，其导向是注意到所抱怨的伴侣模式的例外情况。）顾客能够描述他们的主诉，并且已准备好采取行动来构建解决方案。（此时，治疗师可以更有指导性地将来访者导向解决方案。）

虽然治疗师可能都会大加赞扬，并且可能需要与三类来访者都进行焦点解决式谈话，但是他们会更加积极地帮助顾客性质的来访者寻找例外情况。然而，治疗师和来访者的关系会随着时间发生改变，访客或抱怨者或许会对某项任务或一系列问题产生反应而转变为顾客，从而更加愿意全情投入对解决方案的寻找之中。

De Castro和Guterman（2008）提出了一个实施焦点解决治疗的五阶段方案。该流派除了认知过程外，治疗师也非常强调共情在治疗过程中的角色。正如先前所述，例外情况是问题情境的替代项。五阶段如下所示。

1. 共同构建问题和目标。
2. 确认和放大例外。
3. 布置任务。
4. 评估疗效。
5. 重新评估问题和目标。

Ramisch、McVicker和Sahin（2009）举了一个有趣的例子来阐述奇迹提问和量尺问题如何用于帮助正在离婚的夫妻在彼此和孩子之间设立恰当的边界。他们强调了在父母离异的过程中和离异之后，家庭成员间的权力关系会发生转移，同时边界会变得模糊。作者运用了结构派家庭治疗来评估家庭内部的权力关系，同时运用焦点解决治疗促发改变。治疗师重新设计的奇迹提问通过关注如何增强对结局的力量感以及重新协商边界的能力感，来塑造家长的信心和自我效能感。

　　想象一下，当你今晚做完咨询离开时，发生了一个离婚奇迹，你们俩一起进入了一部电影。你看到自己是电影中的人物，表演的正是你们离婚后的生活。电影中也有你们的孩子们。尽管你们已经离婚了或正在经历离婚的过程，但（电影的）导演强制设定你们必须仍然保持接触，并且共同承担抚养孩子的任务。试想一下，从你的人物的视角，可以看到些什么，现在离婚已经发生了，作为这个人物，你会有怎样的感受，你会具体说些什么。你可以从哪里辨认出这是一部电影，而不是你真实的生活？

　　专栏13.6中描述了使用奇迹问题、寻找例外问题以及量尺问题的具体实践。

 专栏13.6　像临床工作者一样思考

在家庭治疗中使用SFBT观点

　　理查德一家刚刚失去了孩子。在来见你的1年前，他们14岁的女儿朱莉死于一场车祸。其他的家庭成员，包括朱莉16岁的哥哥史迪威，身体都没有受伤。整个家庭的主诉问题是耗竭和抑郁。发生事故时的司机是朱莉的父亲迈克·理查德，他告诉你，尽管知道另一名司机要为这次事故负全责，但依然无法动摇他深重的内疚感。他告诉你，"我曾经是对于任何事情都能看到光明一面的人。但是这件事……在朱莉死后……我再也做不到了。我想要跟家里的其他人在一起，但我成了一个醉心于哀悼的人。"他的妻子珍妮弗同意他说的话，并且补充说迈克的疏离让她在这次灾难中感到无比孤独。"这就像他身在此处，却并不在此处。"她说。史迪威已经不怎么见他的朋友了，尽管他的成绩还是一如既往的好，但是他曾经在学校时的兴奋感已然消失无踪。

　　根据SFBT的观点来描述以下情境。

1. 迈克当下的"故事"是什么？你会给予他怎样的赞美来帮助他看到别的故事？	
2. 在当下的境况下，创造一个奇迹问题来帮助这个家庭。	
3. 为了对珍妮弗和迈克的关系有所帮助，你会给珍妮弗怎样的寻找例外的问题？	
4. 创建一个量尺问题来帮助史迪威重新检视他跟学校的关系。	

焦点解决治疗师旨在通过提供通用的公式任务（"做一些不一样的事情""注意当你克服过度进食的诱惑和冲动时所做的事情"）来启动新的行为模式，这意味着来访者可以在改变的同时关注未来成功达成目标时的光辉时刻。治疗师与其和那些主诉自己永远无法控制自己的过度进食者争论，不如让她留意例外时刻——留意她确实控制了自己想要吃东西的欲望的时刻，从而让她明白永远不过是一种夸大的说法。

密尔沃基团队会使用单向玻璃和对讲机系统。常见的做法是，治疗师在每节咨询结束前，有大约10分钟的会商时间。在这段时间内，治疗团队会形成干预信息。信息的第一部分多数是恭维来访者，夸赞其正在做的事情是有用的。后面的部分则会提供对于可能的解决方案的线索，布置行为家庭作业，或是传递由团队构建的导向解决方案的想法。

Fish（1995）赞赏该流派具有"极简主义的优雅"，但是批判者，如Efran和Schenker（1993），认为该流派过于公式化，并且怀疑来访者都没有学会跟随他们的治疗师，而仅仅是将主诉留给了自己。确实，有迹象表明焦点解决的治疗师自身在坚持乐观的认知话语方面变得不再教条，有时还允许来访者的感受和关系需求成为治疗的一个部分。利普希克（Lipchik，2002）开展了具有影响力的工作，将情感因素整合到会谈之中，强调来访者-治疗师关系的重要性，而不再仅依赖技术，同时也会使用治疗联盟中的人际层面处理受阻的案例，从而实现成功的解决方案。利普希克的立场与德·沙泽尔遥相呼应（Trepper，Dolan，McCollum，& Nelson，2006）。德·沙泽尔终其一生都在呼吁以与时俱进的方式理解SFBT；要通过将其发展得更为动态来拓展该模型，特别要尊重的是SFBT治疗对于情感角色的澄清；并且使用其他的效果研究方法来评估SFBT的整体效果。后现代治疗与研究之间的关系受到了研究者和学者的关注，他们认为二者之间的边界并没有达成必要的清晰（De Haene，2010）。在后现代否认客观真实的世界里，我们还必须使用客观的研究过程和结果吗？

解决导向可能性疗法

解决导向疗法是SFBT的一个分支，强调在追寻有效的解决方案的过程中，来访者一直持有改变的可能性。该治疗方法是短程疗法，有一个潜在的假设，即来访者和治疗师都会带来自己的专长。来访者是他们自身感受和觉知的专家，会提供足够的数据，根据这些数据，治疗师可以构建一个可供工作的对于问题的界定，将其框定在解决框架之中。来访者，并不是治疗师，会来确定他们希望通过治疗达成的目标。治疗师要小心，不要给来访者强加任何单一

专栏13.7 循证实践

SFBT的支持证据

Franklin、Trepper、McCollum和Gingerich（2012）对SFBT的研究进行了总结，这些研究在多种设置下针对多种人群开展（亲密伴侣暴力、物质滥用、有外化行为问题的青少年，或是被诊断为精神分裂症的个体的药物依从性），他们的结论是"SFBT已经获得了相当多的实证支持，并且在研究领域不断证明自身"（p.411）。德扬和伯格（De Jong & Berg, 2012）则按年代顺序追踪了SFBT模型的发展及其研究支持证据，从最初产生新的治疗策略的观察研究开始，到使用了来访者在治疗过程中、治疗结束后及治疗结束几个月后的目标完成追踪的治疗结果研究。这就进展到了控制更为严格的结果研究，正如Gingerich及其同事（2012）所综述的，研究变得更为精确，会将SFBT与其他已有循证支持的治疗方法进行比较，从而得到了SFBT有效性的初步支持。

过程研究用于探索某一模型在干预中所使用的变化，从而决定其是否成功（McKeel, 2012）。例如，在某项研究中（Lloyd & Dallos, 2006），研究者对有孩子被诊断为智力障碍的家庭使用了奇

迹提问。他们发现，谈话最初是问题导向的（认可智力障碍对整个家庭造成的影响），而后变成了关于心理弹性和技巧的谈话。另外的研究则测量了疗法对于特定人群的疗效，例如，团体治疗对于水平1的物质成瘾者的作用（Smock et al., 2008）。

有研究者感兴趣于当与其他疗法进行整合时，SFBT将如何工作。在一项研究中（Seedall, 2009），为了促发伴侣治疗中的改变，治疗师同时运用了SFBT和由治疗师驱动的伴侣活现。SFBT预设了来访者在创造例外、达成目标以及合作产生新的解决方案上的能力、力量和心理弹性。然而，与此同时，治疗师还引入了"伴侣活现"，该技术被认为是由治疗师教导的伴侣（或家庭）互动过程。整合这两种方法的理念在于，活现作用于态度和行为层面，当来访者特别不稳定，并且无法以更为焦点解决的方式工作时，这个方法或许可供使用，特别是在治疗的初始阶段。从这个观点出发，活现（或直接的治疗师干预）可被看作"导管"，用来促进解决之道的运转。

"正确的"家庭生活方式，而治疗师的专长则在于创造合作性的解决导向的对话。谈话有两条主旨思想（O'Hanlon, 1993）——认可（确保来访者被听到、确认和尊重）和可能性（时刻保持关于改变和解决的愿景）。

据奥汉隆（O'Hanlon）所述（Hoyt, 2001c），奥汉隆的版本（现在将其称为可能性疗法）与SBFT的区别就在于前者认可来访者的情绪（这反映了卡尔·罗杰斯对奥汉隆的影响）。此外，他还认为在他的方法中，政治、历史以及性别对于主诉问题的影响更有可能得到探索。

领军人物：奥汉隆和韦纳-戴维斯　由奥汉隆和韦纳-戴维斯发展的解决导向流派，其治疗原理主要源于三个方面：早先由米尔顿·艾瑞克森提出的理念，由德·沙泽尔及其同事制定的较早版本的短程焦点解决疗法，以及由MRI短程治疗中心开发的策略式干预技术。比尔·奥汉隆（Bill O'Hanlon）是米尔顿·艾瑞克森的学生，后来成了他的导师理念的翻译者和注释者。米歇尔·韦纳-戴维斯（Michele Weiner-Davis）曾在德·沙泽尔的密尔沃基短程治疗中心工作。目前，奥汉隆联合掌管位于新墨西哥州圣达菲的"无限可能（Possibilities）"，在这里，他将解决导向疗法和积极心理学联系在一起。他撰写了好几本应用解决导向技术的著作，关注变化（O'Hanlon，2006）和灵性（O'Hanlon，2006），还有他的论文的合集《不断进化的可能性》（*Evolving Possibilities*；O'Hanlon，O'Hanlon，& Bertolino，1999）。

米歇尔·韦纳-戴维斯是一位社工，在伊利诺伊州的伍德斯托克从业。她撰写了几本著作，为广大读者介绍面对婚姻问题时解决取向的处方（例外——奇迹问题）以及一些推荐方法，包括《破坏离婚》（*Divorce-Busting*；Weiner-Davis，1992）以及《修复离婚》（*Divorce Remedy*；Weiner-Davis，2001）。

部分理论假设　解决导向的治疗师赞同建构主义的观点，认为并不存在对于现实的单一正确的观点——家庭成员的观点如此，治疗师的观点也如此。因此，治疗师让来访者界定自己想要在治疗中达成的目标。这一策略所基于的假设是来访者用于解决自身问题的技能和资源，只是因为他们过于聚焦在问题和惯用的雷同但不成功的解决方法上，所以导致他们看不到解决问题的其他途径。（MRI短程问题聚焦疗法的影响在此处显而易见。）治疗师的角色在于，帮助来访者运用自身固有的技能来找到先前未被考虑过的解决方案，或是提醒他们曾经在类似的情境下做到过哪些。解决导向的治疗师强调希望、鼓励、来访者的力量以及无限可能性，因此他们相信通过赋权，来访者能够改善他们的生活，并且在这个过程中，帮助他们建立起自我满意的对于成功的愿景（O'Hanlon & Weiner-Davis，2003）。

Matthew Selekman（1993）列出了以下七条解决导向治疗师所遵循的理论假设。

1. **阻抗并不是一个有用的概念。** 来访者确实是想要改变的，而治疗师应该以一种合作的立场来接触家庭，而不是找到如何控制他们克服阻抗才能有所帮助。

2. **变化是不可避免的。** 治疗师强调改变只是时间问题，运用突出可能的解决方法的语言。

3. **只需要一小步变化**。一旦来访者能够看到最低程度的变化的价值，他们就会期待和盼望更大程度的改变。

4. **来访者拥有改变的力量和资源**。通过支持家庭的力量而不是关注问题或病因，治疗能够达成更为积极的结果。

5. **问题是解决问题不成功的尝试**。正是家庭重复地试图解决问题，从而维持了问题。家庭需要的帮助是从寻求解决过程中雷同的尝试里"解脱"。

6. **你不需要对问题了解很多才能解决它**。治疗师可以利用问题何时没有发生的例外情况来建立与家庭共同构建解决方法的基石，而不需要精确地得知最初的问题为何会发生。

7. **多重视角**。对于现实，并不存在最终或"正确"的看法；有多种方式来看待解决方法，也不是只有一条途径才能找到解决方法。

　　Selekman 是一位社工，他阐述了如何运用这个模型与攻击性的、暴力的儿童和青少年共同工作（2006）。赫德森和奥汉隆（Hudson & O'Hanlon, 1992）帮助处于冲突中的伴侣"重新书写他们的爱情故事"。当伴侣受困时，他们往往会发展出另一方如何破坏二人关系的故事（"你就是想要控制我""你就跟你的父亲一模一样""你看重孩子远远超过我"）。通过说服自己我的看法就是"事实"，伴侣会就到底谁对于现实的看法是正确的而争论不休。通常，他们会期待治疗师来裁定谁是对的、谁是错的。

　　赫德森和奥汉隆不会将伴侣自身的故事作为二人问题的解释，而是会试着帮助伴侣共同构建对于各自行为的新解读，基于此，后续的行为就能出现新的选项。这些治疗师都不会关注伴侣烦人的行为，而是宣称需要避开指责，用行动语言代替破坏性故事，请伴侣在未来做一些新的或是不同的事情，并为改变带来希望。"捕捉你的伴侣正在做对的事的时刻"是一个寻找例外的治疗性战略，能够找到新的观点，导向新的解决方法。这一战略整合了焦点解决和MRI的焦点问题过程。

　　STRENGTH是一个最近发展的模型，其将解决导向和力量治疗整合到治疗主题之中：关注解决（**S**olution focus）、轨迹预览（**T**rajectory preview）、发展资源（**R**esource development）、例外分析（**E**xceptions analysis）、注意积极面（**N**oticing positive）、设定目标（**G**oal setting）、坚韧性回顾（**T**enacity review），以及发展人类力量（**H**uman capacity development）（Davidson，2014）。Tambling（2012）应用解决导向的方法来治疗性侵的幸存者及其伴侣。

合作式取向

合作式取向是另一种流行的社会建构理论模型，基于"后现代挂毯"的假设，强调治疗关系中的语言和沟通（Anderson，2009，p.301）。这种来访者–治疗师合作式对话的方法反映了心理学家哈琳·安德森以及之后的哈利·古勒施恩的理念。安德森认为，意义是在与他人和自我的对话中被创造和体验的。人类系统在本质上就是语言和意义产生系统。她观察到，

> 语言和知识是关系性的、生发性的，因此本质上是变化性的……
> 当人们参与语言的使用和知识的创造过程中时，个体就被卷入了
> 一个现场活动（即与自己或他人的对话），也就无法维持不变了。
> （Anderson，2009，p.303）

Cheon和Murphy（2007）补充，秉持这一观点进行实践工作的治疗师致力于"打开并且使得不可见的想法可见"，因此治疗师是对话的伙伴，通过语言来强化事件以此时此地的方式来建构。

治疗系统也不例外。治疗师和来访者在讨论"问题"的过程中与对方共同创造意义。安德森（Anderson，1995）通常会用双引号把"问题"括起来，以此来突出她认为根本不存在问题这种东西。相反，系统中有多少成员，就会有多少种对于问题的描述和解释。因此，语用取向的治疗师并不会提供一套具体的干预流程，也不会认为自己是解决家庭问题的客观专家。相反，事实上，他们并不看重技术或是治疗师的掌控，也不认为存在超脱的客观性。而是与家庭成员合作，进行共情性谈话，从而产生对于问题的新意义和看法，并且化解问题。本章前面所讨论的焦点解决治疗会提供各种干预技术（奇迹问题、寻找例外问题以及量尺问题），合作式模型更关注态度，而不是技术或临床方法。该态度指的是与家庭成员进行平等的、有目的的谈话，一起探索他们的问题以及在谈话中探寻对于问题的理解和新的选项（Anderson，2009）。

对于这些治疗师而言，治疗的本质就是对话式谈话，来访者和治疗师是谈话伙伴，携手进入一场共同的探索之旅，而每段关系和每次谈话的探索都是独特的。来访者是其自身生活的专家，治疗师的专长和责任在于促进谈话过程，并从谈话中寻找改变的机会。谈话会根据每个家庭来量身定做，而不会基于任何事先设定好的干预方案，因此谈话是积极的、尊重的、反应性的倾听；将自己融入来访者所关心的内容之中；提出谈话式问题，所有都是为了鼓励来访

者充分地表达当下的故事。治疗师既是谈话的主人，也是来访者生活的客人（Anderson，2009）。他们携手进入共同的或是相互的对于新的意义、态度和叙事的探寻之中，而这些会改变来访者和治疗师的观点。

领军人物：古勒施恩、安德森和霍夫曼 作为家庭治疗的一位先驱，哈利·古勒施恩在20世纪60年代参加了具有创新意义的多重影响治疗项目（Multiple Impact Therapy），正是因为他的参与，合作式的学院派工作被引入了这一短程治疗形式之中。在20世纪70年代，哈利·古勒施恩成了一位策略式治疗师。随后，受米兰小组的工作的激发，他开始挑战将早期的控制论理论应用于人类系统的做法。在20世纪80年代和90年代早期，他的治疗形式跟随社会建构主义和后现代思潮一起进化到了他称之为语言系统的形式。古勒施恩认为，问题并不是等待解决的实体，是经由语言创造和解构的。

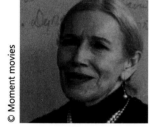

哈琳·安德森（Harlene Anderson），哲学博士

© Moment movies

他与同事哈琳·安德森一起，将治疗视为语言的过程，通过共同创造故事，为来访者和专业人员的思路打开新的可能性，从而"化解"问题。古勒施恩于1977年创建了加尔维斯顿家庭研究所（Galveston Family Institute），这是一个备受赞誉的家庭治疗培训中心。他于1991年去世，此后该中心改名为休斯敦-加尔维斯顿家庭研究所（Houston-Galveston Family Institute），并一直在安德森的指导之下。她继续将后现代思想与家庭治疗结合，并通过组织隐喻的演变来进行实践（Anderson，2012）。

林恩·霍夫曼（Hoffman，1990，2002）与古勒施恩的道路相似，先是成为一名策略治疗师（曾与杰伊·黑利一起工作），然后转向米兰观点（彼时在阿克曼研究所），最后采用的是合作式的、化解问题的谈话方式，这也受到了古勒施恩和安德森的支持。

语言哲学 如霍夫曼（Hoffman，1990）所述，问题是人们同意讲给自己听的故事。这与后现代的观点是一致的，人们带来治疗的问题并不是真相，而是他们对于生活的建构，由叙事、隐喻以及此类过程构成（Gergen，1993）。个体所叙述的事情的真实性并没有这个故事在解释他的生活中所起到的社会效用重要。因此，治疗就是再次构建，其目的在于将来访者从某种特定的自我解释当中解放出来，从而为其开辟新的道路，去采用不同的解释——新的语言空间——从而提供了新的行为选项。

博斯科洛和赛钦认为，问题创造了一个意义系统，在此二人的观念的基础之上，安德森和古勒施恩关注家庭围绕问题组织起来的意义系统。对于他们而言，是问题决定了系统（家庭成员受问题的影响），而不是系统决定了问题（更为传统的家庭治疗的观点）。刻意避免现代主义传统中采取专家干预性的姿态来设计治疗性改变，采用此后现代合作疗法的治疗师将自己视为"学习者"（来访者才是"知者"），以一种"不知"的立场开展治疗。这并不是说治疗师缺乏知识或是没有治疗技巧，而是说治疗师会以尊重之心倾听，与来访者逐步展开的故事保持同步，并且对于什么应该发生改变、什么不应该发生改变不带任何先设的想法。安德森（Anderson，2007）曾使用"故事球"的比喻来描述来访者如何将他们的生活叙事像编织在一起的线团一样展现在我们面前，

> 当他们把球放在我面前时，他们的手依然紧握着它，我轻轻地把我的手放在上面，但不从他们那里拿走它。我开始参与他们讲述故事的过程，慢慢地看/听他们想要展示给我的方面……我带着好奇，我提出问题，我做出评论，我用动作示意。(p.47)

这一合作式治疗模式要求治疗师参与家庭成员的"治疗性谈话"，跟他们一起寻找对于意义的理解并且共同构建意义，从而走向对于新的选项和新的行为可能性的思考。正如安德森和古勒施恩（Anderson & Goolishian，1990）所描述的，

> 我们将治疗视为语言事件，它发生在我们称之为治疗性谈话的过程中。治疗性谈话涉及通过对话（双向的交换，想法的纵横交错）来进行的相互的探索和寻找，在此过程中不断发现新的意义并慢慢靠近"化解"问题，从而化解治疗系统，我们将其称为问题组织和问题化解系统。改变指的是在治疗性谈话和对话的过程中，通过叙事和故事，新的意义得以不断演化。(p.161)

在治疗中，所有参与者都被卷入一套围绕着"问题"进行的语言体系之中——"某些人所担忧的某些事或某些人，并想要改变"（Anderson，1993，p.324）。这一体系由想要"谈论"该问题的人们组成，可能包括教师、社会机构的成员等。治疗系统中的成员构成是流动的，由每一次会谈决定，当谈话发生变化时，成员构成也会发生变化，新的组成单位可能会成为治疗的关注点（Anderson，Burney，& Levin，1999）。

专栏13.8　治疗性碰撞

诠释学和合作式治疗

诠释学（hermeneutics），这个词语源于希腊语的"解释"，从圣经研究发展而来，代表了知识的一种方式。这是一个会受到诠释者信念和假设影响的过程。从关系的角度来说，一个人是不可能真正了解一个事件或人之间的互动的，因为每一次试图这么做，都会受到诠释者所引入该情境的内容（某种看待人或世界观的特定方式）的影响。对于他人的意图或意思的真相，我们每个人都有自己的解读。

然而，要做到相互理解，就需要与关系中的他人保持开放的对话，努力理解他人眼中的现实。合作，在这个一来一回的活动中至关重要，而且不存在对于来访者症状或所述问题的唯一准确的解释。在这个不确定的领域，治疗师尽管更了解整个过程，却并不比来访者更专业。来访者才是其自身生活真正的专家。治疗会谈必须是平等的，治疗师必须将先前的假设放在一旁，尝试倾听未曾听到的观点，并且对于任何新出现的意义抱以开放的态度。

语言使我们能够对正在经历的事情进行建构并赋予意义，帮助我们组织我们的故事，并对其意义进行归属。但是，语言并没有镜映事情——相反，它显示的是讲述者所赋予的意义。正如安德森（Anderson，2003）所观察到的，我们对于生活中的事件、经验以及人物所赋予的现实并不存在真实的样子，而是一种在特定的文化之下，通过语言塑造和再塑造而形成的一种社会建构。

家庭治疗的目标在于"化解"（而不是解决）问题。问题，经由语言形成，也会通过语言得到化解（变成不是一个问题），当扰人的想法或感受出现不同的意义（新创建的故事）时。当人们有了新的理解，从而不再将过去困扰的事情体验为或视为问题的时候，就会产生更大的自我效能感。改变，无论是思想上的还是行为上的，都会在"治疗性谈话"后自然发生，因为产生了新的解决方案，问题得到了化解。当谈话中的主诉不再是谈话的组成部分时，治疗目标就达成了（Hoffman，2002）。如何从语言的视角进行实践，请参见专栏13.9。

专栏13.9　像临床工作者一样思考

在家庭治疗中运用语言的视角

肖恩和肖娜前来接受治疗是因为他们有一个问题难以解决，希望得到你的帮助。他们的存款很少（事实上，你也是以打折价给他们进行治疗的）。肖恩告诉你，他对钱感到十分焦虑，并且认为肖娜对钱的态度过于不负责任。肖娜不认同这点，她告诉你的是，她只买她认为是必需品的东西。

肖恩插话说："就好比跟你的闺蜜们出去吃午饭？"

非常快，肖娜回应："我们去的地方很便宜。"

肖恩回复："在我们有钱之前，你根本一次都不应该出去吃。"

"哦，真是好呢，所以我就应该被压在石头下，等哪天走运，我们有钱了，我才能买个破汉堡吃！？"

很快，这对夫妻在你的办公室里吵了起来。从语言的视角进行工作，你邀请这对夫妻各自谈一下金钱对他们意味着什么。

肖恩很快又打断了，这次是对你感到愤怒，说："你根本没明白。对钱根本没什么好说的。钱就是钱的意思。我们的账户里就只有43美元。这就是它意味着什么。43美元，租金是1500美元，我们已经拖欠了一段时间了。我都不知道自己在这里干吗，因为我甚至付不起你打折以后的价格。"

当你询问这对夫妻，怎样才能挣到更多的钱时，肖恩再次对你非常愤怒，因为他认为你根本没在听他说话。他已经尽自己所能在努力工作了，肖娜也是。他认为肖娜跟他的贡献相当，两人都已经竭尽所能了。

1. 你该怎样使肖恩进入对话之中？	
2. 当人们在经历"具体"的问题（例如，没有钱）而难以发现问题如何被构建出来的时候，你看到咨询工作存在哪些挑战？	
3. 你会如何帮助肖娜开始谈话？	

反映小组

最后一个也强烈基于谈话和合作基础的后现代流派是由汤姆·安德逊（Tom Andersen）创建的（1993，1997）。该流派与社会建构主义思想一致，认为治疗应该奉行平等主义。它号召应该减少治疗师和家庭之间的主客体二分法的特权做法，因此，该流派比多数治疗方法的层级性少。在这一简单但原始的技术中，"双向镜"取代了更为传统的"单向镜"，因此在一次治疗会谈中，专业人员和家庭可以互换角色，开放地互相观察，提供对于家庭问题的观点。这一举措打开了团队成员和家庭之间的治疗过程，降低了专业人员与来访者之间的壁垒，将正在进行的过程民主化，增加了所有人的亲密度，并且让来访者感受到所有参与者都在一起工作（而不是坐在单向镜背后评价来访者的行为）。

领军人物和倾听彼此的过程　汤姆·安德逊是挪威的一位精神科医生，最初的工作取向是米兰取向。最终，他拒绝了米兰取向疏离的治疗师－来访者阶层体系，特别是治疗师作为专家的立场。早期的米兰式访谈会暂停家庭会谈，让治疗师可以与在单向镜背后观察的小组进行会商，而安德逊拓展了这一策略。在他对于反映小组创造性的应用中，治疗师可以在会谈中一次或多次停下来，特别是当治疗陷入僵局的时候。此时，治疗师可以向镜子后面的专业人员寻求建议，然后治疗师和家庭就成了观察者，看小组成员就刚才所观察到的家庭谈话进行谈话。小组成员在了解家庭自身对于现实的建构的过程中，并没有预先对该家庭进行了解，也没有预设的策略，而且不会受到假设的影响，他们仅仅基于在本次会谈中观察到的内容给出即时性反馈。通常，这些反馈会以一种尝试性的、非贬义的推测的方式呈现，针对问题性的因素——小组成员会非常小心，不做任何宣布，不提供解释，也不指导家庭应该对什么话题进行谈论（"我想了解，当……的时候，这意味着……""我在思考……之间的交换"）。在小组反馈结束后，家庭成员会有机会谈论反映小组的评论。在内、外的对话之间切换，这可以为相同的事件提供两种不同的观点，同时激发对于新观点的探索。在这个过程中，家庭能够感觉到被听到，不受批判，同时感受到重要性。

安德逊认为，直接与家庭分享对他们的假设能够将治疗通俗化，大家都使用普通的"大众语言"，而不是专业人员在讨论案例时常使用的隐晦的"私人语言"（Andersen，1992）。这么做的结果通常是所有参与者之间更强大的共通性理解，基于此，或许可能产生新的对话和新的观点。由此，新的意义得以促发新的行动，最终形成新的现实。安德逊（Andersen，1995）基于他运用**反映小组（reflecting teams）**的经验有了以下观察，

> 当我们最终开始使用这种模式的时候，我们惊讶地发现，不使用伤人、恶劣的词语是如此容易。后来，越发明显的是，我们如何说话取决于我们说话的情境。如果我们选择在没有家庭在场的情况下谈论他们，我们就很容易以一种疏离的方式"专业化地"谈论。如果我们选择在有家庭在场的情况下谈论他们，我们自然会运用日常的语言，并且以一种友好的方式来讲述。（p.16）

安德逊（Andersen，1992）将反映小组的做法与走进未来进行了类比。有许多条可能的道路；有些道路是死路，有些则通向美好的新世界。选择了现在的这条路，家庭期待通向哪里？会不会有其他的道路？他们有考虑过其他的道路吗？他们会如何告诉自己为什么选这条路，以及哪条才是未来的最佳路径？反映小组的理念会以一种平等和合作的方式传递给家庭，家庭受其激发，并且

可以自由选择这些有用的理念，由此，家庭成员能够发展出关于自身的新的对话，并产生新的感知，从而导向新的意义和新的解决方案。

　　反映小组已经得到了多种创造性的演化（Andersen & Jensen，2007）。然而，对其实践的研究支持仍极少，至今仅有两项结果研究，而且每项都有严重的设计缺陷（Willott，Hatton，& Oyebode，2012）。

 专栏13.10　家庭多样性

在不同文化下运用SFBT

　　德扬和伯格（De Jong & Berg，2012）认为，SFBT最适合跨文化使用，因为它尊重每一位来访者的声音，并且会整合来访者的文化习俗、历史和关系类型。他们指出，该方法已在非裔美国人、拉丁美洲人、美洲原住民以及白人来访者中成功使用过了。

　　社会建构流派已在多种文化下进行了本土化。例如，Hsu和Wang（2011）将中国的孝顺整合到SFBT中来处理亲子之间的冲突，使用诸如奇迹提问等技术来探索可能的解决之道。Chaudhry和Li（2011）检验了SFBT在穆斯林美国家庭中的适用性，并指出需要对一些议题保持

敏感性，包括宗教、家庭价值、对心理治疗的期待、人群内部的多样性以及对于社会敌意的体验。SFBT本身的特征（积极框架、关注当下、赋权、对于自我暴露的要求较低以及短程）表明，它可能比其他流派更适合穆斯林来访者。

　　类似地，Meyer和Cottone（2013）提出，SFBT可能适用于美洲印第安家庭，因为它与美洲印第安文化里关于改变的持续性和不可避免性的观点是一致的，同时它关注来访者的能力，而且可以与文化中有价值的实践相结合。然而，对于美洲印第安人来说，可能需要将未来导向的奇迹提问修订为聚焦于当下的。

总　　结

　　家庭治疗中后现代的革命挑战了控制论的思想。在后现代观点中，并不存在客观可被了解的领域——相反，我们称之为"现实"的东西是被社会构建出来的。人们共同构建出来了他们赖以生活的现实。秉持这一观点的治疗师看重多样化，并且主张我们称之为现实的东西是经由语言中介的，我们的经验是由社会和

文化所决定的。民族、文化、性别、性取向、家庭组织类型等都应在决定家庭功能水平时被予以考量。

　　治疗中的建构主义和社会建构主义都受到了后现代革命的影响。前者源于神经生物学，指出我们知觉的局限性，因为这基于我们对于人们的假设。后者则指出我们称之为现实

的东西是通过语言中介的，根据我们的经验由社会和文化决定。

秉持社会建构主义观点的治疗师关注家庭就问题所持有的意义或一系列共享的前提或假设。这些治疗师拒绝通常的治疗师-来访者层级，以一种更为合作的方式卷入家庭之中，而不会寻找"真相""客观性"或"内省"。治疗鼓励来访者检验自己赖以生活的"故事"，来访者与治疗师一起探寻新的、赋权的方式，来看待和解决他们的问题。

现实仅存在于个体一系列心理构建的背景之中。受后现代影响的治疗师的兴趣在于，将家庭卷入合作式对话之中，在该过程中，语言和事件的意义比行为序列或家庭互动模式的优先级高。治疗师帮助来访者找到生活中属于自己的新意义，从而重新书写自己的问题，并且找到可工作的解决方案。

社会建构主义家庭治疗的具体例子有四个：焦点解决短程疗法（德·沙泽尔）、解决取向疗法（奥汉隆和韦纳-戴维斯）、合作取向（古勒施恩和安德森）以及反映小组（安德逊）。焦点解决的治疗重视辅助来访者找到解决方法，而不是探寻对于其苦难的解释。奇迹问题、寻找例外提问以及量尺提问都是被广泛使用的技术。解决取向治疗应用一套相似的流程，帮助来访者动用自身固有的技能来探索各种可能性和发展解决方案，并不需要治疗师给出解释或问题的解决方案。

合作取向特别关注人和人之间产生的意义。治疗师和来访者是谈话伙伴，一起进入探寻过程，其目标在于通过共同创作故事来打开新的可能性，从而化解问题。该流派没有提供特殊的技术，而是提供了一种视角或平等主义的态度，来探寻新的选项。

反映小组技术使用双向镜，专业人员和家庭能够互换角色，观察彼此，就家庭的议题提供不同的观点或尝试性推测。这种将治疗过程打开的方式消除了专业人员和来访者之间的壁垒，帮助所有参与者都使用共享的"大众语言"来彼此沟通。

推荐阅读

Anderson, H., & Gehart, D. (2007). *Collaborative therapy: Relationships and conversations that make a difference.* New York: Routledge/Taylor & Francis Group.

De Jong, P., & Berg, I. K. (2012). *Interviewing for solutions* (4th ed.). Belmont, CA: Brooks/Cole.

Gergen, K. J. (2015). *An invitation to social construction.* Thousand Oaks, CA: Sage.

Lipchik, E. (2002). *Beyond technique in solution-focused therapy: Working with emotions and the therapeutic relationship.* New York: Guilford Press.

O'Hanlon, W. H., & Weiner-Davis, M. (2003). *In search of solutions: A new direction in psychotherapy* (Rev. ed.). New York: Norton.

de Shazer, S. (1991). *Putting differences to work.* New York: Norton.

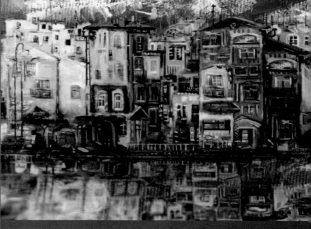

第十四章

社会建构模型Ⅱ：叙事治疗

学习目标

目标1 阐述叙事治疗师如何使用解构的概念

目标2 每个个体的自我叙事提供了架构自身经历的主要框架。解释治疗师如何鼓励来访者意识到自身未被觉察的、内化的叙事

目标3 讨论被问题浸透的故事的意义

目标4 界定独特结果以及解释它们如何帮助改变行为

目标5 说明在叙事治疗中使用信件的有效性

叙事治疗在当今的家庭治疗理论和实践中处于前沿位置，其思想的主要标志是认为我们对于现实的知识是根据我们对于自己和所居住世界进行叙述的故事来组织和维持的（Kaslow，2010）。我们的故事将发生的生活事件以一种特定的顺序串联起来，从而将我们如何生活以及为什么这么生活变得合理。这种持续地将事件编织起来的过程涉及针对各个方面的故事，包括我们自己、我们的能力、竞争力、行动、关系、成就以及失败（Morgan，2000）。特定的主线故事会被用以解释我们当下的行为，并且影响日后的生活。

我们告诉自己，我们如何与他人互动的故事并不是关于我们的生活的，它就是我们的生活（Freedman & Combs，2000）。我们生活的现实其实就是我们所讲述的关于生活的故事里的现实。这一理念对于谈话治疗有着深远的影响。对于许多家庭治疗师而言，受这一流派的影响，不再使用对于系统的隐喻（反馈环路、互动行为模式），取而代之的是对于语言、故事的隐喻，以及人们如何组织、解释以及确定生活经历的意义的方式。Freeman（2011）总结了四类生活叙事：（1）核心叙事自我（个体内化和外化的认同）；（2）生活预期和期待（对未来是乐观的还是悲观的）；（3）生活事件和表演者（人们和环境对于叙事的影响）；（4）意义产生和成长的机会（进行反思的云观念）。图14.1列出了每一类的具体成分。

根据叙事治疗师的观点，家庭对于他们的生活常常建构出消极的、自我挫败的、死路一条的叙事（传说、借口、消极的自我标签、感到淹没或无能或挫败的理由、对于为何无法采取不同行动的解释和掩饰）。叙事理论坚称想要达成改变，人们必须学会采用不同的方式来检验自身生活的价值、假设和意义，并且认识到现有的故事如何主宰了他们对于自己和问题的看法。最终，家庭可以创造并且内化新的故事，做出新的假设，打开新的可能性，简而言之，他们得以重新书写自己未来的故事线，积极改变或重塑自身的生活。

叙事治疗会进行尊重的、不含指责的谈话，其中，来访者是自身生活的专家，因此被认为具备为自己构建更积极的故事所需的技巧和能力。新的观点能够导向为生活经历赋予意义的新路径，若过程是成功的，就会最终导向新的行为。

我们的生活有着多重故事，正如文献中丰富的故事，我们的生活也充满模糊性和不同的意义。在新的事件中，我们注意到的内容通常都是与之前已存在的主线故事相契合的。可以用解构的或是改变后的解释（"老板给我布置这个任务肯定是觉得我可以做到"）来取代旧的自我否定的观点（"老板可能是找不到人愿意在最后关头来做这件事"）。一旦新的解释被采用（"我知道我可以

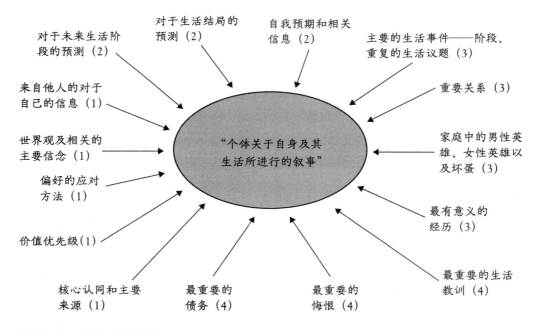

图14.1 生活叙事的成分

来源：Freeman (2011), p. 72.

搞定这项任务"），来访者就可以将这份自信带到别的情境中（"我想要申请晋升"，或是，"下次同事下班后再邀请我出去时，我会说好"，而不是"他们虽然邀请我了，但并不是真的想让我去"）。新的主线故事开始重塑观点、态度和行为。专栏14.1中是一个主线故事的例子。

 专栏14.1　临床笔记

主线故事："我是一个好学生"

让我们假设，你感觉自己是一个很棒的学生。你记得，幼儿园老师因为你乐于分享并且能把自己收拾干净而表扬你，小学五年级的老师因为你上交的原创项目而对你赞不绝口。你记得，你的高中英语老师在开放日的时候专门走出来去跟你的父母交谈，表扬你总能按时上交阅读作业、论文作业整洁美观、积极参与课堂讨论。你还记得，你的父母向朋友炫耀你的成绩，有一年，你的母亲甚至在汽车保险杠上贴了贴纸来炫耀她的儿子在中学拿了荣誉学生奖项。

换句话说，在很长一段时间内，你选择了一系列事件，并将其串联起来，有些事件甚至有所夸大，最终形成了一段故事情节，一个关于你自己的主线故事，这个故事在你的学业生涯中优于其他故事。这段情节随着你不断增加新的例子而日渐丰厚：你赢得拼写竞赛的时候；在电视节目《危险边缘》（*Jeopardy*）上，你的反应速度有多快；你的SATs成绩优异；你有多个高校可选择。

在跟朋友分享你的学业成就的时候，你强调了这些事件，却有点忽略了其他事情，例如，你搞不定化学，你的账户依然难以收支平衡。这些事情在你的主线故事（学业成功）中微不足道。当工作或家庭里出现新的智力方面的挑战时，你自然认为自己是能够处理的；毕竟，你是一个好学生，一个整体上有能力的人。如果有人质疑这一点，你会让他们不相信就去问你的母亲。

你的弟弟，比你小2岁，他的生活有着完全不同的主线故事。他记得，他在学校生活的早期就充满了不适，记忆中都是老师们基于跟你的比较而总是对他表示失望。他觉得自己又笨又蠢，很少体验到学业上的成功。在小学二年级的时候，他被诊断为阅读障碍，一生都存在阅读上的困难。当被提醒到，在他还是一个小孩子的时候，就能够非常快速地把乐高拼成复杂的样子而不需要参考说明书时，他把这件事当成极小的成就而抹去了。对于他装修房子的爱好，甚至是其他对于他动手能力的赞美，亦是如此。

他从两年制专科学校毕业了，却害怕找工作，特别是填写那些申请表。在找了几个月的工作后，他决定去一家运动俱乐部工作，在那里，他的主要工作是给顾客分发毛巾和其他的小物件。当老板想要给他晋升——在前台工作，接待新的顾客，并说服他们签约——你的弟弟变得坐立不安，认为自己无法胜任老板的赏识，然后就辞职了。他一直按照自己无能的主线故事生活着。

后结构主义和解构主义

叙事治疗源于后结构主义和解构主义（Dickerson，2014）。结构主义的理念认为，所有现象的背后都有深层次结构，其复杂性可以被降解为组成成分，而后结构主义则拒绝这种理念。对于结构主义者而言，行为是深埋在个体内部的元素的外在表象；这些元素可以被归类和提取，因此外在的客观专家可以对那些深层层面进行解读，从而揭示行为意义的"真相"。这一类的治疗旨在探寻潜在（深层）的原因，并进一步修复错误的地方，而不满足于仅仅减少或去除症状。结构主义的理念（从弗洛伊德的精神内部结构到家庭治疗传统上所关注的家庭结构）标志了20世纪大多数时候社会科学领域的思想。

从认知心理学家杰罗姆·布鲁纳（Jerome Bruner，1986）、人类学家芭芭拉·迈尔霍夫（Barbara Meyerhoff，1986）以及法国政治和社会哲学家米歇尔·福柯（Foucault，1980）处汲取后结构主义思想，迈克尔·怀特（White，1995）等叙事治疗师对静态的表层/深层二分法提出了质疑。他们认为，对于潜在特质、需求或人格属性的探寻依赖人为地强加上"薄的"描述（例如，对于内部状态表层化的、不真实的描述，如正常/异常或功能良好/功能不良），而我们应该追寻"厚的"描述（丰富的、有意图的、多重故事的），而这些描述会部分地受到个人的、历史的以及文化力量的塑形。除了帮助来访者重著新的故事，叙事治疗师还会增强或是复杂化来访者对于自身生活和关系的描述。

薄和厚的描述

治疗早期，叙事治疗师常听到来访者讲述的关于自己的故事都是充斥着问题的，而且基于薄的描述——这是一个人类学概念（Geertz，1973）——该描述通常由拥有绝对权威的他人（教师、医生、父母和牧师）加在他们身上，并且被作为"真相"整合到自我定义之中。薄的描述通常是由研究他人生活的具有政治力量或影响力的外在观察者做出的，而做出那些被研究的行为的人们对行为的解释很少被采纳（White，1997）。其后果就是，观察者并没有真正面对主人公生活的复杂性，也不了解主人公赋予那些行为的个人意义。作为结构的薄的描述可能会导向薄的结论（将一个人标签为坏的、贪婪的、自私的、懒惰的），而这些结论非常肤浅，而且会使被观察者去权。更糟糕的是，被贴了标签的人们开始采纳了这些外在的分配（"是的，我就是一个自私的人"），认为这是真实准确的，接受自己是无法改变的，接受了关于自己的那些充满了问题的故事，而不再思考他们自己赋予自身行为的意义（例如，一个受到惊吓或不安全的人，不知道该如何帮助他人）。薄的结论（"我再一次将自己放在首位；我真的是一个坏人"）会使得人们无法记起自己慷慨和帮助他人的时候。在由薄的描述所激发的故事中，积极的特征被模糊化或隐藏了。

另一方面，厚的描述则是详尽地描述，多重故事，而不是简单地由他人给予标签。它们会包括正在被讨论的个体或人群的观点，并且他们的生活通常都是与他人的交织在一起的。对于一个人全面的理解需要丰富的、厚的描述，这些描述来自不断叙述且重新叙述那些偏爱的关于这个人历史和认同的故事。对于主观经历（希望、欲望、激情、目的、幻想、志向、承诺）的探索能够对厚的描述有所贡献，因为它提供了个体为什么要如何行为的理由。怀特会仔细聆听潜在的价值和承诺，这些为人们的意义贡献了素材，但通常潜藏在故事之下，似乎不存在，却隐性存在，这些往往能够引发更多具有多重可能性的故事；这个过程并没有消除问题故事，但是当从别的故事来看待问题时，能够转变它的意义，通常能使它们看起来不那么显著，因为它们只是故事里的"一个分支线"而已（Combs & Freedman，2012，p.1038）。

除了帮助来访者发展其他的故事，从而帮助他们从问题故事中解放出来以外，叙事治疗师还会推进重著性（reauthoring）谈话，来丰富或增厚对于他们生活和关系的描述。非常重要的一点是，叙事治疗师需要注意，不要帮助来访者用一个故事代替另一个，而是要拓展他们的视角，将生活视为多重故事性的，有着无数的可选项。陷于麻烦之中的家庭只用单一的维度来看待他们的生活：充斥着问题，以缺陷为核心，囿于时光之中，丧失未来感。叙事治疗师通过改变他们关于自我、他人以及世界的受限的、令人不满的故事，来帮助家庭成员拓展他们的生活。叙事治疗师拒绝扮演专家角色，那种认为自己比来访者还了解他们的专家。他们与来访者通力合作，尊重每一位来访者带到治疗之中的故事及其文化背景。

解构　　

解构是由法国理论家雅克·德里达（Derrida，1978）引进的术语，用于检测文本，表明它们不只含有单一的意思。许多人认为这个术语的意思是拆解掉被认为理所当然的假设，在某种程度上可以这么理解。然而，这个术语蕴含了更为丰富的含义。

德里达（Derrida，1978，1998）坚持认为，解构在本质上不是一种方法，也不能变成一种方法。解构"存在于此"。它并不会等候一个主体（也就是一个个体的人）的仔细思考，或是蓄意为之。解构并不是一个人做到的事情，而是语言本身具有的品质，而个体可以通过检验其隐喻的或修辞的本质来发现它。这种属于文本的特性其实并不局限于书写或说出来的语言，也适用于经验、习俗、现实以及主观臆断等散落的结构。这就意味着在文本或是语言之外，并没有什么东西能够完全地表达意义。

叙事治疗师使用解构这一概念来提醒来访者，某一种意义或一套假设占据主流，这是一种幻觉，可以用多重的意义或假设来理解同样的事件或经历。因此，叙事治疗师帮助来访者重新检验关于自己的被他们称之为真相的内容——由他人或文化所给予并且被内化成命定的无法改变的——并且建构新的叙事。把一个主导的、充满了问题的叙事的力量解构，能够赋权来访者，带着新的现实观、更有能力地处理事情，并过上更为令人满意的生活。叙事治疗师还需要敏感于一点，有些人发现，失去赖以生存的现实或叙事文本后会导致显著的焦虑。想一下，有些人就是想要别人告诉自己究竟该如何生活！让我们来设想一位女性主义来访者，她称自己需要女性主义的语篇来作为自身认同感的基础（确实，有些女性主义理论家正是就这一点与解构主义有许多争执）。解构主义者会像认可其他任何话语（包括德里达的解构主义）一样认可这种话语的非绝对性。作为一位叙事治疗师，他必须高度尊重来访者与文本（女性主义）和认同之间的情感和理智关系，即便他们还可以一起来构建其他的叙事。

解构是叙事治疗（或其他认可其所建议的解放可能性的治疗模式）中非常强有力的一个概念，因为来访者经常将他们对自己所使用的语言与他们认为真实和不可改变的东西相混淆。解构主义指出，一个人的现实和他在经历现实时所使用的语言并不是互相授权的。总会有更多可以"是"和可以"说"的东西。

领军人物：迈克尔·怀特、戴维·艾普斯顿及其同事

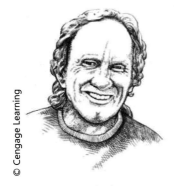

迈克尔·怀特（Michael White），社会工作学士

澳大利亚阿德莱德达利奇中心（Dulwich Centre）的迈克尔·怀特是叙事治疗的领军人物，很可惜，他于2008年不幸早逝。他详细阐述了叙事治疗的哲学理念以及一系列用于帮助来访者重新编著其人生的具体技术。怀特的受训背景是社工，他也是一名高产的作者（White, 1989, 1991, 1995, 1997, 2000, 2007），在全世界范围内办过许多工作坊。最初，怀特受到了格雷戈里·贝特森的工作的吸引，特别是贝特森对于人们如何构建自己所处的世界并赋予其意义的观察，然而后期他拒绝了贝特森的控制论思想，更偏爱叙事的隐喻。他也受到了他妻子谢里尔·怀特（Cheryl

White）的女性主义思想的影响，其他部分理念则来自其在新西兰奥克兰家庭治疗中心（Family Therapy Centre）的同事——人类学家戴维·艾普斯顿（David Epston）（White & Epston，1990）。怀特是一位体贴、专注、执着的临床工作者，有社会和政治责任感：将人们从受压抑的文化主导的、充满问题的故事中解放出来，并授权他们重新书写自己的人生，以发展更有价值的主线故事，过上更充实的生活。

戴维·艾普斯顿（Epston，2014；Epston & White，1992）是一位社工/家庭治疗师，感兴趣于人类学和讲故事，将叙事隐喻的思想介绍给了怀特。艾普斯顿最广为人知的是他创新性的写给家庭的治疗性信件，这是谈话治疗的延伸，目的仍在于重新书写人生（我们将会在本章后面再次回到这些信件上）。他和两位同事提供了一整套有用的叙事技术，用于对儿童及其家庭进行工作（Freeman，Epston，& Lebovits，1997）。

谢里尔·怀特是一位社会活动家，创建了阿德莱德达利奇中心出版社（C. White & Denborough，2014）。她创刊了《国际叙事治疗和社区工作杂志》（*International Journal of Narrative Therapy and Community Work*），一本专门刊发叙事理论和实践相关的访谈、案例及其他工作的期刊。David Denborough 就是在这里与她共同工作的。在美国，伊利诺伊州的 Jill Freedman（2014）和 Gene Combs（2009），旧金山湾区的 Jeffrey Zimmerman 和 Victoria Dickerson（1996）以及 Marie-Nathalie Beaudoin（2011），波士顿的 Kathy Weingarten（1998），以及洛杉矶的 Jennifer Andrews 和 David Clark（Andrews，Clark，& Baird，1998），都是叙事观点的倡导者。在加拿大，Stephen Madigan（2011）是温哥华叙事治疗学校（Vancouver School for Narrative Therapy）的主任，并在世界范围内举办工作坊。

自我叙事和文化叙事 　　学习目标2

叙事治疗的倡导者认为，人们在试图理解自己生活的过程中，会根据时间将自己对事件的体验进行安排，以达到一种对于自身和周遭的连贯解释。这种自我叙事能给人一种连续感和意义感，成为解释后续经历的基础。

每个人的自身故事或自我叙事（我父母的离异如何使我拒绝婚姻；我母亲的酗酒如何使我对饮酒产生恐慌；我的祖母如何通过她身无分文来到这个国家却最后事业有成的事迹激励了我；我童年的疾病如何使我总感到弱于他人）为如何搭建那些经历提供了核心框架。简单来说，我们就自身生活所编写的故事塑造或是构成了我们的生活。帮助来访者意识到，过去未被识别却强有力的内化叙事限制了他们的生活，这能够使他们投入重新书写的治疗性谈话，开发其他的人生故事（White，1995）。需要时刻铭记于心的是，是来访者在治疗师的辅助下重新书写了他们的生活，而不是叙事治疗师重新书写了人们的生活。

文化故事隐藏在个人叙事之下，却影响、塑造着个人故事（White，1991）。它提供了主流叙事，明确了在该文化下习俗的或是偏好的行为方式。例如，如果一个社会鼓舞女性为了苗条而努力，根据体型和体重来评价女性成功与否，并且鼓吹自我监察和个体主义，那么厌食症或贪食症就很可能成为常见的问题。类似地，男性对于女性的暴力和虐待也只有在认可男性主导和父权的社会中才能盛行（Morgan，2000）。其他常见的有害的文化叙述还包括形成了种族主义、性别歧视、年龄歧视、阶级偏见等基础的相关信念。叙事治疗师试图让家庭参与发现、承认和支持解构文化信仰和实践（习俗、法律、制度、语言等）的谈话中，这些文化信仰和实践有助于问题故事的延续，参见专栏14.2。

怀特受到米歇尔·福柯（Foucault，1965，1980）的影响。福柯是一位法国知识分子和社会评论家，他对权力政治有着广泛的论述。福柯把语言看作权力的工具。他坚定地认为，关于生活的特定"故事"被主流文化设定为客观"真实"，有助于维持社会的权力结构，并且消除了对于同一事件的其他解释（例如，关于什么才是正常的性取向，或是哪些行为应被划分为病理性的，或是如何对少数群体的成员做出反应，或是什么才是"真正的"男人）。根据福柯的观点，那些拥有主流或专家知识的人（政治家、牧师、科学家、医生、治疗师）拥有最大的权力，并且决定了哪些知识应该被认为是真的、准确的或是适合这个社会的（Combs & Freedman，2012）。

由于压迫通常都是通过对于语言的控制进行的，福柯提倡帮助人们抵制文化的主流语篇。他敦促要对特定的主流文化或制度的叙事进行挑战，因为毫不质疑地遵从它们会使人们放弃对于其他知识或观点的思考，最终或许会变得对于自由选择或特定个体或家庭的利益感到厌恶。在怀特的治疗工作中，权力、特权、压迫、控制、伦理以及社会公正等议题都有着很高的优先级。文化或制度的话语往往不仅束缚或压迫着人们，而且会导致人们对权力的态度，即白人优于非白人，男子有权支配妇女，异性恋是正常的，而同性恋不是，等等。叙事治疗就战斗在挑战这些态度的第一线（Hoffman，2002）。治疗师的角色、治疗的过程以及目标都体现了福柯的影响力，其对社会公正和质疑能力的承诺吸引了许多家庭治疗师加入叙事治疗阵营。

叙事取向的治疗师通常透过政治镜头来看待来访者的故事，尤其是那些压迫他们生活的故事（种族主义、性别歧视、性别或阶级偏见、对同性恋的抨击）。在这里，他们将福柯对社会的分析扩展到个人或家庭层面，进一步论证某些内化的叙事（例如，在我们的社会中，成功或有价值的人生意味着什么）往往会变成压抑性自我管理，并导致一个失败的自我征服的叙事，因为没有达到武断设定的成就点。此外，内化这些狭窄的、基于文化的、主流语言导致人们对于未来持有自我挫败的想法，从而限制了从不同角度思考人生和过日子的可能性。

 专栏14.2　家庭多样性

叙事治疗中的文化和文化意义

叙事治疗强调文化和文化意义系统对于个体和家庭叙事的影响（Dickerson，2014）。"问题"是由对于文化和子文化的规范化理解所界定的。权力在话语中永存，特权者在社会沟通中的权重更大。改变发生在当个体和家庭同心协力在其生活的政治和社会语境下找到新的意义和机会时。因此，社会公正在叙事流派中处于前沿和中心位置（Combs & Freedman，2012）。叙事治疗师认识到，治疗师容易使边缘化他人的社会不公正现象长期存在，因此他们积极推动一个协作过程，不再认同历史上将临床工作者视为"专家"的观点中所蕴含的权力和权威，而是转为理解到每个人、每个家庭才是其生活的专家。叙事治疗师不是中立的观察者；他们积极地推动社会公正。

叙事治疗师特别关注在公共健康实践中以家庭为中心的服务，"与家庭建立具有文化反应性、以力量为基础、合作性的和负责任的伙伴关系"（Madsen，2014，p.381）。这些组织和服务镜映了他们所服务的社区的特征，并寻求去除医疗服务差距。他们赋权家庭，认可他们作为自身生活、他们的社群以及他们的文化的专家；这将会推进"声音和选择"以及"没有我们就不是我们"

（Madsen，2014，p.384）。治疗师的功能就像是人类学家，寻找对于家庭意义及其微文化的理解。

叙事治疗被应用于多种情境，包括理解婚姻的各个方面是如何为社会所建构的，是如何基于文化价值的，以及是如何影响关系内的多样性的（Aniciete & Soloski，2011），从而理解跨文化夫妻所面临的社会压力和各异的角色态度（Kim，Prouty，& Roberson，2012），以及帮助性少数伴侣重新叙述他们的故事，作为他们所经历的社会逆境的不同叙述（Cohn，2014）。它也被用于理解面临高人体免疫缺损病毒（human immunodeficiency virus，HIV）感染率的年轻非洲人如何以不带有污名化的语篇来思考节欲（Winskell et al.，2011），以及赋权乌干达的孩子和家庭以与其文化相符的方式来实现经济发展（Wakhungu，2014）。

最后，Akinyela（2014）认为，文化民主是对多元文化主义的一种代替，他认为多元文化主义强调将非欧洲视角纳入欧洲主导的治疗模式。他主张，在叙事模型的持续演变过程中，所有文化背景的治疗师应进行充分的对话。

一种治疗哲学

通过帮助来访者认识到他之前的人生中受限的情节和片段，叙事治疗师致力于帮助来访者从绝望感中解脱出来。叙事治疗师不会扮演专家的角色，试图客观地诊断个体的动机、需要、驱力、自我力量或是人格特质；相反，他们更感兴趣于与人们一起合作或是向他们咨询，给予他们平等的权利，帮助他们思考替代的梦想。例如，怀特曾与一位来访者共同探索，某一特定的信念或行为反映了来访者怎样的愿景、思想或梦想。这一后结构主义的流派旨在打开与来访者之间的谈话，谈论来访者的价值、信念和目标，给予来访者机会去思考更多的选择，从而从压迫的个人或社会要求中解放出来。对于怀特而言，来自治疗师的任何解释都不比来访者自己给予自己生活的意义更"有特权"或值得尊敬。因此，叙事治疗师就会去中心化——尽管依然对治疗有影响力，却不处于治疗工作的中心。

例如，叙事治疗师或许会问这类问题："那次经历对你来说是什么样的？"然后"这件事对你的生活有着怎样的影响？"或是"为什么这件事对你来说这么重要？"通过询问这些问题，治疗师关注的是个体对于其生活经历的表达，以及他所选择的赋予那些经历以意义的解释方式。一个重要的孪生治疗目标是对跋扈的自我叙事进行解构，从主流的文化语篇中重建自由，无论是个体层面的还是家庭层面的。重新著写谈话的目的是让来访者了解在他们的生活中发生了什么，是如何发生的，又意味着什么，而这些能让来访者焕发新生，思考更多积极的选择，过上更为完满的生活。

学习目标3 **治疗性谈话**

外化问题

由于许多来访者会内化问题（"我总是处理不好事情，我感到很绝望"），为此，怀特创造了外化谈话来帮助他们将问题放置在他们自身之外，并给他们的经历赋予新的意义。这么做的目的是帮助来访者认识到他们和问题并不相同（"我们并不是我们的问题"；Denhorough，2014，p.25）。问题可以被理解为社会构建（预主流自我或文化叙事的产物）且是可以改变的。

外化（externalizations）的目的是帮助人们将个体的自我认同从寻求帮助

的问题中分离出来，帮助来访者修改他与问题的关系以及其对于生活的限制性影响。这一治疗性计策的基础前提是来访者不是问题，家庭也不是问题，问题才是问题。因此，并不会将时间用在揭示家庭模式或探索家庭动力上，也不用于探寻发生在过去但导致当下情境的关键性事件。叙事治疗师也不关心家庭互动模式如何影响主诉问题；相反，他们更关心问题如何影响家庭。外化语言的例子请参见专栏 14.3。

　　叙事治疗师帮助家庭"外化"令人受限的问题——从将问题视为个人、伴侣或家庭的内在缺陷或病态状态，到重新将其定义为客观存在于外部的、不受欢迎的而且拥有自主意识并主导着生活的叙事故事。治疗师鼓励家庭联合起来抗击问题。抗击的起点是家庭在描述问题的过程中使用的语言和相关的一系列信念（青少年女儿的厌食症、母亲的抑郁、夫妻之间糟糕的沟通），之后治疗师通过提问鼓励家庭将问题视为存在于家庭外部。为了使这一观点有效，将问题拟人化有时会有所帮助，也就是把它当作一个独立的实体（有时还可以根据家庭对问题的描述，给它一个大家都接受的名字），而不是一个内部的特征或是症状个体的某一属性。

 专栏14.3　临床笔记

练 习 外 化

　　外化对于治疗师而言并不容易，治疗师必须克服早期培训过程中习得的对来访者的"客观"判断（"他有双相障碍""她有厌食症""抑郁症就是这个样子的"），而这些判断所隐含的就是问题存在于个体内部。

人是问题	人不是问题；问题才是问题
他是一个坏孩子。	*麻烦*总是围绕着那个孩子。
露西是一个抑郁的人。	露西说，自从她的母亲去世，她一直身处*抑郁的迷雾*之中。
我很没用。	当我在教室里的时候，那种*没用的感觉*最为强烈。
比利有精神分裂症。	比利说，（精神分裂症的）*满怀敌意的声音*试图说服他，他是毫无价值的。

来源：Adapted from Denborough (2014).

如果不再通过症状的外衣来挑给家庭带来麻烦的那个人的错，家庭就能够将问题视为外部的实体，也更能够一起协作来改变他们的思考方式，对生活做出新选择。这就打开了减少自责、产生厚的替代性故事的路。

当青少年这样自我认同时，"我有厌食症"，治疗师可以询问，"厌食症承诺会给你带来快乐，但是给你带来了绝望，你觉得厌食症这样欺骗你的目的是什么？"抑或，可以挑战那位母亲，不将抑郁看作内部的、客观的真相，而是外部的负担："抑郁已经控制你多久了？"帮助"麻烦"的小男孩的方法是给问题一个名字来外化它（"顽皮先生是怎么做到总能戏弄到你的？"）。确认了顽皮先生什么时候最可能来做客，小男孩就可以构建更有希望的方式，来挫败顽皮先生的计策。引导来访者将自身从问题中抽离，有助于他们看到个体或家庭行为的其他的可能选项（Denborough，2014）。

对于将无法帮助有症状的个体摆脱问题视为自身的失败的家庭而言，外化有极大的吸引力。他们可能责怪有症状的个体（"哈利在本性上就很抑郁"，或是"他持续的抑郁正在摧毁整个家庭"）。他们还可能将责备传递到另一个人身上（"这不是儿子的错误，就是他妈妈的错误"）。现在，把问题用一种非病理性的、外化的方式呈现（"有时，悲伤会席卷哈利"），在这种呈现中，没有人需要被责怪。此时，他们或许会开始意识到有症状的个体一点都不比家庭其他成员更喜爱自身感受带来的影响。

随后，来访者会获得一个赋权性机会，与治疗师一起构建新的叙事故事，为他们的人生提供替代性描述。这里还会操作两个相关的过程：解开塑造了他们生活的问题的历史，以及重构或重新书写替代性故事，而这些故事可能之前被隐匿在主线故事之下。现在，与所有家庭成员一起进行的外化谈话使他们能够从故事中抽离，而那些故事是他们一直告诉自己的关于自己的故事；然后，他们就能够作为一个团队，一起来抗击被外化了的问题（Payne，2006）。

运用治疗性问题

叙事治疗跟调查记者一样使用提问，探索"问题的影响和运作"（Denborough，2014）。怀特恭敬但执着的提问通常指向的是个体正在经历什么（"自我意识想要告诉你哪些关于你自己的事情？"），以及问题是怎样被体验的（"自我意识怎样影响你，在社交上？跟女性一起的时候？当你想要老板加薪的时候？"）。为了达成"丰富"或"厚的"描述，治疗师会邀请来访者首先描述问题故事，然后描述替代性故事，从不同的角度在不同的情境下，通常还会穿插对于新故事的问题，例如，与其他人的故事。也会用同样的方式来对文化语篇进行提问："你觉得社会是如何看待有攻击性和没有攻击性的男性的，他们对你的自我意识会说些什么？"治疗师如何帮助家庭克服问题导向故事的例子，请参见专栏14.4。

专栏14.4　治疗性碰撞

克服主流的问题导向故事

叙事治疗师会加入家庭，一起探索使他们感到挫败的故事，以及他们赋予事件的意义。通常，家庭只能给出薄的描述（"我们的儿子，哈利，被诊断为抑郁症了"），来解释让他们绝望的原因，给留意问题行为的例外留出的空间很少，他们期待对于家庭麻烦的专业解释。这个反应孤立并且去权了哈利，他会感到势弱，并为造成家庭的问题而感到羞耻。薄的描述隔开了他和其他家庭成员，也排除了用不同的角度来看待这一情境的可能性。一旦认定了哈利就是问题，是所有人噩梦的原因，他们会不断收集证据（"他成天卧床不起"，或是"我们不喜欢带哈利出门，因为他会突然沉默或大哭"）来支持关于他的问题故事。

为了与这些态度抗争，叙事治疗师启动谈话来帮助家庭打破过去的故事，创建更喜好的替代故事。将问题外化，将其命名为悲伤，治疗师或许会问这些问题：

"哈利，上次你能够赶走悲伤是什么时候？"

"你是怎么做到的？"

"你跟自己说了些什么不同的话？"

"你具体做了些什么？"

"哈利，做到了这点，意味着什么？"

"哈利过去还做到了些什么，是可以用来解释他现在跟悲伤的对抗的？"

"当悲伤不再占据哈利的生活时，跟哈利一起生活会是怎样的？"

这些干预促发了以不同的视角看待家庭生活，重新发觉家庭成员身上被忽视的方面，饿着问题，而不是喂养它，然后重新书写他们的故事，新的故事会有新的赋权感，展现了共同生活和卷入他人生活的强化后的方式。事实上，问题故事将会被新的故事取代，而新的故事是源于历史却以未来视角详细描述的丰富的故事。后期，家庭不再责备自己或是互相责备，就可以鼓励他们采取与替代故事相一致的行动。

怀特的方法运用的是直接的问题（与安德森和古勒施恩的谈话基调不同），来鼓励家庭将问题视为存在于家庭之外的某些实体或东西，从家庭的认同中分离出来。对于有症状的青少年（比如，拒绝上学的青少年）的父母而言，可以询问：问题怎样影响着肖恩的生活？你的生活？你们的关系？问题对你为人父母的角色有何影响？对你看待自己的方式呢？对于你看待他人行为的方式呢？对你的朋友呢？这一技术使得家庭将自己和问题隔离开，和塑造了他们的自我观念以及主导了他们生活的故事隔离开，并且创建了替代性解释。

叙事治疗师认为，出现了问题的家庭通常都会提供问题故事、关于自我的消极的和自我挫败的叙事，这些反映了他们的挫败、绝望和无能感（"我们从来不知道哈利这一天天的会是什么情绪"）。叙事治疗师通过找出与先前的自我描述相矛盾的"事实"（哈利克服悲伤的时候以及能够开心的时候），来帮助家庭确认之前被压制的故事，这些故事与成功或是不同的观点有关，而之前由于他们的家庭生活中充斥着对问题的解释，以致根本意识不到这些故事。

学习目标4   ## 寻找独特事件

接下来，叙事治疗师倾听对于时间或经历不符合问题故事时的描述，那些问题的影响不太显著或完全不存在的时候。这些是重新书写谈话和替代故事线的切入口（Combs & Freedman，2012）。或者，治疗师会邀请家庭探寻**独特的结果**(unique outcomes)——可能是与主流问题故事矛盾的例外事件、行动或想法，那些问题没有打败他们的时刻。这与焦点解决治疗师相似，都让来访者寻找例外——与问题主导的故事不符的经验——帮助来访者找到更具有赋权感的替代故事。

"你能想起某一次你拒绝接受悲伤的命令吗？"

"你是如何信任自己的想法或欲望的？"

"这会告诉你关于你自己的哪些事？"

独特事件打开了探索不同叙事的大门——开启新的家庭故事线。这里包括任何与主线故事不符的事件或情境。可以是计划、行动、感受、陈述、素质、欲望、梦想、想法、信念、能力或承诺（参见专栏14.5）。他们可能与过去、当下或未来有关。在下面这个例子中，一对夫妻因婚姻问题而寻求帮助，他们被困在无法改变其生活的故事之中。在第一次会谈时，叙事治疗师开始寻找独特事件，与这对夫妻对于当下情境的无望感的主线叙述不同的独特事件。

丈　夫：我存了你的电话已经1年了，直到现在才有勇气打这个电话。

治疗师：这次你做到了，这对你来说意味着什么？

妻　子：事实上，去年我有好几次已经拨了号，但很快就挂了。这太令人害怕了。但是这一次，我强迫自己必须坚持，直到打完电话。

治疗师：迈出这新的一步说明了什么？你能想一下其他的任何事吗？也是你很恐惧，但是你还是坚持做了，做到了你认为自己应该做的事情。

丈　夫：我想起了一件事，我非常讨厌我的工作，但是我没有勇气离

职去尝试新的工作。最后，我做到了，不管害不害怕，我辞
职了。然后在1周内，我就找到了自己真心喜欢的工作。

妻　子：我也记得我当时很恐慌，但还是鼓励他去做，因为当时我们
　　　　都很痛苦，而且都知道必须做点什么。

专栏14.5　像临床工作者一样思考

独 特 事 件

一个计划：梅尔计划去喝一杯咖啡，尽管厌食症告诉她这会让她变胖，不应该去。（过去）

一个行动：抑郁的声音试图将他从朋友中孤立出来时，阿里给朋友打了电话。（过去）

一个感受：玛茜对自己的考试成绩感到开心，但自我完美主义试图告诉她还不够好。（当下）

一个陈述：宝拉在会议上发表了自己的看法，尽管自我怀疑试图让她闭嘴。（过去）

一个素质：面对工作场所的辱虐性操作，艾琳依然保持着自己对于他人的关心。（当下）

一个欲望/梦想：当他的生活不再受到酒精和药物的影响时，戴夫希望能够和家庭共度一个假期。（未来）

一个想法：当妈妈的责备试图告诉她，她应该为女儿受到虐待而负责时，阿香想到，"这不是我的错"。（当下和过去）

一个信念：鲁兹说，"我相信我会好转的"。尽管抑郁试图说服他觉得这是不可能的。（当下）

一个能力：克里斯和莱恩因为女儿所说的话而一起大笑。"期待"总是横亘在他俩之间，使他们难以体验到为人父母的乐趣。（当下）

一个承诺：罗伯托和劳拉承诺采用非暴力的教养方式，因为他们自己都有过被虐待的经历。（过去和当下）

来源：Morgan (2003), p.53.

共同构建替代故事

来访者在这个过程中前进，就好像治疗师帮助他们逃离了设置在多层建筑的地下室中的陷阱，进入建筑的上层，他们的视野得以扩大，看到了之前在地下室中见不到的地平线。他们感到不再受困于问题故事，就更能看到其他的风景。（当然，有些故事比其他故事更为坚固，特别是受到强大文化信念的支持时，它们是不容易被解构的。）

报告独特事件有助于增强替代故事。叙事治疗师鼓励来访者讲述并且再次讲述更偏好的故事，通过询问细节、交织他人的生活和故事来增厚这些故事。厚化的过程能够使来访者与新的偏好故事线保持联系，然后以偏好故事代替问题故事的方式生活。在部分案例中，反映小组（参见第十三章）或是局外见证

人小组（会在后面讨论）都能强化替代叙事。在接下来的部分，我们会讨论厚化偏好故事的其他方式。

治疗性仪式、信件以及联盟

创建对于替代故事的丰富的描述——作为保持与偏好叙事的联系的辅助手段——需要叙事治疗师运用一系列补充技术。其目的在于让生活变得更具有多重故事性。

仪式

出于治疗性目的，叙事治疗师从人类学家芭芭拉·迈尔霍夫（Meyerhoff，1986）处借鉴了仪式（definitional ceremonies）的隐喻，为来访者提供一个机会在局外目击者面前讲述（或表演）他们的生活故事，主要的关注点在于他们如何赋予他们的经历以意义。然后，他们会邀请这些非评价性的听众（如果听众是专业人员，就是反映小组；如果听众不是专业人员，就是局外目击者）对刚刚听到的故事做出反应（重述刚刚听到的故事）。通过这个讲述和复述的过程，人们生活中的许多情节和替代故事能够得到厚化，并与当下的价值和承诺联系起来。许多未来行动的选项可能来自来访者听到的听众的反馈，他们的生活或认同怎么吸引了听众的注意力和想象力。这可能引发对于重述的重述（来访者对于局外者所说内容的反馈），以及对于重述的重述的重述（由同一组局外者或另一组局外者），以此类推。仪式（White，1997）有助于证明来访者偏好的陈述是真实的以及厚化替代故事。

由至少两名组员构成的局外见证人小组可能是朋友、家庭成员、治疗师或社区成员，任何能够观察治疗师和来访者之间的重写谈话，以及随后给出相应的重述体验的人。Morgan（2000）提供了一个例子，是一个被戏弄和骚扰的孩子，局外见证者也是一群有着相似经历的孩子，所以他们能够提供自己的应对经验。局外见证人小组会在单向玻璃后面观察对儿童和家庭的叙述访谈，这样不会打扰到谈话的进程，然而跟家庭互换位置，由家庭观察每一位局外目击者重述自己刚才所观察到的内容。

在部分案例中，见证者还可以就治疗师和家庭之间的谈话如何影响了他们对于自己人生的思考发表一些评论。这项技术被称为"去中心化分享"（White，1997），它认可所有参与者之间的联结，但以尊重来访者家庭为重述工作的中心的方式进行。见证人的讨论通常以询问每一位成员听到了什么开始进行，而讨论的焦点主要在于他们在观察治疗师－家庭互动的过程中看到的替代故事和独特事件，以及他们所见证的内容如何与自身的生活经历产生共鸣。见证人之间的这些对话的目的在于构建每个人的故事，并且丰富吸引了他们注意力的替代故事，这个故事很有可能反映了他们自身的经历。在典型的叙事模式中，并不会设定见证人知道对于这个特定的家庭而言，什么是对的或什么是最好的，也不认为他们应该提供讲述者怎样才能过上更好的生活的意见。而且他们也不会将自己的生活和行动作为榜样或例子。

然后再次交换位置，来访者对局外见证人小组的重述过程进行反馈（重述的重述）。最后，每个人，治疗师、家庭、见证人，一起会面思考发生了什么。整个过程，如果是成功的，能够帮助来访者从问题故事中分离出来，帮助他们围绕着关于他们身份认同的偏好故事来重建生活（Morgan，2000）。

Denborough（2014）指出，在来访者讲述和重述故事的过程中，也可以使用记忆中或想象的听众。记忆中的听众是那些在来访者生命的早先时候鼓舞过他的人们；即便这些人现在并不在，但是通过想象如果他们今天在，会就来访者的故事说些什么来唤回他们的声音。叙事治疗师帮助来访者找到和利用这些来自过去的声音。

 专栏14.6　临床笔记

来访者保留重要的沟通内容

来访者保留与他们个人叙事相关的重要的信件、剪报或是保存的电子邮件和信息，这是非常常见的。治疗师经常遇到这样的事情，来访者拿出保存的沟通内容来帮助叙述他的故事。

治疗信件　　　　　　　　　　　　　　　　　　　　　　学习目标5

叙事治疗师经常以治疗性方式给来访者寄信件，特别是作为治疗会谈的补充和拓展，使来访者维持与刚开始浮出水面的替代故事之间的联结。得到来访者的同意后，艾普斯顿（Epston，2009；Epston & White，1992；White & Epston，1990）会定期使用治疗信件来总结会谈内容，邀请犹豫的成员参加后续的会谈，以及畅想未来。通过这样做，治疗师得以延伸治疗会谈，并且鼓励家庭成员记录他们个人对于在非治疗时间内的生活中发生的一系列事情的看法。信件也能降低层级感，有助于增强治疗联盟（Kindsvatter，Nelson， & Desmond，2009）。

信件由于可以在数天、数月甚至是数年之后被阅读或再次阅读，因此具有强大的持续性价值；它们能够增厚或丰富替代故事线，并且帮助来访者持续沉浸在重新书写的过程中。艾普斯顿和怀特（Epston & White，1992）估计，一封信的效应能够持续至少4~5次会谈。艾普斯顿（Epston，2009）认识到，信件的写作技巧必须随着科技的发展而不断改进。Moules（2009）提出，电子邮件可能比传统信件（电子讯息也是一样）更与时俱进，也具有更好的交互性，但是需要确认潜在的边界问题，并且治疗师必须注意电子沟通中的法律和伦理问题；关键点在于，任何书写形式的沟通都应该保持细心的治疗性本质，即便是通过媒体的。

每次会谈结束后，治疗师会给来访者寄送总结信（summary letters），这些总结信基于会谈过程中细致的笔记，并且会根据讨论的内容做调整，为来访者的问题故事打开新的可能性（Epston，1994）。治疗师会仔细回忆来访者自己的语言并将其运用在总结信中。

艾普斯顿会给不愿意来参加会谈的家庭成员寄送邀请信（letters of invitation）；多数人会因为治疗师对于他们以及他们在家庭中的位置的关心而感到惊讶和高兴，然后他们就有可能开始参加治疗。解雇信（redundancy letters）关注的是在家庭中承担了多重角色的特定成员（扮演着弟弟的父亲的角色），并且希望能够改变他们。在相关的免职信（discharge letters）中，治疗师会与来访者共同书写，感谢另一位家庭成员的付出，但告知他可以不再扮演这个角色了。预测信（letters of prediction）在治疗结束的时候写，用于预测在寻找新的可能性方面持续的胜利。

在艾普斯顿看来，信件并不是独立的干预措施，而是与咨询室中发生的事情交织在一起的。无论采用了何种形式或媒介，信件都是要将切身的体验转变为叙事的形式。与平等主义取向相一致，叙事治疗师的想法是公开的，有待家庭确认、修改或挑战。总而言之，在共同构建替代生活故事的过程中，信件描述了治疗师-来访者协作的赓续篇章。专栏14.7提供了从叙事角度进行工作的体验。

 专栏14.7　像临床工作者一样思考

叙 事 治 疗

亚伦和瑞秋结婚10年了。他们在关系中极其不快，正在考虑离婚。他们希望治疗要么能帮助他们继续在一起，要么就帮他们有勇气分开。尽管他们声称依然爱着对方，但是怀孕事件影响了他们。1年前，他们失去了怀了8个月的孩子，而瑞秋自己也差点离世。医生告诉他们，尽管再次怀孕是有可能的，但这将给瑞秋带来严重的健康风险。从那以后，亚伦就变得闷闷不乐，瑞秋感到自己就是一个失败者：起初是因为孩子，现在是因为她的婚姻。二人都感到深度的抑郁。

亚伦：我不知道，我只是再也感受不到了。我知道这是我的错。我没有在失去宝宝之后给瑞秋支持。我只是让自己沉浸在工作里。我知道这是不对的，但是我控制不住。即便到现在，我知道我应该帮助她，让她不再责怪自己，但我就是做不到。我只想待在办公室工作，不在办公室的时候，我就在工作室画画。

瑞秋：我不需要你来帮助我，让我感觉好点。我逐渐学会了你不需要对我负责。我自己才要。虽然我确实从来不觉得自己有什么好的，但你也没有责任来帮助我。这就是在我们之间我最不能忍受的地方：对我来说，这种感觉就像是你宁可去修什么东西，也不愿意跟我待在一起。

治疗师：你对于自己的新理解能给你带来怎样的关于你和亚伦关系的启发？

瑞秋：我觉得，这么多年来，我们互相串通，沉浸在抑郁里。我们一起逃避，一连好几周，一个人都不见，什么事都不做，就在房子里游荡，为自己感到悲伤。我们现在依然是这么做的。我自己的治疗师帮助我看到了这一点。我不想再这样下去了。这也是为什么我的治疗师给我们推荐了你。我真的不想再让抑郁做我和亚伦的黏合剂了。

治疗师：你同意吗，亚伦，抑郁黏合了你们？

亚伦：我想我同意。是的。

治疗师：这看起来像是在你们的关系中有第三个人。我们可叫他抑郁先生。（亚伦和瑞秋笑了，都点头同意。）你们俩想要对抑郁先生说些什么？

瑞秋：你还记得在《绿野仙踪》里面，当她们一起在芒奇金兰的时候，东边的善良女巫对西边的邪恶女巫说了什么吗？这就是我想对抑郁先生说的，"请走开；你在这里没有力量……"

亚伦：我不知道。我觉得抑郁先生有很强大的力量。

瑞秋：可能是吧，但是我真的非常厌倦总是谈论每件事有多糟糕。你看，我永远不会从失去费昂娜的这件事中恢复过来，但是我不想余生受到破坏，因为这件可怕的事情已经发生了。

亚伦：我们永远感到内疚。

瑞秋：这件事使我感到很悲伤，从那以后，每件事都是灰暗的。我们确实感到了永恒的内疚。

治疗师：是的，这确实是至暗时刻；但是我只是在想，如果有人把一桶水倒在抑郁先生身上，就像多萝西对西方女巫所做的一样，把她融化了，会发生什么？生活会变成怎样的？

瑞秋：我真的不知道。我无法确定那之后的生活是否还是我俩在一起，但是我希望这个（指了指自己和亚伦）能有所改变。我希望我感到的内疚也能融化掉。我不觉得会有另外一个孩子在这幅图景里。我讨厌别人告诉我总会再有孩子的。

亚伦（静静地）：我不想要另外的孩子了。我无法忍受你再次怀孕时要为你的健康担忧。

治疗师：似乎你们能够开始看到一些未来的事情——就算现在好像还不能确切地说出未来有什么，但至少能说出未来没有什么。你们觉得呢？

给亚伦和瑞秋写一封总结信。尽可能多使用他们自己的语言来强调新的可能性和正在显现的叙述。给所有在会谈中出现的外化问题起一个名字。提醒他们在会谈中发现的任何独特事件。在信中写下你在亚伦和瑞秋身上感受到的所有力量。然而，要小心，不要对谈话中无法直接辨析的事情下结论。记住：他们，而不是你，才是他们自身生活的专家。

组建支持联盟

将一个人的自我认同从外部问题中分离出来是叙事治疗潜在哲学的一个部分。体现了这一理念的典型案例是反厌食症/反暴食症联盟的建立，由艾普斯顿在新西兰开创，并传播到了美国、加拿大和澳大利亚。其基本理念是，经历过特定问题（如厌食症和暴食症）的人们拥有关于该问题的经验和知识，可以通过与他人分享他们的经历帮助其他人。通过被分享的经历，来访者可以在他人经验的基础上打败该问题。通过提供双向的支持，参与者得以组队，开始改变他们与问题的关系，或许还能重新书写他们的生活，来成功应对食物和体相问题。成员会分享在其他情况下或许不愿说出口的个人痛苦，也会采取一些社会活动来引发更多的公众关注。录像、艺术作品、给他人的信、周期性的聚会、手册、公众演讲、报纸、监控杂志和报纸上的广告——这些都是希望在政治上引发重视的努力，创建支持性的亚文化，这也是叙事治疗希望达成的目标的延伸，即从破坏性文化叙事中解放出来。在这里，治疗师扮演的角色是有影响力的，但并不是中心；在这项团体努力中，所有的声音都会被重视，而不是只有专业治疗师的声音才会。

类似的联盟也会处理其他特定的事项。例如，Fraenkel 和 Shannon（2009）阐述了对生活在避难所里无家可归的家庭进行工作的协同小组。以叙事为基础的讨论小组帮助无家可归的家庭成员在他人的见证下讲述他们的故事，如何变得无家可归。最重要的是，要让人们在没有担忧的情况下讲述自己的故事，不需害怕卷入与正在给他们提供经济或其他福利支持的法律办公室或社会机构的麻烦之中。团体叙事的产物——旧的和新的——有助于个体克服孤立感，获得希望感。在使用叙事治疗进行工作中常出现的情况是，力量被给予强调，所以问题（或许已经被外化）变得更可控或可以解决了。与叙事治疗导向相符，确实能够帮助无家可归的个体把自身的认同从当下无家可归的境况之中分离出来。

专栏14.8　　循证实践

近 期 研 究

部分叙事治疗师之所以回避传统的研究验证，是因为他们认为研究是与该流派的本质和精神相违背的，因此，直到最近才有关于该模型的研究。"对此部分的解释是叙事治疗的从业者试图远离他们认为科学的东西或试图量化生活经验的方法"（Madigan，2011，p.141），因此造成了研究和实践之间的沟壑。

在此沟壑之间建桥的方法之一是通过反思实践（reflective practice；Duvall & Beres，2011）。这种方法鼓励从业者对自己的叙事实践进行反思，广义地将研究定义为创造理论与实践要素交叉的知识，以改进实践。这显然不是线性或实证主义的研究；它使用治疗视频、现场笔记和治疗报告会上的团体日志作为数据，用于确定现象学主题和演绎检查。Duvall 和 Beres（2011）发现，根据他们的研究，叙事治疗中故事线结构、语言循环的意义以及关键时刻的演变是关键的理念。他们还发现叙事治疗在免预约诊所和治疗过去的创伤、成瘾以及有虐待行为的男性等方面有较好的可用性。针对在家庭中实施虐待行为的男性时（Beres & Page Nichols，2010），将愤怒管理策略与叙事技术配套使用，包括外化虐待行为，这样男性可以获取对于自身行为的内省。他们得以识别自己最初如何习得这个行为，谁以及怎样的环境支持了这种行为，这个行为如何给他们自己以及他们关心的人带来了消极的影响。治疗关注创建新的叙事，关于实施非虐待性的互动方式。

Lambie 和 Milsom（2010）报告成功使用叙事治疗支持在传统治疗中被诊断为学习障碍的学生（对具体的诊断进行工作为后现代实践者带来了挑战，因为诊断本身就已经在个体的叙事中加上了病理性的人类经验的标签，这是后现代流派的绝对对立面）。研究者指出，可以使用叫作描绘（mapping）的叙事技术来帮助受困于组织想法、理解阅读内容或言语沟通的学生。描绘是让治疗师提出问题，帮助来访者确认问题对于他们生活的影响。一般的关注点都会放在这些问题对于关系的影响上。提问能够厚化相应的叙事，关于学习障碍如何影响了与学校、父母和朋友的关系。描绘能够把有关障碍的主线故事去中心化，识别来访者的优势，导向丰富的再叙述和来访者的赋权。

叙事治疗也被用于帮助受困于记忆丧失的老年人，以及伴随着意识到自我认同感正从意识中逐渐消失而产生的抑郁和焦虑（Young，2010）。对此，帮助正在发展出神经认知障碍的人们修正了他们的故事，并塑造了新的身份认同，因为他们的个人历史变得不易获取，在他们的故事中强调性格特征和主题模式。

Vromans 和 Schweitzer（2011）进行了对抑郁症成人使用叙事治疗的研究。他们发现，与其他治疗相比，抑郁症状有所下降，提供了对于叙事治疗元素在治疗抑郁症上的初步支持。Graham（2014）报告了叙事治疗对于电子游戏成瘾行为的可用性。Erbes 及其同事（2014）在一项初步研究中发现了叙事治疗对于被诊断为创伤后应激障碍的越战老兵的疗效的初步支持。最后，叙事治疗的临床有效性可能体现在来访者表现出更多的灵活性上，并且"停止谈论治疗性主题，更少反刍，更少谈及那些主题，或是谈论时的情绪浓度降低"（Meier，2012，p.126）。

总　结

　　叙事治疗师专注于帮助来访者获得关于他们生活和认同感的偏好故事线，而不是以前消极的、自我挫败的、无止境的关于他们自己的叙述。治疗师是有影响力的，但是去中心化的，帮助来访者创造和内化新的主线故事，对自己做出新的假设，并通过重新编写自己的故事向未来的可能性敞开心扉。

　　该模型目前在这一领域非常突出，它基于后结构主义思想，挑战对潜在"真理"的需求，并修复潜在结构。解构旧的概念，并用多层的可能性取代它们，有助于降低主流的、问题故事的力量。治疗过程需要关注和超越限制性的自我叙述，以及制度化的文化叙述。

　　对于叙事治疗师而言，来访者不是问题；问题才是问题。因此，治疗性谈话通常从外化问题开始。在部分案例中，问题会被赋予一个名字，进一步强化它是外部力量。为了帮助家庭从问题中夺回对他们生活的主控权，叙事治疗采取提问的形式，通常是解构式的，这样治疗师就可以帮助来访者获得关于他们未来

的替代故事线的"厚"的描述。独特事件可以作为发展替代故事的入口，因此会寻找独特事件。一旦来访者意识到问题故事主宰了他们的生活，他们就可以开始发展事情都有多种选择的感觉，倾向于开放性的、灵活的故事。改变需要创造替代叙事；要通过多种方式来"厚化"或丰富新的故事线，并且将其与未来的选择联系起来，这样才能促进改变过程。

　　仪式、使用反映小组或局外见证者小组，都有助于诉说和复述故事，帮助来访者肯定偏好故事。治疗性信件拓展了治疗性会谈，帮助来访者与替代故事保持联结。基于社区的联盟，关注如厌食症/暴食症或无家可归等问题，可以帮助居民互相提供支持，借鉴彼此的方法，并且成为政治活动团体，来改变对于他们的问题具有破坏性的媒体展现方式。

　　叙事治疗并不容易与现代研究方法保持一致，但有初步的定性和定量证据支持这种方法。

推荐阅读

Combs, G., & Freedman, J. (2012). Narrative, poststructuralism, and social justice: Current practices in narrative therapy. *The Counseling Psychologist, 40*(7), 1033–1060.

Denborough, D. (2014). *Retelling the stories of our lives: Everyday narrative therapy to draw inspiration and transform experience.* New York: Norton.

Freeman, E. M. (2011). *Narrative approaches in social work practice: A life span, culturally centered, strengths*

perspective. Springfield, IL: Charles C. Thomas.

Madigan, S. (2011). *Narrative therapy.* Washington, DC: American Psychological Association.

White, M. (2007). *Maps of narrative practice.* New York: Norton.

White, M., & Epston, D. (1990). *Narrative means to therapeutic ends.* New York: Norton.

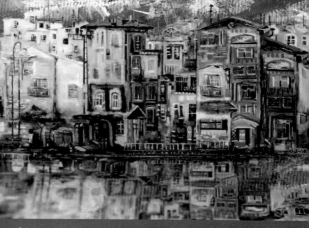

第十五章
基于人群的家庭治疗

家庭治疗师服务各类来访者群体，提供服务的设置也非常多样化（心理治疗办公室、诊所、医院和医疗机构、学校、公司、大学；Nutt & Stanton，2008）。家庭治疗的系统式基础以及该领域与日俱增的治疗流派种类都有助于帮助人们处理多种问题或情境。在本章，我们将提供处理不同人群的家庭治疗的概述，包括学校和教育系统相关的、家庭背景之下的个体精神障碍、初级医疗和家庭、同性恋家庭、对于关系的心理教育、家庭暴力以及离异和重组父母教养。

家庭和学校

在孩子的发展和社会化上，家庭和学校有重要的互动关系，这被称为家-校关系（Carlson et al., 2009）。Bronfenbrenner（1986）将二者之间的系统式互动界定为中间系统，处于孩子发展的重要环境的中间位置；其关系的质量对于孩子的发展结果至关重要。外层系统拓展到了家庭居住的社区，以及文化背景、社会经济地位以及其他宏观系统的因素（Stormshak，Fosco，& Dishion，2010）。

在家-校关系中，家庭的影响和学业影响以双向关系的形式发生着互动。教养风格（权威的、专制的、放任的、忽视的）以及一系列教养措施（行为监控、家长－学校卷入、学习空间和条件的建设）都能够促进或是削弱互动关系的质量，尽管具体的程度可能会因家庭的种族而异（Carlson et al., 2009）。与此类似，学校也会对发展中的孩子产生影响，并且作用于孩子的社会化进程。然而，将关注点放在强调家长参与学校功能作为优先项的项目经常效果不佳，反而是辅助家长改进家庭学习过程（检查家庭作业、鼓励阅读）的项目能够达成学业成就改善的目标，特别是在那些能够理解自己在孩子的教育中应作为支持提供者的那部分低收入家庭中，效果最佳（Carlson et al., 2009）。促进学校和家庭之间沟通的项目也能够加强二者之间的互动关系（Hiatt-Michael, 2010）。

卷入家－校关系之中的家庭治疗师应时刻牢记这种互动关系的系统性本质，在设计干预时，需要特别注意这种关系的复杂性。许多针对学生问题行为的基于学校的干预项目会教授孩子具体的技巧，但是很难达成长期效果，这是因为它们将家庭排除在外。当下最为有效的方式是以家庭为中心的治疗，包括EcoFIT模型。该模型基于实证研究，有发展性的生态学视角，整合了测评，包括了儿童心理健康的社会关系背景，关注父母的改变动机，并且采用健康维持的观点（Dishion & Stormshak, 2009）。也有不少基于家－校的干预项目得到了实证支持（参见Carlson et al., 2009中的表）；学校里的社工和治疗师都被鼓励使用实证支持的干预方案（Powers & Swick, 2014）。

家庭和精神障碍

运用家庭治疗来治疗精神障碍由来已久，但是Nichols（2009）总结认为，依然十分有必要降低专业人员对于真正的生物－心理－社会理论和实践模型的抵触心理。如今，已有大量的证据表明，家庭治疗对于特定障碍的有效性，包括抑郁、焦虑、物质滥用、进食障碍以及严重的精神疾病，具体将在下文中展开讨论。

有抑郁和焦虑的家庭

伴侣和家庭治疗在干预儿童、青少年以及成人的抑郁和/或焦虑中都已表明其有效性。儿童的心境障碍通常出现并发展于功能失调的家庭之中；有抑郁孩子的家庭更可能有抑郁的家庭史和复发史（Kaslow, Mintzer, Meadows, & Grabill, 2005）。环境因素和基因会提高青少年抑郁的风险，但是家庭的保护性因素能够降低该风险，或是通过影响青少年的态度和选择，从而对治疗进程和结果产生积极的影响（Kaslow，Broth，Arnette，& Collins，2009）。由于儿童和青少年群体中的行为和情感症状及障碍的比例居高不下，因此，以某种形式纳入家庭（可以处于连续谱上的某点，从包括一个家长，到包括整个家庭，到在一个团体中包括多个家庭）的干预方案也不断增加（Kaslow，Broth，Smith，& Collins，2012）。一项综述研究总结了以家庭为基础的干预的支持证据，确认有许多不同的方法以不同的支持程度干预不同的障碍，包括抑郁、双相障碍、焦虑障碍、注意缺陷/多动障碍、对立违抗障碍、孤独症谱系障碍以及进食障碍。

如今，成人的抑郁也经常在伴侣动力和伴侣治疗的背景下进行治疗。已有证据表明，伴侣之间的不适可能同时是抑郁的起因，也可以是后果；对关系进行治疗，抑郁也能够得到更好的疗效（Whisman，Whiffen，& Whiteford，2009）。认知行为伴侣治疗以关系里的沟通和促进亲密感的行为作为干预对象，同时也会教授冲突管理技巧，干预长度为15～20节，也包括会谈之外的家庭作用；它还包括预防复发的策略，是抑郁和伴侣不适同时出现时最为有效的干预方法（Whisman & Beach，2012）。有许多家庭应激源，包括教养问题，与抑郁的复发相关；关注亲子互动的治疗也有助于减轻家长的抑郁，增强教养技能，并且改善孩子的发展结果（Beach & Whisman，2012）。

家庭与物质滥用

尽管物质滥用经常被当作个体的问题，但它经常发生在家庭背景之下，而且已有较强的证据支持可以进行包括家庭成员在内的系统式治疗（Stanton，2009）。CRAFT模型（Smith & Meyer，2004）教授家庭成员如何鼓励物质滥用者进入治疗。动机强化是一种共情式方法，试图唤醒和强化来访者的改变动机，且已被证明是有效的，特别是在处理物质滥用时（Miller & Rose，2009）；它经过调整后可用于伴侣治疗（Burke，Vassilev，Kantchelove，& Zweben，2002），它的假设是一个关心他的重要他人（伴侣、家庭成员）对于物质滥用者的改变动机有着积极的促进作用（Stanton，2009）。复发预防是物质滥用的另一个主要的干预方向。Witkiewitz 和 Marlatt（2004）呈现了一个关于复发的动力系统模型，该模型尝试去反映过程的复杂性和非线性特征。Stanton（2005）对该模型进行了扩展，加强了对于人际因素和社会支持作为治疗关键元素的认识，具体包括家庭成员可以帮助滥用者识别高风险的情境，在高风险的情况下，在物质滥用者身边作为支持，增强应对技能，以及增强戒断的自我效能感。人际冲突会触发消极情绪和复发，因此治疗中重要的一环就是改善关系和提升应对技巧。

一些循证家庭干预关注的是青少年的物质滥用和外化障碍。每一种干预都是系统式的，关注多位家庭成员的复杂治疗联盟，目标在于增强家长和青少年之间的理解；每一种都已经得到了设计精细的研究的支持，也已被广泛使用（Lebow，2014）。功能性家庭治疗（Alexander et al.，2013；Sexton，2011）、多系统治疗（Henggeler，Sheidow，& Lee，2009）、多维家庭治疗（Liddle，2009）以及短程策略式家庭治疗（Robbins，Szapocznik，& Horigian，2009）都能够对有物质滥用的青少年的家庭有所帮助。

系统式伴侣模型在治疗物质滥用上也非常有效；它们会将成瘾者的伴侣也纳入治疗，并利用系统的概念和操作来减少物质滥用（Stanton，2005）。行为伴侣治疗有很强的临床有效性的支持证据。该模型认识到了关系的功能不良和物质使用问题之间的"恶性循环"，二者会相互影响，因此该模型会在治疗中同时处理这两个方面。该治疗使用行为干预技术，例如，恢复合同和清醒信任讨论，伴侣之间会每天进行从而增强节制，此外还有家庭作业以及参与自助团体，如匿名戒酒互助会（Fals-Stweart，Birchler，O'Farrell，& Lam，2009）。

家庭与进食障碍

一篇题为"关于在儿童和青少年进食障碍中使用家庭治疗的理论依据和已有的实证证据的综述（review of the theoretical justification and current evidence base for the use of family treatments for eating disorders in children and adolescents）"发现，"家庭干预是现下治疗青少年厌食症的一线选择，并且在青少年神经性贪食症上也有可期待的结果"（Lock，2011，p.274）。通过模型的传播，在治疗进食障碍上，家庭治疗流派已有了一定的规模，并且其在不同设置之下的有效性也已经得到了初步的证据支持。治疗神经性厌食症的伦敦莫斯里医院项目已经得到了较强的证据来支持其有效性。该模型通过四个阶段来达成目标，其动用的是"家庭在尝试处理问题时用于探索方法的适应性机制，尽管这些方法可能转变成了维持问题的部分机制，以及症状在家庭功能发挥作用的过程中所扮演的角色"（Eisler，2009，p.556）。Eisler（2009）将四个阶段描述如下。

阶段1：卷入以及制定治疗性合约。探索对于进食问题的概念；去除对于确认原因的兴趣；评估严重程度；医学评估；外化问题；提供信息；与家庭一起进行问题解决。

阶段2：帮助家庭挑战症状。探索进餐时间练习；明确需要的改变；讨论别人使用的选项。

阶段3：探索个体和家庭发展的问题。随着改善开始发生，思考正常的青少年关心的主题（自我意象、同一性、分离）与厌食行为之间的交互作用；关注没有厌食症的未来生活。

阶段4：结束以及探讨未来计划。对所学进行反思；若进食问题再次发生该怎么办。

家庭和严重精神障碍

家庭里有精神疾病，会成为一场"破坏性、灾难性的疾病"而打乱整个家庭，不容家庭喘息（Marsh & Johnson，1997）。除了承受持续不断的社会上的污名和公众对于精神疾病（如精神分裂症或双相障碍）的排斥，对于家庭成员有精神上问题的家庭而言，他们还需要面对客观上和主观上的各种压力，包括寻求治疗方面的挑战，治疗未完成就出院或是患者拒绝接受治疗，保险上的问题和财务上的困难，寻找工作的问题，全天候监护的负担，家庭的冲突，健康状态受到损伤，以及自身的社交生活受到限制。哀伤，持续的悲痛，失去梦想以及失去对于患病成员的希望，情绪状态随着疾病的复发和缓解像坐过山车一样起伏，潜在的暴力或自毁行为，家庭对于处理此类挑战的准备不足，以及服务的稀缺性——这些都是家庭普遍经历的困难（Marsh & Lefley，2009）。一位女儿患有精神问题的母亲这样描述，

> 我女儿的问题就像我内心的一个黑洞，能够吞噬一切。我的悲伤
> 和痛苦强烈到有时我感觉自己撑不过这一天。这感觉像服丧一样，就
> 像我在面对的是失去了深爱18年的女儿，这个女儿以前有这么多的
> 可能性。（Marsh，1992，p.10）

教会极度痛苦的家庭成员担当"非正式的病例管理者"，并学会如何从社区中获取精神健康、福利、法律以及医学服务，这些对于家庭而言有很大的帮助，特别是多数家庭往往会在这些新的角色都涌向他们时感到无助和困惑（Marsh & Lefley，2009）。美国精神疾患联盟（National Alliance for the Mentally Ill，NAMI）是一个重要的信息、教育以及获取专业人士、家庭成员和公众支持的重要来源。教授日常问题解决技能、对于家庭中极端应激事件处理的危机管理能力，都是心理教育治疗的组成部分。同时，治疗师会尽量去保障，在可能的范围内，家庭成员还能保持自身生活的完整性。治疗会去提升家庭的胜任力和心理弹性，从而采取建设性行动。

对于使用家庭治疗来干预严重精神障碍的兴趣，在过去这些年里浮浮沉沉。如今，精神分裂症被视作一种基因和/或生物学的疾病，对其症状的最佳处

434 | 家庭治疗概论

理方式是使用抗精神病性药物。该障碍既可能在功能良好的家庭里出现，也可能在严重功能失调的家庭中出现。然而，家庭生活中的环境因素确实会对精神分裂症的复发率产生影响。心理教育治疗的支持者认为，帮助家庭成员理解该障碍，并且学会相应的应对技巧，是药物治疗的必要补充，也能够降低家庭的应激，防止精神分裂症成员的症状复发。而家庭本身，由于不再因其成员出现疾病而受到指责或感到羞耻，对于整合性治疗项目的接受度有所提升，从而增加了提升治疗依从性的可能性。然而，仍有家庭出于否认或是害怕污名而拒绝治疗。若是能够说服他们，他们的这些努力会延缓或降低症状复发的严重性，那么他们与支持性的治疗师合作的意愿通常会升高。

在以心理教育为基础的家庭治疗中，一项著名的方案是由位于匹兹堡的西部精神病学诊疗研究院（Western Psychiatric Institute）的心理学家Carol Anderson及其同事Douglas Reiss和Gerald Hogarty一起开发的（Anderson, Reiss, & Hogarty, 1986）。最初，他们观察到住院治疗的精神分裂症患者在康复出院返回监护者家庭后经常复发。这是家庭的错吗？患者是不是没有遵医嘱服药？他们是否需要家庭治疗来探索隐藏的毒性家庭动力？他们发现，当时现存的干预在阻止患者复发上总是失败；在家庭生活中寻找复发原因的努力只会唤醒患者的内疚和防御，有时导致失败，甚至是复发。此外，他们还认为，治疗师对于高浓度的情感互动的鼓励对于精神分裂症而言或许是起反作用的。相比于习惯性地将关注点放在家庭对于精神分裂症的作用上，他们提出，应反过来关注精神分裂症对于家庭生活的影响。

不再责怪家庭，于是他们开始着手帮助所有家庭成员，包括精神分裂症患者本人，来克服家庭功能行使过程中的阻碍。他们使用一种就事论事的方式，教家庭应对技巧，来处理每日必须面对的"灾难性后果，看着自己的孩子恶化到虽然还是他却像一个陌生人，而且是那个最失能的陌生人"（McFarlane, 1991, p.364）。家庭被视为正在经历严重的应激，致使他们感到耗竭，并且很容易受到不良的行为模式的影响，所以家庭通过学习新的赋能技巧而感觉受到支持，从而减轻压力和负担，最终降低复发的概率。

类似的努力也在其他志趣相投的临床工作者/研究者的工作中出现，例如加州大学洛杉矶分校的迈克尔·戈尔茨坦（Michael Goldstein, 1981）和戴维·米克洛维茨（David Miklowitz, 2008），以及南加州大学的伊恩·法伦（Ian Falloon）（Falloon et al., 2005），他们都开发了聚焦于家庭的项目，处理的对象是经历了精神疾病[精神分裂症或**双相障碍（bipolar disorder）**]发作后有过短期住院治疗的患者。由于患者通常在精神病性症状仅得到部分缓解后就出院，患者及其家庭必须面对重新进入社区相关的问题。其焦点也是精神分裂症对于家庭功能的影响，而不是反过来。

高度结构化的心理教育项目的设计就是用来满足这些要求的。"生存技能工作坊"解决的就是家庭每日会遇到的困扰，例如，当其他成员受到干扰时，如何为精神分裂症患者设置界限，给患有精神分裂症的成员布置力所能及的家务，以及降低对其不切实际的期待。工作坊会配合药物治疗来防止复发。此类经济效益较高、以社区为基础的治疗将部分缓解的患者安置于保持与其家庭成员较为紧密的接触的状态下（Goldstein & Miklowitz，1995）。"已有较强的证据支持家庭心理教育的临床、社会、家庭和经济效益"（Marsh & Lefley，2009，p.745）。关于其治疗效果的近期研究参见专栏15.1。

 专栏15.1 循证实践

有精神障碍的家庭

双相障碍和抑郁

一项针对过去20年里对于双相I型障碍的家庭心理教育治疗研究的综述发现，该干预方法能够增强亲属的应对能力，同时减少由障碍所带来的家庭负担（Fiorillo et al.，2013）；后续的一项研究还发现了这种干预对于增强社会功能和减轻家庭负担都是有效的（Fiorillo et al.，2015）。心理教育结合药物对于减少抑郁症状也是有效的（Morokuma et al.，2013），并且经济效益良好（Shimodera et al.，2012）。

精神分裂症

对于有成员被诊断为精神分裂症的家庭，家庭心理教育项目的循证基础较强，可有效降低复发率和再入院率，但是在当下的健康医疗体系中应用较少（Lucksted，McFarlane，Downing，& Dixon，2012）。一项较为早期的元分析研究得出的结论是"在对精神分裂症的治疗中，心理教育干预是必需的"（Pitschel-Walz，Leucht，Bauml，Kissling，& Engel，2001，p.73），特别是那些将心理社会支持与药物治疗相结合，并且持续时间超过3个月的治疗，能够降低复发率高达20%。后续的研究确认并巩固了循证心理社会治疗的有效性（Sungur et al.，2011）。通过网络实施家庭心理教养干预的初期研究显示了积极的结果，这或许能够将该干预模型有效地拓展到更多的家庭中（Rotondi et al，2010）。

情绪表达与精神分裂症

情绪表达（expressed emotion，EE）理论认为，精神分裂症是一种思维障碍，个体对于强烈且负面的情绪表达所带来的应激有较强的反应，且易受其影响。研究者提出该理论的原因在于，当患者出院回到家里后，若家庭环境充满应激、消极、过度挑剔从而导致 EE 水平高，患者很可能变得激活，症状再次复发。反过来，若患者回归的家庭 EE 水平较低，家庭成员也很关心精神分裂症混乱（以及正在变得扰乱）的行为，那么他们不太会对患者的情况做过度焦虑的反应，能够给患者更多的心理空间（Leff & Vaughn，1985）。情绪表达已被证明是精神分裂症复发的有效预测因素（Cechnicki，Bielańska，Hanuszkiewicz，& Daren，2013），同时在有精神分裂症患者的家庭中降低 EE 水平也已受到认可（Atkinson & Coia，1995）。降低 EE 水平也能够降低多种形式的抑郁和双相障碍的复发率（Mueser & Glynn，1995）。

近期的研究则显示，EE 与复发之间的关系或许比以往了解得更为复杂。对于家庭中有成员患有严重精神疾病的墨西哥裔美国家庭的研究发现，随着从历史文化慢慢转向适应美国文化，EE 与复发的相关性也在上升，这就意味着文化会对家庭因素在复发过程中的作用产生影响（Aguilera et al.，2010）；另有一项类似的分析显示，EE 和复发之间是曲线关系，EE 水平过高是有害的，但中等程度的 EE 能起到一些保护性作用（Breitborde et al.，2007）。在欧裔和西班牙裔家庭中，更高的受教育水平能够预测更低水平的指责性归因，但该效应在非裔家庭中并不存在，这进一步提示着需要考虑文化和家庭变量（Duarte，deManani，Rosales，& Kymalainen，2008），包括早期研究中的 EE（包括 EE 的各个方面）可能是一种代理性质的风险因素，代表的是家庭照顾者对于患者在康复过程中主体性的归因，从而对没有康复或复发产生影响（Breitborde，López，& Nuechterlein，2009）。

学习目标2　治疗过程

家庭心理教育一般会采取以下两种形式之一，与单个家庭工作（Anderson，Reiss，& Hogarty，1986）或同时与多个家庭一起工作（McFarlane，2011）。在前者中，Anderson 及其同事将干预划分为不同的阶段（通常类似于结构式家庭治疗，因为也强调边界、层级和子系统），从加入家庭开始；研究显示与家庭建立良好的治疗性联盟有助于提升效果（Smerud & Rosenfarb，2011）。在获得家庭的合作之后，他们会开始生存技巧工作坊——教授家庭成员关于精神疾病的流行病学和病程、生物学病因、当下的药物和心理社会治疗模式、常见药品以及预后等知识，也会讨论患者和家庭的需要，并且制定家庭的应对技巧策略。EE 的相关研究发现也会在这里进行讨论，以及不时检查 EE 水平的基本行为纲要也会讨论，以此帮助患者缓解要尽快表现得正常的压力。由于精神分裂症患者通常对于过度刺激都非常敏感，因此家庭需要尊重边界，允许患者在必要的时候采取退缩反应。代际边界也需要予以强化，父母被要求更为紧密地联结在一起，并掌管家庭，而不是让整个家庭的决定都围着患者的需求转。

在之后的再进入社会环境阶段中，会有门诊会谈（通常是每周），或许会持续一年或更长的时间，其目的在于帮助患者达到在院外仍保持稳定性。患者可能会被布置一些小的任务，并在监管底下完成这些任务过程。治疗团队通常会利用这个阶段将关注点转移到家庭结构上，因为家庭结构或许会因患者的归家而需要做出调适。最终的康复阶段会巩固收获并提升患者的功能水平。

麦克法兰（McFarlane，2011）的多家庭项目源于更早期的多家庭治疗工作（Laqueur，1976），早先就是用于一起治疗多个住院精神分裂症患者的家庭的。在心理教育干预的版本中，多家庭治疗会为亲属举办讲座与讨论的工作坊。通常会有 5 ~ 6 个家庭参加，为这些家庭提供更多的社会支持，会谈一般持续至少 12 个月。美国物质滥用和精神健康服务管理局（Substance Abuse and Mental Health Services Administration，SAMHSA）将麦克法兰的模型认定为循证实践，并且有可供使用的实施工具库（SAMHSA，2009）。专栏 15.2 中列出了家庭经历精神分裂症发作后可以遵循的纲领。

 专栏15.2　临床笔记

对于有精神分裂症患者的家庭和朋友的心理教育大纲

1. 慢慢来。康复需要时间。事情会按照自己的速度慢慢好转。

2. 保持冷静。富有热情是正常的。请保持冷静。分歧也是正常的。也请保持冷静。

3. 给予彼此空间。暂停对于每个人来说都很重要。所以脱身一下是可以的。说"不"也是可以的。

4. 设置界限。每个人都需要知道规则是什么。一些清晰的规则能使事情更明了。

5. 对你无法改变的事情采取忽视态度。让一些事情过去。但不要忽视暴力行为。

6. 清晰简单。用清晰、冷静、正面的方式说出你必须说的内容。

7. 与你亲友的治疗团队结伴。理解你亲友的目标，以及他们的治疗计划中的具体步骤。

8. 如常处理日常事务。尽快重新建立家庭日常。与家庭和朋友保持联系。

9. 不要使用街头药物或酒精。它们会使症状恶化，并且导致复发，阻碍康复。

10. 关注早期预警信号。记录变化。如果需要，可以与你的消费者亲友和治疗团队会商。

11. 一步步解决问题。让变化逐步发生。每一次只处理一件事情。

12. 调整预期。使用个体化的标尺。将这个月与上个月进行比较，而不是与去年或下一年比较。

来源：SAMHSA (2009); Adapted from McFarlane (1991), p.375.

学习目标3　**医学家庭治疗**

医学家庭治疗（Medical family therapy，MedFT）是"一种专业化的实践形式，应用生物－心理－社会模型和系统式家庭治疗原则来协同治疗患有医学问题的个人和家庭"（McDaniel，Doherty，& Hepworth，2014，p.9）。该模型旨在处理家庭关系和家庭健康之间的复杂作用。它改变了治疗的重点，传统的医学模型中只关注需要照顾的患病个体，而现在的模型则将家庭视为整个照顾系统的基石，而照顾系统应对和适应的能力取决于家庭系统的力量。基于该观点，心理社会因素和生物学干预在康复过程中都扮演着重要的角色（Rolland，2012）。有一本学术期刊专门致力于发表医学家庭治疗相关的学术论文，这本期刊的名称是《家庭、系统和健康》（*Families, Systems, and Health*）。

研究已经支持了在医疗体系中强化生理医生和精神健康从业者之间互动沟通的价值（Foy et al.，2010），为医学家庭治疗模型的各个方面提供了初步支持。健康或疾病与家庭功能之间的互动关系已经在研究中得到了大量论证，包括家庭干预对于健康医疗的积极作用以及跨文化的适用性（Tyndall，Hodgson，Lamson，White，& Knight，2012）。然而，为推进该领域发展，仍需要更多精细的研究来建立医学家庭治疗元素的共通词表，同时建立度量标准，来衡量模型的哪些方面达到了想要的结果；研究应同时包含量化和质性的方法，来评估医学家庭治疗的临床、操作以及财政等方面（Mendenhall，Pratt，Phelps，& Baird，2012）。

领军人物

乔治·恩格尔（George Engel，1977）是罗彻斯特大学医学院的一位内科医生，他被公认为第一位提出医学问题的整合模型的人物，他将该模型称为"生物－心理－社会模式"。恩格尔认为，患者和疾病都应被放置在背景之中加以理解，家庭需要被囊括在医疗体系中，并且所有的系统都应被同等看待。麦克丹尼尔、爱泼斯坦和哈克尼斯（McDaniel，Harkness，& Epstein，2001）提出，生物－心理－社会观点的出现是对当时盛行的以还原论为基础的生物医学模型来治疗医学问题的反应。

为了促进以家庭为中心的医疗护理，心理学家 William Doherty 和家庭医生 MacAran Baird（1983，1987）论述了医生与家庭协作的五个水平：（1）仅有极少数卷入；（2）告知家庭成员对患者的治疗；（3）提供支持；（4）计划干预；

（5）提供家庭治疗。

　　纽约的心理学家苏珊·麦克丹尼尔（Susan McDaniel）、尼苏达州的William Doherty以及康涅狄格州的Jeri Hepworth，都在初级医疗体系下工作，他们一起推动了医学家庭治疗（McDaniel，Doherty，& Hepworth，2014）。他们呼吁要对"生态体系分裂"（p.5）予以关注，这种分裂已经对医疗健康起妨碍作用，因为其分隔了身体和精神，个体和家庭，个体-家庭和医疗体系，医疗体系中的临床、财务和操作层面，以及医疗体系和文化或社区。他们的书籍阐述了家庭治疗师在一系列医疗设置中可以扮演的新角色。专栏15.3中列出了面对慢性疾病的家庭可以做出的常见调整。

苏珊·麦克丹尼尔（Susan McDaniel），哲学博士

© Patient-Centered Primary Care Collaborative

　　其他领军人物还包括两位以家庭医疗为专长的精神病学家：约翰·罗兰（John Rolland，2012）是芝加哥大学家庭健康中心的创始人和家庭系统健康模型的奠基人，该模型概念化了疾病如何与家庭功能的各成分跨时间互相作用；托马斯·坎贝尔（Thomas Campbell）在纽约州罗彻斯特市，是恩格尔的学生，其兴趣点在于囊括一般系统理论和家庭医疗的协同工作（Campbell & Patterson，1995）。

专栏15.3　临床笔记

面对慢性疾病的常见家庭调适　　　学习目标4

1. 家庭角色的改变。患上疾病的个体无法再满足先前的角色（照顾孩子、家务劳动），以及家庭照顾者必须花更多的时间在生病的个体身上。

2. 照顾者的压力和过度负担。外在援助或许无法获取，而照顾者可能会对她们的感受感到内疚。

3. 经济困难。患上疾病的个体丧失或是削弱了挣钱的能力，特别是主要的养家者失去了挣钱的潜力。

4. 根据治疗规则进行调适。调适的范围从简单的饮食改变，到费时费力地不断去见医生和去医院，在进行这些活动时可能是自愿的，也可能是心怀怨恨的。

5. 就疾病进行沟通。要跟患者或是他人说哪些信息以及以何种方式沟通，都会存在不同的意见。而有些疾病会引发着耻感，例如，艾滋病或是慢性精神疾病。

6. 应对多种丧失。丧失功能，丧失与患病个体的亲密感，可以预期所爱之人的死亡。

来源：Adapted from Ruddy & McDaniel (2003).

协作式家庭医疗协会

1993年，一些主要在医疗机构工作的家庭治疗师、医生、护士以及其他医疗工作者聚在一起组建了一个联盟，现在称为协作式家庭医疗协会（Collaborative Family Healthcare Association；McDaniel et al.，2014）。研究者、教育家、管理人员、医疗政策制定者、社会工作者以及用户团体的代表都参与其中，其目标在于重新界定医疗。协会尝试建立一个协作式的、以团队为基础的家庭医疗范式，该范式的目标是提供经济效益良好的、人性化的以及整合式的患者和家庭服务。该协会提供"教育、培训、合伙、顾问、研究以及宣传"，以及"一年一度的前沿会议"（CFHA，2015）。

医疗人员、家庭治疗师以及其他健康专业人员之间的临床协作是此种综合性的医疗问题处置方式的基石（McDaniel et al.，2014）。如今，所有的专业人员组成一个团队，帮助家庭应对家庭中任一成员出现的情况对于整体家庭生活的影响，这些情况包括慢性疾病（糖尿病、白血病、心血管疾病）、危及生命的情况（艾滋病、神经性厌食症、早产儿），或是损伤和残疾（脊椎损伤、眼盲或耳聋、老年神经认知障碍）。在家庭层面上进行改变生活方式（戒烟、减重、健康饮食）的干预也是非常重要的。

 专栏15.4　临床笔记

疾病的心理社会类型

在严格遵循生物标准的标准化疾病分类基础之上，罗兰（Rolland，2012）增添了一个心理社会维度。在其"疾病的心理社会分类"体系中，他提出，在思考疾病如何在整个生命周期中对个体和家庭产生影响时，可以遵循以下类别。

发病。突然且急性的（卒中），或是逐步且慢性的（阿尔茨海默病）。前者需要家庭动用危机管理技能，而后者需要长期规划和角色调整。

病程。慢性疾病会以不同的方式给家庭带来挑战：（1）逐步恶化（肺癌），需要持续性角色转变、对于新的丧失的适应以及增加了家庭照顾上的压力；（2）维持（心脏病），在康复后，功能会

持续受到限制，家庭需要对变化做出长期的适应；（3）复发或是阶段性疾病（哮喘），在完全没有症状和复燃之间转换，因此家庭生活在不确定中要穿梭于危机与非危机状态之中。

结果。致命的（已转移的癌症）、非致命的（流感）、缩短寿命的（心脏病）、迫近的（无法手术的脑肿瘤）或是突然的死亡（血友病）都有可能出现，所以家庭必须学会面对疾病将对个体的生命产生何种影响。不同的家庭反应意味着家庭在预期哀伤和家庭的丧失上有不同的水平。

失能。残疾涉及多种方面的损伤，包括认知（阿尔茨海默病）、感觉（眼盲）、运动（瘫痪）、

毁容（乳房切除术）或是社会病耻感（艾滋病；Olkin，1999）。家庭必须适应失去收入、角色转换、输出的资金援助、脱离以往的社会团体。

罗兰的分类系统根据发病、病程、结果以及失能构成了一个矩阵（例如，肺气肿——逐渐起病，渐进性病程，逐步失能，致命；脊椎损伤——急性起病，维持，失能，非致命）。部分疾病的病程是可预期的（阿尔茨海默病），而另一部分则不是匀速的，因此是不可预期的（早期多样硬化）。罗兰的心理教育框架强调了疾病或残疾与家庭特征或质量（生命周期阶段、资源或心理弹性、患病个体在家庭中的角色，等等）之间的交互作用。针对慢性疾病患者及其家庭的家庭支持团体通常会根据具体的情况（如白血病）、病程（如渐进性或复发）或是疾病表现的特定阶段来进行量身定做（Steinglass，1998）。任一疾病的每一阶段都有其独特的心理社会需求和发展任务，需要来自家庭的不同力量、态度或改变（Rolland，2003）。

家庭治疗师—医生合作

为了实现更为全面的护理，治疗师可以与医生、护士、药剂师或是康复训练师进行合作，而这需要各方人员能够接受彼此的语言体系、治疗性假设以及工作方式，但是这些往往是相互冲突的。协作就需要不再停留在过去的忍受状态，甚至需要超越合作，持续地沟通从而达成联合治疗方案（McDaniel et al.，2014）。医生可以告诉治疗师疾病的病程或是可能的病程，以及预后，而治疗师可以启发医生和其他照料者去了解患者对于疾病的体验，或许还可以探索如何最小化患者或家庭的焦虑，帮助她们接受疾病，从而使他们能够积极参与自己的治愈过程（McDaniel，1995）。医学方面的专业人员可以帮助治疗师识别复杂主诉问题中重要的生物学部分。同样的，与治疗师或社会工作者一起工作，医生也不太容易忽视疾病或问题的社会心理因素。照顾家庭情绪需求的任务，例如，在重大手术之后，就可以由心理健康人员来承担，这样手术人员可以轻松一些，只需关心患者的生物医学上的需求。

医学家庭治疗师需要具备的工作知识领域包括主要的慢性疾病和残疾、主要治疗方法和后续的情绪后遗症，同时也需要对医疗管理系统有所熟悉。医生需要了解并且接受家庭治疗师提供的帮助，而不要感到照料患者的主权受到了挑战。地盘之争以及专业竞争并不少见，因此需要以一种全局的、生态系统的方式进行协作。

家庭治疗师—家庭合作

协作护理能够巩固动荡的家庭系统，允许其成员重获对于医疗决策的卷入感、控制感、选择权以及力量感。"家庭对于掌控力的信念会极大地影响其与疾病及医疗体系的关系",并且影响家庭的投入度和治疗依从性(Rolland,2012,p.473)。另一方面,协作护理还能够通过增进家庭的沟通和联结来减少家庭在治疗过程中的情绪性后果,这或许会起到改变疾病的临床进程的效果。医学家庭治疗师帮助家庭应对复杂的病情及其后果。最常见的情况都是与慢性疾病相关的(McDaniel et al., 2014);专栏15.5中列出了在医疗设置下可以使用的策略。

 专栏15.5 临床笔记

医学家庭治疗的策略

1. 识别生物学维度。
2. 了解家族疾病史及其意义。
3. 尊重防御心理,移除指责,并且接纳不接纳的感受。
4. 促进沟通。
5. 关注发展性议题。
6. 强化家庭非疾病部分的认同。
7. 提供心理教育和支持。
8. 增加家庭的自主感。
9. 强化家庭的交融感。
10. 与家庭维持一种共情性存在。

此外,医学家庭治疗师需要练习自我照料。每日面对严重的疾病会给人带来存在性挑战,而且对于治疗师来说通常都是孤独和压力满满的。发展对于模糊性和可能的丧失的耐受度,学会管理对于医疗过程的焦虑感,并且拥有可以咨询的团队,这些都能够帮助治疗师避免倦怠。

同性家庭

性少数家庭会经历独有的应激源,包括职业上的歧视、同性(gay and lesbian,GL)家庭中儿童和青少年遭受的欺凌,以及伴侣关系和父母抚养权上的法律问题(Green,2012)。尽管近年来已发生了不少改变,但是在美国,对于同性恋个体的历史态度依然持续影响着家庭功能。运用系统式观点会有所帮助,因为GL家庭的生活是发生在更广阔的社会背景之下的,并且文化和家庭之间的双向影响在多种过程中都是显著的,例如,原生家庭生活/"出柜"、伴侣关系以及抚养过程(Goldberg,2009)。

Green(2012)指出,对于最终"出柜"为同性恋的年轻人而言,其在原生家庭中的体验是非常独特的,因为不同于少数民族的体验,那些体验在家庭中可以共享,而身为同性恋的他们"极少有父母或兄弟姐妹和他们一样是性少数群体"（p.179）。他们通常必须自己探索"接纳自己的性取向，并向他人披露自己的性取向过程"（Goldberg，2009，p.576），无法得到父母的引导。许多社会政治因素会对此过程产生影响，包括个体生活环境中的民族、宗教、政治、社会经济以及雇用单位等对于个体GL身份的接纳或是拒绝的态度。同伴关系尤为重要，会成为一个"家庭选择"（Green & Mitchell，2008）。

Goldberg（2009）提出，随着交流和互动机会的不断增加，对于同性关系的态度正在变得更为积极，但是负面的感觉和歧视依然是存在的。研究指出，同性和异性在许多关系质量因素上是相似的（Kurdek，2004）。多数性少数伴侣可以掌控自己的生活，而不需要治疗，但是也会有一部分人因各种因素而寻求治疗，包括承诺、与性别相关的活动、边界或与歧视相关的心理不适（如抑郁）；然而，也需要记住的重要一点是，部分同性伴侣的问题并不是由性认同所引发的（Green & Mitchell，2008）。性少数伴侣能够获取的家庭支持通常比异性伴侣少，同时，社会和法律相关的问题也可能对关系的稳定性产生消极影响（Goldberg，2009）。近期，法律上对于同性伴侣的认可或许能够缓和这些消极影响。

 专栏15.6　像临床工作者一样思考

与携带HIV的个体工作

谢尔盖是一名来自俄罗斯的17岁非法移民。1周前，他因为过量服用海洛因而被送院治疗。同时，他还曾受到过攻击，身上有多处刺伤，尽管没有一处危及生命，并且这些伤口都恢复良好。护士告知你，陪同谢尔盖入院的一位年轻男性告诉工作人员，谢尔盖近期刚被诊断携带HIV。护士不知道那位年轻男性是谢尔盖的朋友、男朋友还是伴侣。已经计划会与谢尔盖及其父母进行一次会谈，来讨论这位年轻人的毒品使用和HIV问题。在会谈之前，你已经从谢尔盖的母亲处得知，虽然她和她的丈夫都会参加会谈，但是这位父亲已经几乎与儿子脱离了父子关系。

在家庭会谈的前几天，你在医院里见到了谢尔盖。他愤怒甚至下流地抨击你。在最开始，你就受到了他的排斥，尽管你也不知道是什么原因。他不告诉你关于自己的任何事情，只是粗鲁地让你离开。他声称自己要离开医院。当你提到即将到来的与他父母的会面时，他瞬间狂怒，并告诉你，他绝对不会参加。

使用下面的问题来帮助你思考该如何帮助谢尔盖。

1. 身为非法移民，谢尔盖或是他的家庭有哪些特殊的需求是与他当下的状况有关的？基于他们非法移民的状态，你需要在与谢尔盖及其家庭的会面之前做好哪些准备？

2. 基于他或许是男同性恋的可能性，谢尔盖可能有哪些需要？在你与家庭会谈时，你会如何解决这些问题？如果他不是同性恋呢？他的性取向会给你与他及其家庭的工作带来哪些差异,如果有的话?

3. 你会如何帮助谢尔盖及其家庭应对他的 HIV 状态?你预期可能有哪些文化、社会、语言和医疗问题出现?

4. 你有哪些问题想要询问医学家庭治疗团队中的其他成员?你们会如何协同合作,一起来帮助谢尔盖及其家庭?

5. 你认为与谢尔盖及其家庭工作的目标有哪些?列出三个。

学习目标5　心理教育:教授特定人群相应技巧

心理教育是一种基于实证的干预方法,对家庭进行教育从而让其发展出理解和应对受到困扰的家庭成员或有问题的家庭关系的技巧。这种方式的家庭治疗能够支持并赋权有精神分裂症成员的家庭,以及有暴力行为的家庭(Henggeler,Mihalic,Rone,Thomas,& Timmons-Mitchell,1998),还包括酒精或物质滥用(Ozechowski,Turner,& Waldron,2003),受困于慢性疾病的家庭(Rolland,2012),以及那些单纯想要提升关系技巧的家庭(Markman,Stanley,& Blumberg,2010)。心理教育依赖传统的、实验的方法来发展可验证的干预流程。部分家庭治疗师将后现代的方法与心理教育方法整合在一起(Béres & Page Nichols,2010)。

心理教育与多数的新型治疗模型类似,会在治疗师和家庭之间创建一种协同合作关系,来教授管理以及技能构建技巧,从而帮助家庭获得掌控感。同时,他们还会帮助家庭感知自身的力量和心理弹性,并将其应用于处理对所有家庭成员都有所影响的问题,而非只针对出现症状的成员。对于相对不那么严重的问题,心理教育项目会提供相应的技能训练,来增强家庭关系、改善伴侣沟通,或是帮助伴侣成为更为有效的父母或继父母。例如,Kiefer、Worthington、Myers 以及 Kliewer(2010)的研究就展示了如何训练父母去原谅伴侣双方在教养上的越界行为,而这被发现有助于减少负面情绪,增加积极情绪,以及降低教养压力。

心理教育的从业者会在干预中运用传统家庭治疗中的许多技术,包括加入家庭,与所有成员建立联盟,维持中立,以及评估如何最有效地达成积极结果。干预是基于手册的,使用的是一种可供复制的手把手教程,这使得干预方案能够被所有心理健康工作者复制,而不需要更高水平的培训。

心理教育类的实践工作并不以任何单一的家庭功能理论为基础,也不坚守任何一套家庭治疗技术。它们通常结合了家庭系统理论、认知行为疗法、教育心理学以及结构式疗法的各个方面。在特定情况下，例如针对精神分裂症，它们同时还会纳入心理药理学的治疗。整体而言，心理教育帮助家庭在尝试应对精神或身体残疾的家庭成员或受损的家庭关系时，把治疗的效果最大化。或是，它们仅仅通过帮助家庭习得新的问题解决的技能，来获得成功的婚姻或亲子关系。

关系教育项目

心理教育已经拓展到了并没有出现症状的成员的伴侣或家庭之中，他们只是希望掌握更好的技巧或是学会新的策略，来更有效地应对日常关系问题（伴侣争吵、父母－青少年冲突）。它可以在问题出现之前防患未然，比如在婚前（参见专栏15.7），或是针对有继子女卷入的再婚情况。此时，治疗师会教授人们在生活转折期面对可能出现的困难时所需要的技巧。因其简洁、实用、积极的基调和框架，并且经济实惠，这种形式的干预若是能够成功实施，将有助于赋权受助者，从而帮助人们在婚姻、家庭或工作情境中更为有效地行使功能。婚姻、伴侣和家庭教育联盟（Coalition of Marriage, Couple, and Family Education）成立于1996年，成了婚姻咨询领域的一个子学科。部分从业者是神职人员，他们带有明晰的道德和宗教信仰。

关系教育项目包括关系增强项目、婚姻与生育准备项目、伴侣丰盛、父母效能训练项目，这些都是将心理教育的工作与第十二章中所讲述的行为教养技能训练流程进行结合的例子。治疗师加入家庭，并且确认来访者的优势和成长潜能，以及潜在的问题领域，并进行教育性训练而非心理治疗。许多此类项目被打包成了研讨会、影音材料或是科普读物。其中有以行为研究为基础的婚姻生存工具箱（Gottman & Gottman，1999），或是焦点解决取向治疗师米歇尔·韦纳－戴维斯于1992年出版的《破坏离婚》。当项目内容传授完成时，或是当先前商定的时间表已完成时，项目也就结束了（Fournier & Rae，1999）。

 专栏15.7　临床笔记

婚前咨询的潜在因素

伴侣中的一方或是双方都有可能前来进行婚前咨询，其原因可能是出于一种对于未来的共同生活模糊的不易感。尽管这种担忧很普遍，但是在某些情况下，它为伴侣打开了一个口子，可以去讨论先前忽视或是否认的潜在冲突源（姻亲关系、金钱、事业冲突、孩子），而这些潜在的冲突源若是未被探索和解决，可能在日后引发婚姻中的不适。

关系增强

或许，家庭技能训练流派最为著名的就是得到高度发展和研究的关系增强项目（Relationship Enhancement，RE），该项目由宾夕法尼亚州的小伯纳德·格恩尼（Bernard Guerney Jr.，1977）创立。格恩尼是突破性著作《贫民窟的家庭》（*Families of the Slums*）的作者之一（Minuchin, Montalvo, Guerney, Rosman, & Schumer, 1967），也曾与卡尔·罗杰斯一起工作，因此在他与家庭的干预工作中，以来访者为中心的取向非常明显。共情、真诚、对来访者的积极关注等罗杰斯式原则在格恩尼的工作中也清晰可见，因此在与米纽钦一起工作发展帮助陷入困境的家庭关系的具体技术时，他也表现出了上述兴趣。Barry Ginsberg是伯纳德·格恩尼和路易斯·格恩尼（Louise Guerney）这对夫妻兼同事共同的学生，他曾描述当代的RE项目结合了心理动力学、行为学、沟通学以及体验式系统的多方面观点（Ginsberg, 1997, 2000）。

RE共情培养项目对核心技巧进行训练，从而帮助伴侣或是家庭在情感上更为卷入（Scuka, 2005）。

- **冲突管理**：有效管理情绪和冲突情境。
- **表达（承认）**：获得对于自身感受的觉察，对其承担责任，而不是将其投射到他人身上，并且能够对其确信。
- **共情性回应（善于接受）**：学习倾听，并且获得对于他人感受和动机的理解。
- **讨论－妥协**：学习倾听，并且反馈对于所听到内容的意义的理解；伴侣可以在"倾听者"和"讲述者"的位置上"互换"。
- **促进**：维持在同一频道上，从而避免打断沟通。
- **问题／冲突解决**：创造双方均认可的现实化解决方案。
- **自我改变**：提升行为改变的快速性。
- **帮助他人改变**：耐心支持伴侣的改变。
- **泛化**：巩固技巧并将其应用于生活的方方面面。
- **维持**：确保继续使用已习得的技巧。

RE是一种密集的、限时的干预项目，通常包括10次会谈，分布在几个月内。它教会来访者更为清晰地识别他们的问题，以及理解学习特定的技巧（例如，改善他们的自我概念，如何识别和表达——或是"持有"——他们的感受，如何接纳对方的感受，如何与对方保持亲密，同时能协商和解决问题，如何达成关系满意并且成为情感上的伴侣）能够如何帮助他们应对日常生活和未来可能遭遇的问题（Ginsberg，2000）。理解个人经历所固有的主观本质能够为理解对方提供一个新的参考体系，也能够改善表达技巧（Scuka，2011）。会谈中会有说教的部分和技能练习的部分，同时，家庭作业（练习、泛化以及巩固习得的技能）则强调了来访者在治疗成功上所应承担的责任。当来访者能够对自身解决问题的能力有更深层次的信任时，他们就能够更好地应对未来可能出现的挑战。表15.1 呈现了教育性模型与医学模型之间的差异。

　　RE 也提供认知指导——批判性地检验个体的想法、态度以及价值；同时也会有行为指导——培养处理情绪的技巧或是进入人际关系的技巧。实施者的价值体系是清晰地陈述出来的，来访者－治疗师的关系是双方共享的计划和决策过程之一。最为显著的治疗技术不仅包括共情、非评价性接纳、与来访者进行真诚的对话，还包括教会来访者识别和确认感受，以及能够开放和诚实地表达感受。

表15.1　教育模型与医学模型

教育模型	医学模型
强调发展过程、心理需求以及生活压力	强调疾病（适应不良／病理过程）
不强调内省和病因	强调内省和病因
问题处于个体的控制之中	问题不处于个体的控制之中
来访者同意向从业者（老师）学习	来访者依赖从业者的专业能力来获得改变
最好的疗愈和改变来源于来访者自身的努力	疗愈依赖从业者的技能
鼓励来访者寻求他们所需的知识和资源	通常而言，来访者处于从业者的照顾之下
具体方法包括设定目标，理解技巧的具体理念和方法，技巧练习，并且学习、泛化到日常生活的问题中，以及巩固技巧	具体方法包括诊断、治疗和治愈
预防和改善之间没有区别	方法更偏向于治疗，而不是预防

　　研究已经表明了相比于其他治疗方法，该项目对于婚前、婚姻中以及特定人群的技巧学习方面具有良好的效果（参与者报告沟通得到增强；共同解决冲突的能力得到加强；关系得到改善，体验到更强的信任感和亲密感）（Accordino & Guerney，2003），然而长期的效果还没有得到确认，因此仍需要随访研究。

PREPARE/ENRICH问卷

为了评估夫妻对于婚姻的准备程度，David Olson 及其同事（Olson，Fournier，& Druckman，1997）开发了婚前个体和关系评估（PREmarital Personal And Relationship Evaluation，PREPARE）问卷。这一经过充分研究且可靠的问卷共165道题，由伴侣双方独立填写。其目的在于帮助婚前伴侣更好地了解和就其原生家庭进行讨论，并且识别其间的不同。它开启了调和差异、发展和谐关系之路。

量表得分由计算机计算，根据全国的常模来进行标准化，结果将会以图表的方式呈现在伴侣和家庭地图上，为伴侣提供了关于他们"关系优势"和有必要继续工作的"成长领域"的相关信息。伴侣将会与婚前咨询师一起探索11个内容领域。

- 对婚姻的期待（各自对爱情、承诺和冲突处理有哪些期待）。
- 沟通（各自对于表达情绪、倾听和被倾听感到舒适的程度）。
- 性关系（对于喜爱、性行为以及家庭计划的感受和担忧）。
- 人格差异。
- 财务管理。
- 对于冲突解决的态度。
- 对于如何度过闲暇时光的偏好。
- 对于花在家庭和朋友身上的时间的期待。
- 对于婚姻角色的态度。
- 精神信仰。
- 孩子和教养。

 专栏15.8   临床笔记

留意转介来源

治疗师需要特别留意婚姻案例的转介来源。是伴侣所在的教会要求的吗？是拉比建议的吗？是有过婚前咨询经验的朋友推荐的吗？还是因为伴侣中的一方出于对即将到来的婚姻的某些方面的怀疑而提出的？

PREPARE问卷在对于潜在冲突领域的早期识别和促进伴侣对话上特别有用（Stahmann & Hiebert，1997）。最新的"定制化版本"可以根据关系类型（同居、订婚）和家庭结构（有／没有孩子）来裁剪结果，这一变化是对于当代伴侣多样化的一种响应（Olson-Sigg & Olson，2011）。根据PREPARE/ENRICH问卷（2015），已有超过300万对伴侣用过PREPARE问卷（或是用过已婚夫妻的版本——ENRICH问卷），并且世界范围内现有超过10万名PREPARE/ENRICH咨询师。参见专栏15.9，来练习如何与准备结婚的伴侣工作。

 专栏15.9　　像临床工作者一样思考

为婚姻做好准备

一对伴侣在结婚前完成了PREPARE问卷。尽管根据结果，这对伴侣有许多优势领域，但是出现了两项"成长领域"：财务管理和对于婚姻角色的态度。

1. 提出一个你可能提的问题，来帮助他们探索这些成长领域。

2. 你会给这对伴侣提供哪些信息？

3. 你会如何利用问卷中其他的优势领域来帮助伴侣面对这两个成长领域？

4. 当他们开始面对关于财务和婚姻角色的冲突时，你可以给这对伴侣哪些建议？

5. 哪些沟通规则可应用于这一过程？

预防和关系增强项目

预防和关系增强项目（Prevention and Relationship Enhancement Program，PREP）是一项经过精细设计的干预项目，用于帮助伴侣在问题爆发且导致冲突甚至离婚风险之前改善他们的关系。近期，Markman、Stanley和Blumberg（2010）对该项目进行了修订。它最初的版本创建于20世纪80年代，这一社会学习流派"关注教授恰当的沟通和冲突解决技巧，并且提供相关的信息来帮助伴侣评估期待，理解关系承诺，以及通过友情和乐趣来增强积极联结"（Scott，Rhoades，Stanley，Allen，& Markman，2013，p.131）。该项目持续得到了研究和更新（Ragan et al.，2009）。

伴侣被授以建设性的沟通和冲突解决技巧，以及对于婚姻现实化的态度和期待。特别是他们会学习建立能够满足双方情感和心理需求的行为互动模式。伴侣学习如何有效地解决争端且不损伤关系，并且是以一种及时的方式而使回避的模式无法得逞。PREP可用于处于关系的任何节点的伴侣（婚前、同居、已婚、离异或正准备再婚）。通常，该项目包括一个周末持续12小时互动，或是使用讲座和技巧训练的几次会谈（Ragan et al.，2009）。PREP会提供继续学习的资源。Markman、Stanley和Blumberg（2010）基于不断研究提出了维持婚姻的积极步骤。

丹佛大学婚姻与家庭研究中心（Center for Marital and Family Studies at the University of Denver）的霍华德·马克曼（Howard Markman）是著名的行为研究者，主要研究婚姻不适及其预防（Markman，Rhoades，Stanley，Ragan，& Whitton，2010）。PREP项目的结果研究显示，伴侣能够发展出积极的沟通技巧，减少消极沟通，提升关系满意度，降低离婚风险（Scott et al.，2013）。长期随访研究（干预结束后长达4年）普遍显示，伴侣持续性地认为该项目对他们的沟通行为有积极作用。根据Silliman、Stanley、Coffin、Markman以及Jordan（2002）的研究显示，相比于匹配的对照组以及拒绝参与组，实验组伴侣在避免负性沟通模式（退缩、否认、支配和消极情感）上有显著不同。有初步的证据显示，在对非裔美国伴侣进行工作时，强调精神层面内容以及祈祷能够增强PREP模型的文化敏感性。该项目也已开发了针对特定人群（军队、监狱、宗教、低收入）的版本（Ragan et al.，2009）。

其他伴侣和婚姻项目

虽然研究较少却受到广泛传播的会心婚姻（Marriage Encounter），在世界范围内为伴侣提供周末的丰盈伴侣关系的营区活动，通常是由教会组织赞助的，其目的在于提升伴侣对于沟通、问题解决、性亲密以及灵性等因素的意识，从而防止对于婚姻的自鸣得意或恶化。此类项目的对象是拥有良好关系仍希望更进一步，或是想要检视并且巩固自身关系的伴侣。

会心婚姻项目最初出现于20世纪60年代的西班牙，由耶稣会神父Gabriel Calvo创立。他设置了周末的休憩活动，为天主教已婚夫妇提供支持和充电（Chartier，1986）。此类宗教性质的项目也被新教和犹太教群体所采用。除了处于长期婚姻中的夫妻，婚前以及再婚的夫妻也发现此类项目能够有所启发和收获（Stahmann & Hiebert，1997）。部分教会要求订婚的夫妻在教堂举行婚礼之前，必须先参加此类项目。

部分非宗教类项目也很流行，例如伴侣沟通（Couples Communication，CC）。经过大量研究、聚焦于技能的CC项目以教育为主，而不是治疗性的，主要在于加强令人满意的沟通技巧（自我肯定、自我暴露、有效倾听，等等）。CC通常包括8～12小时的结构化技能训练。一项针对CC的元分析研究表明，其在多种促进沟通的测量工具上达到了"临床上显著的积极结果"，但沟通质量会随着时间有些许下降（Butler & Wampler，1999，p.223）。

更好的婚姻（Better Marriage）是一个国际无教派组织，总部位于加利福尼亚州北部。它会提供增强婚姻的团体，而这些团体是由经过伴侣领导培训项目认可的已婚夫妻来带领的（Better Marriage，2015）。在这些团体中，说教式的材料是极少的，主要强调通过伴侣对话来习得技能。带领者会分享自身的经历，而不是讲课或建议。对于这些项目，还需要许多结果研究，特别是长期的研究。

家庭暴力

　　家庭中发生亲密伴侣暴力（Intimate Partner Violence，IPV）和儿童虐待的比例极高（每年IPV的比例高达12% ～ 20%；每年记录在案的儿童虐待的比例约为1000人中有12.1起），而这二者常常同时发生（Owen，Knickerbocker，Heyman，& Slep，2009）。《精神障碍诊断与统计手册》第五版（*Diagnostic and Statistical Manual of Mental Disorders*，fifth edition；DSM-5）和《国际疾病分类》第十一版（*International Classification of Diseases*，11th edition；ICD-11）中改进了对于IPV的诊断标准，从而使家庭治疗师筛查IPV的能力得到了增强，也提升了该领域研究的精准性；其标准包括特定的行为，以及由其造成的显著或潜在的影响（Heyman，Slep，& Foran，2015）。IPV的风险因素有很多，包括社会经济地位低，高社区暴力的接近度，以及年轻的夫妻；心理问题、攻击性因素以及物质滥用等是男性对女性IPV的高风险因素（Owen et al.，2009）。有充分证据显示其可以降低IPV的、干预有效性最强的项目包括：动机增强项目和认知行为伴侣治疗。伴侣治疗"在身体IPV程度较轻或中度并且对伴侣不恐惧的情况下，或许是合适的"，如果双方都能承诺履行"无暴力"协议和安全计划（Heyman et al.，2015，p.77）。

　　儿童虐待会导致从青春期到成年期出现各种问题的概率升高，包括最终可能转变为反社会型人格障碍的品行问题、注意缺陷/多动障碍、心境障碍、学业问题以及物质滥用，同时还可能出现身体健康上的困扰（Slep，Heyman，& Foran，2015）。尽管大多数在儿童期经历了或是目睹了虐待的个体在成年后并不会成为施暴者或是成人虐待的受害者，但是相比于一般人群，原生家庭的虐待确实会增加出现上述问题的风险。父母将问题行为归责到儿童身上会增加躯体虐待的可能性（Owen et al.，2009）。DSM-5和ICD-11中关于儿童虐待的新标准标注了行为和影响，这体现了对于该问题的理解的新进展，也能够促进对此类问题的筛查，但是治疗师必须仔细处理一系列背景性因素和实际问题（Slep et al.，2015）。治疗的焦点在于改善父母在教养上的能力以及亲子之间的联结（Slep et al.，2015）。积极父母教养项目（Positive Parenting Program）是其中一项在国际范围内广泛传播的循证干预项目（Sander，2012）。

离婚和再婚

如今，离婚已成为家庭生命周期中常见的一部分（McGoldrick & Shibusawa，2012），随之而来的就是同居或再婚（常伴随重组家庭动力），这将为家庭带来特定的挑战。下面，我们将详细阐述。

离婚

尽管近年来离婚率有所下降，但是初婚最终以离异收场的比例仍高达50%，但是该比例在近期结婚的伴侣中应该会低一些（Greene et al.，2012）。离婚是非常应激性的，从整个离婚过程开始。

合作性离婚（collaborative divorce）"是一种以家庭为中心的、非对抗性的、基于跨学科、跨专业的离婚过程"（Nurse & Thompson，2009，p.475）。它力图避免离婚双方之间典型的对抗性争执，而是转向增强合作，寻求在离婚后各自安好的潜能。该模型基于五个假设：（1）伴侣离婚是由于出现了某些必须处理的感受，这样才能对所有人都好；（2）离婚是一个过程，而不是一个法律事件；（3）这个过程会产生持续多年的影响；（4）尽管会痛苦，但在转变过程中仍有乐观的空间；（5）在处理家庭关系、法律过程以及财务事务时，最好有每一领域内的专家陪伴（Nurse & Thompson，2009，p.477）。家庭治疗师作为团队中的一个部分，可以为个体做好准备，用一种新的方式来合作和沟通，从而处理离婚相关的事务。

对于离婚的调适"涉及的是一种过程性视角，关注压力、风险以及心理弹性"，因为"孩子和大人的社会和物理环境中会出现许多压力性变化和扰动"（Greene et al.，2012，p.102）。成人会体验到许多后果，但是研究显示，这些后果取决于风险和弹性因素（例如，低收入与许多应激源相关，但是社会情感上的支持能够化解不少消极效应；Greene et al.，2012）。离异家庭的孩子，相比于在婚父母的孩子，有更大的风险出现学业成绩下降、情感和行为问题增加、关系问题、自尊下降等情况，且问题的程度会根据离婚时孩子的年龄及其性别的不同而有所差异，并且通常需要2～3年来达成初步的适应。专栏15.10中所列的关于离异家庭的孩子的陈述都是真的，但有些看起来相互矛盾，因为它们表述的是风险，而不是所有孩子都会出现的必然结果。影响的关键因素在于孩子与共同居住和不共同居住的父母的关系的性质，以及父母之间冲突的频率和强度（Pruett & Barker，2009）。

专栏15.10　循证实践

离异家庭的孩子

Greene 及其同事（2012）总结了孩子对于父母离异的调适方面的研究，产生了一系列"看上去不一致的陈述"（p.107）：

1. 离异家庭的孩子具有适应不良的高风险。

2. 多数孩子在父母离异后没有表现出严重的问题。

3. 一大批离异家庭的孩子比非离异家庭的孩子适应得好。

4. 部分孩子的生活因为父母的离异而得到提升。

5. 离异对于孩子造成的消极影响通常很快就能消除。

6. 父母离异对于孩子的负面影响可能持续至成年。

7. 与离婚相关的效应影响多数在婚姻结束之前就已存在了。

重组家庭项目

美国有1500万～2000万重组家庭；由于同居、婚外生育、离异后的多次再婚以及离异和再婚中的种族差异等现象有显著的增加，这造成了重组家庭的经历更为多样化（Browning & Bray，2009）。不可避免地，历经一系列破坏性转变（从完整家庭，到单亲家庭，到同居和/或再婚家庭）会产生一系列结构和关系的调整以及角色的转变，在部分情况下，这需要极大程度的适应和重组，对父母和孩子都一样（Goldenberg & Goldenberg，2002）。

对于重组家庭生活的成功适应需要识别和应对多种问题的能力：继父母承担父母的角色，规则的更改，重组兄弟姐妹之间以及亲生父母和继父母之间的嫉妒和竞争，孩子面对继父母和缺位的父母之间产生的忠诚感冲突，以及在抚养孩子上的经济义务。孩子和大人一样会带着源于先前家庭的期待，而重组家庭必须对这些差异进行调适。重组家庭必须处理丧失和变化，对处于不同发展阶段的成员的需求进行协商，建立父母联盟，并且设立属于他们自己的新传统（Visher & Visher，1988，1996）。为人父母和为人继父母是多数重组家庭压力特别大的部分，不管是在再婚的早期阶段还是长期适应上（Browning & Bray，2008）。心理教育项目帮助家庭成员理解常见的重组家庭关系模式，特别是与初婚家庭生活的不同，增强其兼容性和一体性。了解到其他的家庭也在应对相同的问题，通常能够有所安慰。

Browning 和 Artelt（2012）提出了与重组家庭工作的10步骤模型。

1. 确认重组家庭的结构，并且联系到该结构相应的研究发现。

2. 识别重组家庭中的子系统并围绕他们制订治疗计划。

3. 通过心理教育来正常化重组家庭的各种体验。

4. 增强重组家庭成员之间的共情。

5. 调整不现实的期待，为家庭生活建立规则。

6. 纠正对于他人的有问题的信念和标签。

7. 重视并且支持原先的家庭子系统（父母-孩子）。

8. 就其系统式互动的相关方面对重组家庭进行教育。

9. 与父母一起工作，促进共同居住的重组家庭的凝聚力。

10. 提升整个重组系统的沟通和凝聚力。

针对重组家庭的一个可用资源是位于美国奥本大学的国家重组家庭资源中心（National Stepfamily Resource Center），这是一个相关信息、研究以及教育材料的集散中心。对于与重组家庭工作时的实践，请参看专栏 15.11。

 专栏15.11　像临床工作者一样思考

新组建的重组家庭内部的协商

戴维斯一家来找你寻求帮助。茉莉和康拉德·戴维斯1年前结婚。各自都有两个来自初次婚姻的孩子。茉莉的孩子玛丽和凯尔分别8岁和10岁。康拉德的孩子史蒂夫和珍妮分别是16岁和17岁。

茉莉和康拉德告诉你，他们所有人搬到一起住后，起初似乎一切都好，但过去这6个月以来麻烦不断。玛丽总是很愤怒，而凯尔变得抑郁。史蒂夫的成绩在下滑，他学校的校长通知说，他经常逃学，而珍妮则不参与任何家庭活动。茉莉表示，孩子们的问题给婚姻造成了巨大的压力。阅读下面摘自某次治疗会谈的对话片段，并对后面的问题进行回答。

康拉德：我理解适应新的环境需要一些时间，但是现在超出掌控了。茉莉和我提供了充满爱的家庭环境。我们没有做错什么。

茉莉：但是康拉德，肯定有什么是不对的，因为每个人都不开心。

康拉德：好吧，那就是时候解决它了。我是父亲。你是母亲。就是这样。

（你注意到玛丽非常关注她的父母正在说的话。）

你：玛丽，你对家里的变化有什么想法？

（一开始她没有说什么，但很快，你看到她的表情变得愤怒。）

玛丽：我想要回家找我的爸爸！

康拉德：玛丽，亲爱的，现在我就是你的爸爸。

（茉莉转过去，想要抱住玛丽，但是康拉德非常严厉地看了她一眼，她就退了回去。）

茉莉：（用势弱的语音跟你说）孩子的父亲不是一直都很慈爱。有时会比较严厉。

玛丽：我的爸爸。我要我的爸爸。我想要跟他一起生活，不要他们！

你：（过了一会儿，你关注到其他孩子）你们其他人呢？你们的感受是什么？

珍妮：显然，茉莉和爸爸结婚之前，每个人都更舒服。我一点都不想要有小孩到我的生活里。他们试图迫使我们四个好好相处。但我根本不觉得我应该这样做。我明年就会去上大学了，到那时，我跟茉莉和她的孩子就一点关系都没有了。我是真的不明白，为什么我的妈妈死了，我的父亲再婚了，而我就要承担这一切。我有妈妈，我不需要多一个。

康拉德：安静点，珍妮！

你：（对珍妮）所以你也跟玛丽一样，一点都不喜欢这个新的家庭。我猜你们有一些共同之处。（转向男孩们）你们俩的想法呢？

（凯尔依然沉默，看上去快要哭了。）

史蒂夫：我不像珍妮那样在意小屁孩，但是我不喜欢现在住的地方。我不明白，为什么我们不能住在以前的房子里。我在那里有朋友。我们可以继续住在那里，而不是搬到现在的地方。他们甚至都没有问过我们对于搬家的意见。

茉莉：史蒂夫，亲爱的，你知道我们需要一个全新的开始。

史蒂夫：不，你才需要一个全新的开始。我在老房子里非常开心。如果你们必须结婚，你最起码要让我有自己的朋友。

康拉德：你可以结交新的朋友。这个房子比以前的好，邻里环境也更好。

史蒂夫：不好意思，那都是你觉得的，不是

我。我想要继续待在老地方。我喜欢我的学校。你根本不关心我在那里有多受欢迎。现在，我全都需要重新开始，你猜怎么着：这些孩子是一群势利眼。他们关心的就是穿什么，开什么车。我一点都不关心这些。

康拉德：或许你应该。那些孩子似乎可以教你一些往前走的新东西。

史蒂夫：（对你）你看到了吗？他妈的一点都不关心我的感受。

茉莉：史蒂夫！注意你的语言！（史蒂夫翻了个白眼。）

---

1. 你认为在经历新的生活安排的过程中，每个孩子有哪些发展性问题？

2. 你发觉在这个系统中有怎样的沟通问题？

3. 识别孩子所感受到的丧失感，然后想一下，你可以通过怎样的方式来帮助该家庭重视并且解决这些丧失，从而改善当下的状况。

4. 指出这个家庭中的边界问题。你会对该家庭说什么来帮助他们解决？

5. 对于谁应该管教孩子以及实施过程中有哪些具体的不同，你会给康拉德和茉莉怎样的建议？

6. 继父母搬到一个新的家里而没有征求孩子的意见这一事实，告诉了你什么关于家庭内部的决策过程？在涉及未来重要的家庭事务的决策时，你会给他们怎样的建议？

7. 对于玛丽想与自己的亲生父亲共同生活的愿望，你会如何处理？你会就此问题询问茉莉和康拉德什么？

8. 你会跟父母说些什么，来帮助他们更好地识别孩子的需求和感受？

总　结

　　家庭治疗师会在多种设置下开展工作，从系统的观点来为多种来访者群体提供服务，包括学校和教育、在家庭背景之下患有精神障碍的个体、初级医疗保健及其家庭、同性恋家庭、对关系的心理教育、家庭暴力以及离婚和重组。

　　在孩子的发展中，家庭和学校之间有着重要的联结。双方相互影响，共同对孩子进行社会化教育，所以家庭治疗通过促进沟通，使用评估来确定干预，关注父母的改变动机，以及对于改善有长期观点，从而对家庭有所帮助。

　　在与精神障碍的工作上，家庭治疗已被发现具有较好的疗效，包括抑郁和焦虑、物质滥用、进食障碍以及严重的精神疾病。由于儿童的心境障碍与其家庭动力有关联，因此需要在干预中纳入家庭。类似地，家庭关系因素也会以一种环形影响的方式与成人抑郁发生互动。伴侣认知行为治疗会同时关注两方面因素，研究已经发现，15 ~ 20 节的治疗就能有较好的疗效。物质滥用也可以用伴侣或家庭治疗来得到治疗效果。药物和酒精成瘾治疗中的两个常见部分——动机增强和复发预防——也被应用于伴侣治疗。已有多项循证家庭干预可用于青少年的物质滥用，其中，伴侣行为治疗有着最强的实证支持，可用于治疗关系和物质使用问题。家庭干预是当下青少年进食障碍的主要治疗方法。针对神经性厌食症的莫斯里项目使用四个步骤来卷入来访者、挑战症状、解决发展性问题，以及计划没有厌食症的未来。心理教育工作在对有严重精神疾病患者的家庭进行工作时特别好用，包括精神分裂症或双相障

碍。治疗师提供支持，教授赋权应对技巧，从而降低症状复发的概率。精神分裂症被视为一个生理疾病，最好使用药物治疗，同时结合工作坊，家庭可以在其中习得如何减少他们的情绪表达程度。

　　医学家庭治疗强调跨学科团队之间的合作，来共同为有疾病、创伤或残疾的患者服务。生物–心理–社会模型被用于帮助家庭更好地应对疾病相关问题，减少在药物管理上的冲突，促进与医学专业人员的沟通，在部分情况下做出建设性的生活方式的改变，来预防疾病、延长健康状态。家庭治疗师可以提供心理教育、会商、转诊资源或是与其他健康服务者的共同治疗。协作式家庭医疗协会是一种来自不同学科的工作者的通力协作，来促进协同的、以家庭为中心的方式，从而提供全面的医学/心理服务。

　　同性恋家庭由于歧视和社会政治因素而会经历特殊的压力源。其特定的挑战包括向原生家庭"出柜"、社交互动和约会以及为人父母。研究显示，同性和异性关系在多个质量维度上是相似的，尽管性少数伴侣通常能够得到的家庭支持更少，同时社会–法律因素可能导致关系稳定性更低。在某些国家或地区，一些同性恋伴侣会抚养孩子，研究显示，同性恋母亲和异性恋母亲在抚养孩子上的相似性极高。多数研究关注的是女同性恋家长；需要有更多的研究关注男同性恋家长。

　　关系教育项目是心理教育类的干预，用于帮助家庭习得应对技巧，从而更有效地管理每

日的关系或是在问题发生之前防患未然。这类项目一般都简短、实用以及投入产出比高，包括关系增强、婚姻预备、伴侣促进、父母效能训练以及继父母教养准备。

　　家庭暴力包括亲密关系暴力和儿童虐待，这二者经常同时发生。针对二者的新标准都要求有具体的行为且产生显著的或潜在的影响（行为+影响）。已有循证的家庭治疗方法可用于此二类问题。在当今社会，离婚和后续带来重组家庭的关系已经非常常见。非对抗性的过程，如合作式离婚，可用于帮助家庭缓和离婚带来的挑战。离婚中的成人和孩子的风险和心理弹性因素都是治疗的组成部分。重组家庭的治疗包括心理教育，去帮助重组家庭就其家庭结构、不切实际的期待、二元关系、沟通、凝聚力及与其他因素相关的挑战进行协商。

推荐阅读

Anderson, C. M., Reiss, D., & Hogarty, B. (1986). *Schizophrenia and the family: A practitioner's guide to psychoeducation and management*. New York: Guilford Press.

Browning, S., & Artelt, E. (2012). *Stepfamily therapy: A 10-step clinical approach*. Washington, DC: American Psychological Association.

Markman, H. J., Stanley, S. M., & Blumberg, S. L. (2010). *Fighting for your marriage: Positive steps for preventing divorce and preserving a lasting love* (3rd ed.). San Francisco: Jossey-Bass.

McDaniel, S. H., Doherty, W. J., & Hepworth, J. (2014). *Medical family therapy and integrated care* (2nd ed.). Washington, DC: American Psychological Association.

McFarlane, W. R. (2011). Integrating the family in the treatment of psychotic disorders. In R. Hagen, D. Turkington, T. Berge, & R. W. Gråwe (Eds.), *CBT for psychosis: A symptom-based approach*. (pp. 193–209). New York: Routledge/Taylor & Francis Group.

Rolland, J. S. (2012). Mastering family challenges in serious illness and disability. In F. Walsh (Ed.), *Normal family processes: Growing diversity and complexity* (pp. 452–482). New York: Guilford Press.

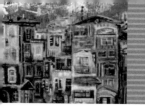

第五部分

临床研究：
科学和实践的协同合作

第十六章

循证家庭治疗

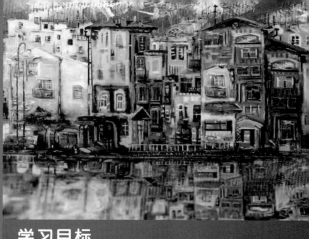

在最初出现时,家庭治疗主要关注的就是研究;在较早的年代,对于家庭进行的任何治疗其目的都在于维持与被研究家庭之间的联系(Wynne,1983)。出于治疗性目地会见家庭成员其实出现得更晚,而且是依据研究发现及之后的理论建构而来的。因此,"理所当然,治疗师和研究者出于同一群体"(Haley,1978,p.73)。然而,随着这个领域的发展,实践逐渐占据核心位置,而且许多实践者认为,研究与治疗的实践应用之间几乎没有相关性(就算有,也极少)。家庭治疗师先锋发展了许多新的、令人振奋的临床技术,然而多数并没有研究支持。他们关注的是那些看上去能够满足真实世界的需求。另一方面,多数研究者认为,家庭治疗师在没有研究证据支持其有效性的前提下过快采用了新技术。这种局面的结果就是研究和实践的隔阂。

如今，业界对于将研究与实践进行结合的关注度极高，并且为二者赋予了同等的价值和关注（Lebow，2012）。在本书中，我们呈现了众多近期关于家庭和伴侣治疗的研究证据。对此进行探索的学者们发现了多条用于清晰阐述各个流派的理论和临床实践的途径（Sexton & Datchi，2014）。Karam 和 Sprenkle（2010）提出，临床研究和实践之间存在的鸿沟是家庭治疗培训项目的一项主要挑战，因此，他们提出了十条操作性想法，用以将研究兴趣融于临床培训项目，从而使学生在积攒临床经验时是"有研究概念的"。这十条指导意见如下。

1. 与学生分享，科研如何对教师自身的临床工作和专业发展做出贡献。

2. 向学生展示，辅助性的、与临床无关但与婚姻和家庭有关的研究发现可以如何在治疗中用于对来访者的心理教育。

3. 教会学生如何定位、理解以及批判性地评价研究发现。

4. 展现研究的力量，来确认或否认人们日常所持的观点。

5. 倡导融合多种类型的研究证据。

6. 澄清"效力"和"效果"研究之间的区别，并且就有经验证据支持的治疗，探索围绕其存在的争议。

7. 在循证实践中找到婚姻和家庭治疗的历史和理论根源。

8. 介绍"过程研究"；若可行，在培训中介绍能够给治疗师直接反馈的测量工具。

9. 强调共同因素的角色，以及模型特异的改变机制。

10. 提炼核心研究课程的内容来促进研究和实践的整合。

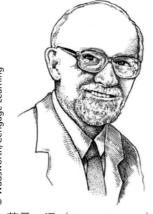

莱曼·温（Lyman Wynne），
医学博士，哲学博士

研究者们不懈地致力于发展与实践相契的、创新的流程和多种方法学手段，来测量家庭的功能和临床干预的有效性（Sprenkle，2012）。尽管在对伴侣和家庭进行测量的工具数量上并不存在短缺，测量工具的数量已超过1000种，但是当今的研究者和临床工作者在将自我报告和观察技术调整应用于家庭互动时，密切关注这些工具的信度和效度（Snyder，Cozzi，& Mangrum，2002）。此外，他们还关注更为广阔的社会系统影响：同伴、学校、社区以及邻里影响（Liddle，Bray，Levant，& Santisteban，2002）。研究证据正在影响着许多实践者提供临床服务的方式。

由于政府机构（如NIMH和药物滥用研究所）的科研经费投入增加，以及管理型医疗保健保险公司给出的提供循证治疗的压力，以家庭为焦点的研究在不断增加，特别是真实世界（而不是大学实验室）中的伴侣和家庭研究，这些研究为婚姻和家庭问题的干预技术提供了证据（Liddle，Bray，Levant，& Santisteban，2002）。研究者提出了许多新颖的临床研究策略和概念化框架，从而引入了精致的方法学手段和可靠的测量手段，来研究复杂的家庭互动，而这正是之前阻碍了开展有意义的家庭研究的关键。这些突破对于处理复杂的多维度互动而言至关重要（Sexton & Datchi，2014）。

质性和量化研究方法 学习目标2

21世纪的家庭研究者应用质性的和量化的研究方法来探索广阔的内容范畴（举例而言，婚姻问题、酒精和药物滥用、躯体和精神疾病等）以及不同的家庭结构（单亲家庭、重组家庭、种族混合的家庭以及同性恋家庭）。尽管量化研究方法更容易得到资助，也更受部分专业杂志的青睐，但质性研究对于特定类型的问题而言有其独有的价值。量化测量能够描述和测量假设和结果，而质性研究能够对特定的议题进行初步探索或深入分析。若量化方法和质性研究能够结合，那么家庭治疗的实践和研究之间的鸿沟就能得到一定程度的消弭（Pinsof & Wynne，2000）。

近年来，在社会科学研究的许多领域，质性研究取得了比量化方法更好的声誉（Denzin & Lincoln，2011；Kopala & Suzuki，1999）。Silverstein和Auerbach（2005）指出，质性研究是用来产生假设的，而量化研究是用来检验假设的。在探求真相的道路上，二者是互补的，不是竞争性的范式或方法学。对于量化研究和质性研究更细致的查看，有助于了解当今整体的研究努力。

许多科学学科都依赖定量研究——观察现象，形成理论来解释所观察到的现象，做出假设或预测，并用实验来检验理论，控制变量，然后记录并用统计方法来分析获得的数据。若是预期的观察被验证了，那么假设就得到了支持，因为结果被正确地推测出来，而从中产生假设的理论就获得了支持。因此，量化研究需要仔细地整合实验设计、有效可靠的测量工具，以及相应的统计分析，这样才能把想要研究的对象剥离（Black，1999）。

尽管量化研究已有一套完善的研究方法，但是批判的声音认为，在家庭治疗领域，完全依赖这种研究方法为时过早，因为要理解家庭过程，有大量相互作用的变量牵扯在内。相比于将整个领域推向单纯量化或是质性的极端，当今的研究者越来越推崇采用二者并存的观点，以此来适应当下对于更广阔的方法学的多样化需求。例如，戈特曼对于伴侣的干预研究（Gottman，Ryan，Carrere，& Erley，2002）结合了质性和量化的研究方法，同时也结合了研究和实践。质性研究方法（Willig，2013）能够拓展、丰富并且对量化方法起到补充作用。Gilgun（2005）指出，质性方法在理论建构、发展概念、对生活经历的描述以及人们为事件赋予的意义方面，还有为调查、测验工具以及其他评估工具创建条目方面，均有重要作用。

量化研究强调实验设计、尽量大的样本、数据采集和统计分析，以及客观性和验证性。与现代主义和结构主义的理念一致，研究者是一个外部的观察者，操纵着变量，然后记录随之发生的变化。另一方面，质性研究与后现代主义、后结构主义的观点更为一致。它是更探索性的，对于答案是开放的，其导向更多地在于发现，而不是对一系列假设进行评估。它拓展并且增强了量化研究方法，能够将问题向纵深切入，考虑到文化的不同，以及探索人际间的互动（Chenail，2005）。质性研究方法特别适用于描述复杂的现象，定义新的构念，发现变量间新的关系，以及尝试回答"为什么"的问题（Sprenkle，1994）。设计精细的质性研究是严谨的且值得信赖的，能够促进家庭治疗领域的发展（Gale & Dolbin-MacNab，2014）。

使用质性研究对复杂现象进行探索时，尽管开始时可能是谨慎的，样本量也较小，但是其结果或许会导向发现变量之间的新关系，从而助力理论的发展。例如，Alexander和Barton（1995）引用了米纽钦及其同事（Minuchin，1975）早期对该领域进行了定义的论文，关于他们最初对于糖尿病孩子的工作，而这最终导致了对于心身疾病家庭的突破性治疗方法，包括有神经性厌食症的孩子（Minuchin，Rosman，& Baker，1978）。

尽管量化和质性方法都能够产出新的知识，但是后者更贴近临床工作者，因为它与他们日常的临床流程是一致的，因此更能够捕捉治疗性的家庭-治疗师互动中的精髓和丰富性。而且，质性研究方法能够与系统理论兼容，一样强调背景、多方面的观点以及来访者的观点。后现代主义（如社会建构主义）指出，量化研究的另一项局限性在于科学的观察永远不可能真正做到客观和没有偏差——而客观和没有偏差正是量化研究方法的根本性原理。科学的假设以及用于表述这些假设的语言，就像使用任何其他形式的语言一样，是臣服于解构主义所提出的现象学问题的，因此，从这个观点出发来宣称客观性，就跟使用任何其他形式的语言一样，是不可能的。临床工作者探寻的是同一件事情对于我们每个人所拥有的个体化的、主观的意义。因此，他们更喜爱质性研究的发现性本质，而回避量化研究的基本套路，因为量化研究有一个起始假设，那就是我们可以了解个体真实或绝对的世界，更不用说测量了。部分后现代主义思想者（De Haene，2010）激进地质疑将研究和经验分离的做法，相反，认为应使用聚合的叙事来同时包含二者。叙事研究方面的进展，以及对于什么可被界定为证据的定义，变得更为广泛，这使得部分后现代主义者开始重新思考研究在实践中扮演的角色（Strong & Gale，2013）。

许多临床工作者在拥抱临床研究并使用其发现来影响实践上面进展缓慢（Williams，Patterson，& Miller，2006）。普遍而言，临床工作者更感兴趣的是揭示了临床显著性的数据（就是在何种程度上，某一特定的之前功能失调的家庭，在经过治疗以后，发展出了有效的技能，从而变得功能良好了），而不是统计显著性（接受了治疗和没有接受治疗的两组家庭之间改善程度的组间差异）。在某些情况下，组间的差异或许在统计上是显著的，但是那些在统计上达到显著的家庭从治疗结果上来看，并没有变得功能良好；临床的显著性就能提供这些信息（Sprenkle & Bischoff，1995）。

有趣的是，早期创立理论的研究，例如，鲍恩或温在NIMH的工作，对于质性或发现导向的研究有着显著的偏爱。只是后来，随着研究者开始追求更强的科学控制和方式来检验治疗流程的有效性，才开始出现更为严苛的研究设计，以及更刻板的数据采集和更精细的数据分析。如今，同时使用这些研究方法逐渐成为领域共识，因为研究者们认识到方法上的结合可以解决更多的临床相关问题，例如治疗联盟和改变过程（Gambrel & Butler，2013）。正如Liddle、Bray、Levant以及Santisterban（2002）所观察到的，一部分或许是出于基金项目相关的原因而需要进行大型科研项目，如今干预研究的研究者正在变得越来越整合，会在同一研究计划中使用不同类型的研究设计、研究方法以及研究问题。专栏16.1中所述的就是一个联合使用质性方法和量化方法的例子。家庭治疗师正越来越多地被要求提供相应治疗的合理性，其方法就是提供关于该治疗方法的投入和有效性的科学数据。正如Pinsof和Wynne（1995）观察到的，

> 如今，史上第一次，家庭临床工作者、培训主管、诊所管理者以及家庭协会，都开始非常焦虑于他们需要向学生、第三方付费者、立法机关以及同行专家展示有关婚姻和家庭治疗有效性的"硬证据"。（p.341）

专栏16.1　循证实践

家庭研究中的量化-质性合作

如今，已有一些创新型研究方法可供应用于研究伴侣和家庭中的复杂关系，从而使得研究成果可以直接应用于临床实践（Bray，2005）。量化和质性研究方法都是很有用处的；他们会使用多种测量技术和统计分析方法。近期的结果研究的方向就在于，理解带来治疗性改变的具体过程。

质性方法在对特定的问题一窥究竟上特别有用，这是大数据量的量化调查无法做到的。相应

的研究方法（深度访谈、个案研究、通过单向镜的观察研究、录像分析、焦点小组、对个人日记或其他文件的分析、叙事的内容分析、口述史、对信念体系的探索）通常都是通过对少数案例的深入探索来探寻共同的原理；研究者通常会成为一个参与者（而不是客观的外部观察者），他们会通过直率地表述研究者的角色来处理可能导致的主观性（Moon，Dillon，& Sprenkle，1990）。

学习目标3　伴侣与家庭测量研究

在家庭治疗师内部一直存在一个争论，就是正式的以研究为基础的测量流程对于伴侣和家庭过程的测量可用性。支持者认为，精准地测量相应的现象是任何科学学科的核心（Snyder，Cozzi，& Mangrum，2002）。用于测量多种关系变量（伴侣、亲子、整个家庭）的工具已经取得了长足发展，多种可靠有效的测验工具可用于评估家庭内部的认知、情感、沟通以及人际模式，而且可以在多个水平上进行评估——个体的、二人的、核心家庭、大家庭以及相关的社会系统、社区和文化系统（仔细地避免由文化偏差所导致的测量误差）。

所有治疗师都会基于先前与家庭的经验来进行评估。所有治疗师都会进行临床评估，例如结合使用访谈和行为观察，或是依靠结构化的测量问卷，或是给来访者布置需要一起完成的互动任务。很少有治疗师会常规化使用标准测验工具的正式测量流程（Lebow & Stroud，2012）。然而，许多治疗师会非正式地使用测量流程，从而在没有测验工具的帮助下，形成对于个体家庭成员的印象以及对于整个家庭的整体印象。这种评估通常会持续几次会谈，并且随着新印象的形成而进行修订。行为取向的家庭治疗师特别偏好于给伴侣或家庭进行行为治疗师特有的标准化测验。

理论取向会决定治疗师到底在探寻什么——结构派治疗师关注边界和整体的互动模式；策略治疗师观察三角关系、层级以及维持症状的模式；鲍恩流派治疗师则评估分化程度，等等。社会建构治疗师关心来访者如何看到自己的

世界，而不关心来访者的分数怎样优美地契合了测验之前设定好的类别；对于他们而言，重点在于个人意义，因为来访者会给自己的生活创造新的现实（Neimeyer & Neimeyer，1993）。因此，尽管人们试图整合量化和质性研究，但对于部分临床工作者而言，由于根本关注点的不同，二者之间的差异是显著且不可调和的。部分治疗师认为，正式的测验走在治疗之前，特别是当后续的治疗师也是家庭的评估者时，这就是在家庭治疗的第一步就下错脚了。也有许多治疗师认为，只要从最开始就以一种真诚的方式与家庭互动，就不需要去除任何由正式的测验过程所造成的浮于表面的关系。

有关家庭的测量首先会为来访者需要何种干预以及如何最好地进行干预提供指引，之后则可以对临床进程和治疗性结果进行评估。L'Abate（1994）对那些回避正式测验的人发出挑战，提出对于整个家庭系统的整体印象性观点，会模糊了个体对于问题所做贡献的差异，因此对系统（家庭）和心理（个体）的测验都是需要的。如他所述，

> 传统的系统观点强调治疗师对于家庭的理解的主观性本质，但是心理学的观点认为，有必要增加对于家庭的客观理解，因此需要同时使用主观（访谈）和客观的观察（问卷、评定表和测验）。（p.4）

当然，家庭是复杂的系统，非常难以进行评估和量化。正是认识到对系统概念进行测量的复杂性，部分研究者不懈努力于发展测量家庭功能的工具。我们呈现了一些著名且经过研究仔细检验的家庭测评工具。

自我报告工具

自我报告的工具通常都被设计为问卷的形式，也是最为广泛使用的测量家庭关系和过程的方法（Bray，2002）。它们会陈述家庭成员的态度、价值观、角色、自我知觉以及对于家庭关系的满意度。自我报告的测量方法便于采集数据，使用起来成本较小，能够获取家庭成员各自所秉持的观点和想法，这些并不容易通过治疗观察直接看到。当家庭中的每一个人都给出独立的、对于家庭关系的主观观点时，将有助于治疗师发现家庭的"内在"景象，从而可以用于更好地理解家庭内部的互动（Grotevant & Carlson，1989）。自我报告工具还可以应用于家庭治疗的不同阶段，用于测量干预引发的变化及其有效性（Touliatos，Perlmutter，Strauss，& Holden，2001）。

然而，部分批判者则认为，这类工具也不是客观的，可能会有提供虚假信

息的风险。在呈现自己或他人时的偏差（以赞许性的或非赞许性的方式），以及错误回忆的可能性，也是可能出现的问题。更要注意测量的结果是个体的知觉，而没有显示关系层面的数据（Bray，2002）。

学习目标4　　**环状模型**

这里将介绍一个经过仔细研究和验证的"内在者"的例子，或者说是家庭成员对于家庭生活两项核心特征（灵活性以及和谐性）的观点，可以通过David Olson及其同事开发的一个测量工具来获得。这个测量工具现在已经更新到了第四版（Olson，2011）。他们在这个领域的研究已经持续了35年，产出了超过1200篇论文，而他们研究的目的就在于了解家庭如何应对在生命周期中遇到的各类情境性压力和需求。尽管这个工具最早开发的时候仅针对单纯的高加索双亲家庭，但现在已在多种形式的家庭（单亲家庭、继父母家庭、同性伴侣）和社会经济地位及民族各异的人群中进行验证（Lebow & Stroud，2012）。

明尼苏达大学的Olson及其同事创建了家庭地图（图16.1），来呈现25种伴侣或家庭关系。该模型根植于系统理论，主要的维度包括家庭灵活性（允许角色关系、家庭主导权以及关系规则发生变化的能力）和亲密度（家庭成员之间的情感联结）。第三个维度——沟通——主要指的是家庭互相倾听的技能水平，其会促进或阻碍家庭在上述两个主要维度上的发展。灵活的家庭功能能够在稳定和变化之中平衡；亲密度则要求在纠缠和疏离之间取得平衡。

如图16.1所示，家庭亲近程度（亲密度）有五个水平，从没有连接（疏离）到过度连接（纠缠）。灵活性用于测量家庭在稳定与变化之间的平衡，也有五个水平，从完全不灵活或僵化到过度灵活或混乱。亲密度过强时，家庭是纠缠的，成员过度卷入其他人的生活。而过弱时，成员之间就会疏远、孤立，甚至疏离。过度灵活则会导致太多变化、不可预测，还可能引发混乱；而灵活性太少又会导致僵硬和停滞。每个维度上三个相对平衡的水平则代表了不同程度的优化的家庭功能；而两端代表家庭终有一日会出现关系问题。

家庭在这个矩阵上的位置是根据家庭成员在家庭适应性和亲密度问卷（Family Adaptability and Cohesion Evaluation Scale，FACES Ⅳ；参见Olson，2011）上的自我报告得分决定的，这个问卷一共42题。每个家庭成员都要填写这个问卷两次。一次是根据他当下对于家庭的看法来填写，另一次则根据他心目中认为的理想家庭功能进行填写。两次测量之间的差异就是满意度的指标：差异越大，满意度越低。

关于环状模型的后续研究主要关注全面探索亲密度和灵活性，以及改善

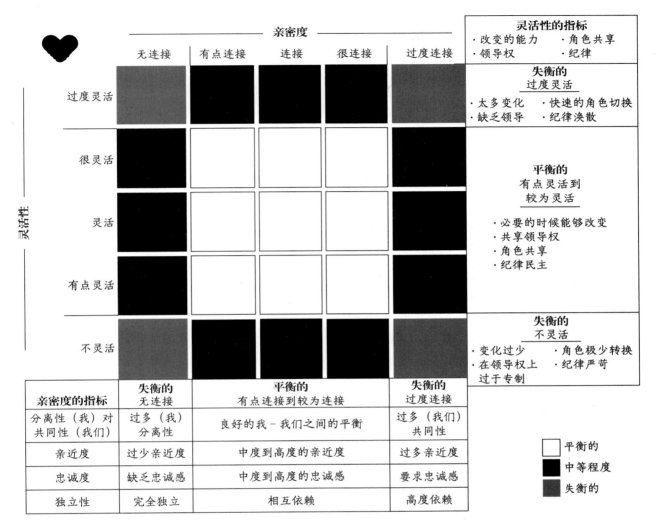

图16.1 伴侣和家庭地图

来源：Olson & Gorall (2003).

FACES 的信效度和临床适用性（Olson，2011）。如在第十五章中提及的，Olson 及其同事（Olson-Sigg & Olson，2011）还在继续改善用于评估伴侣对于婚姻的准备程度的问卷（PREPARE 问卷）。

家庭环境量表

第二个自我报告问卷 —— 家庭环境量表（Family Environment Scale，FES）—— 由 Rudolph Moos（1974）编制，广泛应用在与家庭相关的研究中，其目的在于测量家庭环境对于个体和家庭功能的影响。Moos 的研究源于一个假设，就是所有的社会环境都有可以被精准描绘（从而被测量）的特征。例如，有些家庭比其他家庭更具有支持性，有些则比较僵化、控制，乃至专制。而在另一些家庭中，秩序、清晰性以及结构被赋予了较高的优先级。Moos 认为在很大程度上，家庭环境调节并指引了身处其中的人们的行为。

家庭环境量表（Moos & Moos，2009）现已被翻译成至少 11 种语言，研究已表明，它是一个有效且可信赖的工具（Boyd，Gullone，Needleman，& Burt，1997；Sanford，Bingham，& Zucker，1999）。它是一份富有价值的临床研究工具，可用于评估家庭功能的关键方面，已经有超过 500 个研究使用了该量表，尽管近年来也有一些质疑的声音，主要是针对这个量表在更为多元的、当代家庭中的适用性（Lebow & Stroud，2012）。这个量表的使用非常便捷，一共含有90 道"是 / 否"判断题，由每个家庭成员填写（"家庭成员是真正地相互帮助和支持""家庭成员通常会将自己的感受闷在心里""在我们的家庭中，争吵很多"）。应答者需要根据自己眼中的家庭以及理想中的家庭来进行两次评定。（再次，两次评定之间的差异可作为满意度的指标。）

家庭环境量表共有 10 个子维度，具体如表 16.1 所示。每一个子维度都可以得到一个数据，而家庭的平均分可以用来绘制家庭档案。如图 16.2 所示的就是

表16.1　家庭环境量表子维度

关系维度

1. 凝聚力　　　家庭成员关心家庭、对家庭有所承诺的程度，以及家庭成员相互帮助和支持的程度

2. 表达性　　　家庭成员被允许和鼓励直接表达和公开表现自身感受的程度

3. 冲突　　　愤怒和攻击性被公开表达的程度，以及整体上家庭冲突性互动的程度

个人成长维度

4. 独立　　　家庭鼓励成员有决断力、自立、自己做决定以及自己解决问题的程度

5. 成就取向　　　不同类型的活动（如学业和工作）被赋予成就导向或竞争框架的程度

6. 知识 - 文化取向　　　家庭关心政治、社会、知识以及文化活动的程度

7. 积极娱乐取向　　　家庭主动参与各种娱乐和体育活动的程度

8. 道德 - 宗教重点　　　家庭主动讨论并重视伦理和宗教事宜及价值的程度

系统维护维度

9. 组织　　　秩序性和组织性在家庭中的重要程度，家庭活动的组织、财务规划以及家庭规则和责任的清晰度及明确表明的程度

10. 控制　　　家庭以层级制组织的程度、家庭规则和程序僵硬化程度，以及家庭成员命令他人的程度

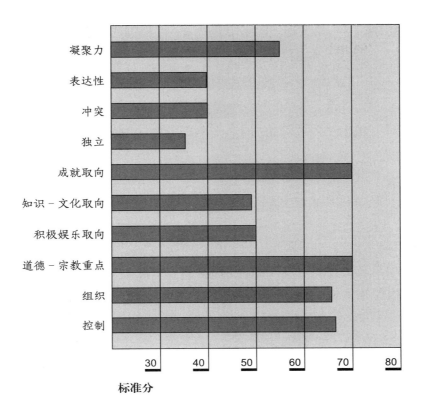

图16.2 成就导向家庭的家庭环境量表分数

来源：Adapted from Moos (1974).

一个家庭的家庭档案，这个家庭由一对父母和两个20岁出头的孩子组成。从该家庭档案可以看出，这个家庭是非常灵活的，而且相较于家庭生活的其他方面，该家庭更重视个体的发展（特别是成就以及道德－宗教）。而这两个因素在如图16.3所示的年轻夫妻（没有孩子）中则不受重视。这对夫妻认为，关系远比个人成就重要，并且二人之间的冲突很少、控制水平也较弱。这对夫妻对于自己所创造的社会环境非常满意。

观察法

对于一部分研究者而言，对正在进行互动的伴侣和家庭进行实时的观察特别有吸引力，因为他们认为需要有对于家庭功能进行测量的"外在"客观指标，而来自家庭成员的自我报告的可信度太低。这种观察类的测量可以采取不同的形式，有互动编码模式（根据一系列认知、情感以及人际维度，从而在图表上标定家庭的互动模式），或是采用评定问卷（根据先前设定的维度，对外显的、可

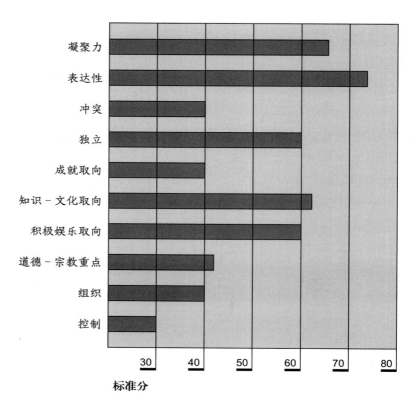

标准分

图16.3 高关系、低控制家庭的家庭环境量表分数
来源：Adapted from Moos (1974).

观察的模式进行判断和评分）；参见 Grotevant & Carlson（1989）。前者可用于收集家庭成员对他人的实时行为序列，后者则寻求对于家庭相互关系模式的整体和客观的总结。米纽钦使用地图来测绘家庭进行中的交互模式，就是应用互动编码模式的例子，而鲍恩对于家庭成员自我分化程度的评定，就是评定问卷的具体应用。仔细地建构测量手册通常有助于保障客观性，并且增强对家庭关系的判断的可信性和有效性。观察可以在治疗师的办公室中进行，也可以在大学实验室、诊所或来访者的家中进行。专栏16.2中展示了驻家服务的家庭观察。

学习目标4　　**麦克马斯特家庭功能模型**

　　这是一项长期的、基于实证的研究项目，于20世纪50年代在位于加拿大蒙特利尔的麦吉尔大学开始，后续转移到了安大略的麦克马斯特大学。此项研究主要关注家庭的结构、组织以及家庭互动模式。到20世纪80年代，这项研究在罗得岛州普罗维登斯的布朗大学继续。麦克马斯特（McMaster）模型（Epstein，

专栏16.2 治疗性碰撞

驻 家 服 务

驻家服务，曾经是社会工作和案例管理的组成部分，现在开始为其他人所使用，主要用于家庭评估和临床干预（Thomas，McCollum，& Snyder，1999）。这种操作为观察者提供一个在自然状况下观察人们的机会，包括亲子之间对于家庭作业的处理、看电视、睡觉时间的规则和具体实施情况，等等。不和、冲突、结盟和联盟都有可能显现。宗教工艺品、照片、奖品和纪念品等此类物体的展示也会勾勒家庭生活的景象。一种常见的观察技术是，治疗师给家庭布置一个任务，让家庭来确定一个问题，然后治疗师观察家庭如何就其进行讨论，对观点上的差异进行妥协，从而形成解决方案。其中，对治疗师而言，存在一个潜在的挑战，就是需要维持专业边界，以免陷于家庭三角化、联盟和联合对抗，或是被诱导从而扮演了某一缺失的家庭成员的角色。

Ryan，Bishop，Miller，& Keitner，2003；Ryan，Epstein，Keitner，Miller，& Bishop，2005）的关注点在于，对家庭成员的情绪和生理健康产生极大影响的家庭功能维度，而这些维度已得到了研究的确认。

1. **基本任务领域**（家庭如何处理提供食物、金钱、交通和住所等问题）。
2. **发展任务领域**（家庭如何处理在时间流逝的过程中的变化所带来的问题，例如初次怀孕或是最后一个孩子离家）。
3. **危险任务领域**（家庭如何处理由于疾病、事故、失业和跳槽等情况所引发的危机）。

家庭在应对这三方面任务领域时若出现了困难，就意味着具备了发展出临床问题的素质。

麦克马斯特模型包括一个自我报告的工具"家庭功能评定量表（*Family Assessment Device*，FAD）"（Epstein，Baldwin，& Bishop，1983）和"临床观察评定量表（Clinical Rating Scale）"（Epstein，Baldwin，& Bishop，1983），二者都会从六个重要领域来评定家庭功能。

A. **家庭问题解决**（快速解决问题从而维持有效家庭功能的能力）。
B. **家庭沟通**（家庭如何交换信息和情感，以及效果如何；同时还涉及沟通是清晰的还是遮掩的，是直接的还是间接的）。

C.**家庭角色**（家庭角色的界定有多清晰和恰当；为了支撑整个家庭同时支持个体的发展，家庭内部的责任是如何分配的，以及问责制度如何被监管）。

D.**情感回应**（家庭对于特定的情况进行回应的能力，而该回应中的情感成分应有充分的数量和质量）。

E.**情感卷入**（家庭对其成员所感兴趣和参与的活动同样有兴趣且看重的程度）。

F.**行为控制**（在处理危险情况时，家庭所采用的模式，这类情况包括家庭内部和家庭外部的社交互动，以及为了满足成员的心理生物需求而采取的行动模式，包括进食、睡眠、性、处理攻击性，等等）。

FAD包含60个自我报告的条目来测量家庭功能，每个维度能够得到一个分数，另外还有一个整体功能分量表。在1990—2005年，这是最常被用作家庭治疗效果研究的结果变量的测量工具（Sanderson et al., 2009），但是对其在不同文化下的适用性也存在担忧（Lebow & Stroud, 2012）。临床观察评定量表则由治疗师在七点评分的尺度上对这些维度进行评定（1——严重紊乱，7——功能完好）；低于4分就意味着需要治疗性干预。专栏16.3展示了如何使用观察法来评估家庭功能。

 专栏16.3   像临床工作者一样思考

使用观察法来评估家庭功能

观察法这种测量方法一般都会采取互动式编码系统的方式，其强调：（1）家庭功能每时每刻的认知、情感和人际维度；（2）可以观察到的整体的模式。

该方法需要对家庭成员之间每一次互动的功能进行评分，分为认知、情感以及人际功能，在7点量尺上进行评定，1代表严重紊乱，7代表功能优异。在右侧的评分列下记录你评定的分数。在下方的空白处记录你对于整体功能的任何整体性模式的质性描述。

佩雷利一家在你这里进行首次会谈。你对于乔瓦尼（父亲）、玛尔塔（母亲）、保罗（大儿子，17岁）以及安杰洛（小儿子，15.5岁）知之甚少。最初打电话来的是玛尔塔，她说家庭一直陷于相互争吵的泥潭中，有时甚至会激化到比谁嗓门大，特别是在乔瓦尼和保罗之间。每个人都可以变得极不稳定，除了安杰洛，因为他倾向于退缩。

会谈誊录，从最初的欢迎和介绍之后开始	认知	情感	人际
玛尔塔：我们之间所有的事情就是争吵。我丈夫和保罗之间的情况最为糟糕。如果他俩没有互相嚷嚷，就可以好几天不说话。最糟糕的时候是晚饭时间。我已经好多年没有与家人好好吃过一顿饭了。我觉得乔瓦尼不爽的地方就在于保罗越来越自行其是，不想要父亲在旁边唠叨他的事情。但这对于一个男孩来说是正常的，对吧？			
乔瓦尼：我最气保罗的地方就在于他极不尊重人。就是这么简单。我要是像他那样跟我父亲说话，我会被暴揍一顿。我父亲都不需要大声说话。他只需要盯着我们，我们就知道了……			
玛尔塔：所以，你想做的就是成为你父亲？他是一个暴君。你觉得这是一件好事吗？			
乔瓦尼：他不是暴君，他只是比较严厉。我们都知道是怎么回事。事情都是有底线的，我们不能越过那条线。			
玛尔塔：所以你想要给保罗设一条不准逾越的线？我不明白！严厉是一回事，但是为什么要大声嚷嚷呢？			
乔瓦尼：（他拼命控制自己的声音，但是音量已经有点变大了）你问问保罗为什么要冲他嚷嚷。如果不是他表现得这么自以为是，我也不会大喊。他比我幸运，我还从来没对他动过手。从来没有！虽然我非常想这么做。			
保罗：恭喜你，你还不是一个儿童虐待者。			
乔瓦尼：（转向治疗师）看到我在忍受什么了吗？可真是聪明的人有着聪明的态度。			
治疗师：乔瓦尼，可以就尊重与不尊重再多说一点吗？			
乔瓦尼：还要说什么？一个好儿子就应该尊敬他的父亲。			
治疗师：要怎么做呢？			
乔瓦尼：好儿子就不应该在父亲面前抖机灵，而是应该向父亲寻求指引。唯一会让保罗来找我的事就是要钱。仅此而已。			
治疗师：你对此有什么要说的吗，保罗？			
保罗：要是我父亲肯抬起头来看看，他就会看到我可不像他。从来不像，未来也不会像。对于我所关心的事情，他根本没什么好告诉我的。			
治疗师：你关心的是什么？			

保罗：我只关心三件事，没有一件是咱们这儿的恺撒大帝所能理解的：进普林斯顿、我的女朋友（我父母都不喜欢她），以及进普林斯顿。			
玛尔塔：我们也很关心你想进普林斯顿这件事啊。这对你而言是大好事。			
保罗：你是这么想，但他不是。他想让我接他的生意。我知道，你也知道。我拒绝。句号。对话结束。不。永远没可能。别想强迫我。借用我这雄才的父亲的话，"永远别想"。			
乔瓦尼：他现在完全不可理喻。再有一个常青藤学校的教育背景，他就要脱缰了。他已经觉得自己比我强了。完全就是一个势利小人。我没办法忍受他的势利。			
治疗师：你担心失去保罗？			
乔瓦尼：不，我不担心他离开我，只是担心他不要他母亲和兄弟。			
治疗师：为什么不包括你呢？			
乔瓦尼：无论情况怎么糟糕，父子之间是不会割离的。			
保罗：就像皮癣一样。			
治疗师：（对乔瓦尼）再帮助我一下，让我更好地理解为什么保罗去普林斯顿会是一个问题。			
乔瓦尼：我们住在芝加哥。普林斯顿在新泽西州。除了假期，他都不能回家了。这会要了他母亲的命。			
玛尔塔：这不会要任何人的命，我也不会。儿子长大成人，自然就应该做他们想做的事。我都能数出来你自己告诉过保罗无数次，男人就该做男人该做的事。我觉得他如果去了那里，会要了你的命，只是你过于骄傲，不愿意承认而已。而且我还觉得在你内心深处，你很嫉妒，因为他能去你曾经有机会去但最终没能去成的梦想学校。			
乔瓦尼：所以你现在是在告诉医生我的感受——你是专家啊。			
玛尔塔：亲爱的，对于你的感受，我真的是一个专家。			
乔瓦尼：那是你认为的。			
玛尔塔：要不然你以为这么多年来，我是怎么神志清醒地跟你相处下来的。			
乔瓦尼：（对治疗师）现在你看到保罗是从哪儿学到的了。			
治疗师：嗯，对于玛尔塔所说的话，你是什么感受？有可能确实是你会想念保罗吗？			

乔瓦尼：在我要去参军的时候，我父亲告诉我，在我不在家期间，他从没有想念过我。他知道我正在做着应该做的事情。但是快要到我该离家的时候，他变得非常激动，会把所有人，我的母亲、我的兄弟姐妹，甚至是家里的狗，都错喊成我的名字。那是因为他想念我。他告诉我这些的时候，我非常欢喜。			
治疗师：这真是一段美好的记忆。你对保罗有同样的感觉吗？			
乔瓦尼：我刚才不是告诉你我的感受了吗？你到底有没有在听？			
会谈继续。过了一会儿，治疗师开口了。			
治疗师：安杰洛，我们好像还没有听过你的声音。你有什么想说的吗？			
开始，安杰洛没有说任何话。但过了一会儿，又对他进行了更多鼓励之后，他开口了。			
安杰洛：我真的没有什么要说的。			
治疗师：嗯，那你对家里的这些争吵有什么看法？			
安杰洛：没有。我是说，这不太好。但是，你知道，我……			
治疗师：我希望你知道，我认为当你想说话的时候，能有机会表达，这非常重要。			
安杰洛：谢谢。			
玛尔塔：安杰洛非常安静。他总是默默倾听。有时，我觉得他才是家里唯一一个有头脑的人。			

回顾上面评定的分数，然后写下你对于每个家庭成员认知、情感和人际能力的整体印象。

尝试回答以下问题，来形成你对于每个家庭成员以及整个家庭的互动模式的理解。

1. 确认每个人在直接和诚实地进行沟通的能力上的优势和弱点。

2. 针对以上争吵行为，你有没有注意到任何潜在的触发点？

3. 在这次会谈中，每个家庭成员所扮演的角色是什么？

4. 你有没有注意到在每个家庭成员的行为中，有任何认知、情感或人际因素是会妨碍家庭解决争吵行为的能力的？

5. 你会指出每个成员的哪些方面，从而来帮助他开始解决争吵行为？

比弗斯系统模型

这是一个成形的测量工具，它会根据家庭的能力将家庭在一个渐进的连续谱上进行排序。在这里，家庭的能力是指，在组织和管理自身的必要和养育性任务上，他们的表现有多好（Beavers & Hampson，2003）。罗伯特·比弗斯（Robert Beavers）及其同事（Beavers & Hampson，1993）开发并经过调整后制定了一个包含14个条目的量表，来测量家庭功能，并据此对家庭进行分类。在低分端的是，没有领导、混乱而又侵略性的家庭，其成员之间的边界是模糊的。在高分端的则是由自主性的个体所构成的家庭，成员既有亲密和亲近感，又尊重独立。其观察性的测量工具，也基于比弗斯互动能力量表（Beavers Interactional Competence Scale），能够对处于家庭生活某一特定时刻的家庭功能进行测量。因此，重复的测量能够看到家庭的进步，例如在一定时间的治疗之后。由于将功能良好和功能失调视为连续谱上的两段，该量表传递了一个信念，家庭的成长和调适是可能的。

家庭在两个轴上进行评分：他们的互动风格以及家庭功能的能力水平（参见图16.4）。诸如，家庭对于孩子需求的回应、成人间公然的冲突、愤怒或敌意感受的表达程度，以及所表达的积极感受对消极感受的比率，这些都是风格部分的条目。有着**向心**（centripetal）风格的家庭是向内导向的，将关系满意度视为源于家庭内部。而有着极端**离心**（centrifugal）风格的家庭则是指向外部的，会更公开地表达愤怒。这些家庭成员倾向于从家庭外部寻求满意（Hampson & Beavers，1996）。

能力维度是水平轴，该维度的评定是根据对于家庭权力表达的观察，父母联盟是否存在，家庭成员沟通的清晰度，等等。这个图的箭头形状是为了表达，风格的极端化，无论是向心还是离心，都与糟糕的家庭功能相关。因此，将家庭风格和家庭能力结合起来，就能形成当下家庭功能的精确截图，并且提供指引该如何以及最好如何开始对家庭进行干预，从而能够改善其家庭功能。

学习目标5 **二元测量**

为了了解家庭的动力，经常需要对伴侣关系进行测量，因为伴侣关系会对家庭模式和过程有所贡献。二元调适量表（Dyadic Adjustment Scale，DAS）是一个包含32道题的自我报告量表，用于测量双方的满意度、凝聚力、一致性以及情感表达（Spanier，1976）。一项针对伴侣和家庭治疗效果的综述研究发

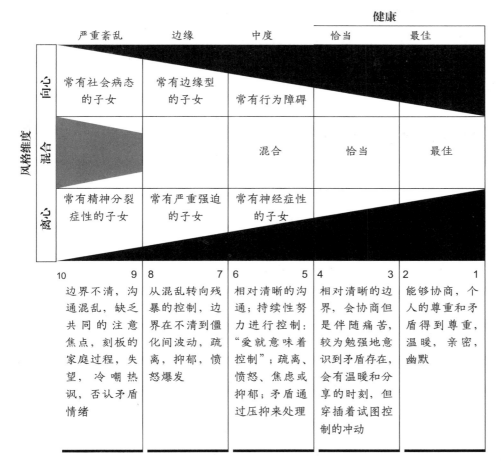

图16.4 比弗斯系统模型，是一个平躺的 A 字形，一条腿代表的是向心的家庭，另一条腿代表的是离心的家庭。

现，DAS 是迄今为止最常被用于测量结果变量的工具。最初，它是用来测量适应程度（质量）的，如今它已被广泛应用于对于伴侣满意度的测量，并且其得分与其他满意度测量工具相关，例如，婚姻生活满意度量表（Satisfaction with Married Life Scale，Ward，Lundberg，Zabriskie，& Berrett，2009）。研究发现，该量表在测量男性和女性观点上同样准确（South，Krueger，& Iacono，2009），而且在所有同居伴侣样本中信度良好，无论是何种性取向、种族以及婚姻状态（Graham，Liu，& Jezioski，2006）。为了解决一些测量学上的问题，研究者开发了短版的 DAS，用于整体性地区分有苦恼的伴侣和没有苦恼的伴侣。该短版被命名为二元调适量表修订版（Revised Dyadic Adjustment Scale，RDAS；Busby，Christensen，Crane，& Larson，1995），共包含 14 道题。它也可被用于评定治疗过程中临床显著的改变（Anderson et al.，2014）。其他的工具，例如PREPARE/ENRICH（Olson-Sigg & Olson，2011；参见第十五章），也都是临床上有用的，或是可在研究中用于测量结果变量的，如婚姻满意度量表修订版（Marital Satisfaction Inventory-Revised；Snyder & Ailman，1999）。

伴侣与家庭治疗中的个体测量

系统的观点还包括要意识到，个体的因素会与伴侣和家庭的动力相互作用（Stanton & Welsh，2012）。Nurse和Sperry（2012）提出，应在伴侣和家庭评估中使用一些个体的、标准化的测量工具，例如，明尼苏达多项人格测验第二版（Minnesota Multiphase Personality Inventory-2，MMPI-2）、米隆临床多轴问卷第三版（Millon Clinical Multiaxial Inventory，MCMI-III）、罗夏墨迹测验（Rorschach Inkblot Test）以及家庭动态绘画测验（Kinetic Family Drawing Test），并将这些测验融入访谈、观察、临床记录以及其他附加信息，来作为了解伴侣和家庭的内容（p.83）。Stanton和Nurse（2009；Nurse & Stanton，2008）提出了一个以人格为引导的伴侣治疗模型，使用MCMI-III来测量会与伴侣关系发生相互作用的人格因素。MCMI（Millon & Bloom，2008）是一个包含175道题的问卷，用于评估前来接受治疗的人；它会产生14种人格类型以及10个临床维度。对于伴侣治疗而言，可以确认伴侣二人的人格互动模式，从而帮助双方理解、重视并且管理在个体人格驱动下产生的关系行为。

学习目标6 **家庭治疗过程和结果的研究**

是什么构成了治疗性改变？治疗中的哪些条件会促进或妨碍这些改变？这些改变的最佳测量方式是什么？家庭治疗整体性的效果如何，以及是否有某些治疗方案或治疗性模型比其他的更有效，特别是在处理某些特定的临床问题，或是来自特定群体或文化的来访者？治疗师或家庭的某些特定的特征会对结果产生影响吗？对于特定的案例，家庭治疗是最经济有效的途径吗？特别是相比于其他的治疗方法，如个体治疗或药物治疗？又或者，对于特定案例，某种形式的结合式治疗才是最经济有效的吗？民族、种族、性别、年龄以及性取向，这些因素会如何影响潜在的结果？以上是家庭治疗的研究者们一直在试图解答的问题中的一部分，其目的都在于更好地理解和改善复杂的心理治疗性过程。

心理治疗的研究会探究治疗性过程（来访者发生改变的机制），从而发展更为有效的治疗方案。已有相当数量的研究证据表明，伴侣和家庭治疗对于几乎每种障碍以及各种关系问题都有相应的疗效，研究的对象包括儿童、青少年以及成人（Sexton，Datchi，Evans，LaFollette，& Wright，2013；von Sydow，Retzlaff，Beher，Haun，& Schweitzer，2013）。如今，研究者的关注点转移到了疗效结果的比较性研究上，开始探究在有不同问题的来访者中，使用不同的治疗方案会带来的相应的优点和劣势。研究的聚焦点也扩展到了检验在特定设置之下伴侣和家庭治疗对于特定临床问题的应用性上，以及用于检验具体改变机制的过程变量的研究（Sexton & Datchi，2014）。因此，不同的治疗技术所引发的各异的治疗结果可以与存不存在某种具体治疗过程联系起来。此类研究可以确认一些具体的干预方法，从而形成更为有效的治疗方案（Hogue，Liddle，Singer，& Leckrone，2005）。

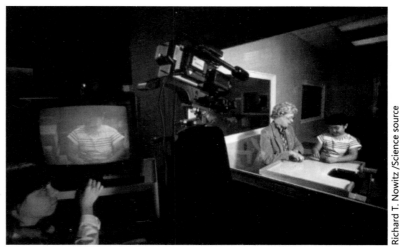

该研究者正在观看一系列治疗会谈的录像，这些录像是同一个家庭的。研究者会根据之前确定好的有实证基础的类别，对互动模式进行评定，从而来测量家庭治疗带来的改变。

过程研究

接受过成功的治疗过程后，作为结果，伴侣和家庭是如何发生变化的呢？在家庭治疗会谈之中以及之外，究竟发生了哪些事情使得想要的治疗结果能够得以实现？是否有证据支持存在一套所有有效治疗通行的因素？而特定的治疗方法是否会用不同的方式来使用这些概念，但都有效？如今的研究重点已经从广泛的结果研究转变到关注治疗特异性，即伴侣和家庭治疗中特殊的改变机制。临床工作者也会赞许这类研究，因为它们是与治疗经验紧密联系的，研究紧贴实践（Sexton & Datchi，2014）。

过程研究会去确认并且操作性地描述治疗过程中究竟在发生些什么。这些变量会影响"干预如何在不同的背景下以不同的参数起不同的作用"（Sexton et al.，2003，p.590）。治疗师－来访者关系之间的日常特征是什么，发生在会谈之中的哪些事件互动累加在一起最终构成了成功的治疗体验？这些可以被归类和测量吗？哪个具体的临床干预引发了治疗性突破？这些干预能否被降解成更小的单元，这样就可以遵循实证方法的思路，干预可以由其他人来实施，并且可被教授给想成为家庭治疗师的受训者？在干预有着特定问题的家庭时，某种干预方法是否优于其他方法？治疗师的性别在治疗中扮演怎样的角色？治疗风格是怎样的（主动的或反应性的，解释性的或合作性的，以及其他）？哪些因素会决定哪些人能够维持治疗，而哪些人会脱落？文化因素会如何影响治疗过程？在一项针对家庭干预的综述中，Sexton及其同事（2013）确认了以下因素是治疗的主要调节变量和中介变量：治疗联盟（治疗师和来访者之间关系的本质）、对于特定模型的忠诚度和坚持度（按照设计的模型来实施干预的坚定信念），以及来访者因素（症状严重程度、社会经济地位等）。从实际的经济成本观点出发，家庭治疗的研究需要向保险公司、医疗管理机构、政府部门以及心理健康相关政策制定者证明，其产品是有效的治疗方案，应该被包括在任何一种心理健康服务和福利包之内（Pinsof & Hambright，2002）。

过程研究不仅仅关注在会谈过程中发生了什么，同时还关心在家庭治疗的整个过程的会谈之间发生的事情。最终，参与者的体验、想法和感受都会被赋予与其可观察到的行为一样的可信性。因此，本章前面提及的自我报告法在过程分析中具有非凡的价值。

过程研究试图揭示治疗是如何起效的，以及哪些因素（治疗师行为、来访者行为以及他们的互动行为）与改善或恶化相关。例如，一位研究者或许会就家庭互动中的某个特定的过程变量进行研究——谁先说话，谁对谁说话，谁打断了谁的话，诸如此类。又或许，研究者会关注治疗师-家庭的互动，于是就会探索，以一种积极和指导性的方式加入厌食症家庭，是否能够形成更为坚固的治疗联盟。与用其他的方式——例如，更为被动或更为反映性的——加入家庭相比吗？又或者，过程研究的研究者想要了解用哪种方式来治疗有酗酒成员的家庭会引发更大的参与动机，而不是抵制治疗或直接脱落。有没有哪些干预技巧最适合用在治疗的早期阶段，而另一些则在中期或结束阶段使用更为有效？专栏16.4列出了一些可能会激发改变的治疗机制。

来访者对于治疗过程的即时反馈是临床相关研究的一种重要形式。许多家庭治疗师会邀请来访者提供非正式的反馈，但是该过程可以通过使用更为正式的监控过程的测量方式而得到加强，例如，系统式改变问卷（Systemic Inventory of Change，STIC；Pinsof & Chambers，2009）以及家庭治疗联盟观察系统（System for Observing Family Therapy Alliances；Friedlander et al.，2006）。

专栏16.4   治疗性碰撞

哪些会谈中的机制促发了改变？

- 家庭与一位关心他们的、有能力的、理解他们主诉问题的治疗师之间的联盟，特别是若联盟在治疗早期阶段就建立起来了；这个联盟能够激发信心、希望以及安全感。

- 来访者认知上的改变：更高的觉察力、理解力以及一种共同的目的感。

- 来访者行为上的改变：持续地与他人互动。

- 情感上的体验，使得个体体验到自身的感受被他人认可。

- 将治疗的关注点持续地放在增强家庭关系上，而不是一味指责被认定的患者。

- 促进建设性对话，治疗师致力于阻止负面情感交换和互动僵局。

- 更高水平的自我暴露，这会让参与者感到脆弱，但同时能够被倾听和保护。

- 持续地参与，这样能够使所有成员都感受到大家都在为整个家庭变好而共同努力。

来源：Christensen, Russell, Miller, & Peterson, 1998; Heatherington, Friedlander, & Greenberg, 2005; Helmeke & Sprenkle, 2000; Sexton, Robbins, Hollimon, Mease, & Mayorga, 2003.

二者都提供了关于治疗联盟和治疗过程的问题。例如，STIC会要求来访者对以下句子进行评分，"在本次治疗中，我和家庭中的部分其他成员对于彼此并不感到安全"（Pinsof & Chambers，2009，p.443）。家庭治疗师可以使用计算机化的反馈系统来获得关于治疗过程和进步的数据，从而对自己的干预进行研究（Sexton & Datchi，2014）。

部分模型本身就包含被Heatherington、Friedlander和Greenberg（2005）称为对系统式改变过程有清晰描述的理论基础。情绪聚焦伴侣治疗（参见第九章）就是基于在治疗中情绪所扮演的角色的大量研究，并且将这些研究与依恋理论相结合，最终能够提供步骤化的治疗手册来帮助来访者接近和处理他们的情感体验。功能性家庭治疗（参见第十二章）提供了行为和系统的理论来治疗高风险的青少年。建立治疗联盟和对问题行为重新赋义的技术也被整合到成功过程的研究中，特别是跟治疗中的防止脱落有关（Sheehan & Friedlander，2015）。

迄今为止，实证支持的过程研究大多在行为以及认知行为治疗流派中展开。这些较为简短的、手册化的治疗方法有着明确的治疗目标，并不是特别有效，但相比于其他治疗方法而言，确实更为容易用传统的研究方法来对其进行测量。就研究的目的而言，社会建构疗法是最难定义的。大体上，他们依然没有发展出可供检测的命题（例如，焦点解决治疗中的奇迹提问是如何影响来访者的,除了玩了一个"文字游戏"之外(Heatherington, Friedlander, & Greenberg, 2005)。近期,研究者有一些试图解决这些问题的尝试,具体请参见第十四章和第十五章。类似地,当叙事治疗师声称"要重新书写"人们的生活时,这能在多大程度上进行测量,以及我们怎样才能知道重新书写有没有成功呢?对于本书中讨论的多数治疗模型,依然需要更多的关于具体的改变机制的证据,从而满足探究治疗性改变过程的研究的标准。

结果研究

最终,所有心理治疗都必须回答这样一个问题:相比于其他的治疗流程(或是完全不接受治疗),这个流程是否更为有效、经济效率更高、危险性更小、效果更为持久?为了使研究成果有现实意义,此类研究不能仅局限于探究一般性治疗效果;它还必须确定家庭治疗在何种条件下最为有效——家庭的类型、民族或社会经济地位背景、问题或状况类别、家庭功能水平、治疗策略、治疗目标,等等。效果研究需要提供的证据是哪个模型对于解决哪种情境之下的哪个具体问题效果最好(Sexton et al., 2013)。这被称为家庭干预研究(Liddle, Bray, Levant, & Santisteban, 2002),或者被界定为"一种系统式方法,用于了解其具体操作、结果以及可能影响不同的临床干预成功或失败的各类调节变量和中介变量"(Sexton, Kinser, & Hanes, 2008, p.165)。

通过将过程因素和疗效结果结合起来,家庭治疗师就可以使用实证研究支持的导向图来指引自己的工作。美国心理学协会的家庭心理学分会专门召集了一个工作小组,制定了基于实证的治疗分类体系;工作小组根据获得实证支持的扎实程度、严格的临床相关结果对家庭干预进行分类,分别为:有证据显示的治疗(研究支持较为有限)、有证据显示且初步证明较为有前途的治疗(一项严格的研究分析,或多项有一些局限性的研究),以及有循证基础的治疗(构建良好的治疗模型,且获得两个或更多严格研究的支持)(Sexton, Gordon, Gurman, Lebow, Holtzworth-Munroe, & Johnson, 2011)。该分类模型如图16.5所示。根据该模型,Darwiche 和 deRoten(2015)指出,多维家庭治疗(Liddle, 2009)、功能性家庭治疗(Alexander et al., 2013;Sexton, 2011)、短程策略家庭治疗(Szapocznik et al., 2012)以及聚焦家庭的哀伤治疗(Kissane & Lichtenthal, 2008),属于第三水平:有循证基础的治疗。

好几篇针对伴侣和家庭治疗干预的重要综述总结了影响其效力和效果的一系列治疗因素和来访者群体(Sexton et al., 2013;Sprenkle, 2012;von Sydow et al., 2013)。与上面的证据优势模型一致,Sexton 及其同事(2013, pp.589-

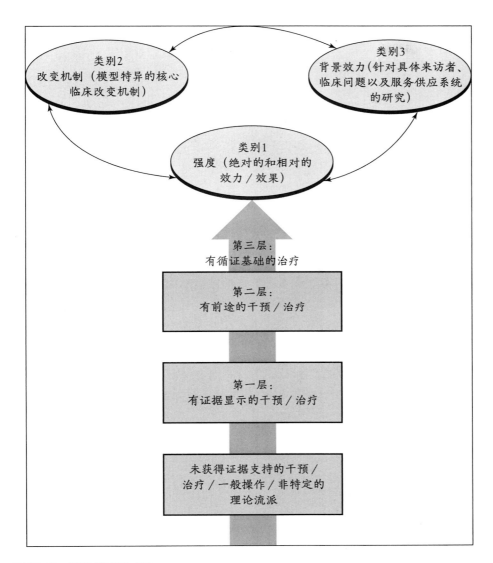

图16.5　循证模型的水平

来源：Sexton et al. (2011).

590）提出，在评价伴侣和家庭治疗时，必须考虑以下七个因素：（1）干预类型，从广泛性的方法到具体的、结构化的方法，或者是手册化的；（2）临床结果，"伴侣和家庭治疗干预对于一般性和具体的来访者困扰的效果"（p.590）；（3）研究强度，指的是研究的严格程度以及效果变量测量的强度；（4）来访者特质，包括会对结果的推广性产生影响的人口学变量和多样化因素；（5）共同治疗性过程，可能对效果产生调节作用；（6）背景——开展治疗的设置；（7）质量——反映了对于研究结果的信心。

Sprenkle（2012）指出，随机对照试验（randomized clinical trials）的重要意义在于评估伴侣和家庭治疗的干预效果，但同时也强调了随机对照试验应该包括质化的深度维度和共同因素。他还指出，更有隐患的点在于，多数随机对照试验研究都是由正在接受检验的特定模型的提出者来进行的，会引发被他称为"忠贞"的问题，因此对于结果的解释应予以谨慎的态度。而这一问题的反面是，他发现，当下最强的伴侣和家庭治疗研究，那些有着坚实方法学评定的研究，来自一个有着十多年研究经验的研究团队。这个团队关注具体的模型，例如多系统治疗、功能性家庭治疗或是短程策略治疗。其他会对研究强度产生影响的方面，包括：除自我报告之外还使用行为结果；使用明确的而非模糊的结果变量；关注治疗设计的保真度；纳入少数群体被试；纳入反映了在真实治疗环境下会遇到的共病的被试，或有着多重问题的被试；在多个治疗场所以及长期的随访追踪；计算经济效益；考虑特定的改变机制；研究的独立性（由他人而非模型开发者开展研究）在真实的实践设置下开展研究，而非仅仅在受到资助的研究背景之下（Sprenkle，2012）。

循证支持的家庭层面上的干预对儿童和青少年的品行或行为问题有着较强的作用；许多是将家庭治疗和教养项目结合在一起（Sexton et al.，2013）。一项针对儿童和青少年外化障碍的系统式治疗的综述检验了47项随机对照试验研究，发现系统式治疗能够起到同等或更高的疗效；没有副作用；参与度或保留率优越，尽管少数群体被试的保留率低于多数群体被试；积极效果保持时间较长；积极的效果出现在好几个功能领域（von Sydow et al.，2013，p.608）。基于家庭的治疗在治疗物质滥用青少年、青少年双相障碍以及青年抑郁上，获得了实证的支持（Sexton et al.，2013）。Sprenkle（2012）提供了一个总结清单，列出了获得随机对照试验研究支持的伴侣和家庭治疗，多项研究表明，这些治疗能够得到有效的结果；具体参见表16.2。

 专栏16.5　循证实践

效力研究与效果研究

发表出来的结果研究基本会是以下两种形式之一：效力研究，在受控制的（"实验室"）条件下开展；效果研究，在提供家庭治疗服务的日常实践（"现场"）条件下开展（Pinsof & Wynne，1995）。效力研究的目的在于揭示在理想"研究治疗"条件下特定的治疗是否有效，而效果研究则是为了确定该治疗在正常的日常（"诊所治疗"）环境下是否起效。以往，多数结果研究都关注效力，致力于探寻某一特定治疗方法是否能在理想的、受控制的研究条件下起效。不幸的是，正如

Pinsof 和 Wynne（2000）所指出的，这样的实验室研究尽管比效果研究更容易得到资助和发表，但是其与从业者在日常实践中的操作几乎少有相似之处，因此，它们对多数婚姻和家庭治疗师的影响可谓微乎其微。

效力研究能够接近最为理想的实验要求：患者被随机分配到治疗组或无治疗组，治疗手册界定了需要遵循的主要流程，治疗师能够接受培训和督导，来保障干预的标准化，设计了多种结果标准，以及有多个独立的评估者（而非治疗师或来访者）来评定结果。这样"梦幻的"设置、高度控制的条件，使得它能够弄清楚到底是哪个治疗成分在影响特定的结果。然而，从这类研究（通常在大学的门诊或医院条件下开展）中得到的结论通常很难转变为具体的治疗建议，因为那些治疗要在更为日常的咨询室的条件下开展。

表16.2　循证实践：伴侣和家庭治疗能有较强效果的问题 / 状况

- 青少年品行问题 / 行为不端
- 促使青少年和成年物质滥用者进入治疗
- 青少年期和成年期物质滥用
- 儿童和青少年焦虑障碍
- 儿童对立违抗障碍
- 青少年厌食症
- 对成人精神分裂症的家庭管理
- 应对酗酒但不愿寻求帮助的家庭成员
- 促使成年酗酒者进入治疗
- 成人酗酒
- 中度到严重的伴侣不合
- 伴有伴侣不合的成年期抑郁
- 伴有酗酒和药物滥用的伴侣暴力
- 情境性的（而非性格性的）伴侣暴力
- 青少年和儿童的1型糖尿病

来源：Adapted from Sprenkle (2012), p.25.

循证家庭治疗：一些结语

如今，对于可解释性的需求可见于医学和教育学领域，心理学也是如此。因此专家们都有压力要确保自己的实践是基于实证的，无论是否适用。对于心理治疗而言，当下有强劲的势头认为，在提供健康服务时，应建立实证确认的基础（Goodheart，Kazdin，& Sternberg，2006；Kazdin & Weisz，2010；Nathan & Gorman，2007），而该导向所基于的假设是认为，有研究作为支撑的临床干预能够使临床努力的效用最大化，从而提升医疗服务的质量，降低医疗成本

（Reed & Eisman，2006）。

研究者和实际工作者都非常关心如何将治疗变得更为有效。以学术研究为基础的临床研究者对该理念尤为支持，并且尝试将科学研究的方法学应用于治疗努力之中，通常会开发出效力治疗项目，在严格和控制的条件下进行检验，并相信实际工作者可以将其推广到处理现实生活中的问题上。实践工作中的临床干预人员也愿意将自己的干预基于实证基础，但是他们发现，这些基于随机对照临床试验的干预只能针对特定的诊断，这对于他们在实际工作中会遇到的各异的人群和问题类型来说太受限了（Goodheart，2006）。许多人认为，提升心理治疗的质量和经济效益，同时增强可解释性，这本身是值得赞赏的，但是迄今为止，以实证为基础的技术在改善医疗服务或降低日常成本方面的证据十分有限。

被广泛接受的对于循证实践的定义如下：心理学里的循证实践是在患者特征、文化以及患者价值观的背景之下，将可用的研究与临床专长进行有机结合。

该定义明确了以下因素的贡献，

- 研究证据（量化和质性的研究方法、临床观察、个案研究、过程和结果研究）。
- 临床专长（治疗师在评估、个案概念化、制订治疗计划以及干预技术上的技能、判断和经验）。
- 来访者特征（人格、具体问题、文化背景、性别、性取向、社会和环境背景、种族）。

在对实际工作者和研究者的观点进行调和上，存在的一个难点是，他们在不同的世界里工作——前者关注给来访者的服务，后者关注拓展对于临床现象的理解或是检验新流程的效果（Weisz & Addis，2006）。经验老到的临床工作者都倾向于成为一个整合者，从不同的理论或技术中截取最适宜的部分，来帮助特定的来访者或家庭，而不会满足于遵循手册指南中设定的条条框框，来对待寻求帮助的家庭。这一选择基于一个普遍的共识，即没有一种方法能够解决所有的临床问题。Westen、Novotny 和 Thompson-Brenner（2004）建议，研究者若能够关注哪些因素在实际实践中有效，而不是痴迷于在实验室里开发新的治疗或手册，或许会更好。业内也一直存有争议，究竟哪些才构成了研究证据，以及心理治疗其实在何种程度上都是人类的相遇过程。若是如此，那么共同因素（来自关心你的治疗师的关注，对于改善的期待、宣泄、希望、反馈以及在保密的关系中的安全感）才是真正起效果的因素，而无关具体的治疗模型

（Sprenkle，Davis，& Lebow，2009）。

无论如何，临床实践中对于循证研究的接纳度与日俱增，实际工作者或许会感受到来自第三方付费者和政府机构的压力，要求他们将干预基于成形的循证治疗。未来，临床工作者可能需要越来越多地面对如何提供对于自身临床干预的结果评估。

 专栏16.6 循证实践

循证治疗研究背后的假设

- 研究的是某个同质的来访者群体。
- 来访者被随机分配到治疗组或非治疗组。
- 治疗师是经过精心挑选、培训和监督的。
- 规定了具体的干预措施。
- 治疗是针对特定疾病或诊断而设计的。
- 治疗是短暂的并有固定的时长。
- 使用治疗手册，以确保所有来访者都接受了相同的干预。
- 阐述改变过程的机制。
- 有明确的目标。
- 指定多种结果测量方法。
- 采用长时间的随访程序。

总 结

对家庭治疗的研究出现得比对治疗性干预技术的开发早，但是随后优先级发生了改变，技术的快速增殖将研究远远抛在身后。这个现象如今开始变得较为平均，一种新型的家庭研究－治疗联系开始重新建立。部分实践工作者在过去很可能质疑研究发现与他们日常的需求和经验无关，但是如今发现，相比以往传统的、正式的基于量化方法的实验研究而言，质性的研究方法更具有号召力，也与其工作更为贴合。

当下有各种不同的模型来对家庭进行评估和分类，具体使用的方法包括自我报告或观察法。最为著名的模型有根据家庭在灵活性和亲密度这两个维度上的特征而对家庭功能进行区分的环状模型，以及家庭环境量表。观察法是由治疗师对行为进行观察。比弗斯使用该方法揭示家庭胜任力程度，麦克马斯特模型则用该方法区分家庭应对技能。对于会影响家庭动力的夫妻调适和个体因素的测量工具，也被应用于研究和实践。

近些年，对于家庭治疗干预的过程和结果的研究获得了与日俱增的关注。过程研究的目的在于确认治疗师－来访者互动过程中的哪些机制促发了来访者的改变，以此来保障更为强大的治疗效果。结果研究，包括效力和效果研究，已确认婚姻和家庭治疗是有益处的，从而将其注意力转向了循证实践——哪种具体的干预在面对哪种来访者人群时最有效。当前研究特别感兴趣的点在于，探索在面对不同类型关系困难的个体和家庭时，各种不同的治疗流派的优势和劣势。循证家庭治疗或许会变得越来越重要，因为大家要努力将治疗做到更为有效和经济效益更高。

推荐阅读

Goodheart, C. D., Kazdin, A. E., & Sternberg, R. J. (Eds.). (2006). *Evidence-based psychotherapy: Where practice and research meet*. Washington, DC: American Psychological Association.

Liddle, H. A., Santisteban, D. A., Levant, R. F., & Bray, J. H. (Eds.). (2002). *Family psychology: Science-based interventions*. Washington, DC: American Psychological Association.

Nathan, P. E., & Gorman, J. M. (2007). *A guide to treatment that works* (3rd ed.). London: Oxford University Press.

Sprenkle, D. H., & Piercy, F. P. (2005). *Research methods in family therapy* (2nd ed.). New York: Guilford Press.

Touliatos, J., Perlmutter, B. F., Strauss, M. A., & Holden, G. W. (2001). *Handbook of family measurement techniques*. Newbury Park, CA: Sage.

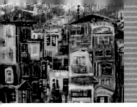

第六部分

家庭理论和家庭治疗：
比较评价

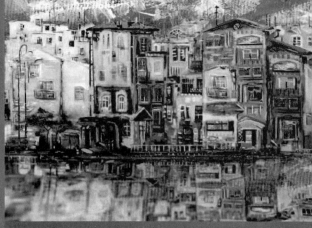

第十七章

家庭理论和治疗的比较

在这最后一章中，我们将呈现一个更为广阔的视角，对前文中所阐述的不同模型进行回顾，讨论模型之间的相似点和差异性。需要说明的是，不同理论的提出者最初必须限定在较为有限的概念范围内，因为他们想要让自己的贡献是独特的。很少有人将功夫花在寻找与其他理论的相似性上；往往，相反方向的努力才更常见。然而，经过仔细的探讨，我们发现理论以及技术之间的相似性和它们之间的差异性一样清晰可见。理论上的纯粹性虽为常见，但实践上的纯粹性较难实现。理想情况是，学生和临床工作者都能够学习大量不同的理论，然后将特定的技术，不管其理论根源是什么，应用于恰当的来访者人群及其需求。但是多数家庭治疗师都是从一个理论框架开始出发的，并遵循该理论的一套临床流程，只是很快，他们就能学会当这个理论无法满足特定来访者的时候，需要对其进行补充和调整。然后，在实践中，多数治疗师会变得折中，最终采用（以及调整）的技术是由自身的经验所得的可用于解决某一特定问题的最佳方案。个体治疗师自身的人格和兴趣也会影响他们选择使用的理论。

面对如此众多的理论，部分研究者开始尝试整合。然而整合的问题会引发理论、临床实践以及培训上的多种问题。许多人认为，在现今各种理论流派并存的背景之下，折中是不可避免的；有些人则认为，只有在特定的背景之下，才有可能进行整合。对于部分人而言，折中反映的是对于不同流派中共通的治疗性因素的认可，有些人则认为这是缺乏理论严密性的表现。

多数治疗师都认为相比于治疗个体，在与家庭工作时，想要坚持单一理论或某套技术更为困难。系统是复杂的，每一位家庭成员都有自己特定的需求，而这些需要又可能与其他家庭成员的需求存在冲突。按照定义来说，同一家庭中的不同成员处于生命周期的不同阶段，因此可能需要不同的干预方法。治疗师需要进行评估和回应的对象涉及每一位成员、整个家庭系统，甚至更为深远的大系统，包括延伸家庭、社区、文化、种族、社会经济地位和民族。最终，有经验的治疗师所做的工作中相似的地方会胜过他们各自所持的理论的差异性。那些无形的东西，个人经验、卷入度、聚焦的兴趣、投入的精力、敏感性、共情、温暖、幽默等，以及理论知识和在治疗上知道如何去做，这些关键变量以某种方式组合在一起，配合基于实证的研究发现，最终构成了临床的有效性。

学习目标1　家庭理论：比较性概览

接下来会将家庭理论与临床流程分开来论述，并强调模型之间的相似点和差异性。

研究的单位：单元、二元和三元

多数早期家庭治疗的先驱（鲍恩、杰克逊、温和鲍斯泽门伊－纳吉）本身的受训背景为经典的精神分析，而他们做了最革命性的事情——拒绝了唾手可得的主流理论精神分析。特别是，他们拒绝了精神分析中对于个体内部动力的关注——这是一种单元的观点，认为问题存在于个体的内部，而这种观点当时盛行于精神分析理论中。相反，他们坚持相对激进的观点，认为如果能够从系统的角度，以他们的关系为背景来看待人们，那么对人们的理解就会更准确，对他们的帮助也会更容易。人们如何与其他人互动，如何在关系中定义自我，以及他们所形成的结盟和联合对抗——这些都需要更为广阔的二元（两人）和三元（三人）的视角。因此，边界、纠缠、疏离、子系统（米纽钦）或三角化、共生、融合（鲍恩）或是关系伦理和家庭忠诚（鲍斯泽门伊－纳吉）等概念都超出了个体的范畴，看到了他在系统内部重复性的行为模式。

现今，各个模型中已经较少强调极化——个体内部的或人际间的——而是更多强调差异。所有家庭治疗师都会关注家庭功能内部的个体、二人或三人的因素；而治疗师之间的差异在于给予各个因素的权重和关注度不同。多数精神分析取向的治疗师不再坚持仅将关注点聚焦于每位家庭成员的内在冲突。整体而言，现代精神分析已融合到客体关系理论中，而新的理论已呈现更以关系为基础的面貌。客体关系取向的家庭治疗师依然关注内在冲突，但会通过研究伴侣各自从过去带入婚姻的印迹来理解家庭关系。正如我们在第七章所讨论的，客体关系、自体心理、主体间性以及关系精神分析，全都重视人与人之间真实的关系，尽管他们也强调源于早年真实关系的被内化的和扭曲的无意识"客体"或自恋性人格成分。例如，在丈夫－妻子的二元关系中，或许蕴含着投射性认同的部分，因为伴侣双方都将自身不想要的部分投射在对方身上。

　　行为治疗师更容易将具有症状的个体视为问题所在。在青少年离家出走的案例中，行为治疗师更易接受父母的观点，然后教会父母应对家庭危机的技巧。体验式家庭治疗以及心理教育治疗也关注个体，却是将其放在家庭背景之中的。前者将问题视为源于家庭成员之间有误的互动和沟通缺陷，可能会着力于帮助个体表达感受（萨提亚），但永远是在进行中的家庭互动背景之下的（情绪聚焦家庭治疗）。心理教育式的治疗师在治疗严重精神障碍个体的时候，会接受对于个体病理状态的界定；但他们会关注个体长期问题行为对于整体家庭功能的破坏性作用。因此，他们会将治疗努力放在帮助整个家庭降低成员之间情绪互动的强烈程度上，降低家庭的紧张度，从而有助于患有症状的个体避免复发。

　　根据定义，家庭治疗师会从二元或三元的视角来概念化个案，认识到人们是通过与他人的互动来界定他人（以及自己）的。早期的沟通/策略治疗师均强调，在症状形成过程中的二元和三元本质就是人际信息，黑利会特别留意探寻牵扯在任何人类行为互动中的三个人。鲍恩的理论显然是三元的，因为他的三角关系理论是家庭情绪系统的构建基石。相似的，结构派也是三元的——两个人之间边界的弥散不可避免会涉及与第三方的互惠关系（纠缠、疏离）。三元的理论解释，例如，联合对抗和结盟，扩展了视角，为理解行为提供了更广阔的背景。

　　更新一点的治疗流派又如何呢？比如那些受到后现代和后结构思潮影响的治疗流派。焦点解决、合作式取向以及叙事治疗流派的治疗师经常将关注点放在解决个体的问题上，因此引发了某些批评之声，认为对于家庭的关注被丢弃了。然而从另一方面来说，迈克尔·怀特的叙事治疗团队从未丢弃对于家庭的关注；他们尽力改变家庭精力投注的方向，来帮助家庭从受限的故事线中解脱。类似的，焦点解决治疗师则帮助家庭成员将聚焦"问题"替换为同时来到的"解决方案"上，而哈琳·安德森则尝试帮助每一位成员"消融"自己版本的"问题"。尽管他们或许没有直接关注家庭的冲突模式，但是这三种治疗都执着于将家庭视为一个整体，帮助家庭放弃看上去难以对付的、自我受限的故事，而转寻新的、更令人满意的自我描述。

时间框架：过去、现在和未来

对各模型进行比较的另一维度就在于各理论如何看待时间：过去、现在和未来。精神分析着力于从过去探寻对当下困境的解释，而早期的家庭治疗先驱打破了这一点，偏向于将关注点放在此时此地的家庭互动上。在并不否认过去经历对当下功能有影响的前提下，绝大多数理论关注的是正在进行的互动，只有在增强对当下家庭动力的理解有必要时，才转向过去的经历。现今，在家庭治疗师内部，究竟应该采用哪种时间框架才能最有效地处理家庭当下的问题，对这一点仍存在许多争议。

一直以来，针对个体的经典精神分析确实是将注意力放在形成于每位来访者早期发展阶段的冲突上。如今，尽管有证据表明，与其他短期治疗相比，长期治疗的效果更持久，但长期治疗已不再受欢迎（Knekt et al., 2011；Shedler，2010；Westen，Gabbard，& Ortigo，2008）。精神分析的其他流派——客体关系、自体心理、主体间性以及关系性——也会探索无意识冲突，但其观点不再是基于驱力的（参见第七章）。然而，所有流派都关心对于症状的修复，以及促进自我意识。

过去仍然是以当代精神分析为基础的家庭治疗中的重要元素。但是如今的重点更聚焦于关系层面，因此，家庭内部以及与治疗师之间当下真实的关系在治疗中也至关重要。若丈夫能够意识到他眼中妻子的冷酷无情可能源于自己早年体验到的父亲的情感疏离和不可触及，会是对这位丈夫非常有力的治疗。治疗师通过拓展这一觉察，展示出这方面的过去会塑造如今的婚姻。从精神分析的观点，无意识过程是去历史性的。无意识不知道或无法体验到时间感。这就使得过去的经验与当下有关。例如，投射和认同，或许有存在于过去的根源，但认识到这一点就只能是意识层面上的。在无意识的角度，投射和认同都是不受时间影响的。个体在治疗中所学习到的在于，通过意识层面上的觉察，将它们与此时此地联系起来。

代际模型最倾向于关注源于原生家庭的未完成事务和重复出现的事务。例如，鲍恩感兴趣于来访者与家庭融合的程度，鲍斯泽门伊-纳吉则感兴趣于个体对于家庭的忠诚和义务感。鲍恩和鲍斯泽门伊－纳吉均会帮助家庭理解过往的代际对于他们的价值观、行为模式、依恋关系、看待和解决问题的方式、权力等问题的影响。鲍恩会与来访者家庭一起绘制家谱图，从而帮助家庭直观地看到他们当下行为的代际根源。

另一方面，当今的多数家庭治疗倾向于去历史化，鼓励家庭处理当下面临的问题，而不探究过去。体验式（萨提亚、凯普勒）、沟通/策略/米兰（帕洛阿尔托小组、黑利、麦德尼斯、塞尔维尼－帕拉佐利）以及结构式（米纽钦）家庭治疗师都认为应强调当下。行为/认知家庭治疗师则想了解当下哪些环境因素对症状和主诉问题的维持起助长作用，从而设计相应的干预去消除不想要的想法和行为。

社会建构主义者（如德·沙泽尔）在处理当下的问题时，探寻的是未来可用的解决方案。他们不会在过去寻找问题的根源，也不会停留在当下。在最开始，他们就会立刻寻找改变的迹象，向着未来的解决方向工作。而过去，只有在为了帮助来访者回忆早先的成功努力，在用于解决当下的情况时，才会被问及。

心理教育导向的治疗师在与出院后的精神分裂症患者及其家庭工作时，会就如何将日常生活过得更和谐、更少压力而提供实际的指导策略。他们不关心症状是如何产生的，应该责怪谁，或是过去的什么造成了当下的家庭困境。相反，他们会教家庭如何将问题的延续停下来。类似的，短程教育项目也是教授应对婚姻和亲子冲突的方法，强调习得相应技能，而不关注当下困境可能的根源。

功能良好和功能失调的家庭　　　　　　　　　　　　　　　学习目标2

所有理论都对何谓正常的家庭功能有至少是潜在的（可能有些是未明言的）看法。鲍恩从本质上避开了关于正常的陈述，而将关注点放在理想的功能状态以及相关因素上，包括分化以及情感和理智功能的分离。如果我们假设多数人都可以过上自己掌控之内的生活（就算超出界限也会很小心地推进），那么多数人应该会用保持与核心家庭情绪系统较小分化水平的方式来维持生活的平衡。（女儿在养育自己的孩子时会卷入母亲就是一个例子。）所以，一个人的功能有多好，取决于其面对的压力或是回避压力的能力。根据鲍恩的理论，一个分化良好的人也可能变得功能不良，但是他们能够调用各种应对机制，从而很快恢复并且将损伤控制在最低程度。相反，分化较差的人在受困于家庭的混乱时，会恢复得较慢且较差。根据鲍恩所述，理想的婚姻最好是两个高度分化的人的结合，双方能够在情感和理智上感到亲密，但又不损失自主性。

现代精神分析的理论，包括客体关系视角，都对功能良好和/或功能失调的家庭有大量阐述。他们强调婴儿与母亲或其他重要照顾者之间依恋关系的重要性，因为这对于孩子在成年后发展出一个强大、内合的自我有着至关重要的作用。内化的意向和源于过去的内射塑造了未来的关系，包括婚姻选择。分裂、投射性认同和客体饥饿都受婴儿期体验的影响，都会在婚姻中起作用。然而，需要牢记于心的重点是，在选择爱情关系时，这些无意识动力极具影响力，而与之同样有影响力的是个体对于被滋养、喜爱、镜映以及其他来自过去的愉快经历的无意识记忆，个体希望和认为当下的伴侣也应该能够提供。除此之外，伴侣还能凭借自身源于过去客体关系的本质差异，帮助个体从所谓的功能不良的动力关系中分离。换句话说，当下可以帮助个体减轻来自过去的破坏性影响，无论是在无意识层面还是在意识层面。客体关系治疗师能够帮助个体把无意识客体的影响意识化。自体心理学家则是以健康且有帮助的方式来镜映自恋需要的，从而为个体的自尊注入力量。主体间性和关系分析师则将自己作为与来访者工作的工具，引入新的建立关系的方式，在治疗性工作中，甚至会使用自己的无意识动力过程。体验式家庭治疗师采用人本的、平等的姿态，将功能良好的家庭视为自我实现的；他们有自由的选择和自我决定权，并且倾向于作为一个开放的操作系统。个体通过寻找新的体验来获得成长能够受到家庭的鼓励和支持。根据这些模型的观点，功能失调源于外在的压力否认和压制了自然的冲动，从而抑制了自发性和成长。

米纽钦和结构派学者认为，正常的家庭生活也是不断变化的，并且会持续做出调整来适应变化的环境。而功能良好的家庭与功能不良的家庭的区分点在于，功能良好的家庭具有灵活性，来调整自身结构，以适应不断变化的生命周期阶段，或是适应角色变化或危机情况。家庭子系统之间边界的清晰性以及伴侣子系统功能的有效性都是变化的情况下家庭稳定的保障条件。

精神研究所（MRI）的互动式家庭治疗师认为，功能失调源于不断用错误的解决方式应对普通的困境。家庭采取的处置不当、自我欺骗、变本加厉等错误的解决措施并不是某些潜在问题的症状，而是问题本身。行为/认知家庭治疗师对于婚姻冲突的调查得到了研究支持，强调伴侣之间为了维持愉快的伴侣关系，应认识到就强化行为进行积极沟通互动的重要性。根据戈特曼的发现，功能失调的婚姻关系充斥着负面性——指责、蔑视、筑墙以及防御。

焦点解决治疗师淡化了功能良好和/或功能失调的概念，因为他们认为，我们用于解释他人行为的任何标签都带有主观视角，因此都不能成为正常与否的合适标准。他们认为，种族、民族、家庭组织形式、性取向以及其他因素都应该成为评估家庭时要考量的因素。合作式治疗师，如哈琳·安德森，也是在社会建构主义的框架下工作的，并不关心标签，他们关心的是使问题"消散"，并且在问题的位置上共同创造新的故事。叙事治疗师远离了"治疗师是专家"的位置，尊重每一个家庭独特的传承，避免使用病理性标签，因为他们认为标签是由医生或是在社会上占据话语权的他人不公平地强加给家庭的。

表 17.1 比较了家庭治疗不同模型之间在理论观点上的部分差异。

家庭理论：比较性概览

为更进一步的比较，我们将从治疗过程的六个方面进行阐述：治疗师的角色；模型对于正式或非正式的测评过程的运用；内省与行动干预模式的问题；各模型的关键干预方法；治疗时长（危机性的、短程的、长程的）；治疗的目标。

治疗师的角色

精神分析师关注的是创造一个安全、抱持的环境，来探索并尝试解决来访者那些干扰了当下家庭关系的无意识冲突。精神分析治疗师是共情的、关注的、乐于探索的；他们更多地倾听而不急于给出建议或保证。在对内在的或人际间的冲突给予澄清或内省的过程中，他们会给每一位成员单独提供解释（而不是关注整个家庭系统），随后检查移情和反移情反应。多数分析师在实际工作中会快速卷入与来访者的关系。通过自我暴露，他们小心地将自己的体验作为帮助人们获得新的关系体验的手段。主体间性和关系精神分析师特别致力于共同构建来访者（以及分析师）新的内部世界。叙事治疗师帮助来访者书写关于自身生活更为丰厚的叙事故事，与之极为类似，许多当代的精神分析师认为，治疗性互动过程中的相互性是"书写"新的有意识故事的方式。事实上，当代分析师对于帮助来访者就当下主要的生活境况写出新的故事已不怎么感兴趣，相反，他们更感兴趣于帮助来访者成为有技巧的作者和修订者，可以对其个人生活故事发展出新的体验、觉察和个人能力等。

体验式家庭治疗师致力于治疗中积极、自发、诚实和开放的互动。萨提亚有着温暖和个人化的风格，为来访者树立了直接对话和清晰沟通的角色榜样，而其所有的工作均是以提高来访者的自尊为导向的。她的工作较多依赖触动，这与凯普勒不同。凯普勒的风格是对质性的、坚定的，他的开放和直接性甚至在很多时候会让人感到不适，然而他能引发来访者与他以及其他人进行诚实

表17.1　家庭治疗中理论观点之比较

模型	关键主题	研究单元	时间框架	名称或衍生流派	代表人物	主要概念
心理动力学	过去未解决的冲突依旧附着在当下的家庭中; 关系是当代的; 更为二元, 关注以往的关系如何继续存在当下的关系情境中	经典的: 单元的; 个体内部的冲突带到当下的家庭关系中	过去; 早年内化的家庭冲突导致了现下家庭中的人际冲突	经典: 精神分析; 客体关系理论; 自体心理学; 主体间性; 关系	阿克曼 (Ackerman), 沙夫夫妇 (Scharff & Scharff), 弗拉莫 (Framo), 科胡特 (Kohut), 史托罗楼 (Stolorow), 阿特伍德 (Atwood), 拉赫曼 (Lachman), 米歇尔 (Mitchell) 阿伦 (Aron)	连锁的病理; 替罪羊; 角色互补性内射; 依恋; 投射性认同; 分裂; 自恋; 自体客体; 关系; 以及影响关系的无意识动力
体验式	自由选择; 自我决定; 自我的成长; 成熟要靠实现自我实现过程中的僵局未达成	二元; 问题源于家庭成员之间 (如大夫和妻子) 的互动偏差和沟通错位	现在; 从即时正在进行的互动中得到此时此刻的数据	符号的-体验的; 格式塔; 人性验证; 情绪聚焦	惠特克 (Whitaker), 凯普勒 (Kempler), 萨提亚 (Satir), 格林伯格 (Greenberg), 约翰逊 (Johnson)	符号化的因素来表征家庭的内部世界, 并且决定对外部现实赋予的意义; 对于当下的自我觉察; 自尊; 澄清沟通; 探索内部体验和关系
代际	需要解决对于原生家庭的情绪依恋	三元; 问题的产生和维持源于其他人之间的关系联结	过去和现在; 当下的婚姻关系被认为是伴侣与其原生家庭未偿的"债务"和义务融合的结果	家庭系统理论; 背景的	鲍恩 (Bowen), 克尔 (Kerr), 弗里德曼 (Friedman), 帕佩罗 (Papero), 鲍斯泽门伊-纳吉 (Boszormenyi-Nagy)	自我分化对融合; 三角化; 多代际传递过程; 家庭账簿; 伦理; 遗产; 权利
结构式	个体的症状根源于家庭交互模式的大背景, 以及症状的解除必须发生在家庭重构之后	三元; 家庭子系统之间的纠缠维持了家庭子系统以及作为一个整体的家庭系统	现在; 适应不良的家庭结构维持了当下的互动; 通常无法处理家庭生命周期中的转变	结构式家庭理论	米纽钦 (Minuchin), 蒙塔尔沃 (Montalvo), 阿庞特 (Aponte), 菲什曼 (Fishman)	边界; 子系统; 联合对抗; 纠缠和疏离

（续表）

模型	关键主题	研究单元	时间框架	名称或衍生 流派	代表人物	主要概念
策略式	冗长的沟通模式以及家庭规则是人际沟通，这种可能的功能失调的线索；症状是一种控制关系的策略，尽管它是不自主的	二元和三元；症状是发生在至少于相互关系中的至少二人也可能是三人之间	现在；当下的问题或症状是由家庭成员间持续、重复的序列所维持的	沟通理论；策略式家庭理论	黑利（Haley），麦德尼斯（Madanes），威克兰德（Weakland），瓦兹拉威克（Watzlawick），杰克逊（Jackson），凯姆（Keim）	对称和互补的沟通模式；悖论；家庭层级
米兰学派	功能失调的家庭被困于破坏性的"游戏"之中，并受不适用现实生活的信念体系所指引	三元；问题表达了家庭成员之间相互联结的关系模式	现在；认识到当下问题的循环本质能够有助于家庭摆弃之前受限的线性观点	系统式家庭理论	塞尔维尼－帕拉佐利（Selvini-Palazzoli），博斯科洛（Boscolo），赛钦（Cecchin），普拉塔（Prata），托姆（Tomm）	悖论和反悖论；不变处方；循环提问；次级控制论
行为／认知	个体的功能是由行为和控制它的社会条件之间的互动所决定的	单元的；有症状的个体就是线性因果观	现在；个体身上适应不良的行为是由当下带来其他人的强化所维持的	学习理论；社会学习理论	帕特森（Patterson），斯图尔特（Stuart），利伯曼（Liberman），亚历山大（Alexander），法伦（Falloon），艾利斯（Ellis），贝克（Beck），梅肯鲍姆（Meichenbaum），戈特曼（Gottman）	条件作用；强化；塑造；示范；图式

（续表）

模型	关键主题	研究单元	时间框架	名称或衍生流派	代表人物	主要概念
社会建构主义	人们运用语言来主观地建构其对于现实的看法，并且提供了他们如何构建关于自己的"故事"的基础	三元；家庭问题是其成员愿意告诉自己的故事	现在和未来；当下的问题源于过去的"故事"，仍在影响着当下的选择和行为	社会建构理论	德·沙泽尔(de Shazer)，奥汉隆(O'Hanlon)，古勒施恩(Goolishian)，霍夫曼(Hoffman)，安德逊(Andersen)，安德森(Anderson)	没有固定的真实，只有对于现实的多重观点；对于意义的建构
叙事	人们告诉自己的故事能够满足他们的体验，组织了他们的体验，并且塑造了他们的后续的行为	三元；家庭联合起来重新修订自我挫败的故事	过去储藏着丰富的克服问题的成功经验；未来可以重新书写故事并且发展新目的选项	叙事理论	怀特(White)，艾普斯顿(Epston)	后结构主义；薄和厚的描述
心理教育	教育性的信息能够降低家庭的压力，并且改善他们的应对技巧	二元和三元；覆盖范围从非临床的婚前和已婚夫妇到有躯体和精神障碍的整个家庭	现在和未来；增强现有的技巧来改善未来的生活质量	教育心理学；认知行为治疗；家庭系统理论	安德森(Anderson)，法伦(Falloon)，戈尔茨坦(Goldstein)，麦克法兰(McFarlane)，麦克丹尼尔(McDaniel)，格恩尼(Guerney)，马克曼(Markman)，维什纳(Vishner)	使用循证流程来管理精神分裂症；情绪表达；合作式家庭医疗；婚姻准备和关系增强

的情感交流。惠特克强调自发性，在每次会谈之前并不设定计划，也回避中立姿态，而是会分享自己的感受和幻想，从而使得来访者也感到足够的安全和自如，去做同样的事。

鲍恩学派的教练试图最小化自己对于家庭的情绪作用（同样，反过来，也避免自己陷于任何家庭情绪混乱之中）。他们尽量做到平静和低调，作为外部专家运用提问技术，来帮助定义和澄清家庭的情绪系统。他们尽力维持与家庭成员之间进行不带焦虑的情感接触，注意不被家庭纠缠的冲突三角化，降低家庭的情绪表达，但与此同时着力于帮助成员获得更高的自我分化水平（采用"我"的位置）。之后他们协助来访者重回原生家庭，继续自我分化之路。

结构式、策略式以及米兰学派治疗师会在关键节点上不断进出治疗过程。结构式治疗师以领导者的角色加入家庭系统，根据家庭的风格进行调试，勾勒家庭已发展起来的结构，然后进一步帮助家庭改变结构，来适应业已变化的情境。作为积极主动的指导者，他们仔细地制订计划，如何适应每个家庭并重构信息，帮助家庭设立灵活的边界以及和谐且整合的子系统。策略式治疗师也是主动且操纵性的，给出指导，重新命名行为，有时会开出维持症状的处方，以及应用其他的悖论技术。他们有许多技术可供使用，因此他们会根据特定的症状来为来访者量身定做其解决问题的策略，用经过设计的干预去除主诉问题。米兰小组也使用许多策略技术，但还增加了积极隐喻、仪式以及循环提问（一种特别的、具有启发性的有效干预，能够使系统自我疗愈）等特有的技术。米兰流派的治疗师经常会治疗性地使用观察小组，该小组会在单向玻璃后面进行积极且卷入性的观察。

焦点解决治疗师帮助来访者界定自己正在寻求的改变。他们不会将时间花在探寻主诉问题的根源上。基于来访者知道自己想要获得怎样的改变的前提，这些治疗师会与来访者合作进行治疗性谈话（"奇迹问题""例外问题"），帮助来访者构建解决途径。采用古勒施恩和安德森的语用流派的治疗师也使用合作性治疗流程，将来访者视为进行谈话的合作者。治疗师和来访者进行联合探索，寻找经过修改的或新的意义、态度以及叙事故事。叙事治疗师会作为共同作者，帮助来访者发展新的意义，运用提问来帮助来访者重新访问，并且重新书写旧的、自我欺骗性的故事，并取而代之以更赋权的能够积极地指导未来生活的故事。

女性主义家庭治疗师会积极地帮助男性和女性克服关于性别角色的刻板思维。与叙事治疗师相似，他们会帮助家庭成员确认那些有害的、受文化影响的、扼杀了个体性的性别歧视。心理教育家庭治疗师则是积极主动的教师或教练，致力于教导技巧，来帮助减少家庭冲突。

测评流程

所有家庭治疗师都会对家庭进行某种形式的评估，从最初的会谈开始并贯穿整个治疗，治疗师不断收集信息，形成（并且重新修正）假设。随着治疗推进，有些最初的猜测被证实，从而进一步构建，有些则因新的信息的加入而被拒绝，还有一些会随着治疗调整假设和转变治疗策略而发生变化。尽管部分家庭治疗师认为正式的测评过程是形成治疗计划的关键步骤，然而也有许多治疗师认为评估是辅助性的，治疗师不应坐在评价性位置上（来访者才知道自己到底最需要什么）。无论正式与否，所有治疗师都会对新的来访家庭进行某种形式的评估，即便仅仅是与其他之前工作过的家庭进行比较。

行为家庭治疗师特别关注对适应不良的行为进行界定，如果可以，还会对其进行测量，他们会使用标准化的访谈流程和正式的测验工具。不良行为的发生频率如何？行为出现之前发生了什么事？行为的后果是什么？哪些强化过程使问题得以维持？来访者更常接触到的认知行为治疗师则会给每一位家庭成员使用问卷和调查表，来获得各人对于家庭问题不同的观点。更重要的，他们不仅想要测量问题的频率，更需要了解成员之间对问题行为的互动模式，而这些都是为了引入认知重建过程而做的准备。

鲍恩学派使用家谱图来收集历史信息，使得治疗师和家庭成员能够一起寻找跨越了几代的家庭模式。在这个过程中，治疗师和家庭都能了解源于过去的未解决的问题和家庭模式，家庭则能够确认几代以来受损了的家庭功能。其他对纵向历史信息感兴趣的家庭治疗师同样会探寻源于过去并对当下家庭功能造成影响的模式。鲍斯泽门伊-纳吉或许会评估代际负债感；精神分析治疗师则关注关系中的每一方源于过去的、阻碍了他们发展亲密感的内在冲突。女性主义治疗师在与伴侣共同工作时，或许会察看双方生活在性别歧视态度之下的历史，或是当下的性别歧视，从而了解这些对于达成理想婚姻功能的消极作用。

另一部分家庭治疗师更感兴趣于用横截面的方式评估家庭功能，而不是纵向的视角。是什么促使伴侣或家庭现在来寻求帮助？精神研究所（MRI）的治疗师或许会非常想要了解家庭是否被困住了——总是面对同样的挫折，用着同样的解决方法，并因此使得问题不断延续。

结构派依靠对于家庭行为的观察，勾勒出互动模式，诱发家庭采取行动从而探测边界的问题，例如，纠缠和疏离。他们可能认为家庭受困于某一转折点，需要重新组织结构，但是没有治疗干预的帮助，他们无法打破这个僵局。通过加入这个家庭，治疗师能够理解家庭的组织结构和当下互动模式，及其子系统和层级结构。体验式治疗师是特别横截面的（"此时此地"），帮助家庭发现被压抑的、需要解锁的感受和冲动，从而获得更大的成长和满足感。

持第三类观点的治疗师对于家庭历史和当下的系统功能表现出极小的兴趣，甚至完全没有兴趣。社会建构主义者认为，他们的观点也不过是对于该情境的众多想法中的一种，来访者对于自己的想法才是重中之重。正是因为他们不将自己视为客观的观察者，也并不拥有对于现实的正确解释，所以社会建构主义者会采取平等的观点，认为自己应该与家庭进行对话，而不是对其进行评估。这种合作式工作方式可以使治疗师和家庭成员对自己的家庭故事（特别是他们赋予那些故事的特殊意义）进行检查，家庭最终可以重新书写家庭故事，来获得更大的赋权。

焦点解决治疗师从最开始就关注寻找框架性的关键因素（一般性指导原则），促使来访者走向解决。在这一短程的治疗流派中，问题并不是用来揭示和评估的；相反，重点在于发展解决方案以及为来访者赋权。哈琳·安德森的合作式治疗也采取了治疗师"并不知道"的态度，具体是指她认为治疗师并不能决定或者并不知道家庭哪里出了问题，以及需要何种改变。而共同的决定是在谈话的过程中一起做出的。叙事治疗师也不认为自己对来访者有先见之明，同时他们也没有兴趣扮演对他人的动机或人格特点进行诊断的专家角色。他们真正感兴趣的在于将人们从无助和无望感中解放出来。他们持续的提问方向都在于探索和扩展来访者对于未来的信念和视野，而不是为评估或诊断收集信息。

内省和行动模式　　　　　　　　　　　　　　　　　　　　　　　学习目标4

所有治疗都是为了促发改变；但是达成这种改变最优、最快捷以及最持久的途径是哪条呢？是通过让来访者获得内省或是对于他们情境的新的认识，然后认识到他们问题的根源，从而做好准备在生活中做出改变？还是通过采取行动——尝试新的思考或行为方式——来获得新的体验，最终改变生活？又或者只有内省和行动的某种组合方式才是最有效的？若是如此，两者孰轻孰重？

早期的家庭治疗师，特别是那些有过经典精神分析训练的治疗师认为，内省带来理解和澄清，所以特别关注那些源于过去、但对当下功能仍持续产生影响的潜在冲突。这些治疗师主张，当成员对于家庭系统内部连锁的病理过程、角色的互补性或是症状的功能等内容获得足够的内省时，家庭就能够采取对自身有利的行为。

例如，阿克曼在与出现问题的家庭工作时，会运用心理动力学技术，如对质和解释，来呈现个体内部和人际间的冲突。鲍恩也会帮助来访者了解自己在家庭三角关系以及核心家庭情绪系统的其他方面所扮演的角色，从而鼓励家庭运用这份理解来尝试新的关系模式——新的行为是基于内省的。此类治疗认识到行动的重要性——他们通常脱离了个体（"谈话"）精神分析——但都认为内省是通过行为促发改变的必要先决条件。

那么行动和改变一定会跟随内省而产生吗？显然不是，正如大多数人都知道应该控制体重、勤于锻炼、适量饮酒、定期体检、戒烟、保持充足睡眠，等等；尽管我们也承认这些是有益的，但是我们仍然无法将其日常化。那么，对于隐藏的、未解决的冲突的内省是否总是行为发生改变的必要条件呢？策略派的学者认为，家庭在经历改变之前并不一定非得有内省。行为/认知家庭治疗师显然也不关心内省或推测潜在动机，而是关注可观察的行为以及需要修复的行为。对他们而言，探寻潜在的原因需要大量推论，这最终只能导致无休止的解释，而无法采取应有的行动。

但是，精神分析师认为，自由联想能够将来访者对于过去、当下以及未来的自我探索最大化。关系和主体间性分析师对分析工作中发生在来访者和治疗师之间的无意识过程特别感兴趣。精神分析师也都关心行为改变。没有分析师会满足于止步在理解层面而无改变。

结构式治疗师会结合行动和内省——新的行动引发新的体验，从而转变为新的内省和理解。例如，活现就展示了成功的行动会带来内省，并且之后可以添加到家庭的工具箱中。重建可以帮助家庭从不同的角度看待世界，而这些新的观点肯定能够引导成员灵活地尝试新的角色和新的体验。格式塔治疗师凯普勒也会在会谈中进行剧烈的情绪突破，并且认为之后这些会转变为更大的自发性和自我表达。

米兰小组，特别是赛钦和博斯科洛，超越了内省还是行动的干预，而是邀请家庭来检查自己的意义系统，他们会与家庭一起构建关于现实的共识，去探索新的可能，而非之前认为的那些现实，从而打破旧的游戏规则。他们随后的理念形成了当下社会建构治疗中普遍强调的认知成分。认知改变打开了思考的新路径，这就意味着并不一定需要获得新的理解。

叙事治疗绕开了内省—行动的二分策略，而是关注认知改变（寻找新的意义），并且与来访者合作探索其内部已有的更为乐观且有成效的解决方法。叙事治疗师会创造一种氛围，让来访者和治疗师可以在其中对那些已经使家庭成员或亲属感到挫败和无望的故事进行重新建构，构建出不同的故事。在这个过程中，叙事治疗师加入了反映小组所提倡的理念中，使用语用和谈话技术，将获得新的意义的重要性放在采取行动之前。

干预的关键方法

共同因素　如今，已有充分的证据支持共同因素是家庭治疗各流派中均有效的因素（例如，极为重要的是来访者的特征，如改变准备、动机、努力的意愿、人格特质以及家庭的支持；治疗师的特征，如积极性、友善性、根据来访者的需要进行调整的灵活性以及文化的敏感性；治疗联盟，包括共同的目标以及与不同个体建立仔细的联结，或是在家庭治疗中与两人建立联结）（Blow，Sprenkle，& Davis，2007；Karam，Blow，Sprenkle，& Davis，2015；Lebow，2014）。共同因素的倡导者认为，"心理治疗起效的主要成分并不在于某种独特的干预方法（我们将之称为模型驱动的改变范式），而在于在所有有效的治疗中都有一套作为促发改变的机理的共同因素"（Sprenkle，Davis，& Lebow，2009，p.2）。

Lebow（2014，pp.123-128）列出了一些伴侣与家庭治疗特有的共同因素，包括多系统的关注点和关系性框架；策略性地并且符合伦理地混合个体、伴侣以及家庭多种形式；对多人参与的会谈进行仔细地把控，来创建安全的氛围；给家庭布置作业来鼓励其改变；通过好奇心、解决导向的语言、积极重释以及聚焦于家庭的力量之处等途径，小心地塑造治疗性会谈，促进积极的家庭过程；倾向于短程家庭治疗；促发改变并且塑造持续性的家庭过程来维持改变；关注元层次的改变，因为家庭系统中某个方面的改变能够影响其他方面。

尽管有时要在共同因素和模型特异性因素之间择其一，但是在有效的治疗中，二者很可能是互相作用的（Eisler，2006）。"正如许多共同因素是通过模型来工作的，而模型又是通过治疗师来工作的"（Blow，Sprenkle，& Davis，2007）。Sexton（2007）在此基础上推进了一步，提出"治疗过程应被视为一个多层次的改变过程，包括来访者的改变，治疗师与来访者之间的关系互动，某一治疗方法特殊的机制，以及共同因素"（p.104）。这一观点与互动过程中的互惠性和复杂性的系统式特征是一致的。

模型特异的干预　尽管共同因素在各个模型中都有作用，但是各个模型的拥护者都依赖特定的具体和明确的技术，具体如下所述。

心理动力性家庭治疗师使用解释来帮助来访者理解关于他们的想法、言语和行为的无意识意义。他们或许会澄清或是挑战来访者的说法，或者将某件事与另一件事联系起来（"你很害怕承认与佳达之间的关系，嗯，这是因为你怀疑你的母亲对你的父亲不忠，而且隐瞒了起来"）。为了最大化来访者的自由度，这些治疗师还倾向于不主导治疗，有时甚至会刻意保持沉默，来激发家庭更多的互动。在过去的这几十年里，解释的用处得到了扩展，从更常被用于帮助来访者理解治疗师与来访者之间的移情（以及反移情）性动力关系，到向家庭所有人即时地呈现过去的关系如何无意识地影响现在的关系。解释，无论是个体的还是人际间的，都不是孤立地创造意义的表达。整体而言，解释提供的是广泛的无意识体验的陈述，加在一起可以形成新的叙述。由于无意识被认为是动态的，因此治疗的一个重要目标是帮助人们在治疗结束后、未来的生活中，成为自身内部和人际体验的有效探索者。例如，当丈夫能够理解他的父母的关系如何影响了他自己的婚姻关系后，他就可以远离破坏性结果，在他自己的婚姻中做出更为自由的、更能获得个人满足的决定。体验式家庭治疗师通常是对质性的，尝试唤醒来访者的自我探索或自我检验。（"似乎我们一讨论到你的性生活，你就会切换主题或者说一个笑话。是什么让你如此不舒服，以至你一定要把它掩盖起来？"）他们或许会引入言语或肢体的活动（雕塑、角色扮演、重构）来激发情感表达，也会使用自我暴露来激励来访者采取类似的开放的行为。

鲍恩学派的治疗师通过提问、教练以及鼓励来访者努力提升自我分化程度，来教导来访者采取"我"的立场表达自己真实的感受。背景治疗师呼吁公平，致力于促进家庭账户的平衡。结构式治疗师的工作在于澄清边界弥散，并且运用活现来为家庭结构引入改变。他们加入并且顺应家庭的互动风格，运用重释来重新标记家庭对于某个事件的知觉，将其导向更易发生改变的方向。策略学派的治疗师也会使用重释技术，此外，还会使用指令和悖论干预促发改变。米兰学派治疗师使用积极含义和循环提问来帮助家庭成员了解其他成员的看法。

行为学派治疗师和认知行为治疗会使用强化关联，首先观察和分析家庭如何强化不想要的或问题的行为。在进行这样的功能分析之后，他们会使用技巧训练，并且使用认知重建来帮助家庭调整关于事件意义的想法。心理教育式的家庭治疗师也使用相似的技术来教授特定人群相应的技巧。

焦点解决流派的治疗师致力于运用多种技术达成成功的解决方案——奇迹提问、例外提问、量尺。叙事治疗师的招式是外化，将问题置于症状持有者之外，而整个家庭会联合起来应对它。通过一系列持续性问题，来访者受到鼓励来采用先前让位了的故事，代替消极的、自我挫败的主流故事。

危机、短程以及长程的家庭治疗

　　所有家庭治疗师都必须做好帮助处于危机之中的家庭的准备。无论是新转介而来的危机家庭，还是已经在治疗中但发生了危机的家庭，家庭治疗师都必须即刻响应。在某些情况下，治疗师需要在这段关键期每天都会见家庭（每日的长度可能不同），通常会持续几周。突然发现伴侣出轨、养家糊口的那个人突然失去了工作、青春期的孩子试图自杀、孩子的意外死亡——这些都是需要快速治疗响应的危机。在极其严重的情况下，比如涉及危害自身或他人的情况，或许就有必要去精神科住院。在所有案例中，治疗师会帮助家庭发现其修复性的或心理弹性的力量之所在，来重建稳定性，并且只要可以，就会同时帮助他们发展新的有效的应对机制。

　　短程家庭治疗通常被认为紧迫度较低，而且有商议好的治疗终止节点。如今，多数家庭治疗的持续时间已经比过去短，特别是在管理型医疗保健体系和诊所中。短程或有时间限制的治疗，例如，干预有困扰的夫妇，是高度集中于主诉问题的。其工作目标会限定在某个具体的目标上，例如，建立更为有效的方式来解决伴侣之间的差异问题，或是关于离婚和孩子抚养权的决定等。

　　策略治疗师，特别是那些在短程治疗项目（Brief Therapy Project）和精神研究所（MRI）工作的治疗师，会将治疗限定在10次以内，并且会在治疗开始时就告知来访者这一设置，并起到促进治疗动机的作用。部分焦点解决治疗师的治疗次数更短，但是并不会提前告知来访者。他们会立马着手与来访者开始就解决方案进行工作。他们认为，利用来访者的资源改变是指日可待的，因此通常只需要四五次会谈来达成商定的目标。米兰小组也会对会谈次数有所限定。

　　社会建构主义和叙事流派治疗师也倾向于提供短程的、问题驱动的帮助，虽然治疗的长短并非他们的主要关注点。他们关注的是通过语言来塑造个体的体验和现实感。相应地，他们将自己的干预定位在帮助来访者达成认知改变上，因为来访者会通过发展新的故事来重构自身的经验。

　　尽管长程的家庭治疗较少——精神分析式伴侣治疗或许是一个例外——部分流派也主张改变是需要时间的，因此他们需要几周甚至几个月的时间来进行治疗。体验式模型的治疗目标较为模糊，例如"成长"或是"自我满足"，因此不会设定具体的结束时间，而是让家庭成员决定何时停止治疗。结构式治疗师则会根据家庭的情况来确定停止时间、家庭对其功能不良的结构进行重建的程度，以及在顺应变化上达成的灵活程度。因为鲍恩流派的治疗旨在改变大的延伸家庭系统，因此治疗长度也较长。

在部分案例中，家庭的问题非常严重或是/以及有着多重问题，此时他们就需要长程的帮助，或是在几年的时间里每当困难出现时，就需要时不时地帮助他们。长期持续的未被解决的问题（持续地争吵、经常赌博、与姻亲的冲突、长期酗酒、暴力、周期性出轨、周期性爆发严重抑郁）都会使治疗变得漫长。在某些情况下，开始时是短程的家庭治疗，但随着更多潜在的问题被发现，就逐渐转变成了长程的。来访者可能会再次回到已经熟悉他们问题的家庭治疗师那里，若治疗师在过去对他们有所帮助，他们会在生活中不同的重要决策阶段再去短暂地拜访治疗师。

治疗目标

所有家庭治疗模型都会根据来访者对于新的选择的感受来提供改变的机会。差异在于不同的模型达成这个目标的方式不同。有些（心理动力学）通过提供内省达成目标，有些（体验式）通过鼓励开放的沟通和情绪表达来实现，有些（行为/认知）通过训练技巧和认知重建来达成，还有一些通过利用反映小组或外在观察小组来拓展家庭系统。无论是哪种程序，都是在尝试创建一种治疗性环境，来诱导自我检验，从而减少不适和冲突，调动家庭心理弹性并赋权，同时帮助家庭成员改善其整体功能。表17.2比较了不同模型之间的一些关键的治疗性维度。

部分模型追求广泛的改变。例如，客体关系精神分析师会识别并帮助来访者自己去觉察来自过去的内射如何负面地影响其当下处理与他人关系的方式。而部分模型（焦点解决或策略式）的目标更为聚焦，治疗师立马着手帮助家庭解决他们想要通过治疗解决的问题；而且治疗师满足于仅仅是症状的减退。当能够帮助家庭应对严重的疾病并且帮助受到诊断的成员不再返回医院（或是至少减少了必须再次入院的次数）时，应用心理教育方法的治疗师就能对治疗结果表示满意。叙事治疗师在认知层面关注解决问题，但能做到的会更多，包括通过挑战家庭来重新设定家庭与问题之间的关系，并且鼓励家庭成员用更有希望的方式重新书写他们的人生故事。

不同的理论对于什么需要获得改变的优先级设置不同。萨提亚坚持家庭成员应该学会更为清晰地沟通，用直接、不带掩饰的方式来表达自己的需求和感受。惠特克则希望确保来访者所陈述的与其内部所体验到的是一致的，以此来加强来访者的真实性。二人都相信来访者能够通过自我探索而增强自身的能力，从而过上更为充实的生活，无论是作为个体还是作为家庭。

相反，鲍恩认为，个体化或自我分化是摆脱焦虑以及避免陷于家庭情绪

表17.2　家庭治疗中治疗技术和目标之比较

模型	治疗师的角色	评估流程	干预的关键方法	内省对行动	名称或衍生流派	治疗目标
心理动力学	经典的：中立；白板，由家庭成员投射其幻想。当代：积极平等地参与解释活动力将解释为意识层面的觉察	非结构化的；不断努力去揭示家庭成员内部和相互之间隐藏的冲突	解释个体的言语和行为意义，及其对家庭成功无意识影响；镜映来访者内部的体验；通过帮助给当下的自我暴露来将无意识的人际过程意识化	内省能够使冲突减少，症状消退，增加觉醒，改善人际关系	精神分析；客体关系；自体心理学；主体间性关系	个体内部的心理变化；家庭病理性冲突的消退；去三角化，移除投射；个体化；个体间的改变
体验式	平等的；积极的促进者，通过治疗过程为它们提供新的体验	非结构化的；搜寻被压抑的感受和冲动，因为它们阻碍了成长和实现	用对峙来唤醒自我探索；用治疗师的自我暴露来示范想要的行为；用活动（如雕塑、家庭重建）来揭示之前未被表达的内在冲突	对自身当下存在状态的自我觉察导致的自我选择和改变	符号－体验的；格式塔；人性验证；情绪聚焦	同时感受到团结紧密和健康的独立自主；真诚；学着表达这个体当下的存在感；建立自尊；解除家庭痛苦；克服个人成长的阻碍；克服消极的互动模式
代际	教练；指导但是不对峙，从家三角中去三角化，帮助家庭发展关系公平	对家庭成员的任意组合形式进行家庭评估访谈；家谱图；关注代际债务	教导分化；个体化，采用"我"的立场；与延伸家庭重新打开阻断的关系；平衡家庭账簿	使用关系过程来获得对于当下关系和代际体验的内省；导致对原生家庭采取行动	家庭系统理论；背景的	减少焦虑，症状解除，个体增强的自我分化能够导致家庭系统的改变，重拾信任、责任，伦理上的责任
结构式	积极的；舞台指导，操纵家庭结构来改变功能失调的设置	观察家庭交互模式来查找家庭结构的线索；家庭地图；活现；追踪	加入；顺应；重释；帮助家庭创造灵活的边界以及整合的子系统	行动先于理解，互动模式上的改变导致更新的体验和相应的内省	结构式家庭理论	重构的家庭组织；功能失调的互动模式的改变；个体成员的症状减少

（续表）

模型	治疗师的角色	评估流程	干预的关键方法	内省对行动	名称或衍生流派/流派	治疗目标
策略式	积极的；操纵的；关注问题的；开处方的；悖论式的	非结构化的；搜寻家庭重复的、破坏性的行为模式，以及导致主诉问题持续存在的错误的解决方式	悖论干预；症状处方；症状双重束缚；指导；假装技术；重新命名	行动取向；症状解除由指导带来的，而非指导和理解	沟通理论；策略式家庭理论	症状缓解；主诉问题解除
米兰学派	中立；积极的治疗伙伴，为家庭信念系统提供假设；把这些假设作为新的信息，在单向镜后面使用反映小组	非结构化的；非操纵性的；与家庭合作，一起发展对其问题的系统式假设	积极含义；循环提问；重释；悖论；不变处方；仪式	强调家庭需要获得新的意义，而不是内省，或是基于治疗结果选择的行动	系统式家庭理论	由于家庭的生活模式被给予了新的意义，因此家庭选择了系统性变化，打断破坏循环性的家庭"游戏"
行为/认知	教师；培训师；想要的行为的榜样；合同的协商者	结构化的；依赖标准化的问卷；在实施治疗之前进行行为分析	强化想要的行为；技能训练；关联性契约；婚姻伴侣以及父母和孩子之间的积极互惠；自我调节的想法和行为的矫正	教导采取行动来奖励想要的结果，且忽视或惩罚不想要的行为；不关心内省	学习理论；社会学习理论	对人与人之间的行为结果进行矫正，其目的在于去除适应不良的行为，并且/或是消除主诉症状；认知和重建
社会建构主义	合作的；沉浸在治疗对话之中；不作为专家，共同建构意义和理解	非结构式的；检查对于他们所认为的"真实"的解释和解读	聚焦于了解解决之道而不是问题；奇迹提问；例外提问；使用反映小组；"消融"问题的对话性伙伴	强调通过叙事重新构建家庭用于讲述自己的故事，来获得新的意义	社会建构理论	通过对旧问题给出新的意义或建构，来学习并且创造新的观点

（续表）

模型	治疗师的角色	评估流程	干预的关键方法	内省对行动	名称或衍生流派	治疗目标
叙事	合作的；帮助来访者重新书写旧的自我挫败的故事，并用有更多选择的赋权式故事来代替	非结构式的；对于来访者的观点，没有特权的位置；不认为对于客观现实存在专家视角或正确的观点	外化限制人的问题，将其重新定义为存在于家庭外部并且不受欢迎的；搜寻新的独特的结果，使用定义性的庆祝仪式、信件以及支持团体	尝试达成认知上的改变，并且给一起重新建构出来的另一个故事赋予新的意义	叙事理论	将人与问题分离；解放，重新审视过去，并且重新书写未来
心理教育	建立并维持与家庭之间支持性的、合作性的伙伴关系；促进家庭学习管理技巧	评估家庭压力水平，表达的情绪，为每一个家庭制定解决问题的训练；识别问题领域来辅助技能获取	教育；社会支持；技能训练；关系建立	行动：学会技术来减少精神障碍的再次入院率；与医疗机构的医生共同协作，短期教育项目	教育心理学；认知行为治疗；家庭系统理论	利用家庭优势和心理弹性来促进沟通模式，并且习得更为有效的应对技巧

系统的关键。结构派治疗师，如米纽钦，会先改变家庭系统中需要重组的部分——它的边界、层级或是父母子系统。

各不相同的家庭模型会通过各异的方式来促进新的感知、感受以及行为模式。部分模型有正规的方案，其中有些遵循严格的步骤化流程。例如，结构式治疗师会先加入家庭、顺应其风格、评估家庭结构，之后才会采取治疗性措施来重构系统中出错的部分。认知取向的家庭治疗师也会跟随设定好的治疗模式。然而，另一些流派结构化程度较低，更为务实，其干预目标就在于找到主诉问题的新的解决方法，而不会特别关心任何潜在的问题。部分模型（体验式）有着较为宏伟的目标（自我实现），而另一些（策略式）则满足于实现更为具体的小目标（解除主诉问题）。

学习目标7 关于模型整合的最后之言

从本书的开篇之际，我们就在努力展示家庭治疗相关理论和实践的丰富历史。通过呈现多种理论观点及相应的临床流派，我们希望展现这个领域的多样性和严谨性。

理论混搭上的挑战 在本章中，我们用几种方式对不同的理论进行了比较。但其实，我们还是没有谈及这些理论是否能够被整合这个问题。这个问题的根本在于，我们是否能够形成一种方案，可以将不同的理论以某种形式融合起来，而又不损伤每一理论要素的完整性，也不会阻碍新理论的诞生？若这么做，那么每一个理论背后的哲学理念是要被重写，还是仅仅为了实现实践上的便利性而选择忽视？例如，以实证研究为基础的叙事治疗模型是可行的吗，抑或此二者本就是矛盾的？推进这种模型的治疗师是会受到鼓舞，还是被认为完全脱离理论基础？在本书中，我们列举了不少尝试做出这类整合的研究和临床探索的例子（Coop，Baucom，& Snyder，2004；Dickerson，2010；Jacobs，Kassil，Scott，& Davey，2010；Ramisch，McVicker，& Sahin，2009）。

让我们详细看一个在第十三章中提到的例子。Ramisch、McVicker和Sahin（2009）曾提出一个整合方案，将焦点解决治疗和结构式家庭治疗整合起来，对低冲突的离异父母进行工作，因为他们需要重新协商恰当的共同养育的边界，同时需要在急剧变化的环境下设定并且掌握新的教养目标。在本书中，我们已经指出在取向上，焦点解决治疗是后现代的（对于终极答案或不可侵犯的意义没有任何兴趣），而结构式治疗是现代的（支持实证发现以及对于"意义"的阐述）。这两个完全相反的立场能够被整合吗？

首先，作者运用结构式方法"鼓励"父母发展恰当的共同养育边界，这会"指导和影响"家庭成员之间后续的互动。在这项工作上，治疗师会采取引导姿态，鼓励父母走向这个方向。此时，治疗师相对于父母是独立的——而不是如后现代主义者所坚持的，是共同发现意义的团队中的一员。但是，问题产生了。如此指导性的治疗师角色是否在理论上就是与后现代主义者（焦点解决）相左的？

回到上述例子中，一旦新的父母边界成功设立，作者将会使用奇迹提问的一种变式（见第十三章）来帮助家庭建立对其行为变化的信心。奇迹提问可以帮助家长给自己设定新的目标，并且增强他们在变化的家庭环境下进行沟通的能力。当然，所有这些都是非常探索性的，而出现的任何结果都是根据每一个家庭而定的。治疗师并没有任何指导性。这种结构性缺失是可以被结构主义者（现代主义）所接受的吗？作者接着指出，一旦奇迹问题得到清晰的阐述和探索，就可以在1—10分的量尺上让来访者评定自己感觉离实现目标有多接近或是有多远离？后现代主义者如何看待使用量尺？看起来，想要在维持独立的理论取向的基础上对模型进行整合充满了挑战。

或早或晚，所有学生和实践工作者都需要面对或重返这一困境，究竟是选择某一理论站队，还是如上面的例子所述，表面上有创造力地将理论结合起来。有人或许会辩称，上述例子的作者提供了一种很有创造力的方法，用两种理论来解决一个严重的问题。然而这里并没有将两种方法有机地结合起来，相反，他们只是将一个方法放到另一个之后。理论下的哲学理念的矛盾性（结构化与开放性探索；治疗师作为权威与治疗师作为意义的共同创造者）似乎不如结合后的实践结果重要。人们或许也可以辩称，这里一起使用的两种理论本身在理论上是不一致的——想将现代主义和后现代主义的假设进行有机结合本就是理论上混乱的尝试。

整合的模型 Dickerson（2010）指出，当下有朝向整合的趋势，但是认为整合只可能发生在相同认识论底下的理论和实践之间。她明确了三种认识论：（1）个体的；（2）系统的；（3）后结构的。她坚信，每一种认识论之下的理论可以进行整合，或是"在不同的理论和认识论之中撷取一些实践和理论概念"（或许这正是前面所述的例子所做的），但是要从理论上对不同认识论的理论进行整合是不可能的。换句话说，人们可以"有意义地"将不同的理论组合在一起，但是如果这么做，就不能称这个组合物为不同理论的整合体，除非这些理论是在某一个元理论之下的，该元理论能够解释所有不同的元素，而这些元素如今重新组合在一起形成了一个理论上一致的整体。

在另一个模型中，Jacobs、Kassil、Scott 和 Davey（2010）提出了一个更为"灵活的"方式，来"建立实践上的协同合作"——通过促进以实证为基础的实践和后现代流派之间的互补性。从表面上看，人们几乎难以想象有比这更为两极化的理论配对——后现代主义刻意回避绝对的意义，而循证实践强调通过实证研究验证的最佳实践模式。作者对两种取向进行了比较和对比，并提出这二者之间矛盾的哲学理念指引了一个灵活改编循证实践的可行方向——可以用一种更为灵活的方式来换取感知到的理论严格性。

Lebow（2014）认为，存在整合的趋势，并且提出伴侣和家庭治疗已发展成为"一项整合的工作主体，而其最为首要且清晰的工作努力在于，在做出临床决策时，主要考虑的是哪个概念和治疗策略最适用于这一特定的案例或问题，哪一个治疗策略会在哪个时刻最有效，以及如何建构最为清晰并且最易被来访者接受的工作内容"（p.26）。他指出，不同于实用派的折中主义那样没有概念基础，整合"指的是将广泛的方法融合在一起，形成一个元水平的理论框架，并能够显示理念元素和策略如何有机地结合在一起"（p.28）；这类整合的模型反映的是对于改变的全面理解、与特定来访者结盟的能力、对于新的治疗理念的开放性，以及研究上的一致发现显示出的共同因素的重要性，及没有任一治疗模型具有完全的优越性（Lebow，2014，p.31）。

最后，整合家庭和系统治疗（Integrative Family and Systems Treatment，I-FAST）作为一种元水平的治疗方法，正日益受到重视。它被用于治疗高风险的青少年，试图在真实的治疗环境中找到更具有适应性的、更为灵活的治疗方法（Fraser et al.，2014）。I-FAST 的结构包括三个层次：层次 1——基于系统理论、社会建构主义以及优势导向的理论和哲学架构；层次 2——有实证证据支持的共同因素，如治疗联盟、与家庭的合作性互动以及与社会组织之间的团队合作；层次 3——确定实践操作阶段和流程，包括协同合作、具体目标导向、监控家庭互动、促发改变以及建立心理弹性（Fraser et al.，2014，pp.3-20）。该方法在减轻问题严重程度以及增强儿童来访者功能方面的有效性上，已经得到了初步证据的支持，但是研究也发现，需要为治疗师提供发展可持续性内在专业胜任力的支持（Lee et al.，2015）。

精神药理学和家庭治疗

在结束本章之前，还需要说一说伴侣和家庭治疗师——无论是哪一理论流派的——与精神病理学之间的事。百家争鸣的理论之中可否有这一颇为流行的治疗方案的一席之地？若有，各理论是如何与药物使用相协作的？

抑郁是家庭治疗中常见的主诉问题。根据NIMH的报告，2011年约有超过1550万美国成人罹患抑郁障碍，包括抑郁症、恶劣心境障碍以及双相障碍（NIMH，2011）。更令人震惊的是，在13—18岁的青少年中，约有11.2%的人符合抑郁症的诊断。据估计，至2020年，抑郁症会成为继心脏病之后的美国第二大死因的疾病。显然，多年来，在抑郁症的治疗方法中，一直有抗抑郁药物处方的位置。既然如此，家庭治疗在与药物治疗协作方面，做得有多好或多具有胜任力呢（要知道，除非治疗师具有开处方的权力，不然他就需要与一个恰当的医学专业人士共同工作）？

在这一关键问题上，至今仍没有许多研究展开探索。所以，无论是从质性研究上还是从量化研究上，我们都无法得知叙事治疗、代际治疗、精神分析治疗、社会构建主义以及类似的实践者在他们各自的理论中给予了药物怎样的位置。有一个研究可能道出了其中的缘由。Springer和Harris（2010）在其研究中为一群较大数量的AAMFT治疗师提供了一个临床场景，其中描述了一位正处于抑郁发作期的来访者，并询问了一系列有关临床操作的问题。他们发现，约有35.7%的应答者认为使用药物或是转介去进行药物治疗是可行的治疗选项。有80%的应答者报告，他们在精神药物学方面的训练是不充分的。这就显示了在家庭治疗师中关于精神药物学方面的教育和训练是不够的。有趣的是，许多州的从业执照方面要求某些障碍必须转诊给医学治疗，所以家庭治疗师又必须了解这一重要的治疗选项。

这一日渐增长的两难其实显示了一个至关重要的领域，需要临床工作者和理论学者在未来开展进一步探索。对于精神类药物的使用，你有怎样的观点？将其与理论观点整合呢？对于你个人的理论取向呢？为了帮助你更好地思考这些问题，并且辅助你形成个体独有的理论取向或多种取向，请参见专栏17.1。

专栏17.1 像临床工作者一样思考

形成你个人的理论取向

回顾表17.1和表17.2。在对应的格子之中，根据书中所述的广泛的信息，列出左边的理论观点的积极方面和消极方面。这是非常个体化的练习，所以每一个积极方面和消极方面都应反映你自身的世界观（关于个体和团体之间关系的想法；人类作恶的能力；决策时的自由度；心灵与身体之间的关系；存在价值对成为价值）、家庭治疗的哲学基础、专业目标、价值观和信念，以

及理智上和临床上的兴趣（Simon，2006；Watts，1993）。思考一下，你在多大程度上会愿意整合来自其他流派的理论元素，或是选用它们的技术，当它们能够与你最喜爱的理论融合时。从1（低）到5（高）进行评分，评定这一流派有多"适合"你。在你完成这一练习后，看看自身的理论立场是否得到了澄清。

理论和实践	积极方面	消极方面	我的评分（1—5）
心理动力学			
体验式			
代际			
结构式			
策略式			
米兰			
行为／认知			
社会建构主义			
叙事			
心理教育			

总　　结

理论和技术上的重叠，与其之间显著的差异一样，是当今家庭治疗模型的特点。无论是哪个模型，家庭都应被视为一个系统；除此之外，家庭还应被放置于延伸家庭、社区以及文化、种族、社会阶层和民族属性的大背景之下。

各家庭理论在研究单位（单元、二元以及三元）的侧重点上互不相同，取决于它们的主要关注点是在于个体的家庭成员还是整个家庭背景。但所有都会在二元或三元的层面上进行操作，因为它们都认为人们是通过与他人的互动来定义自身的。时间框架则在于更看重过去、当下，还是未来。所有理论都会对功能良好和功能失调的家庭进行区分。部分理论会基于过去，来设定何为正常的行为；另一部分理论在概念化当下的困难时会采取此时此地的立场。

家庭治疗中的干预技术可以根据治疗师的角色（从中立到合作）和应用该技术的评估流程（从正式的到非正式的评估，以及从纵向的到横断面的评估）来进行区分。所有模型都试图以最为有效率的方式达成改变；有些喜欢通过内省促进行动，而有些则相反。家庭治疗可以是危机取向的、短程的或长程的，取决于特定的因素，如紧急程度、机构的政策、管理型医疗的限制、慢性程度或干预的类型。对于大多数模型而言，治疗目标或许是相似的，但是会在追求的改变的广泛程度以及哪些需要先改变的优先级上有所不同。有些流派有成形的手册要遵循特定的流程；另一些则是实用主义的，仅限于解决当下的主诉问题。

尽管治疗师都会从别的理论借用一些概念和技术，但是对模型进行整合是一件具有挑战性的事情，特别是如果只是实用性的折中而没有统一的理论架构。流派的整合正日渐盛行，特别是可以将由实证研究发现的改变的共同因素作为统一的理念。

推荐阅读

Dattilio, F. M. (1998). *Case studies in couple and family therapy: Systemic and cognitive perspectives*. New York: Guilford Press.

Hoffman, L. (2002). *Family therapy: An intimate history*. New York: Norton.

Kerr, M. E., & Bowen, M. (1988). *Family evaluation: An approach based on Bowen theory*. New York: Norton.

Lebow, J. (2014). *Couple and family therapy: An integrative map of the territory*. Washington, DC: American Psychological Association.

White, M., & Epston, D. (1990). *Narrative means to therapeutic ends*. New York: Norton.

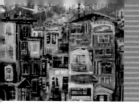

术 语 表

Accommodating ／顺应　一种治疗性策略，主要由结构派家庭治疗师使用，指的是治疗师尝试调整自己来适应家庭的风格，从而与家庭建立治疗联盟。

Alignments ／结盟　在整体家庭内部，家庭成员间的联盟；为了达到内稳态，家庭成员之间暂时地或是永久地相互依附和割裂。

Anorexia nervosa ／神经性厌食症　长时间的、严重的食欲减退，达到威胁生命的程度，常见但不仅限于青春期女性。

Attachment ／依恋　婴儿与主要照顾人之间关系的质量，会影响个体的自我感及其与他人之间的关系。母亲与孩子之间协调的依恋关系能使孩子拥有相对稳定的自我感以及和他人的关系，而不协调的或创伤性依恋则可能导致自我感及与他人关系的紊乱。

Baseline ／基线　稳定的、可信的表现水平，特别是在行为层面上，可以通过与它相比得出改变了多少。

Behavioral analysis ／行为分析　一种评估流程，治疗师确认需要改变的靶行为，明确当下导致该行为维持的因素，并形成治疗计划，包括测量改变是否成功的具体标准。

Behavioral couples therapy ／行为伴侣治疗　对伴侣进行以下训练：沟通技巧、积极强化互换、认知重构以及问题解决技巧，从而提升婚姻满意度。

Behavioral model ／行为模型　一种理论观点，认为客观的并且经过实验验证的流程应该是对适应不良的、不想要的或是问题行为进行矫正的基石。

Behavioral parent training ／父母行为训练　对父母进行行为原理的训练，并教会其使用关联性管理的方法，来改变或矫正孩子的不良行为。

Binuclear family ／二元核心家庭　一种离异后的家庭结构，原先的夫妇分开居住并且作为两个独立的单元行使功能；因此，他们的核心家庭已重构，但仍保持完整。

Bipolar disorder ／双相障碍　一种情感障碍，患者交替经历抑郁发作和躁狂发作。

Blank screen ／空白屏幕　在精神分析治疗中，分析师采取被动的、中立的、不露声色的行为，让患者投射他的幻想。

Boundary ／边界　这是一个抽象的概念，用来描绘系统之间或系统内的部分之间的边界，通常是根据隐性的或是外显的关于谁可以加入以及如何加入的规则来界定的。

Boundary making ／制定边界　结构派家庭治疗师所使用的一种技术，目的在于通过改变家庭子系统之间心理意义上的接近性（靠近或远离）来重新设定家庭内部的边界。

Centrifugal ／ 离心 趋向于远离中心运动；在家庭内部，存在将成员推离的力量，特别是当家庭组织缺乏凝聚力时，因此他们寻求来自外部的满足，而非家庭内部的满足。

Centripetal ／ 向心 趋向于接近中心运动；在家庭内部，存在将成员联结在一起的力量，因此他们可以从家庭内部获得满足，而非外部关系中满足。

Certification ／ 认证 由政府机构，一般是州或省级机构，设立的法定过程，允许个体在达到某种要求的资质后，以某种头衔称呼自己，同时禁止没有获得认证的个体使用这种头衔。

Circular causality ／ 循环因果 这是一种观点，认为因果关系并非线性的，而是在关系背景之下通过互动循环网络发生的；因此，任一原因都可以被视为更早的结果所带来的效应，家庭内部的互动过程正是如此。

Circular questioning ／ 循环提问 一种访谈技术，最初由米兰系统流派的治疗师提出，其目的在于引出家庭成员对于事件或关系的不同知觉，特别是在家庭生命周期的特定时间点上，显著的联合对抗正在发生改变和调整的时候。

Classical conditioning ／ 经典条件作用 一种学习的形式，一个先前中性的刺激，通过重复地与一个会引发某一反应的刺激绑定出现，最终这个中性刺激自身就能引发该反应。

Closed system ／ 封闭系统 一个独立运作的系统，边界不可渗透，与系统外部没有互动，抵制改变，因此容易滋生障碍。

Co-therapy ／ 共同治疗 同时包含两位治疗师，通常是出于培训的目的，与个体、伴侣或家庭共同工作。

Coalitions ／ 联合对抗 潜在的联盟或依附关系，暂时或长时的，存在于家庭某些成员之中，用以对抗家庭中的其他成员。

Cognitive behavioral therapy ／ 认知行为治疗 一系列治疗流程，源于行为治疗，试图通过矫正或改变不良的思维模式或破坏性的自我对话来达到改变行为的目标。

Cognitive model ／ 认知模型 关注思维过程，例如，思维、记忆、知觉、预期以及计划。

Cognitive restructuring ／ 认知重构 一项干预流程，治疗师试图调整来访者对于某件事的想法、知觉和归因。

Complementarity ／ 互补协调 丈夫和妻子之间在家庭角色的相互配合上的和谐度；家庭角色越是能够相互契合，伴侣双方就越能互相提供并接受来自关系的满意感。

Complementary ／ 互补 一种二元的交互或沟通模式，存在着不平等以及差异的最大化（例如，支配/服从），并且其中一方的反应会引发另一方更强大的反向反应，从而形成了一个连续环路。

Conductor ／ 指导者 一种类型的治疗师，主动的、进取的、富有魅力的，会开放而直接地挑战家庭功能失调的互动模式。

Confidentiality ／ 保密性 一种伦理标准，目的在于保护来访者的隐私，因此要保证在没有提前得到来访者同意的情况下在治疗关系中获得的信息不会被泄露。

Conjoint ／ 联合 在单次治疗会谈中，两位或更多的家庭成员一起参与会谈。

Conjoint sex therapy ／**联合性治疗** 一种治疗性干预，对伴侣二人进行工作，来治疗他们的性功能失调。

Constructivism ／**建构主义** 一种思想体系，认为个体对于现实的了解基于他对于世界的主观知觉以及后续的建构或虚构，而非基于世界本身客观存在的样子。

Contextual ／**背景** 指事件发生的环境或情境；作为一种疗法，强调关系决定因素、权力以及将几个家庭联结在一起的代际负债。

Contingency contract ／**关联性契约** 由两位或更多的家庭成员签订的一种合约，通常使用书面形式，明确在何种情境下，一方需要为另一方做哪些事，从而使双方得以互换强化行为。

Continuing education ／**继续教育** 自愿的或日益增长的强制性的毕业后的培训，通常以工作坊以及在职培训项目的方式进行。

Counterparadox ／**反悖论** 在系统式家庭治疗中，将家庭置于治疗性双重束缚中，从而反抗成员间的矛盾的互动模式。

Countertransference ／**反移情** 根据精神分析理论，指分析师对于患者的无意识情感反应，而这种反应是他对过去某人的感受的再现。

Culture ／**文化** 一代代传承的共通的行为、意义、符号以及价值。

Cybernetic ／**控制论** 对于系统中反馈控制的方法的研究，特别是信息通过反馈环路流动的方式。

Deconstruction ／**解构** 一种后现代的干预方式，通过重新检查之前被认为理所当然的假设来建构新的不受妨碍的事物的意义。

Defense mechanism ／**防御机制** 根据精神分析理论，这是一种心理过程，通常是无意识的。通过该过程，自我可以保护个体避免意识到具有威胁性的、从而引发焦虑的想法、感受和冲动。

Detriangulate ／**去三角化** 从一种家庭角色中撤离的过程，不再扮演父母之间缓冲或中间人的角色，从而不再被卷入与某人联盟来抵抗另一人。

Developmental tasks ／**发展任务** 在生命周期的不同阶段，需要解决的问题和掌握的冲突，以便进展到下一个成长阶段。

Differentiation of self ／**自我分化** 在鲍恩的理论中，指能够区分个体的理智和情绪功能；区分能力越强，个体越能够不被来自他的家庭的情绪反应淹没，从而更不易出现功能失调。

Disengagement ／**疏离** 家庭结构中存在过度僵化的边界，成员之间感到孤立，没有联结，每个人分裂而自主地行使功能，不参与日常的家庭互动。

Double-bind ／**双重束缚** 个体在不同的抽象水平上接收重要而矛盾的指令，而他是无法逃离或反驳的，这是一种必败的、导致冲突的处境。

Drive theory ／**驱力理论** 精神分析的理论，诸如性或攻击等本能驱力带来了紧张感，从而促使个体采取行动来缓解紧张。

Dyad ／**成对的** 两个人之间暂时的或长久的联系。

E-therapy ／**网络治疗** 使用网络进行的治疗。

Ecomap ／**生态图** 一种评估工具，用地图的方式来呈现家庭与外部机构和部门的联系，使得治疗师能够用图像化的方式来检验将家庭和这些系统进行联结的关系纽带。

Ego / 自我　根据精神分析理论，自我是本能驱力（本我）和社会禁令（超我）的中间人；因此，是人格中理性的、解决问题的部分。

Emotional cutoff / 情绪阻断　指从原生家庭未解决的情绪联结中逃离，通常的表现形式为从父母的家庭中退缩或出走，或否认它对于当下个人生活的重要性。

Emotionally focused therapy (EFT) / 情绪聚焦疗法　一种体验式疗法，其理论基础为人本主义、系统理论以及依恋理论，目的在于改变伴侣或是家庭的消极互动方式，从而帮助他们巩固其情感联结。

Enactment / 活现　是结构式家庭治疗中的一种促进干预手段，经由治疗师的诱导，家庭在治疗性会谈中自发地表现出或表演出其关系模式，使得治疗师得以观察并且最终发展出治疗计划，或设定新的规则来重新构建未来的互动过程。

Encounter group / 会心团体　这是一种治疗性团体，在其中可以体验到强烈的人际经验，从而促发个体产生内省，获得个人成长，以及对于他人感受和体验的敏感性。

Enmeshment / 纠缠　这是一种家庭组织结构，家庭成员之间的边界是模糊的，成员互相过度关注和卷入他人的生活，缺乏个体的自主性。

Entropy / 熵　一个系统走向障碍的趋势，以及若没有得到制止，最终达到无序且未分化的状态。

Epistemology / 认识论　对于知识起源、本质、方法及其限制的研究；因此，这是一个如何描述和概念化所观察到和体验到的事物的框架。

Ethnicity / 民族性　用于定义一个社会群体的特征，这个社会群体有着共享的文化传统，这些特征会在代与代之间传承，并且通过对于其中的亚群体的期待得到强化，而个体或家庭就是亚群体中的成员。

Exceptions / 例外　在焦点解决治疗中，会特别关注问题没有发生的时候，有助于建立问题解决技巧。

Experiential model / 体验模型　家庭治疗中的一种流派，用心理动力学或格式塔理论来理解每个家庭特有的冲突和行为模式。

Expressed emotion / 情绪表达　家庭中情感表达的程度，特别需要注意的是有精神分裂症患者的家庭，情绪强烈并且消极的互动被认为是导致精神分裂症复发的一个因素。

Externalization / 外化　在叙事治疗中，帮助家庭将问题或症状视为发生在他们身体之外的，从而调动他们克服问题。

Family crisis therapy / 家庭危机治疗　一种处理危机的治疗方法，目的在于恢复家庭作为一个系统之前的功能水平；在某些情况下，例如精神分裂症，可以避免再次住院。

Family group therapy / 家庭团体治疗　由约翰·贝尔发展的干预技术，基于小团体行为的社会 - 心理原则。

Family ledger / 家庭账簿　来自代际疗法的概念和治疗技术，指的是家庭存在一个多代际的账户系统，谁给了什么，以及在心理层面上谁欠了谁。

Family life cycle ／家庭生命周期 标志着一个家庭生命的一系列纵向的阶段或者事件，将家庭视为一个随时间不断前进的系统的组织框架。

Family life fact chronology ／家庭生命事件年鉴 由萨提亚提出的体验性技术，来访者追溯自己的家庭历史，特别是家庭的关系模式，来更好地理解当下的家庭功能。

Family mapping ／家庭地图 由结构派家庭治疗师使用的一种评估技术，用地图的形式画出家庭的整体组织结构，从而确定哪个子系统卷入功能失调的互动。

Family projection process ／家庭投射过程 这是一种家庭内部机制，父母之间的冲突和不成熟通过投射过程传递给一个或更多孩子。

Family reconstruction ／家庭重建 由萨提亚开发的一种辅助性治疗方法，引导家庭成员回顾生命的各个阶段，从而发现和解锁过去功能失调的模式。

Family sculpting ／家庭雕塑 对家庭成员进行空间位置上的身体摆放，由一位家庭成员担任"导演"，放置每一位家庭成员；最终形成的画面会符号化地展现该成员眼中的家庭关系。

Family systems theory ／家庭系统理论 由鲍恩所提出的理论，强调了家庭作为一个情绪单元或是具有连锁关系的网络，对它的理解最好应从历史的或是代际的角度进行。

Feedback ／反馈 作为控制系统的一种方法，将过去的表现作为结果重新返回系统之中。

Feedback loops ／反馈回路 有关系统输出的信息不断被再次引入系统之中，从而引发一系列后续事件的循环机制。

Feminist family therapy ／女性主义家庭治疗 一种合作的、平等的、不带有性别歧视的干预形式，可同时应用于男性和女性，强调家庭性别角色、父权态度以及在男女关系中社会和经济的不平等性。

First-order changes ／初级改变 系统内部暂时或表层的改变，而没有改变系统本身的基本组织。

First-order cybernetics ／初级控制论 关于发生在系统内部的反馈回路和内稳态机制的来自系统外部的观点。

Functional analysis ／功能分析 一种对于问题的行为评估方法，用于确定哪些人际或环境关联性因素引发了问题行为，以及如何消退或减少问题行为的发生率。

Functional family therapy ／功能性家庭治疗 一种基于系统理论、认知理论以及行为原则的治疗流派，帮助来访者理解特定行为的功能或人际代价，而后以能够达成相同结果但更有效的方式取代之。

Fusion ／融合 某位家庭成员理性和情感方面的交融，与之呼应的是该成员被困在家庭关系中，且丧失独立自我感的程度。

Gender ／性别 这是一套习得的由文化设定的关于何为男性化或女性化的态度和行为，与生理的男性或女性状态有关，却是独立的。

Gender-sensitive family therapy ／性别敏感的家庭治疗 这是一种治疗观点，无论其理论基础为何，探索性别社会化对于男性和女性的外表、态度和行为的影响；其目的在于赋权来访者使其能够做出不含性别歧视的选择，而不会限于被其生理性别决定的角色之中。

Genogram ／家谱图 一种用生物树的形式呈现家庭关系系统的图式性图表，通常至少包括三代；鲍恩及其追随者会特别用其追溯家庭内部重复发生的行为模式。

Gestalt family therapy ／格式塔家庭治疗 一种体验性家庭治疗形式，松散地以格式塔心理学原理为基础，关注此时此地的体验，提升自我觉察和增强自我指导。

Holding environment ／抱持环境 精神分析流派的概念，指的是治疗性空间正如母婴环境，允许病人安全地探索自身的感受和想法，常伴有游戏感。

Homeostasis ／内稳态 一种系统内部的动态平衡或均衡，或是为了确保环境的稳定而试图达成和维持这种状态的一种趋势。

Human validation process model ／人性验证过程模型 家庭治疗的一种模型，强调通过治疗师和家庭成员的共同合作释放每个家庭中固有的潜能，从而实现家庭的"福祉"。

Humanistic ／人本主义 对生命持肯定态度的一种观点，强调每个个体的独特性和价值，以及持续性个人成长和自我实现的潜能。

Hypothesizing ／假设 由系统式治疗师使用，指的是一个过程，治疗师团队就家庭的问题如何以及为何产生和维持形成推测，并接受修订；该过程通常在会见家庭前进行，有助于提出相关的问题以及组织获得的信息。

Identified patient (IP) ／索引病人 表现出主诉问题的家庭成员；因此，该成员为最初寻求治疗的人，或是因其寻求治疗。

Information processing ／信息加工 通过一个系统，或是在该系统和更大的系统之间，收集、过滤、组织、储存以及提取信息的过程。

Informed consent ／知情同意 在同意参与之前，患者或研究对象所拥有的被告知目的和参与风险的法律权利。

Integrative couples therapy ／整合性伴侣治疗 基于行为的干预技术，强调从情感上接纳不愿意改变的伴侣的行为。

Interpersonal ／人际的 人与人之间的互动。

Interpretation ／解释 精神分析性治疗中的一项重要工具，用于解除心因性症状，通过言语表达将无意识的冲突意识化。为使该技术有效，分析师必须在来访者能够接受和加工它的时候提供解释。

Intersystem approach ／系统间疗法 由 Geral Weeks 提出的认知–情感–行为系统模型，是性治疗的理论基础。他对性功能的理解整合了许多情境因素，而非仅关注技术。

Intersubjective field ／主体交互场 治疗师和来访者共同参与的互动空间，在此间，双方均表现出无意识或心理动力性亲密、探索以及改变。

Intrapsychic ／内心的 心灵或精神内部；特指冲突驱力。

Introjects ／内射 来自过去的印迹或记忆，常源于与父母未解决的关系，持续在当下的关系中重现，特别是在与伴侣或孩子的关系中。

Invisible loyalty ／隐形忠诚 在背景家庭治

疗中，孩子无意识地承诺帮助家长，于是就成了家庭的替罪羊。

Joining / 加入　一种治疗性策略，通过参与各个成员以及子系统来进入家庭系统，从而探索以及最终帮助矫正家庭系统中功能不良的方面。

Joint legal custody / 法定联合监护权　法律术语，指离异的伴侣双方在有关孩子的重大决定上（例如，宗教信仰或选择学校）共享决策权。

Licensing / 颁发执照　由某种政府机构（通常是省或州）设立的法定过程，用于批准满足某些先设资质的个体从事某一特定行业。

Linear causality / 线性因果　这是一种观点，认为事件之间按顺序存在一种单向的关系，因此某个事件会引发下一个事件，但不会反过来。

Malpractice / 治疗不当　法律概念，指未能提供恰当水平的专业技能，或是没有达到在相似情境下通常预期可达到的专业服务水平。

Managed care / 管理型医疗保健　一种医疗保健体系，由第三方支付者调节和控制医疗服务（包括心理健康）的成本、质量以及治疗方式。

Marital quid pro quo / 婚姻契约　夫妻二人最初设定的一种协议或讨价还价的产物，用于限定他们在婚姻关系中如何界定自己和对方。

Marital schism / 婚姻分裂　一种紊乱的婚姻状态，其特征为家庭失和、自我关注、贬低对方，一方或双方多次以离婚为威胁。

Marital skew / 婚姻偏斜　一种紊乱的婚姻状态，一方极端主宰家庭，因此婚姻需要以扭曲现实为代价，才得以维持。

Medical family therapy / 医学家庭治疗　一种心理教育式家庭治疗形式，在治疗有健康问题的个体或家庭时，与生理医生及其他健康医护专业人员共同协作。

Metacommunication / 元沟通　关于信息的信息，通常是非言语信息（微笑、耸肩、点头、眨眼）与言语信息共同出现，但为该言语信息提供了组织、修饰或是增添了新的意义。

Metarules / 元规则　家庭未言明的规则，是关于如何解释，或是在必要时，改变其规则的规则。

Milan systemic model / 米兰系统模型　家庭治疗的一个流派，其根源为策略式传统，通过改编后现代 / 次级控制论观点，来帮助家庭检查他们自身的想法、态度、信念以及他们赋予自身行为的意义。

Minesis / 模仿　由结构派家庭治疗师使用的一种技术，治疗师试着复制或是模仿家庭的沟通和行为模式，从而获取家庭成员的接纳。

Mirroring / 镜映　一种精神分析流派的技术，来访者内在生活的某些部分被以一种不评判的方式反映给来访者，从而增强其自我感并鼓励其自尊。镜映并不是共情，因为镜映被用于正常化行为而不仅仅在于理解行为。

Monad / 单元的　单一个体的特征或特性。

Multigenerational transmission process / 多代传递过程　该过程发生于多个代际，自我分化程度低的个体与相似分化程度的伴侣结婚，多代之后最终导致后代罹患精神分裂症或其他严重精神障碍。

Multiple family therapy ／ 多家庭治疗 这是一种治疗形式，来自多个家庭的成员组成一个团体，共同对个体及家庭问题进行工作。

Multiple impact therapy ／ 多重影响治疗 一种聚焦于危机的干预方式，在2天内，一个家庭的成员一起或是以多种组合方式与一组专业人员进行密集的互动。

Narcissistic personality disorder ／ 自恋型人格障碍 一种奇特的自我投资和寻求自我表现认同的模式，个体试图引发来自他人的关注和羡慕，但其自身无法或不愿共情他人的需求或需要。

Narrative therapy ／ 叙事疗法 一种后现代的治疗流派，治疗师和家庭成员一起构建关于他们生活的新故事，从而促进新体验产生的可能性。

Negative feedback ／ 负反馈 系统输出的矫正性信息流重新回到系统中，用于减少偏差，并且保持系统在原先设定的限制内行使功能。

Negentropy ／ 负熵 系统维持灵活并且对新的输入保持开放的趋势，是系统变化和生存的必要条件。

Network therapy ／ 人际网治疗 一种治疗形式，通常在患者（例如，刚刚出院的精神分裂症）家里实施，家庭成员、朋友、邻居以及其他相关的人员都参与患者的治疗和康复。

Neutrality ／ 中立 系统式家庭治疗师使用的技术，一种不评判的不偏不倚的立场，探寻所有观点，其目的在于使治疗师避免陷入家庭的联合对抗或结盟"游戏"。

Nuclear family ／ 核心家庭 由丈夫、妻子以及二人的孩子构成的家庭，居住在一起成为一个家庭单元。

Nuclear family emotional system ／ 核心家庭情绪系统 家庭所采取的一种不稳定的、融合的应对压力的方式，通常会导致婚姻冲突、伴侣功能不良，或是孩子的心理损伤；而这种模式可能源于对上一辈模式的模仿，并且会在下一辈中重复。

Object relations theory ／ 客体关系理论 该理论认为，人类的基本动机在于寻求满意的（人类）客体关系，而亲子关系模式，特别是在受挫或没有得到满足的情况下，会通过内射的方式被内化，并作用于当下的家庭关系。

One-person psychology ／ 单人心理学 该词语指的是经典精神分析认为分析师和患者是独立的不同个体，分析师拥有关于患者的客观知识，从而可以通过解释及其他干预手段作用于患者。（参见二人心理学）

Open system ／ 开放系统 该系统的边界具有或多或少的可渗透性，允许系统内部不同成分或子系统之间的互动，以及接受自外部的影响。

Operant conditioning ／ 操作条件作用 一种学习方式，正确的或想要的反应被给予强化或奖励，从而增加了该反应再次出现的概率。

Operant interpersonal therapy ／ 操作人际治疗 一种基于操作性条件作用理论的婚姻治疗方式，特别强调伴侣之间积极奖励的交换。

Organization ／ **组织** 系统内部的成分以一种一贯的方式互相连接，同时这些关系界定了系统的结构。

Organizing principles ／ **组织原则** 在主体间性精神分析中，来访者与分析师之间相互的无意识模式建构了他们共同的体验。

Paradigm ／ **范式** 限定了某一领域的可供科学检验的一系列假设，并且确定了可用于收集数据和解释数据的方法。

Paradoxical injunction ／ **悖论指令** 要求服从一个命令的沟通，而这个命令在本质上是不一致且自相矛盾的，如同双重束缚的信息，迫使接受者为了服从而不服从。

Paradoxical intervention ／ **悖论干预** 一种治疗技术，治疗师给来访者或家庭一个他会想要抵抗的指令；而作为对于该指令的抵制，改变就能够因应发生。

Peer review ／ **同行评阅** 对另一位治疗师的专业流程或计划的流程进行评估的过程；在管理型医疗保健合同中，这些个案化的评估流程是由代表第三方的案例管理协调员进行的。

Permeability ／ **可渗透性** 成员可以跨越家庭内部子系统边界的方便性或灵活性。

Phenomenological ／ **现象学的** 该观点认为，想要完全了解另一人行为的起因，不仅需要了解其所处世界的物理或客观现实，更需要了解其如何在主观上体验世界。

Positive connotation ／ **积极含义** 一种主要由系统式家庭治疗师使用的重释技术，治疗师赋予家庭行为模式以积极的动机，因为这些模式能够帮助家庭维持平衡和团结；因此，有助于家庭以更为积极的方式看到

各自的动机。

Positive feedback ／ **正反馈** 系统输出的矫正性信息流重新回到系统中，用于扩大与均衡状态之间的偏差，从而带来不稳定和改变。

Postmodern(ism) ／ **后现代（主义）** 一种哲学思想，不认为存在一个可被中立的科学所发现的客观可知的世界，而认为存在不受普遍规律约束的多种对于现实的看法。

Power ／ **权力** 对于结果的影响、权威和掌控。

Prescribing the symptom ／ **开症状处方** 一种悖论技术，指导来访者自愿做出症状性行为；如此，来访者被置于反叛且遗弃症状或遵守症状的位置，若是遵守症状，就是承认症状处于自主控制之下。

Problem analysis ／ **问题分析** 对于主诉问题的探索分析，通常由行为流派治疗师使用，目的在于尽可能精确地确认哪个行为缺陷应作为治疗靶子。

Projective identification ／ **投射性认同** 一种无意识的防御机制，将自身某些不想要的方面归因于他人（例如，伴侣），且诱导或者鼓吹对方按照自己投射却分离了的感受行动。

Pseudohostility ／ **假性敌意** 家庭采取争吵和混乱来维持关系的过程，从而回避柔情，掩藏深层的情感，通常有更为厚重的潜在的敌意。

Pseudomutuality ／ **假性互惠** 家庭成员之间为寻求稳态的一种关系形态，表面上开放、互相理解、相互满意，但事实上并非如此。

Psychoanalysis ／ **精神分析** 由西格蒙德·弗洛伊德在20世纪初发展的关于人格发展的

一套复杂的理论和治疗技术。

Psychodrama／**心理剧**　一种团体治疗形式，参与者扮演自己或是生命中的重要他人，以达成宣泄或解决冲突的目的，从而获得更强的自发性。

Psychodynamics／**心理动力学**　将个体内部相反的力量的相互作用视为理解个体动机的基础。

Psychopathology／**心理病理学**　源于医学的一个疾病相关概念，指的是异常行为的根源。

Punctuation／**标点法**　一个沟通领域的概念，指的是互动中的每一个参与者都认为，无论自己说什么，都是由他人所说的内容引发的，因此认为他人应该为自己的反应负责。

Reactor／**反应者**　此类治疗师的风格是微妙且间接的，更偏好观察和澄清家庭过程，而不是作为积极、主动或绚烂多彩的团体带领者。

Redundancy principle／**冗余原则**　家庭中重复性的行为序列。

Reflecting teams／**反映小组**　小组成员在双向镜后观察家庭，随后在家庭和治疗师面前讨论他们的想法和观察。之后，治疗师和家庭就小组关于他们的对话进行讨论。

Reframing／**重释**　用一种全新的、更为积极的视角对行为进行重新界定（"母亲在尽力帮忙"而非"母亲在打扰"），从而改变行为被知觉的背景，并且引发对相同行为的新的反应。

Reinforcement／**强化**　一个反应，无论是以奖赏还是惩罚的形式，目的在于改变之前反应发生的概率。

Relabeling／**重新贴标签**　对一个事件进行言语上的重新界定，从而使功能不良的行为看上去更为合理和可理解，其目的在于引发他人对于该行为更为积极的反应。

Relational ethics／**关系伦理**　在背景家庭治疗中，在家庭中维持全面、长期的公正性，确保每一个成员的基本需求都在其他家庭成员的考虑之中。

Resiliency／**心理弹性**　在应对丧失或创伤时维持稳定和反弹的能力。

Resistance／**阻抗**　精神分析的概念，指的是对于治疗性改变的无意识反抗。

Rituals／**仪式**　治疗师开出的象征性仪式处方，旨在处理家庭就潜在规则的冲突，由家庭呈现出来，从而就其角色和关系进行澄清或内省。

Rubber fence／**橡皮栅栏**　由温（Wynne）提出，是指家庭外周不断变化的界限，意在保护家庭不与外界接触，武断地允许某些可被接收的信息进入，却不允许其他信息进入。

Schemas／**图式**　相对稳定的认知结构，主要为个体就所处的世界发展起来的一套潜在核心信念。

Schizoid／**分裂样**　无法形成社会关系，也无法关心他人的需要、欲求或是感受。

Schizophrenia／**精神分裂症**　一组严重的精神障碍，其特征包括脱离现实，迟钝或不恰当的情感、妄想、幻觉、思维和言语破裂，以及个人和社会功能的整体瓦解。

Schizophrenogenic mother／**精神分裂症性母亲**　根据弗洛姆－莱希曼的观点，一位冷酷的、专横的、具有极强占有欲却是拒绝性的母亲（通常嫁给能力不足的、消极的丈夫），其对待儿子的行为被认为是儿子精神病性行为的决定因素。

Second-order changes ／次级改变　一个系统在组织、功能以及参照体系上的根本性改变，从而导致其互动模式的永久性变化。

Second-order cybernetics ／次级控制论　对于一个观察系统的一种观点，该观点认为，治疗师并不是作为一个外在的观察者试图描述该系统，而是作为参与者被观察和治疗。

Self psychology ／自体心理学　一种基于客体关系的理论，由科胡特倡导，强调了自恋在形成真实、一致的自我感中的作用。

Self objects ／自体客体　根据科胡特的理论，婴儿在获得自尊的过程中，会将他人或其他客体的无意识形象或表征视为自我的延伸。

Shaping ／塑造　一种基于操作条件作用原理的行为治疗方法，通过不断强化越来越接近目标行为的行为，最终实现想要达成的行为。

Sibling position ／同胞位置　家庭中孩子的出生顺序，会对孩子的人格及其日后与伴侣的互动产生影响。

Social learning theory ／社会学习理论　该理论认为，需要考虑个体的行为被习得时的情境，这样才能最好地理解一个人的行为。

Societal regression ／社会退行　这是鲍恩的理念，社会在承受压力和焦虑的时候用情绪化的方式应对，提供的是短期的"权宜之计"的解决方案，而不是寻求能够带来更高个体化水平的更为理性的解决方案。

Splitting ／分裂　根据客体关系理论，这是婴儿早期的一个过程，为了将母亲或其他照顾者身上矛盾的方面变得更不具威胁性，婴儿会将外在的人分裂为好的客体和坏的客体并内化这种分裂的知觉。

Stepfamily ／重组家庭　由单方或者双方都曾结过婚的两个人结婚而组成的家庭系统，有一个或多个来自过去婚姻的孩子与这对再婚夫妻共住。

Strategic therapies ／策略式治疗　一种治疗流派，为解决主诉问题，治疗师制订特殊的计划或策略，并设计干预方案来解决主诉问题。

Structural approach ／结构流派　一种由模型指导的治疗流派，通过改变或重新排列家庭组织或结构来改变功能不良的互动以及澄清子系统之间的边界。

Subsystem ／子系统　存在于一个整体系统中，有组织、共存的成分，有自己的自主功能，同时也在大系统中扮演着各自的角色；在家庭内部，每一位成员可以隶属于多个此类单元。

Suprasystem ／超系统　更高层级的系统，其他系统在其中作为组成部分存在，并扮演着子系统的角色。

Symbiosis ／共生　这是一种强烈的依恋，发生在两个或更多个体之间，例如，母亲和孩子，这种依恋的程度强烈到个体之间的边界变得模糊，两人浑然一体。

Symbolic-experiential family therapy (S-EFT) model ／符号的－体验式家庭治疗模型　一种代际治疗流派，关注个体和

家庭的关系模式。治疗师被认为应在帮助家庭去除僵化且重复的互动方式中扮演关键的角色，为家庭提供替代性的更为自发且灵活的方式，来接纳和处理自身的冲动。

Symmetrical ∕ 对称的 一种二元互动或沟通模式的类型，其特征为平等性以及差异的最小化；任一参与者的反应都会引发他人的相似反应，有时会以竞争的形式呈现。

Symmetrical escalation ∕ 对称性升级 一种螺旋上升的竞争效应，发生在以平等性为关系基础的二人的沟通中，所以恶意会导致更大的恶意，反驳会导致更大的反驳，以此类推。

System ∕ 系统 一系列互动单元或组成部分一起构成了整体排列或组织。

Systemic family therapy ∕ 系统式家庭治疗 一种米兰模型治疗流派，家庭作为不断进化的系统，被看作持续性地使用着过时的、已不适用于当下行为模式的认识论；治疗师间接地为家庭系统引入新的信息，并鼓励家庭形成新的认识论。

Systemic thinking ∕ 系统式思考 一种认知上的再定位，运用系统式范式来解决治疗中的问题。系统式治疗师具有的心理习惯可以增强他们在识别系统式元素和有效干预系统时的能力。

Systems theory ∕ 系统理论 这是一个被普遍使用的通用术语，包含了一般性的系统理论和控制论，具体是指相互作用的单元或成分构成有组织的整体观点。

Therapeutic contracts ∕ 治疗性契约 主要由行为式家庭治疗师运用，由家庭成员签订相互协商同意的合约，承诺在未来做出相应的行为改变。

Therapeutic double bind ∕ 治疗性双重束缚 一个用于描述多种悖论技术的概括性术语，用于改变根深蒂固的家庭模式。

"Third wave" of behavioral therapy ∕ 行为治疗的"第三浪潮" 当代的行为治疗，强调的重点从单一的行为改变变到整合了接纳、情绪和正念。

Time out ∕ 暂停 一种行为技术，为了去除不想要的或不恰当的行为，而去掉该行为的强化物；这一技术主要应用于儿童。

Tokens ∕ 代币 一种行为技术，当之前设定好的想要的行为成功完成后，就予以代币（分数、星星）；代币积累到一定数额后，就可换取金钱或特定的权益。

Tracking ∕ 追踪 一种结构式家庭治疗的治疗策略，治疗师有意地关注家庭的符号、风格、语言和价值观，并用它们影响家庭的交互模式。

Transference ∕ 移情 在精神分析治疗中，患者无意识地将自己的感受、驱力、态度以及幻想转移到分析师身上，而这些反应其实源于患者过去与重要他人未解决的问题。

Transgenerational approaches ∕ 代际流派 在家庭治疗中，这些模型强调当下家庭的模式、联盟以及边界如何源于原生家庭未解决的问题。

Triad ∕ 三元 发生在三个人之间的关系。

Triangle ∕ 三角关系 三个人的系统，是最小的稳定的情绪系统；根据鲍恩所述，两人的情绪系统在面对压力时会将第三人卷入系统之中，降低情感强度和焦虑，从而获得稳定。

Triangulation ／ 三角化　这是一个过程，当父母出现冲突时，父母双方均要求孩子与自己站队，来反抗另一方。

Two-person psychology ／ 二人心理学　这是当代的精神分析和心理动力性治疗中的一个术语，人们认识到，在治疗性的二人关系中的相互性——无意识的以及意识化的——可以导向共同建立的治疗性获益。（参见单人心理学）

Unbalancing ／ 去平衡　在结构式家庭治疗中，通过支持某位成员以打破家庭内稳态的方式，改变系统或子系统中成员间的层级关系的一种技术。

Undifferentiated family ego mass ／ 未分化的家庭自我组块　鲍恩提出的一个术语，用于描述强烈、共生的核心家庭关系；每个成员个体的自我感无法发展，因为家庭内部存在融合或情绪上的"粘连"。

Unique outcomes ／ 独特结果　在叙事治疗中，来访者没有经历问题的时刻；这些结果旨在挑战来访者全是问题的观点。

Wholeness ／ 整体性　系统的观点，认为单元、成分或元素组合而成的实体会大于各部分之和。

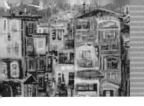

参考文献*

AAMFT. (2004). Marriage and family therapy core competencies.

Accordino, M. P., & Guerney, B. G., Jr. (2003). Relationship enhancement couples and family outcome research of the last 20 years. *The Family Journal*, 11(2), 162–166.

Ackerman, N. W. (1937). The family as a social and emotional unit. *Kansas Mental Hygiene Society. Bulletin*, 12, 1–3, 7–8.

Ackerman, N. W. (1956). Interlocking pathology in family relationships. In S. Rado & G. Daniels (Eds.), *Changing concepts in psychoanalytic medicine* (pp. 81–100). New York: Grune & Stratton.

Ackerman, N. W. (1958). *The psychodynamics of family life*. New York: Basic Books.

Ackerman, N. W. (1966). *Treating the troubled family*. New York: Basic Books.

Ackerman, N. W. (1970). *Family therapy in transition*. Boston: Little, Brown.

Ackerman, N. W. (1972). The growing edge of family therapy. In C. J. Sager & H. S. Kaplan (Eds.), *Progress in group and family therapy* (pp. 440–456). New York: Brunner/Mazel.

Acuff, C., Bennett, B. E., Bricklin, P. M., Canter, M. B., Knapp, S. J., Moldawsky, S., & Phelps, R. (1999). Considerations for ethical practice in managed care. *Professional Psychology: Research and Practice*, 30(6), 563–575.

Adams, A., & Benson, K. (2005). Considerations for gay and lesbian families. *Family Therapy Magazine*, 4(6), 20–23.

Aguilera, A., López, S. R., Breitborde, N. J. K., Kopelowicz, A., & Zarate, R. (2010). Expressed emotion and sociocultural moderation in the course of schizophrenia. *Journal of Abnormal Psychology*, 119(4), 875–885.

Ahia, C. E. (2012). *The danger-to-selfor-others exception to confidentiality* (2nd ed.). Lanham, MD: University Press of America.

Ahrons, C. R. (2011). Commentary on "Reconsidering the 'good divorce'". *Family Relations: An Interdisciplinary Journal of Applied Family Studies*, 60(5), 528–532.

Ainsworth, M. D. S. (1978). *Patterns of attachment: A psychological study of the strange situation*. Hillsdale, NJ: Erlbaum.

Akinyela, M. M. (2014). Narrative therapy and cultural democracy: A testimony view.

Australian and New Zealand Journal of Family Therapy, 35(1), 46–49.

Alexander, J., & Parsons, B. V. (1982). *Functional family therapy*. Pacific Grove, CA: Brooks/Cole.

Alexander, J. F., & Barton, C. (1995). Family therapy research. In R. H. Mikesell, D. D. Lusterman, & S. H. McDaniel (Eds.), *Integrating family therapy: Handbook of family psychology and systems theory* (pp. 199–215). Washington, DC: American Psychological Association.

Alexander, J. F., Waldron, H. B., Robbins, M. S., & Neeb, A. A. (2013). *Functional family therapy for adolescent behavior problems*. Washington, DC: American Psychological Association.

Alger, I. (1976). Integrating immediate video playback in family therapy. In P. J. Guerin (Ed.), *Family therapy: Theory and practice* (pp. 530–548). New York: Gardner Press.

Allain, A. M. (2009). *Identity development and differentiation of self: Implications for social problem solving*. (AAI3373688), University of Houston.PsycINFO database.

Allman, L. R. (1982). The aesthetic preference: Overcoming the pragmatic error. *Family Process*, 21(1), 43–56.

Almeida, R., Woods, R., Messineo, T., & Font, R. (1998). The cultural context model: An overview. In M. McGoldrick (Ed.), *Re-visioning family therapy: Race, culture, and gender in clinical practice* (pp. 414– 431). New York: Guilford Press.

Amato, P. R. (2010). Research on divorce: Continuing trends and new developments. *Journal of Marriage and Family*, 72(3), 650–666.

American Association for Marriage and Family Therapy. (2015a). About AAMFT.

Association for Marriage and Family Therapy. (2015b). Code of Ethics.

American Psychological Association. (2005). Report of the 2005 presidential task force on evidence-based practice.

American Psychological Association. (2010). Ethical principles of psychology and code of conduct.

Anapol, D. (2010). *Polyamory in the twenty-first century: Love and intimacy with multiple partners*. Lanham, MD: Rowman & Littlefield.

Andersen, T. (1987). The reflecting team: Dialogue and metadialogue in clinical work. *Family Process*, 26(4), 415–428.

Andersen, T. (1992). [Personal communication].

Andersen, T. (1993). See and hear, and be seen and heard. In S. Friedman (Ed.), *The new language of change: Constructive collaboration in psychotherapy* (pp. 303–322). New York: Guilford Press.

Andersen, T. (1995). Reflecting processes; acts of informing and forming: You can borrow my eyes, but you must not take them away from me! In S. Friedman (Ed.), *The reflecting team in action: Collaborative practice in family therapy* (pp. 11–37). New York: Guilford Press.

Andersen, T. (1997). Miserere nobis: A choir of small and big voices in despair. In C. Smith & D. Nylund (Eds.), *Narrative therapies with children and adolescents* (pp. 162–173). New York: Guilford Press.